# Alter(n) und Gesellschaft

**Herausgegeben von**

G. M. Backes, Vechta, Deutschland
W. Clemens, Berlin, Deutschland

Weitere Bände in dieser Reihe
http://www.springer.com/series/12423

# Anton Amann · Franz Kolland
## (Hrsg.)

# Das erzwungene Paradies des Alters?

## Weitere Fragen an eine Kritische Gerontologie

### 2., Auflage

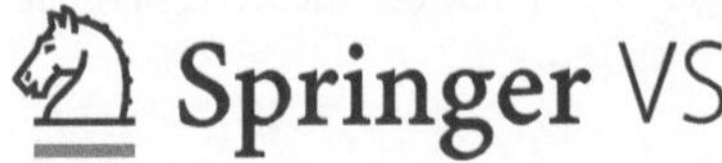

*Herausgeber*
Anton Amann
Franz Kolland
Universität Wien
Österreich

ISBN 978-3-658-02305-8     ISBN 978-3-658-02306-5 (eBook)
DOI 10.1007/978-3-658-02306-5

Die Deutsche Nationalbibliothek verzeichnet diese Publikation in der Deutschen National-
bibliografie; detaillierte bibliografische Daten sind im Internet über http://dnb.d-nb.de
abrufbar.

Springer VS
© Springer Fachmedien Wiesbaden 2008, 2014


Springer VS ist eine Marke von Springer DE. Springer DE ist Teil der Fachverlagsgruppe
Springer Science+Business Media
www.springer-vs.de

# Vorwort

„Aus der Enge des Berufs in die paradiesische Freiheit" meinte einer, der aus dem Vorstand einer Sparkasse im südlichsten Deutschland ausschied, benannte damit eine Idee, die viele in ihren Vorstellungen umtreibt, und die sich doch als zwiespältig herausstellen mag – selbst für ein ehemaliges Vorstandsmitglied. Auch die Arbeitsbedingungen im Beruf und die triste Lage im arbeitslosen Vorruhestandsalter sind für sehr viele Menschen Grund genug, sich auf „die Rente" zu freuen und sich am dann erwartbaren Einkommen ein kleines Stück vom guten Leben zu erhoffen, im Motiv nicht unähnlich dem, welches das Vorstandsmitglied bewegt, in den Bedingungen aber furchtbar verschieden. Doch wie ist dieses Paradies denn beschaffen?

Der im Titel unseres Buches eingesetzte Sehnsuchtsbegriff verweist gerade nicht auf einen Zustand, über den hinaus keine Steigerung an Glückseligkeit mehr denkbar ist, sondern auf das, was den Begriff seit jeher auch begleitet hat: das unentwegte Streben der Menschen, sich solche Zustände auszumalen, gerade dann auch, wenn Hindernisse dagegen stehen. Dass sie es tun, wenn auch in der Zwangsjacke von Abhängigkeiten, beweist jede Umfrage über Pensionserwartungen ebenso wie die weit verbreitete Übung, schon Jahre vor dem Pensionsanfallsalter die Monate und Tage zu zählen, „wie lang ich noch habe", im digitalen Zeitalter der quasi mathematisch bestimmbare Warteraum, den jede Pensionsversicherungsanstalt auf Knopfdruck errechnet. Im Bereich subjektiven Hoffens und Wollens hat diese Vorstellung Tradition, eine neue Erfindung ist sie dort, wo sie über die institutionalisierte Steuerung menschlichen Verhaltens zum Programm erhoben worden ist, dort, wo älteren Menschen ein besseres Leben durch Aktivismus, unumgängliche Bildungserfordernisse und ultimative Selbstverantwortlichkeit subkutan aufgezwungen wird. Wir wollen hier nicht missverstanden werden: Ein aktives, selbst bestimmtes und von Krankheit freies Leben ist für alle wünschenswert und die dafür notwendigen Rahmenbedingungen sind von der Politik und der Gesellschaft mit Unterstützung durch die Wirtschaft zu schaffen. Wenn diese Bedingungen aber nicht oder nur unzureichend gestaltet werden, wenn die verheißenen Vorteile und lukrierbaren Effekte trotzdem weiter für alle behauptet werden, wenn insinuiert wird, dass der Konsum bestimmter Güter und Dienstleistungen unfehlbar zum Glück und guten Leben beitrage, und jeder, der darauf verzichte, selbst die Verantwortung für entgangenes Gutes trage, dann ist etwas falsch an der Programmatik und das verheißene Paradies wird unter der Hand zur Zwangsanstalt. Was bedeutet der innovative Lebensdimensionen verheißende Verweis auf „Die Welt zuhause" in einer amtlichen Hochglanzbroschüre zur Internetnutzung, wenn bekannt ist, dass von den 65- bis 74-Jährigen in Österreich 65 % das Internet nicht nutzen und 52 % noch nie einen Computer benützt haben? Was bedeutet die generelle Aufforderung nach Bildungsteilnahme, wenn wir wissen, dass ganze Gruppen (z. B. demenziell veränderte Personen, alte Armutsgefährdete, Menschen in Gegenden, die mit Bildungs- und Verkehrsinfrastruktur unterversorgt sind) dieser Aufforderung gar nicht entsprechen können? Was bedeutet die notorische Einladung in den Club der Selbstvorsorger, wenn wir wissen, dass ein erheblicher Teil der Bevölkerung sich diese in einem angemessenen Ausmaß nicht leisten kann und die Angst vor einem plötzlichen Zusammenbruch der Finanzierungssysteme nur zu berechtigt ist? Wir entwickeln hier dieses Panorama nicht weiter, wer mit offenen Augen durch seine Tage geht, sieht die Widersprüchlichkeit der Verhältnisse und die Dissonanz zwischen Anspruch und Wirklichkeit. Auch die Alternswissenschaften bleiben von den Widersprüchen und Unvereinbarkeiten nicht unberührt, wenn sie mit ihren Forschungsresultaten diese Paradiesvorstellungen mittelbar oder unmittelbar unterstützen, ohne auf Nutzen und Kosten, Privilegien und Benachteiligungen, Optionen und Barrieren einzugehen, ohne danach zu suchen, welche Interessen und Motive im Hintergrund solcher Entwicklungen weben, die möglicherweise Zielen dienen, bei denen das Wohl der angesprochenen Menschen allenfalls ein Mitnahmeeffekt ist.

Hier hat eine kritisch verfahrende Sozialgerontologie einzusetzen, Strategien zu entwickeln, um die ganze gesellschaftliche Gestaltungsprogrammatik für die Älteren, wie sie in den letzten Jahren entstanden ist, auf ihre Herkunft und die dahinter stehenden Interessen und Begründungen zu untersuchen. Das deutet auf Umorientierung, auf einen langen Weg, auf dem das Bewusstsein in den Vordergrund treten sollte, dass unserem aktuellen und begründeten Wissen immer nur eine kurze Lebensdauer beschieden ist, und dass viel Wissen, das wir als „objektiv" ansehen, auch als verstecktes Herrschaftswissen gelten könnte. Wie das theoretische Programm für eine solche Umorientierung aussehen könnte, wird in dem zugehörigen Themenbeitrag versucht zu skizzieren, denn mehr kann es nicht sein, es ist weder in kurzer Zeit noch von wenigen Personen zu leisten.

Überzeugt positive Bewertungen des Alters und die Betonung neuer Chancen und Möglichkeiten tauchten interessanterweise in Fachpublikationen weit früher auf als in der medialen Öffentlichkeit. Zunächst wurde aus der epidemiologischen Forschung auf die Möglichkeit der Kompression der Morbidität (James Fries) hingewiesen, sollten die Menschen ihren Lebensstil in Richtung einer aktiven und bewussten Lebensgestaltung ändern. Später kamen dann die Biogerontologie und Anti-Aging Medizin (Thomas Kirkwood), die nicht nur auf die Möglichkeiten einer Verzögerung des Alternsprozesses verwiesen, sondern sogar auf eine Reversibilität von biologischen Abbauprozessen. Damit scheint ein paradiesisches Alter in erreichbare Nähe gerückt. Erreichbar ist das „Paradies des Alters" allerdings nur durch erhebliche Veränderungen der alltäglichen Lebensführung und externe Interventionen. Da geht es dann um Stoffwechselveränderungen bis hin zum Dinner Cancelling oder um medizinische Hilfen, die von Hormontherapien bis zur plastischen Chirurgie reichen. Entstanden ist jedenfalls ein rasch expandierender und profitabler Anti-Aging Markt. Dabei hat sich, so hat es den Anschein, die Paradiesvorstellung irgendwie auf Altersvermeidung reduziert. Während nun aber auf diesem Markt das Hohelied von Kaufkraft und langem gesundem Leben gesungen wird, ja vom Feldzug gegen das Älterwerden überhaupt, werden aus einer kritischen Wissenschaftsperspektive immer mehr Stimmen laut, die diese „Errungenschaften" bereits wieder in Frage stellen. Solche Entwicklungen hängen auch mit der Rolle zusammen, die eine Wissenschaft sich selbst beimisst und dem Selbstverständnis, das sie in ihrer Erkenntnisarbeit leitet.

Wieder sind es die Altersbilder, d. h. normative Aspekte des Alterns, die in den Vordergrund der kritischen Auseinandersetzung mit den neuen Entwicklungen biomedizinischer Forschung rücken. Die Anti-Aging Medizin unterstützt und fördert nicht nur eine positive Sicht des späten Lebens, sondern ganz im Gegenteil, sie fördert und unterstützt Formen der Altersdiskriminierung, indem sie jene stigmatisiert und negativ stereotypisiert, die diese Veränderungen des alltäglichen Lebens und ihres Körpers nicht nachvollziehen bzw. auch nicht die entsprechenden Mittel haben, um diese Veränderungen vornehmen zu können. Aber es geht nicht nur um Stigmatisierungsprozesse oder fehlende Ressourcen, die den paradiesischen Zustand als unerreichbar für erhebliche Gruppen älterer Menschen erscheinen lassen, sondern es geht in diesem Zusammenhang auch um die gesellschaftlichen Herrschafts- und Machtverhältnisse, die sowohl das Altern als auch die damit verknüpfte Forschung bestimmen.

Das vorliegende Buch, das 2008 in erster Auflage herauskam, ist Fragen gewidmet, die sich damals in der Sozialgerontologie gestellt haben und die sich auch heute dann stellen, wenn es um die Bestimmung ihres wissenschaftlichen Status und um die politische Relevanz ihres Forschens geht. Es setzt sich in kritischer Weise mit den optimistischen und positiven Erwartungen und Theorien des Alterns auseinander, es berichtet über Verhältnisse und Meinungen, über empirische Ergebnisse und theoretische Konstruktionen. Damit sind zwei Orientierungen vorgegeben, denen die Beiträge folgen. Einerseits führt die Diskussion in aktuelle Fragen theoretischer Konzeptionen und methodologischer Spezialprobleme, andererseits gibt sie über Befunde Auskunft, die Anlässe zu neuen theoretischen Überlegungen bieten.

Anton Amann
Franz Kolland

# Einleitung

Als die Sektion „Alter(n) und Gesellschaft" der Deutschen Gesellschaft für Soziologie ihre Tagung „Das erzwungene Paradies des Alters? Fragen an eine kritische Gerontologie" im Jahr 2005 in Wien abhielt, aus der dann die erste Ausgabe dieses Buches hervorging, war die Titelwahl ein Vorstoß in ein noch wenig vermessenes Gebiet. Insbesondere in der deutschsprachigen Sozialgerontologie war der Gedanke einer ausdrücklich kritischen Ausrichtung der Sozialgerontologie erst in vorsichtigen Schritten dabei, seinen Weg zu suchen. Auf gesellschafts- und wissenschaftskritische Perspektiven richteten nur relativ wenige Autorinnen und Autoren ihr Augenmerk, die Bilder vom Alter allerdings zeigten schon deutlich ihre Ambivalenz, die misstrauisch stimmen konnte. Dass Interesse daran vorhanden war, ließ sich an den Reaktionen auf die Tagung ablesen, was ja auch zur Ermutigung beitrug, eine Publikation zu wagen. Dass sie innerhalb von fünf Jahren vergriffen sein würde, lag außerhalb unserer Erwartungen, sodass dann der Vorschlag des Verlags, eine Neuauflage zu bewerkstelligen, ausgesprochen überraschend kam. „Die Frage allerdings, die der Titel der Publikation stellt, wird für den Leser wohl kaum stringent zu beantworten sein, dazu sind die Perspektiven und Deutungsmuster, die in den einzelnen Beiträgen entwickelt werden, wohl doch zu heterogen", hatte eine Rezensentin später gemeint, und damit ziemlich genau das getroffen, was wir als einen Vorstoß in ein wenig bearbeitetes Gebiet gemeint hatten. Wenn die Gesellschaft das Alter zu einer Kategorie ihrer Selbstbeschreibung macht, ist nicht zu erwarten, dass diese anders als heterogen ausfallen kann. Wir sind auch heute nicht sicher, ob bereits von der Formierung einer Kritischen Sozialgerontologie gesprochen werden kann, doch eines dürfte sicher sein: die Zahl der Stimmen, die sich dazu äußern, hat entschieden zugenommen, und so erklären wir uns auch das Interesse – es betrifft wohl die Frage, wie eine solche Wissenschaft aussehen könnte.

Wir haben diese Gelegenheit einer Neuauflage zum Anlass genommen, unsere eigenen Kritikvorstellungen zu präzisieren, die Autoren und Autorinnen zu motivieren, ihre Beiträge so weit es ihnen möglich war zu überarbeiten, und schließlich weitere Kolleginnen und Kollegen zu bitten, neue Texte zum Buch beizusteuern. Das Ergebnis mag Vorstellungen enttäuschen, die sich auf eine geschlossenere Darstellung des Forschungsfeldes richten, es wird aber jene bestätigen, denen das Forschungsprogramm der Sozialgerontologie selbst als Ausdruck des widersprüchlichen und durch höchst divergierende Interessen und Werthaltungen bestimmten Umgangs mit dem Alter in unserer Gesellschaft vor Augen steht. Es kann in der gegenwärtigen Lage als Verpflichtung gesehen werden, in der Sozialgerontologie eine Erkenntnisperspektive zu unterstützen, die sich auf die Interessen und Herrschaftsmechanismen richtet, welche Altern als eine Form der Vergesellschaftung des Menschen so gestalten, wie sie uns gegenüber tritt mit all ihren Zwiespältigkeiten, Brüchen und Benachteiligungen. Es hieße, den inneren Aufbau der Gesellschaft völlig verkennen, wenn nicht wahrgenommen würde, dass er von Machtpotenzialen bestimmt wird, welche die Subjekte in sie einbringen – und zwar auf ungleiche Art und Weise. Theorien über das Altern, die das außer Acht lassen, verkennen, dass Gesellschaft notwendig über Macht aufgebaut ist, die im kapitalistischen System zur Herrschaft des ökonomischen Systems mutiert ist. Es macht schlicht und einfach keinen Sinn, die Vergesellschaftung des Alters unter Verzicht auf diese Macht- bzw. Herrschaftsfrage bestimmen zu wollen. Trügen sie dieser Überlegung Rechnung, stünden viele nicht mehr so fassungslos vor der Tatsache, dass die Älteren in unserer Gesellschaft als eine „Last" bezeichnet werden.

Im ersten Kapitel, „Kritische Sozialgerontologie – Konzeptionen und Aufgaben", versuchen *Anton Amann* und *Franz Kolland*, grundsätzliche Überlegungen zu einer solchen Perspektive zu entwickeln und diesen Anspruch im Lichte bisheriger Theoriediskussion und Forschungsprogrammatik zu spiegeln. Als Fazit lässt sich konstatieren, dass zwar verschiedene Theoriestrategien diesen kritischen Impetus verfolgen, die empirische Forschung aber nur in besonderen Fällen sich in diesem Sinn versteht, am ehesten dort, wo sie Ungleichheit, Armut und Benachteiligung in der Themenwahl bereits als kritisch ansieht, oder die Einbeziehung Betroffener in den Forschungsprozess als Berücksichtigung eines demokratischen Elements fordert.

„Sozialgerontologie: ein multiparadigmatisches Forschungsprogramm?" von *Anton Amann* ist der Frage gewidmet, ob die Sozialgerontologie angesichts der Tatsache, dass sie keine abgrenzbare Disziplin im traditionellen Verständnis darstellt, als ein Forschungsprogramm gelten könne. Die Antwort fällt tendenziell bejahend aus, verweist allerdings auf weitere notwendige Entwicklungen und die wissenschaftstheoretische Option der Transdisziplinarität.

*Céline Schmid Botkine* und *Carmen Borrat-Besson* stellen in ihrem Beitrag, „Demografische Alterung und Altersvorsorge: Das Beispiel der Schweiz", einen Aspekt in den Vordergrund, der in allen Industriestaaten von Belang ist, nämlich die trotz aufwändiger Vorsorgesysteme langfristig sich verschlechternde materielle Situation vieler älter werdender Menschen und die gleichzeitige Spaltung in Privilegierte und mehr oder minder Benachteiligte. Es lässt sich dieses Phänomen, ohne zynisch sein zu müssen, als der staatliche Beitrag zur Vergesellschaftung des Alters deuten.

Im vierten Kapitel setzt sich *Gertrud M. Backes* mit einer zentralen Frage auseinander: „Potenziale des Alter(n)s -Perspektiven des homo vitae longae?" Eine bestimmte Tradition des Altersdiskurses knüpft aktives Älterwerden an günstige gesundheitliche Voraussetzungen, an jüngeres Alter, männliche Geschlechtszugehörigkeit und an einen hohen sozioökonomischen Status. Zurecht ergibt sich daraus die Frage danach, inwieweit solche Diskurslinien, gerade auch im Angesicht verfügbarer empirischer Befunde, revidiert gehören und ob z. B. für das hohe Alter noch Potenziale identifiziert werden könnten. Es erweist sich aber auch als zwiespältig, dass diese immer wieder doch recht einseitig eingeforderte Aktivität auch zu einer Stigmatisierung und Diskriminierung des hohen Lebensalters beitragen könnte. Eine Differenzierung und Ausweitung des Potenzialebegriffs legt sich dabei nahe.

„Zu früh oder wieder später in die ‚Späte Freiheit'? – Ältere Arbeitnehmer im gesellschaftlichen und demografischen Wandel" hat *Wolfgang Clemens* seinen Beitrag benannt und gibt mit der Formulierung „wieder später" zugleich einen Hinweis darauf, dass sich in diesem Feld seit 2005 einiges geändert hat. Er hebt hervor, dass die späte Freiheit künftig später beginnen und dennoch länger andauern werde als bisher. Als sachliche Folge ergibt sich daraus die Überlegung einer anderen Verteilung der Lebensarbeitszeit und die berechtigte Frage, weshalb nicht ein Teil der Ruhestandsphase auf das mittlere Lebensalter wegen der besonders starken Belastungen vorzuziehen wäre.

*Josef Hörl* sucht in seinem Beitrag „Die Drohung – Bemerkungen zur psychischen Gewalt an alten Menschen" einen Aspekt von Elder Abuse näher in den Blick zu nehmen, der bislang in der Forschungsliteratur noch wenig Aufmerksamkeit gehabt hat. Herausgearbeitet wird, dass die Drohung als Gewaltform erstens sehr häufig vorkommt, zweitens in verschiedenen Lebenskontexten zu beobachten ist und drittens ein „attraktives Mittel" darstellt, um den eigenen Willen durchzusetzen. Die Drohung ist im Gegensatz zum körperlichen Angriff ziemlich risikolos. Als Beispiele typischer Drohungen, die auch näher ausgeführt werden, nennt Josef Hörl die Heimweisungs-, Entmündigungs- und die Haustierdrohung.

*Hynek Jerábek* berichtet in seinem Artikel „Bedürfnisse der Senioren und familiäre Altenpflege – Beispiel des sozialen Zusammenhalts" über eine repräsentative Studie in der Tschechischen Republik zum Umfang der geleisteten familiären Pflege und dem Grad der Pflegebedürftigkeit, wobei hier der IADL und der BADL als Indizes zur Messung herangezogen wurden. In der Ergebnisdarstellung wird auf den Zusammenhang zwischen steigenden Pflegebedarfen und steigender Pflegetätigkeit bzw. Pflegebelastung hingewiesen. Interessant ist in diesem Zusammenhang das Ergebnis, wonach bei steigenden Pflegebedarfen die geleistete Pflege auf mehrere Personen in der Familie aufgeteilt wird und diese Situation den Familienzusammenhalt erhöht.

Das achte Kapitel befasst sich mit „Datenerhebung in totalen Institutionen als Forschungsgegenstand einer kritischen gerontologischen Sozialforschung". *Udo Kelle, Christiane Niggemann* und *Brigitte Metje* analysieren die Rolle der empirischen Sozialforschung in stationären Einrichtungen mit der Überlegung, inwiefern bestimmte forschungsmethodologische Ansätze bestehende soziale Verhältnisse legitimieren und Missstände aus dem Blick geraten. Sie zeigen, welche Bedeutung empirische Untersuchungen zur Lebenszufriedenheit der Bewohner von Einrichtungen der stationären Altenpflege haben und wie sehr die Ergebnisse von der jeweiligen Methodenwahl beeinflusst sind. Anhand der Ergebnisse aus dem Methodenteil eines eigenen Forschungsprojektes, bei dem sowohl standardisierte Methoden der Datenerhebung als auch Verfahren der interpretativen Sozialforschung verwendet wurden, diskutieren die Autoren folgende Forschungsfragen: Gatekeeping und Stichprobenselektivität, das Problem sozial erwünschten Antwortverhaltens und das Verweigerungsverhalten von Befragten.

In einem weiteren Artikel zu Methodenfragen schreibt *Gert Lang* „Zur Befragung von kognitiv eingeschränkten und demenziell veränderten Menschen in Alten- und Pflegeheimen". Der Beitrag beleuchtet methodologische Aspekte der Befragung und Ergebnisse zur Befragbarkeit von alten Menschen in Pflegeheimen. Er liefert Hinweise dafür, dass für die Befragung von demenziell veränderten Personen nicht nur das Erhebungsinstrument von Bedeutung ist, sondern der gesamte Kommunikationsprozess. Als kritisch sind bisherige Arbeiten zur Forschungsmethodologie einzustufen, die das kalendarische Alter oder rein medizinische Aspekte als Basis für die Befragbarkeit oder Nicht-Befragbarkeit heranziehen. Dargestellt werden sehr detailliert die Erfahrungen bei der Umsetzung einer eigenen Studie zu Lebensqualität im Pflegeheim.

Der Beitrag „Bildungsaktivitäten im Alter: Lernkulturen und Lernbeteiligung auf dem Prüfstand" von *Franz Kolland* befasst sich mit Bildungsaktivitäten im Alter am Schnittpunkt von gerontologischen, bildungswissenschaftlichen und soziologischen Erkenntnissen. Forcierte Individualisierung und persistente soziale Ungleichheiten sind der Rahmen, in dem die verschiedenen theoretischen Ansätze und empirische Forschungsergegnisse diskutiert werden. Untersucht wird, welchen Einfluss Bildungsteilnahme und Bildungsaktivitäten im Alter auf den sozialen Status haben.

*Josef Estermann* stellt in seinem Beitrag „Macht, Recht, Ökonomie und Kontrolle im Kontext der Pflegevorsorge bei betagten Personen" auf der Basis empirischer Erhebungen und legistischer Veränderungen fest, dass sich Pflegevorsorge und Pflegleistungen zunehmend vom familialen in den öffentlich-staatlichen Sektor verschieben. An die Stelle informellen Handelns tritt Verrechtlichung. Statt freier Vereinbarungen sind zwingendes Recht und behördliche Aufsicht Merkmale der Pflegevorsorge. Veränderungen in der Verrechtlichung im Zusammenhang mit Maßnahmen des Erwachsenenschutzes werden dabei in verschiedener Hinsicht als diskriminierend beschrieben und als verstärkend für die Fremdbestimmtheit älterer Menschen gesehen.

Unter dem Titel „,Granny-dumping' – die Zukunft des Alters?" befasst sich im zwölften Kapitel *Harald Künemund* mit der Qualität familialer Generationenbeziehungen. Bildet das Konzept des „Granny-dumping" eine sehr markante und drastische Ausgangsperspektive, so wird im Beitrag selbst dann auf Basis empirischer Längsschnittdaten doch eine deutliche Differenzierung vorgenommen. Die familialen Generationenbeziehungen sind aufgrund geringer Co-Residenz weniger belastet und zeigen starke Transfers und Unterstützungsleistungen. Gerade das Nicht-Vorhandensein einer wohnräumlich unter einem Dach angelegten Großfamilie wird als Stabilisierungsfaktor für gute emotionale Beziehungen angesehen.

*Klaus Schroeter* entwickelt in seinem Artikel eine Systematik der sozialen Konstruktion des Alters und Alterns. Unter dem Titel „Verwirklichungen des Alterns" beschreibt und analysiert er sehr materialreich vier Ebenen der sozialen Konstruktionsprozesse. Im Kapitel zur symbolischen Verwirklichung des Alterns geht es um Altersbilder und Alterssemantiken und Aktivität, Gesundheit und Fitness als Imperative des Alters. Im Abschnitt zur interaktiven und korporal-somatischen Verwirklichung des Alterns wird das Konzept des „Doing Age" ausgeführt. Und in Hinsicht auf die leiblich-affektive Verwirklichung des Alterns werden Defizite der Sozialwissenschaften herausgearbeitet.

*Olaf Struck* titelt seinen Beitrag „Demographische Entwicklung als Herausforderung. Ein essayistischer Rück- und Vorausblick auf deren Bewältigung". Im Mittelpunkt der Analyse empirischer Daten steht die gesellschaftliche Befürchtung, dass die wachsende Zahl an Älteren einen stark anwachsenden Anteil der öffentlichen Mittel verbrauchen wird. Werden realistischere Basisannahmen getroffen, d. h. für Berechnungen nicht nur Ältere sondern auch Nicht-Erwerbstätige einbezogen, dann findet sich in der Gesamtquote des Mittelverbrauchs eine hohe Stabilität. Als Strategien zur Bewältigung des demographischen Wandels werden Produktivität, Frauenerwerbstätigkeit und altersflexible Beschäftigung genannt. Der letzte Faktor gewinnt an Bedeutung, weil sich Leistungsfähigkeit und Leistungsbereitschaft im Lebensverlauf verändern. Demnach hat die Befürchtung über ein Sustainability Gap weniger mit dem demographischen Wandel zu tun als mit einer mangelnden Anpassung der Arbeitswelt und mit der richtigen Verteilung von Mitteln.

Trotz Neuauflage, teilweiser Überarbeitung mancher Beiträge und der Aufnahme neuer Texte ist das Buch im Charakter ein Tagungsband geblieben. In ihm kommen die von den Autoren und Autorinnen gesetzten Schwerpunktthemen im Rahmen eines vorgegeben Orientierungsthemas zum Ausdruck. Sie spiegeln in diesem Sinn zwar individuelle Themenpräferenzen im sozialgerontologischen Forschungsfeld, decken aber ersichtlich auch Schwerpunkte ab, die eine Metaanalyse des Feldes als wichtige ausweisen würde. Der Untertitel des Buches wurde um ein Wort ergänzt: „Weitere" Fragen an eine Kritische Gerontologie. Damit soll angedeutet werden, dass sich in den knapp zehn Jahren, die zwischen der ersten und zweiten Formierung der Überlegungen und Ergebnisse lagen, Veränderungen von Belang ergeben haben, die eine Diskussion weiterführen können. Darauf hoffen wir.

Anton Amann
Franz Kolland

# Inhaltsverzeichnis

# Autorenverzeichnis


**Prof. Dr. Anton Amann**  Institut für Soziologie, Universität Wien

**Prof. Dr. Gertrud M. Backes**  Institut für Gerontologie, Universität Vechta

**Carmen Borrat-Besson**  Fondation FORS, Lausanne

**Prof. Dr. Wolfgang Clemens**  Institut für Soziologie, Freie Universität Berlin

**PD Dr. Dr. Josef Estermann**  Soziologisches Institut, Universität Zürich

**Prof. Dr. Josef Hörl**  Institut für Soziologie, Universität Wien

**PhD Dr. Hynek Jerábek**  CSc., Direktor des Instituts für Soziologische Studien, Karlsuniversität Prag

**Prof. Dr. Udo Kelle**  Helmut-Schmidt-Universität, Universität der Bundeswehr Hamburg

**Prof. Dr. Franz Kolland**  Institut für Soziologie, Universität Wien

**Prof. Dr. Harald Künemund**  Institut für Gerontologie, Hochschule Vechta

**Dr. Gert Lang**  Forschungsinstitut des Roten Kreuzes, Wien

**Dr. Brigitte Metje**  Helmut-Schmidt-Universität, Universität der Bundeswehr Hamburg

**Christiane Niggemann**  Seniorenheim Jordanquelle, Bad Lippspringe

**Céline Schmid Botkine**  Fondation FORS, Lausanne

**Prof. Dr. Klaus Schröter**  Fachhochschule Nordwestschweiz, Olten

**Prof. Dr. Olaf Struck**  Universität Bamberg

# Kritische Sozialgerontologie – Konzeptionen und Aufgaben

Anton Amann und Franz Kolland

## 1 Abgrenzung

Kritik, und zwar eine, welche die Wissenschaft auf einen entsprechenden Blick für die Verhältnisse *und* ihr eigenes Tun verpflichtet, ist als Idee so alt, wie sie kontrovers ist. Die Facetten dieser Idee reichen von ziemlich unreflektierten Parteinahmen für die Benachteiligten aus Sentimentalität bis zu komplexen sozialphilosophischen Begründungen der Arbeit an einer besseren Welt. Es wird daher kaum verwundern, dass bei der Konstatierung des Bestehens oder der Forderung nach einer „Kritischen Gerontologie" („critical gerontology" als der etablierte Begriff vor allem in der mangelsächsischen Diskussion) bei vielen vorerst die Frage auftaucht, was damit denn wohl gemeint sei – wenn nicht gar, ob es eine solche überhaupt gäbe. Somit wohnt diesem Thema die Gefahr, auf Missverständnisse zu stoßen, von vornherein inne. Wir werden unsere Überlegungen auf die Sozialgerontologie konzentrieren, damit andeutend, dass die Kennzeichnung „sozial" sich auf jene Wissenschaftstraditionen beziehen soll, die sich im Zusammenhang der Sozial- und Geisteswissenschaften um die Alternsthematik gebildet haben, nicht aber auf solche, die im traditionellen Verständnis der Medizin, Biologie, Biogerontologie etc. zugehören.

A. Amann (✉) · F. Kolland
Wien, Österreich
E-Mail: anton.amann@univie.ac.at

F. Kolland
E-Mail: franz.kolland@univie.ac.at

A. Amann, F. Kolland (Hrsg.), *Das erzwungene Paradies des Alters?*,
Alter(n) und Gesellschaft, DOI 10.1007/978-3-658-02306-5_1,
© Springer Fachmedien Wiesbaden 2014

## 1.1 Ebenen der Kritik

*Gesellschaftstheoretische Kritik* In einer Welt, in der die Partiallogik des ökonomischen Systems jene des politischen und sozialen Systems transformiert, zumindest aber nachhaltig infiziert hat, gelingen den Menschen ihre Praxisformen der Lebensführung nur noch innerhalb dieser Logik, aber nicht mehr gegen sie oder außerhalb ihrer. „Sie verträgt sich nicht mit der Zielvorgabe der Demokratie, jedem durch die Gestaltung der gesellschaftlichen Verhältnisse die Möglichkeit einer selbstbestimmten Lebensführung zu schaffen" (Dux 2013, S. 23). Offen zutage liegt das Problem in den Anteils- und Beteiligungsrechten am ökonomischen System, das aus sich heraus gar kein Verlangen danach haben kann, allen Menschen die Beteiligung am Wirtschaftsprozess unter gleichen Bedingungen zu eröffnen, das heißt Arbeit und Bildung so auszugestalten, dass sie jedem Menschen eine zureichende Quelle für den Sinn seiner Lebensführung sein können. Alle Formen sozialer Ungleichheit, von den arbeitslosen Jugendlichen nach einer absolvierten Lehre bis zu alten Mindestrentnerinnen, von der systematischen Ungleichbehandlung der Frauen bis zu jener der weniger Gebildeten, sind konkretisierter Ausdruck dieser Logik (Amann 2008; Amann et al. 2010). Hierher gehört P. Bourdieus Diktum, dass einschränkende Lebensweisen nicht einfach als naturgegeben, als „doxa" zu akzeptieren seien (Bourdieu 1996), denn es hat mit dem Gedanken der Kritischen Theorie gemein, dass die Wissenschaft dort, wo sie vor dem oberflächlich Gegebenen verharrt, selbst „verdinglichtes Bewusstsein" ist. Nirgends wird dies deutlicher als an der Tatsache, dass immer wieder die Tendenz besteht, die herrschende Meinung der herrschenden Eliten zugleich als Wahrheit zu achten und damit deren Unverantwortlichkeit zu akzeptieren, die aus den sie begünstigenden Herrschaftsverhältnissen stammt.

Der Fluchtpunkt einer sich als kritisch verstehenden Gerontologie ist damit nicht nur einfach die Kritik von Ungleichheit und Ungerechtigkeit, sie hat an den irredentistischen Zusammenhängen zwischen alternden Gesellschaften und Kapitalismus allererst anzusetzen. Politische Ökonomie, Kritische Theorie und Feministische Gesellschaftsanalyse sowie Foucaultsche Machttheorie sind daher auch mit Recht in den letzten Dekaden als Leittheorien dieser Kritik reklamiert und eingesetzt worden (z. B. Estes et al. 2003; Biggs et al. 2003; Aner 2011; Butler 2001). In elementarem Verständnis gälte es aber dabei, das System der Bewertung selbst kenntlich zu machen. Dem gegenüber ist festzuhalten, dass ausgedehnte Analysen hinter dem beobachtbaren Impetus zurückbleiben, wohl auch deshalb, weil es in der sozialgerontologischen Forschung nicht zum Tagesgeschäft gehört, Kapitalismus- und Demokratiekritik als Navigationsinstrument einzusetzen, vielleicht auch deshalb, weil „Kritik, als zentrales Motiv des Geistes, nirgends in der Welt gar zu beliebt ist" (Adorno 1977, S. 787), was die Gefahr, als „Querulant" zu gelten, ständig mitschwingen lässt. Wir wollen daher in diesen einführenden Überlegungen einige Grundfragen ins Auge fassen.

Unstrittig dürfte sein, dass die neuzeitliche Vernunft, manifest in einem Rationalismus, der selbst nicht totalisierend verfährt, sondern reflexiv, mit Kritik gleichzusetzen ist. Karl Poppers hartes Urteil über unsere westlich-abendländische Erziehung und Bildung, die intellektuell und sittlich korrupt sei, beruft sich auf das Aussetzen, Nichtanwenden und Verweigern von Kritik an dem, was wir sagen und was wir tun, weil wir nicht auf die Wahrheit schauen, sondern auf die Bühnenfähigkeit unseres Auftritts schielen (Popper 1980, S. 341). Seinem griechischen Wortstamm nach kommt Kritik von krinein her (scheiden, trennen), also Urteilen über Denken und Handeln aus einem Bezugspunkt oder Kontext heraus, den wir für verbindlich halten, wobei dieser nicht individuell beliebig sein kann, sondern sich am gesellschaftlichen Zusammenhang bemisst. Kritik wird als eine Grundfunktion denkender Vernunft angesehen und wird, sofern sie auf das eigene Denken angewendet wird, ein Kennzeichen der auf Gültigkeit gerichteten Urteilsbildung. Damit wird klar, was Theodor W. Adorno meint, wenn er sagt, dass „Kritik aller Demokratie wesentlich" sei (Adorno 1977, S. 785).

Dadurch ist eine erste Frage aufgeworfen: Ist die Verbindung zwischen einer bloß formalen Demokratie des politischen Systems und der Machtverfassung der kapitalistischen Gesellschaft überhaupt (noch) geeignet, eine humane Lebensform hervorzubringen, die allen eine Lebensführung in Selbstbestimmtheit ermöglichen kann? Eine beträchtliche Zahl an Publikationen der vergangenen Jahre verneint diese Frage, hält zugleich aber die Notwendigkeit aufrecht, mit wissenschaftlicher Analyse die Gründe zu erforschen, weshalb dies nicht gelinge. Die dafür vor allen anderen notwendige Perspektive ist jene der Kritik an Herrschaft und der mit ihr verbundenen Verweigerung von Lebenschancen für viele, eine Vorstellung, die sich in dem Gedanken konzentriert, gesellschaftliche Prozesse zu verstehen und zu verändern mit dem Ziel der „Menschenmöglichkeit" (Holzkamp 1993, S. 14 f.). In einer systemisch verfassten Gesellschaft wie der Marktgesellschaft hat sich ein Machtsystem ausgebildet, in dem der Widerspruch zwischen den realen Verhältnissen und der ideellen Zielvorgabe eklatant ist. In ihm wird das Ziel eines von Sinn bestimmten selbstbestimmten Lebens zwar nicht in Frage gestellt, es wird aber auch kein Anlass gesehen, die Bedingungen dafür zu schaffen. Das ist gewiss „kognitiv borniert" (Günter Dux), doch um kognitive Stringenz scheint es im politischen System der Macht ohnehin nicht zu gehen. Eine Kritische Sozialgerontologie hätte daher als eine ihrer ersten Aufgaben Aufklärung im Widerstreit zwischen der ökonomisch bestimmten Machtverfassung der Gesellschaft und den Anforderungen an ein selbstbestimmtes Leben im Alter zu suchen. Würden z. B. die „Proceedings 2012 UNECE Ministerial Conference on Ageing" (United Nations 2013) auf ihre ganze Breite an normativen Gedankenentwürfen untersucht und dabei jeweils die Frage gestellt, welche strukturellen und individuellen Voraussetzungen zu ihrer Erfüllung geschaffen werden müssten und welche Bedingungen dies bisher verhindert haben und wahrscheinlich weiterhin verhindern werden, ließe sich ein beachtlicher Teil des oben genannten Widerspruchs aufhellen. Solange hierin die Erkenntnis und institutioneller Wandel nicht weiter vorangetrieben werden, dürfte alle Forderung nach Altern in Würde so sehr in der Luft hängen, dass ihr schwindelt.

Dirk Käsler hat festgehalten, dass Fragen nach der guten Gesellschaft zu untersuchen, Aufgabe der Soziologen sei (Käsler 1996), was an Aristoteles´ Kritikbegriff erinnert, den jener im Bereich des Handelns (praxis) und des Hervorbringens (poiésis und téchne) angesiedelt hat, also nicht im Bereich der theoretischen Wissenschaften, weil diese nur betrachten, was ist. Damit ist bei ihm Kritik auf die Differenz zwischen Sein und Sollen gerichtet, wobei das Sollen seinen Inbegriff im guten Leben der Gemeinschaft (pólis) findet. Nun will uns scheinen, dass die heutige Situation nicht mehr aus der aristotelischen Bestimmung allein bewältigt werden kann, doch ein Aspekt gilt nach wie vor: Kritik muss sich auf Denken *und* Tun beziehen, eine Perspektive, die sich gegenwärtig darin zeigt, dass die Ermöglichung zielgerichteter, bewusster, selbstbestimmter sozialer Tätigkeit (Köster 2005) auch einer mit Aktion verbundenen kritischen Forschung angesonnen wird, von der die Beflügelung eines Wandels von unten erhofft werden könnte. Wieweit allerdings Kritische Gerontologie auf Praktiken der Aktionsforschung oder Partizipativen Forschung eingeschworen werden sollte, dürfte ein offenes Thema sein, zumal die gesellschaftliche Praxis der angewandten Alternsforschung weithin noch durch die traditionelle Trennung zwischen Erkennen (Wissenschaft) und Entscheiden/Handeln (Politik) gekennzeichnet ist, die ja zur Partizipation quer zu stehen scheint. Gegen eine demokratisch begründbare Miteinbeziehung Älterer in sie betreffende Forschungsprojekte wird damit nichts gesagt.

*Wissenschaftskritik* Sind Herrschaftskritik und die Analyse der Bedingungen eines guten Lebens, zu denen primär eine selbstbestimmte Lebensführung zentral gehört, also auch die Ideologiekritik, als die eine generelle Perspektive einer Kritischen Gerontologie anzusehen, so liegt die andere in der kritischen Betrachtung der Rolle der Wissenschaft und der Wirkungen ihres „Tuns" auf diese Bedingungen. Dieser Begriff muss betont werden, weil Kritik auch darauf ausgerichtet werden muss, nicht einfach durch Analyse sichtbar zu machen, was ohnehin geschieht, sondern bewusst zu halten, was wir tun, wenn wir planen und gestalten, gleichviel, ob mit

Bewusstsein oder blindlings und ohne Besinnung (Habermas 1971, S. 303). Dass ein erheblicher Teil sozialgerontologischer Anwendungsforschung im Kontext organisatorischer Verwertung durch Sozialbürokratie und Politik steht, ohne sich als Teil des Wissenschaft-Technik-Bürokratie-Komplexes zu verstehen und dies im eigenen Tun mitzureflektieren, ist nicht von der Hand zu weisen. Nun meinen wir, dass die Frage, ob die Sozialwissenschaften, um ihrer (vorwiegend) indifferenten Rolle gegenüber der gesellschaftlichen Praxis zu entgehen, ihre eigenen Wirkungen für diese Praxis zu analysieren, selbst zu einer dauernden Aufgabe machen könne, ein Gedanke, der in der Diskussion der 1960er Jahre virulent war, bis heute nicht beantwortet zu sein scheint. Trotzdem ist es nachvollziehbar, dass eine Kritische Sozialgerontologie, gewissermaßen als zweiten Impetus, diese Aufgabe mit im Auge haben muss, und zwar im Versuch, die eigenen Empfehlungen und Interpretationen in den Kontext von möglichen Wirkungszusammenhängen zu stellen. Wir wollen dies an einem kurzen und durchaus bedenklichen Beispiel erläutern. Rolf Heinze und Gerhard Naegele haben zum Thema der Gestaltung des Altersstrukturwandels durch wissenschaftliche Politikberatung in Deutschland in einer systematischen Skizze auch die Wirkungen wissenschaftlicher Expertise im Zusammenhang von Politik, Wissenschaft und Verwaltung hervorgehoben. Insbesondere dürfte hier in den letzten Jahren eine prekäre Tendenz wirksam geworden sein, in der wissenschaftliche Expertise zunehmend zur Liebedienerei an kurzfristigen politischen Interessenkonstellationen verkommt und dadurch aktueller Reformbedarf bei den beteiligten Organisationen verschleiert wird, was letztlich negativ auf die Forschung selbst zurückschlägt (Heinze und Naegele 2013, S. 88). Es ist dies der Kern der hier geforderten Kritikfähigkeit überhaupt, weil der mangelnde Blick auf größere Zusammenhänge und das Vereinnahmtwerden durch Politik und Medien den herrschenden Interessen nur entgegenkommen kann, indem diese nicht selbst zum Gegenstand der Analyse werden. Weshalb z. B. in den letzten Jahrzehnten das Argument mangelnder Finanzierbarkeit höchst unterschiedlicher Systeme der Vorsorge und Versorgung im Alter zum zentralen Topos werden konnte, wäre ja zuallererst ein der kritischen Betrachtung würdiges Thema für die Wissenschaft, wobei als Hypothese vorauszusetzen ist, dass genau das systeminterne Kostenargument (z. B. für Renten und Pflege) eben nicht die letzte Ursache dieser Entwicklung birgt. Nicht zuletzt berührt dieses Beispiel das alte Thema des Verhältnisses zwischen Theorie und Praxis. Hier sei angemerkt, dass dabei wohl auch ein falsch verstandener, nämlich verabsolutierter Pragmatismus mit am Werk ist, in dem zum Kriterium von Erkenntnis deren praktische Verwertbarkeit erhoben wird, was nichts anderes heißt, als diese Erkenntnis auf die bestehenden Verhältnisse zu vereidigen (Adorno 1977, S. 759). Wenn wir uns nicht täuschen, hängt genau damit der verbreitete Aktionismus zusammen, der anstelle der Geduld getreten ist, und sich z. B.

im rasanten Neubau von immer mehr Altenpflegeheimen niederschlägt und der im hergestellten Objekt zugleich seine Leistung sehen will.

*Kritik der Forschungsergebnisse* Kritik von Forschungsergebnissen der Sozialgerontologie sollte einerseits die beiden erwähnten Ebenen im Auge haben, sie sollte sich andererseits aber auch auf forschungsinterne Fragen richten, die den Zusammenhang von Theorie, Empirie und Methodik betreffen. An dieser Stelle sollen einige Bemerkungen zu Theoriefragen genügen, während das, was üblicherweise als methodologische Kritik gilt, eine eigene, spezielle Publikation nötig machen würde. Altern wird heute als wesentlich offener, biologischer und sozialer Prozess betrachtet, es umfasst den gesamten Lebensverlauf und ist insofern Teil individueller Biografien (Tesch-Römer et al. 2007, S. 325); Alter wird aber auch als gesellschaftliches Strukturelement verstanden (vornehmlich in der Soziologie), gilt daher als Voraussetzung der Lebensverhältnisse älterer und sehr alter Menschen, womit Bedingungen und Veränderungen der sozialen Differenzierung der entsprechenden Bevölkerung beschreibbar werden (Backes und Clemens 2007, S. 186). Die hoch differenzierte Arbeitsteilung der Wissenschaften hat dazu beigetragen, dass das Alternsthema in sehr verschiedenen Disziplinen aufgegriffen worden ist, was erwartbarer Weise sich heute vor allem daran bemerkbar macht, dass deren inhärente Grundbegrifflichkeiten und Konzeptionen jeweils zur Leitgröße der Analysen werden. Das gilt von der Alterspsychologie bis zur wissenschaftlichen Sozialpolitik und von der biologischen Gerontologie bis zur Bildungswissenschaft. Wenn von Sozialgerontologie gesprochen wird, so finden sich deutlich unterschiedliche Kennzeichnungen ihrer Schwerpunkte, die einmal ihren Anwendungscharakter, ein andermal ihre Transdisziplinarität betonen, sich aber fast immer in der Vorstellung zusammenfinden, dass sie (noch) keine eigene Fachwissenschaft darstelle. Über viele Jahre wurde zumindest in der Soziologie des Alters die „theoretische Sterilität" (Rosenmayr 1976, S. 253) oder ihr perennierender Charakter als Anwendungswissenschaft (Kohli 2005, S. 142) konstatiert. Selbst heute noch muss zum Teil der kognitive Einfluss der Alternsforschung auf die soziologische Theorie als gering eingestuft werden. Eher gilt der umgekehrte Weg, dass soziologische Konzeptionen, die ursprünglich für andere Themenstellungen entwickelt wurden, auf Altersfragen angewendet werden. Wir nehmen diese Situation zum Anlass, um einen Gedanken zu entwickeln, der sich weniger auf die wechselseitige Befruchtung einzelner Disziplinen bezieht, sondern die Frage der Theorie mit der oben entwickelten Vorstellung der gesellschaftstheoretischen Kritik verbindet, also mit der Frage des vorherrschenden „Stils" der allgemeinen Theoriebildung in der Soziologie. In ihr lässt sich ein gewisser Mangel insofern festhalten, als einerseits manche Theorieprogramme sich ihren Gegenstand bis zur empirischen Verschwommenheit verkürzen (z. B. Systemtheorie), oder andererseits ihren Begründungszusammenhang ins Akteurparadigma verlegen (z. B. Rationales Wahlhandeln und andere „Handlungstheorien"), in beiden Fällen also ihren Bezug zu historisch-konkreten Außenbedingungen ihrer kognitiven Systeme abschneiden. Es hat dies wohl mit der in den 1980er Jahren in der Forschung aufgekommenen Skepsis an der Leistungsfähigkeit umfassender Theorie zu tun, ist deshalb auch als Motiv für eine Entscheidung zugunsten Theorien „mittlerer Reichweite" zu verstehen, wird aber gerade dadurch dem wissenschaftlich vertretbaren Anspruch nach einer kritischen Analyse von gesamtgesellschaftlichen Hintergrundprozessen nicht mehr gerecht. Gerade die Genese und die Wirkung von Macht und Herrschaft (vor allem im Rahmen internationaler Organisationen, im Rahmen der Finanzmärkte und der digitalen Kommunikation), die Mechanismen der Interessenformierung, die Institutionalisierung von einseitigen Weltentwürfen (Neoliberalismus) sind aber nur unter allgemeiner theoretischer Perspektive, und zwar im Zusammenhang mit der Kritik der entsprechenden Ideologien analysierbar. Es muss sich eine von der Soziologie inspirierte Kritische Sozialgerontologie also die Frage gefallen lassen, mit welchen Theorieprogrammen sie denn Kritik üben will, wenn sie sich als kritische Gesellschaftstheorie (als normativer Universalismus, der nicht partikular bleiben will, Gerhard Schweppenhäuser) verstehen will. Diese Diskussion wird hier nicht weiter verfolgt, das Provokante an der Frage ist uns bewusst und soll so stehen bleiben.

## 1.2 Globalisierung und die Politisierung des weltweiten Alterns[1]

Im Sinne der bisher ausgeführten Überlegungen lässt sich das Thema der Globalisierung als geeignetes Beispiel heranziehen, um einige Aspekte der hier angezielten Kritik zu beleuchten, und zwar insofern, als ihre unterschiedlichen Ebenen sichtbar werden können. Globalisierung ist einerseits ein weltweit voranschreitender Prozess hauptsächlich wirtschaftlichen, informationstechnologischen und politischen Zuschnitts und andererseits ein Begründungs- und Rechtfertigungsmodell für diesen Prozess und seine Folgen selbst. Dabei ist, wie Viviane Forrester hervorgehoben hat, zwischen Globalisierung als Wirtschaftsprozess und Neoliberalismus als Theorie und Ideologie zu unterscheiden (Forrester 2001).

---

[1] Die in diesem Kapitel referierten empirischen Daten aus älteren Quellen wurden aus der ersten Fassung übernommen, weil sie nach wie vor die wichtigsten Trends anzeigen, auch wenn sich einzelne Werte und Relationen inzwischen geändert haben.

Als wirtschaftlicher Prozess zeigt er vor allem vier Schwerpunkte:

- Die Rolle der so genannten „global players", also der multinationalen Großkonzerne
- Die Rolle der internationalen Handelsverflechtungen
- Die Rolle der ausländischen Direktinvestitionen
- Die Rolle der internationalen Finanzmärkte.

Die empirischen Befunde lassen allerdings ein spezifisches Muster erkennen. Das Gros des Geschehens auf internationalen Finanzmärkten, der Aktionsradius von transnationalen Unternehmen, der Charakter internationaler Handelsverflechtungen und die Platzierung ausländischer Direktinvestitionen konzentrieren sich innerhalb der Triade USA-Europa-Asien (Asien: Japan, China und die so genannten „Tiger-Staaten" – Südkorea, Honkong, Taiwan, Singapur). Wie bereits dem Bericht des UN-Entwicklungsprogramms 1996 zu entnehmen war, sank die Beteiligung der ärmsten Entwicklungsländer am Welthandel von 1960 bis 1990 von 4 % auf ein Prozent. Mehr als hundert Staaten hatten in den letzten zwanzig Jahren keinen Anteil am Wirtschaftswachstum, obwohl sie ein Drittel der Weltbevölkerung umfassen.

Damit lässt sich ein erstes Resümé ziehen: Die wirtschaftliche Globalisierung produziert globale Ungleichheiten in der Verteilung von Kapital, Macht und Sicherheit, in denen die Gruppe der wohlhabendsten Länder der Erde Ausdehnung und Intensivierung des Prozesses vorantreiben, während ärmere Länder zunehmend gegen Ausbeutung, Entmachtung und Unsicherheit zu kämpfen haben. In allen Fällen werden die alten Menschen direkt und indirekt betroffen.

Als internationaler politischer Prozess heißt Globalisierung eine Umschichtung politischer Machtzentren und ein Rückgang nationalstaatlicher Gestaltungsfreiheiten (vor allem im wirtschafts- und sozialpolitischen Zusammenhang):

- Globale Konzentration und Verflechtung wirtschafts- und beschäftigungspolitischer Entscheidungen durch die Welt Handels Organisation (WTO), die Weltbank (mit ihren Unterorganisationen IBRD + IDA), den Internationalen Währungsfonds (IMF), die Organisation für wirtschaftliche Zusammenarbeit und Entwicklung (OECD) und die Europäische Union (EU)
- Rückgang nationalstaatlicher Entscheidungsmöglichkeiten in der Wohlfahrtspolitik (vor allem Pensionen, Sozialhilfe und Pflege).

Der volle Einfluss dieser Veränderungen auf die Situation der alten Menschen im globalen Maßstab ist noch wenig erforscht, was sich aber bereits absehen lässt, ist ein fundamentaler Wandel in der Wahrnehmung des Alters und die Einbeziehung dieser Wahrnehmung in wirtschaftliche und politische Entscheidungen – der ideologische Aspekt (Amann 2004, Kap. 1.2). Hier sind drei wichtige Prozesse unter dem Gesichtspunkt der „Politisierung" des Alters durch die Intensivierung der globalen Vernetzung zu unterscheiden (Phillipson 2006):

- Erstarken des Neoliberalismus mit seiner feindseligen Attacke gegen staatliche Versorgung
- Eine wachsende Aufmerksamkeit für die relativierte ökonomische Position des Nationalstaats
- Zunehmende Einmischung in die weltweite Debatte und zunehmende Bestimmung der wichtigsten Agenden über Arbeit, Altersversorgung, Gesundheit und Pflege durch die OECD, WTO, WB, IMF und EU.

Bereits 1994 hatte die Weltbank ein Dokument herausgegeben, *„Averting the Old Age Crisis"*, das die Politisierungsdiskussion zentral initiierte, 2001 folgte die Central Intelligence Agency (CIA) mit einem Bericht, der auf eine Neuformung der geopolitischen Landschaft unter demografischer Perspektive angelegt war, und schließlich trug auch die Publikation, *„The Global Retirement Crisis"* des Zentrums für Strategische und Internationale Studien noch ihren Teil zur Debatte bei (Central Intelligence Agency 2004; Jackson 2002; World Bank 1994). Der Kern aller Berichte ist die Vorstellung, *dass das Altern der Bevölkerungen ein weltweites Problem darstellt, das eine wachsende Bürde für die nationalen Volkswirtschaften bedeutet.*
Was in diesen Berichten nicht entsprechend gewürdigt wird, ist im Zusammenhang der Belastungsdiskussion, die Unmöglichkeit, Folgen großer Finanztransaktionen vorherzusagen, ja sie überhaupt vorherzusehen. Die neue Qualität der Unsicherheit und der mangelnden Voraussehbarkeit der Folgen lässt sich als Grundproblem der ganzen Entwicklung ansehen, ein Umstand, auf den sich unsere Begriff der Kritik auch bezieht, indem er darauf verweist, dass Kapitalismus- und Herrschaftskritik ihren zentralen Bezugspunkt wohl nicht mehr so sehr in der Warenwelt suchen muss, oder in einer kulturkritischen Metatheorie der westlichen Industriekultur, sondern in den schwer durchschaubaren Verwerfungen der Welt der Finanztransaktionen, die neue Formen der gesellschaftlichen Widersprüche und Herrschaftslogiken konstituieren, denen Staat und Politik wiederum relativ hilflos gegenüber stehen, wie z. B. die jüngste Entwicklung in Österreich zeigt. Es ist also weiter kein Wunder, dass sich unter jenen, die sich am Diskurs über die Globalisierung beteiligen, die Visionäre und die Verschwörungstheoretiker die Waage halten. Dieses Wort von Jörg Lau (Lau 1997, S. 879) birgt den Kern der Problematik: Die Stellungnahmen zu dem Prozess, der Globalisierung genannt wird, oszillieren

zwischen Euphorie und Paranoia, je nachdem, welche Hoffnungen oder Ängste als treibende Kräfte im Hintergrund walten; ernst zu nehmende, methodisch standfeste Analysen sind eher selten. Dies kommt nicht von ungefähr. Die Selbstbeschreibungen aller gesellschaftlichen Bereiche geraten zunehmend in den Sog der Folgen der Globalisierung; Kultur wird zu Interkulturalismus, Wissenschaft zu weltweit vernetzter Wissensgesellschaft, Wirtschaft zu Weltwirtschaft und die Politik zum Weltsystem ohne Nationalstaaten. Für die einen korreliert der Begriff mit Freizügigkeit, Wohlstand, Marktlogik und Selbstverwirklichung der Individuen, für die anderen mit Ungleichheit, Arbeitslosigkeit und Armut.

Was als allgemeiner Kern aber sicher gelten kann, ist Folgendes: Globalisierung lässt sich als Ausdehnung, Intensivierung und wachsende Interdependenz von sozialen Beziehungen in Raum und Zeit definieren, die mit den Prozessen von Raum-Zeit-Überwindung, Entgrenzung und Reflexivität einhergehen (Müller 1997, S. 809). Die Raum-Zeit-Überwindung ist sinnenfällig bei den neuen Informationstechnologien. Vor allem der Mirkoelektronik scheint eine Führungsrolle zuzukommen, weil sie eine wachsende globale Vernetzung ermöglicht. In dieser Funktion ist die Mikroelektronik zum Wegbereiter jenes „Turbokapitalismus" (Edward Luttwak) geworden, der für technischen Fortschritt, Wettbewerb, Rationalisierung und Tempo steht. Hier ist ein Beispiel einprägsam, das Hans-Peter Müller mit Bezug auf Gordon Moore, vor nun vierzig Jahren Seniorchef des Mikrochipspezialisten Intel als Moore´s Law darstellt. Im Laufe von ca. jeweils achtzehn Monaten verbessert sich das Preis-Leistungs-Verhältnis von Mikroprozessoren um das Doppelte: das heißt schneller, kleiner, besser, billiger. Vermutlich ist diese Rate im Vergleich zu allen anderen Industriebereichen einzigartig; jedenfalls würde, gemessen am Tempo des technischen Durchschnitts in der Computerindustrie, ein Auto heute 12,63 $ kosten, 14 lb wiegen und 0,04 L Treibstoff verbrauchen (Müller 1997, S. 809). Solche Rechnereien entbehren nicht einer überraschenden Wirkung, weil sie suggerieren, dass doch das ganze System dieser Logik langfristig unterliege, erweisen sich aber dann als „Notstandsweisheiten" (Theodor W. Adorno), die allgemeine Maxime sein möchten. Sie deuten auch darauf hin, dass alle Kategorien, die uns zur Anordnung unseres Wissens über die soziale Welt dienen, so nahe betrachtet werden müssen, dass sie den Schein des Selbstverständlichen verlieren, zumal jenen eines Fortschritts als Heilsgeschichte.

## 1.3 Die neue Konstruktion des Alters

Den Gedanken, dass Globalisierung, wie sie heute beschrieben wird, gleichzeitig ein Begründungs- und Rechtfertigungssystem für diese Beschreibung ist, wurde bereits erwähnt. Nun kommt es drauf an zu überlegen, wie sich dieses ideologische System auf die Vorstellung auswirkt, was Altern global sei. Es geht also um die Konstruktion der Vorstellung von Altern und Alter als globaler Belastung. Konstruktionen sind Ideen, die in bestimmte Semantiken gefasst, als Ordnungsvorstellungen sich verbreiten, und durch Anerkennung sich zu sozialen Tatsachen verdichten, die dann von den Menschen als faktisch vorhanden angesehen werden. Die wichtigste soziale Konstruktion, international bereits durchgesetzt und akzeptiert, sodass sie den meisten bereits als unabänderliche soziale Tatsache erscheint, ist die Belastung der nationalen Budgets durch die Alten. Drei Gesichtspunkte lassen sich hier unterscheiden:

- Der Einfluss der Globalisierungsvorstellungen auf die Ideen, die beschreiben sollen, wie und was das Alter ist
- Die neue Konstruktion des Alters als eine besondere Form des „Risikos"
- Der Einfluss der Globalisierungstendenzen und -vorstellungen auf globale Ungleichheiten im Alter (Phillipson 2006, S. 46 f.).

Dieser komplexe, von mächtigen Einrichtungen gespeiste, von der Wirtschaft, Teilen der Wissenschaft und von der Politik immer wieder mitgestaltete und vom Neoliberalismus pointierte Diskurs hat zu einer definitiven neuen Weltsicht geführt, die die Rahmenbedingungen für die weiteren Politiken des Alters abgeben. Ein Beispiel aus der EU dokumentiert diese Entwicklung eindrucksvoll. „Überalterung bedroht EU-Wirtschaftswachstum", lautet der Aufmerksamkeit heischende Titel in „Der Standard" (digital) vom 14. 2.2006, der einen Kommentar zu einer Studie der EU-Kommission über die Entwicklung der Alterspyramide in Europa und deren Folgen überschreibt. In der Druckausgabe vom 15.2.2006 bekommt dieser Kommissionsbericht dann zwar die ins Positive gewendete Überschrift über ein Lob der EU-Kommission für Österreich wegen seiner, übrigens nicht unbedenklichen, Pensionsreform, doch die schwere Diskriminierung der älteren und alten Menschen in Europa durch diese vordergründige, in ihrer Verkürzung unhaltbare Meldung bleibt. Das „alarmierende Fazit" der Überalterung der EU-Bevölkerung als Bremse für das Wirtschaftswachstum wird weiterhin unkommentiert betont. Laut dem Bericht der EU-Kommission soll die Quote der über 65-Jährigen sich bis 2050 verdoppeln und durch die steigenden Kosten für Pensionen, Gesundheit und Pflege das EU-Wirtschaftswachstum, und so auch das österreichische, im Durchschnitt von 2,4 % pro Jahr auf 1,2 % zurückdrehen. Im Klartext (auch im Standard): *die Alten sind eine Belastung für die europäischen Volkswirtschaften und ein höchst bedenklicher Kostenfaktor für die öffentlichen Haushalte.*

Nahezu nahtlos fügt sich dieser Kommentar in den internationalen Diskurs, in dem neue Vorstellungen vom Alter konstruiert werden. Als grobes Muster kann mit Bezug auf viele Darstellungen gelten:

- Wegen des Alterns der Bevölkerungen werden die Nationalstaaten die Bürde der Kosten nicht mehr tragen können
- Wegen des Alterns der Bevölkerungen gehen die Produktivität der Arbeit, die Innovationsfähigkeit in der Entwicklung und damit das Wirtschaftswachstum zurück
- Sowohl im Pensions- wie im Gesundheits- und Pflegewesen muss Eigenvorsorge und individuelle Verantwortung forciert werden
- Die Pensionssysteme müssen auf Pensionsfonds umgebaut werden, weil nur dort die Renditen so hoch sind, dass die sinkenden Beitragsleistungen kompensiert werden können.

## 1.4 Internationale Kontexte

Die Konsequenzen für die Weltsicht des neuen Alters sind eindeutig. Ein wesentlicher Bereich sei hier herausgegriffen:

- In den kapitalistischen Staaten verhindert der Belastungsdiskurs die Wahrnehmung des Massenelends der Alten in den sogenannten Entwicklungsländern

Das dramatischste Thema der letzten Jahre ist im internationalen Vergleich für alle, die ein offenes Auge für die globale Entwicklung haben, längst zur traurigen Gewissheit geworden: Es geht um Reichtum und Hoffnungslosigkeit (Amann 2003, S. 301). Für die alten Menschen in den weniger entwickelten Ländern sind Armut und Krankheit die größten Risiken. Es ist bekannt, dass 1960 20 % der Weltbevölkerung, die in den reichsten Ländern lebten, über ein 30mal höheres Einkommen als die ärmsten 20 % verfügten. 1995 war ihr Einkommen 82mal höher. Es ist bekannt, dass das reichste Fünftel der Weltbevölkerung über 86 % des Welt-Bruttosozialprodukts, das ärmste Fünftel über ein Prozent verfügt. Es ist bekannt, dass 1997 die 225 reichsten Personen der Welt über ein Gesamtvermögen von $ 1.015 Mrd. verfügten, das ist ebenso viel wie das jährliche Einkommen der ärmsten 47 % der Weltbevölkerung (zwei und eine halbe Milliarde Menschen). Im Jahr 2000 lebten ungefähr 270 Mio. Menschen über 60 Jahren in Ländern, in denen das durchschnittliche Einkommen weniger als zwei US-Dollars pro Tag betrug. *„Ein gutes Leben habe ich, wenn ich etwas zu essen finde"*, sagte eine alte Frau in Indonesien.

Gegenwärtig lebt mehr als eine Viertel Milliarde alter Menschen von weit weniger als zwei US-Dollars am Tag. Um 2050 herum wird über eine Milliarde über 60jährige – mehr als die Hälfte der Alten auf der ganzen Welt – in Ländern leben, in denen heute das Durchschnittseinkommen weniger als zwei US-Dollars am Tag beträgt. (Help Age International 2002)

Armut wird in den weniger entwickelten Ländern in zwei Weisen sichtbar. Die erste und eindringlichste besteht in der Unmöglichkeit eines großen Teils der Bevölkerung, auch nur die grundlegenden Lebensbedürfnisse stillen zu können, wobei die Alten meist den extremen Fall darstellen. Diese Lage wird durch die zweite Weise verstärkt, in der Armut sichtbar wird. Die Unfähigkeit der nationalen Regierungen, in deren Ländern die Armen leben, die notwendigen Ressourcen zu mobilisieren, um die Armut zu bekämpfen oder zumindest die Leiden zu lindern. Obwohl städtische und ländliche Bevölkerung unter Armut leiden, ist das Problem am akutesten in den großen Teilen ländlicher Bevölkerung, die in den meisten dieser Länder dominiert. Da die größten Teile der ländlichen Bevölkerung Bauern und Handwerker sind, die außerhalb des formalen Sektors arbeiten, ist das Konzept der Sozialen Sicherheit, insbesondere das der Sicherung von Pensionen, gegenstandslos und die Auszahlung von Pensionen ohne Bedeutung.

Dort, wo Armut am schärfsten auftritt, führt die Konkurrenz um Ressourcen unter den Generationen zum Zerbrechen alter traditioneller Allianzen. Junge Menschen verlassen die ländlichen Gegenden, ziehen in die Städte, wodurch die Struktur der traditionalen Familie unterminiert wird. Die Alten, vor allem die Witwen, bleiben in den armen ländlichen Gebieten zurück. Die Bedingungen, unter denen alte Menschen im urbanen Gebiet in Baracken und Wellblech- oder Papphütten leben, treffen die Ärmsten und Gefährdetsten besonders hart, wie z. B. die Schwarzen in Südafrika. Die Armut ist so groß, dass sogar Menschen im selben Haushalt physische Gewalt gegenüber den kranken Alten üben oder sie töten, um ihnen Lebensmittel oder Pensionsgeld wegnehmen, falls sie solches haben. Die Armut verteilt sich ungleich über die Rassen (weiß und schwarz) und über die Geschlechter. In Südafrika hat die Jahrzehnte dauernde unsägliche Apartheidpolitik die Schwarzen in eine katastrophale Lebenssituation getrieben. Die Schwarzen stellen 78 % der Bevölkerung, die Weißen 10 %. Die Schwarzen tragen 37 % der Arbeitslosigkeit, die Weißen 5 %. Die Haushalte, denen Frauen vorstehen, zählen zu den ärmsten im ganzen Land. Unter den Alten leben 13 % in Unterkünften ohne Toiletten, 25 % von ihnen haben keinen direkten Zugang zu Wasser.

Für die große Mehrheit, ob der urbanen oder der ländlichen Bevölkerung, ist „Alter" keine Vorstellung des kalendarischen Alters, sondern ein Zustand der Unfähigkeit zu arbeiten und deshalb der Zustand unvermeidlicher und zunehmender Armut. Da die jährlich, ja monatlich neu hinzukommenden Armenzahlen so hoch sind und mit großer Wahrscheinlichkeit auch in Zukunft weiterwachsen werden, wird Armut eine der größten Barrieren für die Entwicklung und Durchsetzung von politischen Programmen zugunsten der Älteren darstellen. (United Nations Population Fund 2002). Als notwendige Konsequenz ergibt sich daraus, dass die Implementation des „International Plan of Action", der 2002 anlässlich der Weltversammlung der Vereinten Nationen über das Alter in Madrid verabschiedet wurde, in diesen Ländern keine Chance hat, wenn nicht die reichen Länder massiv einspringen. Dabei ist es offensichtlich, dass „Entwicklungshilfe" der konventionellen Art hilflos bleiben und die Rolle großer Institutionen, wie z. B. jene der Weltbank, zu überdenken sein wird.

Um die Jahrtausendwende zählten die über 60jährigen der Welt ca. 630 Mio., im Jahr 2050, so lauten die Schätzungen, werden es zwei Milliarden sein. 54 % von ihnen leben in Asien, 24 % in Europa. Weltweit wächst die Gruppe der Alten um zwei Prozent pro Jahr, also wesentlich schneller als die gesamte Bevölkerung im Durchschnitt. Die wichtigsten regionalen Unterschiede finden sich zwischen den entwickelteren und den weniger entwickelten Ländern. In den erstgenannten war im Jahr 2000 ein Fünftel über 60 Jahre alt, um 2050 wird der Anteil auf ca. ein Drittel gestiegen sein. In den weniger entwickelten Ländern machten die Alten (60+) im Jahr 2000 ca. acht Prozent aus, um 2050 werden sie die 20 %-Marke erreicht haben. Für China lautet die Prognose, dass es nur 27 Jahre dauern wird (2000 bis 2027), bis sich die Gruppe der 60- und mehrjährigen von 10 auf 20 % verdoppelt haben wird. In Frankreich hatte es beispielsweise von 1865 bis 1980 gedauert, bis die Gruppe der Alten von 7 auf 17 % gewachsen war. Während ein Land wie Schweden noch 84 Jahre zur Verdoppelung der Altenbevölkerung benötigte, wird Singapur dafür nur 20 Jahre brauchen. Da jedoch der Alterungsprozess der Bevölkerung in diesen Ländern rascher vor sich geht als in den entwickelteren Ländern, werden sie weniger Zeit haben, die Folgen zu bearbeiten. Das Kernproblem ist dabei, dass diese Länder auf einem weit niedrigeren Niveau sozioökonomischer Entwicklung bei gleichzeitig schnellerem demographischem Wandel von diesem Prozess getroffen werden als dies in den entwickelteren Ländern der Fall war.

## 2   Kritische Gerontologie: Ausgangspunkte und Theorieperspektiven

In den gerontologischen Theorien geht es um die Ausarbeitung möglichst genereller Aussagen zum Zustand und zur Entwicklung von alternden Gesellschaften bzw. Gesellschaften der Langlebigkeit. Zur sozialgerontologischen Forschungspraxis gehören Theorie und Empirie gleichermaßen. Theorien und Konzepte zum Altern sind multiple, aber systematisierte Sichtweisen zum besseren Verständnis des Alternsprozesses. Sie helfen, Tatsachenwissen zu ordnen und den Forschungsgegenstand zu analysieren. Sie sind Denk- und Arbeitswerkzeuge und haben Einfluss auf den Forschungsprozess. Sie unterstützen nicht nur Beschreibungen empirischer Phänomene (d. s. Modelle), sondern erklären ursächlich soziale Zusammenhänge. Sie sind Werkzeuge, um die soziale Welt zu verstehen bzw. zu deuten. Theorien können zu Prognosen und Interventionen führen und lassen Möglichkeiten für Handeln erkennen. Damit soll der Radius des Mach- und Denkbaren erweitert werden (Marshall und Bengtson 2012).

Neben diesen allgemeinen Konstruktionsbedingungen und Ansprüchen an sozialwissenschaftliche Theorien ist die Entwicklung theoretischer Ansätze von subjektiven, institutionellen und epochalen Wertestandards beeinflusst. Welchen Rang ein Gerontologe, eine Gerontologin bestimmten Tatsachen des Alters und Alterns verleiht, hängt von den subjektiven Interessen und Einstellungen der Forschenden ab, von Institutionsinteressen und von gegebenen gesellschaftlichen Wertestandards.

Theorien werden von Personen formuliert und so sind Begriffe wie erfolgreiches Altern nicht ohne John Rowe und Robert Kahn, der Begriff Disengagement ohne Elaine Cumming und William Henry und Kontinuität nicht ohne Robert Atchley zu denken. Neben der immanenten Überzeugungskraft von Theorien, ist es auch das Interesse an der Person hinter der jeweiligen Theorie, die dazu führen, dass Theorien rezipiert und weiterverarbeitet werden (vgl. Treibel 2006). Ist wissenschaftlicher Fortschritt also auch von subjektiven Interessen angetrieben zu sehen, so ergeben sich daraus noch keine Legitimationsprobleme. Als problematisch ist dieser Einfluss erst zu sehen, wenn die wissenschaftliche Arbeit von versteckten Werturteilen begleitet wird, der sogenannten „Kryptonormativität". Eine solche ist gegeben über latente Vorurteile oder Glaubenshaltungen von Forschenden.

Damit Theorien wahrgenommen werden, brauchen diese nicht nur eine immanente Überzeugungskraft, sondern sie müssen den „Nerv der Zeit" treffen, d. h. sie sind eng mit den jeweiligen gesellschaftlichen Lebensbedingungen und Wertorientierungen verknüpft. Sie sind an einen konkreten historischen Kontext und mit Zwecken verbunden. There is no theory in itself, no theory independent of a concrete historical context. (...) Theory is always for someone and for some purpose (Cox 1995, S. 85). Wie stark diese Verschränkung von Theorienentwicklung und gesellschaftlichen Lebensbedingungen ist, lässt sich in der Verwendung gerontologischer Konzepte im politischen Handeln zeigen. Dazu gehört etwa das Aktivitätskonzept als Basis für das Europäische Jahr 2012 des „Aktiven Alterns und der Solidarität zwischen den Generationen" oder das Lebenslaufkonzept, welches die kanadische Forschungspolitik 2004 als innovativen Ansatz für die Erstellung ihrer Programmrichtlinie aufnahm (Marshall 2009, S. 581).

Die Auseinandersetzung über verschiedene Konzepte zur Analyse der Lebensphase Alter ist nicht nur eine Auseinandersetzung über empirische Argumente und methodologische Vorgangsweisen. Der Diskurs ist auch davon begleitet, dass in die verschiedenen Konzepte moralische und politische Vorstellungen tief eingelassen sind. Der Theorienstreit beruht also auch auf konfligierenden normativen Vorstellungen über die Ziele, die eine Gesellschaft und einzelne Akteure haben bzw. haben sollten (vgl. Kelle 2008). Obwohl in der wissenschaftlichen Diskussion darauf hingewiesen wird, zwischen der Aussagekraft von Theorien und den dahinter vermuteten Werten zu trennen, kommt es in der Theoriendiskussion sehr häufig zu einer Vermischung. Auf die Problematik dieser Vermischung hat Max Weber im Werturteilsstreit vehement hingewiesen, dass sie selbst wieder zum Gegenstand wertender Sichtweisen werden kann, hat die Kontroverse in den 1960er Jahren zwischen Herbert Marcuse, Hans Albert und Jürgen Habermas gezeigt.

## 2.1 Entwicklungslinien in der gerontologischen Theorienbildung

Victor Marshall und Vern Bengtson (2012) unterscheiden in der Entwicklungsgeschichte der soziologischen Theorien des Alterns zwischen solchen auf der Makro- und jenen auf der Mikroebene. Der primäre makrotheoretische Ansatz, anhand dessen die Auswirkungen der Industrialisierung und des technologischen Wandels auf die Stellung der Älteren betrachtet wurden, ist die Modernisierungstheorie. Als Modernisierungsprozess im weitesten Sinn gilt der kombinierte Prozess von Industrialisierung, Urbanisierung, Überwindung traditioneller Verhaltensweisen, Kommunikationssteigerung und Schaffung einer entsprechenden politischen Struktur. Während dieser Transformationsprozess insgesamt als vorteilhaft für die gesellschaftliche Entwicklung bzw. die soziale Frage angesehen wird, wird er für den Status der Alten und des Alters als ungünstig eingeschätzt. Die klassische Arbeit von Donald O. Cowgill und Lowell D. Holmes (1972) „Aging and Modernization" kam deshalb zu einer kritischen Einschätzung des Modernisierungsprozesses, weil sie in diesem eine Ursache für den Statusverlust des Alters und zunehmenden Ageism sah. Damit schufen sie eine makro-theoretische Begründung für das bereits 1960 von Ernest W. Burgess entwickelte mikro-theoretische Konzept der „role-less role" des Alters. Die älteren Menschen sind demnach unzufrieden, weil ihnen im Ruhestand eine langdauernde Rolle der Rollenlosigkeit aufgezwungen wird.

Als wesentlich für den Prozess der Modernisierung gelten neben Veränderungen der Familienstruktur und der Produktionsweise auch die Veränderungen in den normativen Grundlagen des gesellschaftlichen Handelns. Gemeint ist damit eine Entwicklung, die im 19. Jahrhundert begonnen hat und sich bis in die Gegenwart fortsetzt, nämlich soziale und berufliche Positionen auf der Basis individueller Leistungen zu bestimmen. Die soziale Struktur gründet in der so genannten Leistungsgesellschaft nicht wie in der Ständegesellschaft auf Besitz und Herkunft, sondern idealiter auf der individuellen Leistung. Dabei wird die Vorstellung gepflegt, dass individuelle Kraftanstrengung auch zum gewünschten Ergebnis führt. Abgelöst wurde damit nicht nur die Ständegesellschaft und eine auf dem Feudalismus beruhende Produktionsweise, in Frage gestellt wurde über die Durchsetzung des Leistungsprinzips auch zunehmend das Senioritätsprinzip. Soziale Positionen ergeben sich in der Industrie- und noch mehr in der Dienstleistungsgesellschaft weniger auf der Basis einer bestimmten Altersgruppen- bzw. Generationenzugehörigkeit als vielmehr auf der Grundlage individueller Leistung.

Vor diesem Hintergrund lässt sich die in Ansätzen bereits in den 1950er Jahren von Alternsforschern entwickelte Aktivitätstheorie (Havighurst und Albrecht 1953) nicht nur als Gegenthese zur biologischen Vorstellung verstehen, wonach das Alter als defizitäre Lebensphase einzustufen ist. Vor dem Hintergrund einer soziologischen Analyse der Lebensweise industrieller Gesellschaften der zweiten Hälfte des 20. Jahrhunderts lässt sich die Aktivitätstheorie auch als ein Theorieangebot verstehen, welches dem zentralen Projekt der Moderne folgt, nämlich der Konzeption einer Arbeits(Leistungs-)gesellschaft, und den damit verbundenen sozialen Normen. Sie übernahm das für die Erwerbsarbeit gültige Geschäftigkeitsgebot, eine „busy ethic" (Ekerdt 1986), für die Gestaltung der nachberuflichen Lebensphase.

In den 1990er Jahren fand dann dieses Konzept einen theoretischen Kulminationspunkt im „Erfolgreichen Altern" (Rowe und Kahn 1998). Erfolgreiches Altern ist durch vier Komponenten bestimmt: aktives soziales Engagement, Bewegung und Mobilität, proaktive Diät und Krankheitsvermeidung. In diesen Forschungen wird herausgearbeitet, wie Individuen durch einen aktiven Lebensstil einen guten Gesundheitszustand und eine aktive gesellschaftliche Beteiligung erhalten können. In eine ähnliche Richtung geht ein Grundlagenpapier der WHO aus dem Jahr 2002, welches „Aktives Altern" beschreibt. Erwartet wird von diesem Konzept eine positive Wahrnehmung des Alterns. Aktives Altern soll es den Menschen ermöglichen, ihre Potenziale auszuschöpfen und andauernde gesellschaftliche Teilnahme zu gewährleisten. Diese Konzepte wurden in der Folge als „Neue Gerontologie" bezeichnet (vgl. Holstein und Minkler 2006).

Wesentlich an dieser „Neuen Gerontologie" ist nicht nur die empirische Begründung eines gestaltungsfähigen Individuums sondern die normative Aufladung des Konzepts. Die These ist, dass der Mensch die Möglichkeit hat, seine Fähigkeiten zu entfalten und sein jeweils persönliches Entwicklungsziel durch Anstrengung erreichen soll. Entwicklung ist nicht „programmiert" oder biologisch determiniert, sie kann durch Willen und Anstrengung vorangetrieben werden. Da aber zwischen Gestaltungsfähigkeit und tatsächlichem Handeln eine Differenz besteht, gab es immer wieder Versuche, an die älteren Menschen Soll-Erwartungen zu formulieren, die eine Ausschöpfung der Handlungsfähigkeit erbringen würden. Die formulierten Erwartungen aus der Alternswissenschaft reichen hier bis zur Verpflichtung der Älteren, ihre Kompetenzen einzusetzen (Tews 1994). Die Theorien sind also mit einer deutlich normativen Ausrichtung verknüpft.

## 2.2 Positionen einer Kritischen Gerontologie

In den späten 1980er Jahren formierte sich eine Kritische Gerontologie, und zwar in Großbritannien über Peter Townsend (1981), Alan Walker (1981), Chris Phillipson (1982), in den USA über Caroll Estes (1979), Meredith Minkler und Caroll Estes (1991) und in Kanada über Stephen Katz (1996). Diese kritisierte die angeführten normativen und eher individualistischen Theorien des Alterns. Als intellektueller Kontrast zur theoretischen Dominanz der Funktionalisten entwickelte sich die politische Ökonomie des Alters als Theorie, in die die Marx´schen Erkenntnisse aus den Analysen der kapitalistischen Verflechtungen in der modernen Gesellschaft ebenso einbezogen wurden, wie das Wissen um die soziale Konstruktion des Alters im Sinne der Förderung der Ökonomie. Der wesentlichste Blickpunkt ist die Interpretation der Beziehung zwischen dem Altern und der ökonomischen Struktur.

Die bestimmenden Erklärungsfaktoren finden sich dabei in den Strukturen der Gesellschaft und des Wohlfahrtssystems. Beide tragen zur institutionellen „Dekommodifikation" von älteren Personen im Ruhestand bei. Negative Einstellungen gegenüber älteren Menschen und ihrer abhängigen Position können am besten durch deren Verlust an sozialer Geltung erklärt werden, der wiederum deren Verlust einer produktiven Rolle innerhalb der industriellen Gesellschaften mit sich bringt, in der nur die Produktion zählt (Estes et al. 1982). Das wesentlichste Argument, das aus der Theorie der politischen Ökonomie gewonnen werden kann, ist jenes, dass Ungleichheiten in der Verteilung von Mitteln eher in Beziehung zur gesamtgesellschaftlichen Machtverteilung in der Gesellschaft gesehen werden sollten als in Hinblick auf individuelle Unterschiede.

Was heißt nun Kritische Gerontologie? Kritische Gerontologie heißt zunächst, dass das „Problem des Alterns" weniger als ein individuell erzeugtes und zu beeinflussendes gesehen wird, sondern als ein „Problem", welches sozialstrukturell bestimmt ist. Kritisch heißt weiters, dass die Frage gestellt wird, welche Annahmen sich hinter den empirischen Aussagen (etwa der „Neuen Gerontologie") befinden. Eine kritische Perspektive zeigt weniger individuelle Unterschiede auf als solche, inwiefern ältere Menschen in einem bestimmten Kontext (Gruppen, Organisationen) sich in einer benachteiligten Lebenssituation befinden, keine ausreichende soziale Partizipation aufweisen bzw. an politischen Entscheidungsprozessen teilnehmen können. Es geht um eine Visibilisierung von sozialer Ungleichheit und Exklusion. Kritische Gerontologie orientiert sich nach Harry R. Moody (1992) primär an den Einschränkungen und Möglichkeiten der Emanzipation alter Menschen. Kritische Gerontologie fragt: Who benefits and who is harmed by prevailing culturally normative standards (Holstein 1998)? Der normative Aspekt der „Neuen Gerontologie" in Richtung Selbstgestaltung ist deshalb problematisch, weil Normen nicht ignoriert werden können. Wenn die allgemeine Norm ist, sich individuell fit zu halten, dann werden Personen, die nicht mithalten können, stigmatisiert und marginalisiert (Blaikie 1999, S. 109).

Ein weiterer Punkt bezieht sich auf die Rolle der (Sozial-)Politik, die sich unter Bedingungen individualisierten Alterns zurückzieht von ihren Aufgaben des sozialen Ausgleichs und der Schaffung günstiger Voraussetzungen. In den frühen 1980er Jahren stellten kritische GerontologInnen hauptsächlich die Frage, inwiefern Sozialpolitik Abhängigkeit im Alter bestimme und strukturiere. Kritische Gerontologie geht dabei von einer Konfliktperspektive aus (Estes 2011), die zeigt, dass die soziale Ordnung auf der Dominanz bestimmter Interessen und Gruppen beruht. Eine zentrale Rolle hat dabei der Staat bzw. die Sozialpolitik. Letztere zieht sich, wie erwähnt, unter Bedingungen individualisierten Alterns zurück von ihren Aufgaben des sozialen Ausgleichs und der Schaffung günstiger Voraussetzungen. Der Staat, der die Macht der Ressourcenallokation hat, verteilt die Mittel so, dass die bestehenden Herrschaftsverhältnisse, die die alten Menschen benachteiligen, nicht verändert werden (Estes 2012, S. 301). In den kritischen Sozialwissenschaften dient dabei der Erkenntnisfortschritt nicht nur dem Sammeln neuer Ordnungsbegriffe, sondern der Veränderung der Gesellschaft zu einer humanitären Ordnung (Köster 2012).

Schließlich ist die Kritische Gerontologie beeinflusst von der „kulturellen Wende" in den Sozialwissenschaften (Jameson 1998), die im postmodernen Denken ihren Ursprung hat. Postmodernes Denken sieht das Leben weniger als Einheit, als auf lange Sicht geplant, sondern viel stärker von instabilen Identitäten geprägt. Damit wird ein Perspektivenwechsel vollzogen, und zwar weg von sozialen Strukturen und materiellen Lebensbedingungen hin zu einer kulturellen Sicht des Alters. In dieser kulturellen Sicht des Alters spielen Bedeutungszuschreibungen, Vorstellungen und Symbole eine größere Rolle als materielle Ressourcen, soziale (z. B. Familie) und staatliche (z. B. Pensionssystem) Institutionen und die Strukturen, die sie produzieren. Damit wird Alter weniger als fixierte Einheit verstanden, sondern als ein Prozess bzw. ständige Veränderung.

Als besonders prononcierte Vertreter der „kulturellen Wende" in der Gerontologie, die auch gleichzeitig als Vertreter postmodernen Denkens gelten, sind Mike Featherstone, Mike Hepworth, Christopher Gilleard und Paul Higgs zu nennen. Dabei handelt es sich um eine Betrachtungsweise, welche die älteren Menschen als aktiv Handelnde sieht, die auf die neue pluralistische Kultur des Alters sowohl reagieren als auch zu ihr beitragen. Es wird ein Wechsel von einer organisierten und klassen-orientierten Lebensordnung zu individuelleren und „privateren" Lebensstilen vollzogen. Die Lebensphase Alter ist in ihrer kulturellen Konstruktion dadurch bestimmt, sich nicht alt zu fühlen. Man fühlt sich zumeist jünger als man es nach dem Kalender ist und man möchte auf jeden Fall jünger scheinen. Es kommt zu einer „Maskierung" des Alters. Mike Featherstone und Mike Hepworth (1991) sehen in der Maskierung eine Strategie älterer Menschen, ihre Identität vom biologischen Alterungsprozess, der sich an körperlichen Veränderungen manifestiert, abzugrenzen. Diese kann über Konsum, Gymnastik, Schönheitschirurgie, Kosmetik oder Diätetik, etc. erfolgen. Wenn auch die Befassung mit dem eigenen Selbst/ Körper protektive Wirkungen erzeugt, so bedeutet es doch mehr, wenn in westlichen (modernen) Gesellschaften der alternde Körper gefürchtet und abgewertet wird. Es gibt eine enge Beziehung zwischen dem physischen Abbau, der Sichtbarkeit des Alters und dem reduzierten Status älterer Menschen in der Gesellschaft. Dieser Status wird zu verhindern versucht. Und als erfolgreiches Altern gilt das Nicht-Altern. Als Vorbilder gelten jene, die jünger aussehen als sie es nach ihrem Kalenderalter sind.

Unterstützt wird die Maskierung des Alters von einer Anti-Ageing Industrie, die ihrerseits Produkt einer postmodernen Marktsegmentierung ist. Es sind also nicht nur individuelle Bedürfnisse nach Zuwendung zum eigenen Körper und die Suche nach der eigenen unverwechselbaren Identität im Alter, die dazu führen, von einer neuen Lebensphase Alter sprechen zu können, sondern es sind auch Konsumzwänge und institutionelle Änderungen. Letztere führen dazu, dass die neue Lebensphase, diese Phase später Freiheit, sowohl mit Unsicherheiten als auch mit Ambivalenzen versehen ist.

Im Zusammenhang mit der kulturellen Konstruktion des Alters ist auch die Kritik an einer binären Sichtweise des Alternsverlaufs zu sehen. Die Auseinandersetzung dreht sich dabei um das Konzept Drittes/Viertes Lebensalter bzw. hinsichtlich des gesamten Lebenslaufs auf die Dreiteilung Jugend-, Erwerbs-, Altersphase. Die Vorstellung von der Lebensphase Alter als einer, die aus zwei Phasen besteht, ist zwar eine, die das Alter differenziert, bleibt aber in einer binären Sichtweise stecken und schafft damit eine problematische Zäsur. Die zweigeteilte Sichtweise auf das Alter wird einerseits der Pluralisierung des Erwachsenenlebens nicht gerecht und erzeugt über die „Grenzziehung" zwischen drittem und viertem Lebensalter Formen sozialer Inklusion/Exklusion. Sich im dritten Lebensalter zu befinden heißt nicht nur, sich in einer materiell besseren Lebenslage zu befinden, sondern heißt auch, sich nicht alt zu fühlen und nicht zu den Alten zu gehören. Die Alten sind demnach jene, die gebrechlich sind, die sich selbst alt fühlen.

Zu den konzeptuellen Ansätzen, die über eine binäre Kodierung bzw. eine Standardisierung des Lebenslaufs in drei Phasen hinausgehen, gehört der Sozialstrukturansatz von Mathilda und John Riley (1992). In diesem Ansatz geht es um die Aufhebung von Lebensphasen, die altersgegliedert bzw. alterssegregiert ablaufen. Altersdifferenzierte Strukturen haben nicht nur den Nachteil, dass sie zu wenig die Potentiale des Alters ausschöpfen, sondern auch Formen sozialer Exklusion und Segregation erzeugen. Das Modell fokussiert nicht auf jung-alt oder gesund-abhängig, um Unterschiede herauszuarbeiten, sondern fokussiert auf Vielfalt und Vielgestaltigkeit.

## 2.3   Die neue Lebensphase Alter als normative Lebensplanung

Durch die teilweise Auflösung stark strukturierter Übergänge im Lebensverlauf werden die gesellschaftlichen Akteure, Institutionen und Individuen unter einen stärkeren Handlungs- und Legitimationsdruck gestellt, der sie zu reflexiver Regulierung und Steuerung einerseits und zu selbstorganisierten und selbstverantworteten Lebensläufen andererseits veranlasst. Dieser normative Aspekt ist deshalb von Bedeutung, weil Normen insofern eine Wirkung haben, als Individuen eingebettet sind in Gesellschaft und Kultur und die jeweils bestehenden Normen nicht ignorieren können. Wenn die allgemeine Norm ist, sich individuell fit zu halten, dann werden Personen, die nicht mithalten können, stigmatisiert und marginalisiert.

Unterstützt und gefördert wird die biographische Selbststeuerung durch ein biomedizinisches Modell des Alterns. Über medizinische Interventionen werden das eigene Leben und die eigene Gesundheit zur zentralen Handlungsebene. Der Körper wird diszipliniert, das Gedächtnis trainiert, die sozialen Beziehungen strukturiert. Das Handeln bewegt sich zwischen Prävention und Korrektur.

Die neue Lebensphase Alter ist also eine Lebensphase, die sich durch Planung und Gestaltung auszeichnet. Geprägt ist die Lebensphase Alter – und übrigens nicht nur diese – vom Leitbild eines planenden Selbst, welches ständig Entscheidungen trifft. Um das Risiko von Fehlentscheidungen zu mindern, sucht das Individuum Hilfe in seiner sozialen Umwelt, bei jenen Menschen, die ähnliche Interessen haben und es sucht Hilfe in der Ratgeberliteratur, in Reality-Shows. Das eigene Handeln folgt nicht traditionellen Leitbildern. Statt Bescheidenheit und Rückzug treten Konsumbedürfnisse in den Vordergrund. Dazu gehören Reisen, Kleidung,

Wohnen, Essen. Stimuliert und beeinflusst wird das Individuum von Werbung und Massenmedien. Altern wird in diesem Kontext zu einer Aufgabe, die es zu gestalten und zu bewältigen gilt, zu einem Projekt mit ständig neuen Zielsetzungen. Der Aktivitätsanspruch richtet sich primär an das Individuum und nicht an institutionelle Strukturen, die eine wesentliche Bedingung für die Verwirklichung eines aktivitätsorientierten Lebens bilden.

Der Strukturwandel des Alters hat also eine steigende körperliche und geistige Vitalität und Mobilität älterer Menschen hervorgebracht und auch die Erwartung, die Lebensphase Alter aktiv zu gestalten. Allerdings bleiben die Möglichkeiten hinter den gesellschaftlichen Angeboten zurück, sodass von einer strukturellen Diskrepanz bzw. Vergesellschaftungslücke gesprochen werden kann (Backes und Clemens 2003). Um diese Lücke zu schließen, werden in regelmäßigen Abständen politische Programme lanciert. Dazu gehört etwa das „Europäische Jahr für aktives Altern und Solidarität zwischen den Generationen" (2012).

Als eine zeitgemäße Form der Altersaktivität gilt das bürgerschaftliche Engagement. Sie ist das Kernelement eines neuen Vergesellschaftungsmodells, das mit der Betonung der Ressourcen und der Handlungspotentiale das Leitbild des aktiven Alterns stärkt. Doch Seniorenorganisationen, Wohlfahrtsverbände, Selbsthilfegruppen und dergleichen, die einen großen Teil des bürgerschaftlichen Engagements an sich ziehen, richten sich bislang vorrangig an die Zielgruppe der „jungen Alten", die im Übergang vom Erwerbsleben zum Ruhestand in gesellschaftlich nützliche Aufgaben eingebunden werden sollen. Es werden Disparitäten verstärkt und es kommt zu neuen Ausgrenzungen von „Nicht-Aktiven" und „Nicht-Leistungsfähigen". Zivilgesellschaftliche Ansätze von und für Ältere geraten dadurch leicht in den Ruf, Treffpunkte der lebenslang privilegierten Älteren zu sein. Geboten wird eine „Solidarität unter Freunden". Bürgerschaftliches Engagement eröffnet also insbesondere jenen Chancen, die sozial besonders integrationsfähig sind und sich in politischen Auseinandersetzungsprozessen artikulieren können.

Diese sich herausbildende Konstellation strukturiert neue Muster sozialer Ungleichheit. Beispielsweise dann, wenn Risiken bei bestimmten Sozialgruppen kumulieren und es diesen nicht gelingt, sich mit Ressourcen und Berechtigungsnachweisen auszustatten, die den Anforderungen an die soziale Position in der neuen Lebensphase Alter entsprechen. Neue Muster sozialer Ungleichheit entstehen auch dort, wo die Zugänge zu Gymnastik, Kosmetik und Diätetik aufgrund unterschiedlicher Einkommen, Wohnlage und Bildungsstatus verschieden ausfallen. Sowohl sportliche Aktivitäten als auch ausgewogene Ernährung sind sehr stark bildungsabhängig.

Anzufügen ist, dass bestehende sozialpolitische Programme in den Industriestaaten dazu führen, die ungleiche Verteilung der materiellen Sicherungsgrundlagen im Alter als legitim darzustellen und damit Akzeptanz zu erlangen. (Umfassende Versorgung bei den Männern, Versorgungslücken bei den Frauen). Und Sozialpolitik trägt zur kulturellen Marginalisierung der Älteren bei. Alte Menschen erfahren eine hohe Visibilität als NutzerInnen von Gesundheits- und Sozialeinrichtungen. Problematisch wird diese Situation dann, wenn über diese Einrichtungen ältere Menschen als hilflos, abhängig und unselbständig etikettiert werden.

Schließlich wird normativer Druck auf das Individuum über eine Krisenideologie ausgeübt. Die steigende Lebenserwartung und die damit verbundene größere Zahl an alten Menschen werden als problematisch eingeschätzt. Die Botschaft, die von Medien, Wirtschaft und Staat vermittelt wird, ist, dass mit der wachsenden Zahl älterer Menschen diese zu einem finanziellen Problem werden. Dieses finanzielle Problem wird so groß werden, dass nur durch entsprechende Änderungen der Politik und individuelles Vorsorgeverhalten eine Anpassung und Lösung möglich ist. Soziale Positionen ergeben sich weniger auf der Basis einer bestimmten Altersgruppen- bzw. Generationenzugehörigkeit (= Senioritätsprinzip) als vielmehr auf der Grundlage individueller Anstrengung und Leistung.

## 2.4  Offene Punkte in einer Kritischen Sozialgerontologie

Wenn W. Andrew Achenbaum (2009) schreibt, das die Kritische Gerontologie im gerontologischen Mainstream angekommen ist, ohne ihre Kanten zu verlieren, dann ist damit gemeint, dass so manche Forschungsarbeit in der sozialwissenschaftlichen Gerontologie jene Ansprüche erfüllt, die als der Kritischen Gerontologie zugehörig zu sehen sind, ohne sich selbst dabei dieser zugehörig zu fühlen. Gemeint ist damit, dass es in der neueren sozialwissenschaftlichen Alternsforschung sehr schwierig ist, den besonderen Charakter einer kritischen Gerontologie zu finden (Marshall und Bengtson 2012). Als wesentlich bleibt die Verknüpfung mit der sozialwissenschaftlichen Ungleichheits- und Armutsforschung (Köster 2012), wobei sie mehr ein Programm ist als eine spezifische theoretische Ausformulierung hat.

Für die theoretische Konstruktion einer Kritischen Sozialgerontologie liegt es nahe, neben den Basiskategorien Arbeit/Kapital, Geschlecht und Ethnizität jene des Alters in gleich fundamentaler Bedeutung einzuführen. Es geht hier nicht um die empirische Variationen erzeugende Variable Lebensalter, sondern um die Einführung der Kategorie Alter als gesellschaftliche Basiskategorie. Die ökonomische und soziale Lage älterer Menschen ist nicht nur eine Widerspiegelung von Klassenunterschieden, sondern auch von Prozessen, die durch Altersbeziehungen strukturiert werden. Alter muss als soziale Dimension der Gesellschaftsstruktur und zugleich als normative und symbolische Dimension verstanden werden. (Auf diese

Weise werden Kultur und Sozialstruktur verknüpft.) Alter ist als eine soziale Beziehung zu verstehen, als eine Dimension in einem komplexen Set von Beziehungen zwischen Menschen (Laws 1995). Es geht um die gesellschaftliche Kategorie Alter, nicht um das individuelle Lebensalter.

Für eine theoretische Weiterentwicklung bietet sich auch das in den Sozialwissenschaften in den letzten Jahren sehr intensiv diskutierte Konzept des Sozialraums an. Hat die alternswissenschaftliche Perspektive mit ihrer Verortung des Individuums in einem Lebens(ver)lauf die Zeit als Referenz, so ist das Individuum aus sozial-räumlicher Perspektive eines, welches von Räumen physisch und symbolisch beeinflusst wird und diese umgekehrt ergreift und bewohnt. Markierungen in der Zeit – im Lebenslauf – und im Raum schaffen Identität und Sicherheit. Wenn wir uns fragen, wer wir sind, wir unser Gewordensein bedenken, dann bedenken wir seit der Moderne Phasen und Übergänge. Wir denken an Kindheit, Jugend, Erwachsenensein, Alter. Wenn wir uns räumlich verorten, dann denken wir an Landmarks. Wer im ländlichen Raum lebt, denkt an Kirchtürme, Bergspitzen, Bäche, Friedhöfe.

Soziale Räume bezeichnen in der Wissenschaftstradition der Soziologie seit Georg Simmel (1908) nicht einfach Territorien im physikalisch-geografischen Sinn, sondern räumlich bezogene und erfahrene Kontexte sozialen Handelns. Erst über die Tätigkeit des Menschen wird ein Territorium zum sozialen Raum und die Menschen erfahren dementsprechend den Raum als Ortszusammenhang von zugänglichen Möglichkeiten und einschränkenden Verwehrungen. Erst wenn Menschen in Wechselwirkung treten, ist der Raum erfüllt. Der soziale Raum ist Ort gesellschaftlicher Strömungen, Entwicklungen, Kulturen und Widersprüche. Struktureller Wandel verändert die Arbeitswelt, Raumplanungen verändern Lebensräume, Arbeitslosigkeit verändert das soziale Miteinander, Umwelteinflüsse verändern die Lebensqualität und der demographische Wandel verändert die Altersstruktur im Lebensraum. Kommt es in bestimmten Gebieten und Gegenden zu starken Veränderungen etwa aufgrund von Ab- oder Zuwanderung, dann entstehen Konflikte, die als sozialräumlich entstandene zu behandeln sind.

Es sind verschiedene „sozialökologische" Qualitäten, die die Handlungsmöglichkeiten der Individuen bestimmen. Sie erlauben mehr oder weniger Eigentätigkeit, fördern oder verhindern Partizipation, eröffnen Gelegenheiten für Erfahrungen und Erlebnisse und bestimmen die Lern- und Entwicklungschancen. Räume sind nicht wertfrei, in ihnen finden sich gesellschaftliche Dimensionen und Funktionsbestimmungen in Form von „kodifizierten Regelungen, Machtbefugnissen, Herrschafts- und Eigentumsansprüchen" (Böhnisch und Münchmeier 1990, S. 58) wieder. Wie soziale Räume in den verschiedenen Lebensphasen angeeignet werden, hängt einerseits mit den lebensphasenspezifischen Ansprüchen und Erwartungen zusammen, hängt aber auch mit den räumlichen Sozialordnungen der Gesellschaft zusammen. Im Alter nehmen die meisten Menschen einen räumlichen Bruch wahr. Der Weg zur Arbeit entfällt und damit auch eine bestimmte Form der Nutzung des Sozialraums. Es findet eine Art territorialer Rückzug statt, der gleichzeitig von territorialer Expansion begleitet wird. Gemeint ist damit, dass die unmittelbare Wohnumgebung zu einem wesentlichen Lebensraum wird. Alte Menschen leben stärker in der räumlichen Nahwelt, d. h. mit zunehmendem Alter steigt die Distanzempfindlichkeit und Nahräumlichkeit (Rüßler 2007).

In der Alternsforschung ist der Raumbezug über das Konzept des place attachment oder der place valuation erfasst. Vor allem im Zusammenhang mit erzwungenen Ortsveränderungen im Alter sind diese Konzepte entwickelt worden. Da wird dann von Entwurzelung gesprochen und gilt etwa der Umzug in ein Pflegeheim als besonderes riskantes Lebensereignis. Allerdings sollte diese Alltagsvorstellung nicht zu stark verallgemeinert werden, denn aus der Perspektive von Potentialen des Alters können Veränderungen auch eine positive Wirkung haben. Diese wäre dann in dem Gedanken aufgehoben, dass ein alter Mensch eben kein Baum ist und den Platz wechseln sollte, wenn er am falschen Ort steht.

Aus einer kritischen Perspektive geht es dabei um die Raumfixiertheit, die zur Fessel werden kann. Gemeint sind damit etwa ältere Männer, die nach dem Tod ihrer Partnerin allein in einem Haus oder in ihrer Wohnung zurückbleiben und sich weigern, in ein Betreutes Wohnen zu gehen. Oder es geht um die soziale Kontrolle über das soziale Umfeld, die zum Zwang wird, wenn sie Verschiedenheit nicht zulässt. Soziale Nahräume, so die These, führen bei geringer Mobilität zu einer starken Homogenisierung und letztlich zu einer Einebnung von Einstellungsunterschieden und Aspirationen. Ein solcher Zwang ist also gegeben, wenn die eigenen Aspirationen zurückgestellt werden, um akzeptiert zu werden. Frauen in ländlichen Gemeinden gehen zum Teil deswegen in keine Bildungsveranstaltungen, weil dies Veränderung signalisiert (Baumgartner et al. 2013). Sie realisieren Bildungswünsche deshalb nicht, weil der Ehepartner das nicht „erlaubt“ und diese Verweigerung durch das soziale Umfeld gestützt wird. Es ist also nicht nur ein patriarchaler Anspruch, sondern es sind die mit Orten verknüpften sozial-moralischen Milieus, die die Lebenschancen im Alter beeinflussen.

Letztlich nennt Vern L. Bengtson (2012) als günstig für die Weiterentwicklung einer soziologischen Alternsforschung, die theoretischen Wurzeln nicht zu vergessen und mehr in die Erklärung von sozialen Tatbeständen zu investieren. Kritische Gerontologie hat die Neigung, sozialwissenschaftliche Erkenntnisse ständig zu hinterfragen, was auch gleichzeitig eine systematische Weiterentwicklung behindert. Und die neuere soziologische Forschung hat in ihrer kulturellen Wende eine zu starke Abkehr von repräsentativer Forschung vorgenommen, die an Kausalmodellen interessiert ist. Solche Kausalmodelle sind aber wichtig, um relevante Beiträge für die Sozialpolitik und die sozialpolitische Steuerung zu liefern.

## Literatur


Achenbaum, W. A. (2009). A metahistorical perspective on theories of aging. In V. L. Bengtson, N. Gans, M. Putney, & M. Silverstein (Hrsg.), *Handbook of theories of aging* (2. Aufl., S. 25–38). New York: Springer.

Adorno, T. W. (1977). Kritik. In T. W. Adorno (Hrsg.), *Gesammelte Schriften* (Bd. 10/2, S. 785–793) Darmstadt: Wissenschaftliche Buchgesellschaft.

Amann, A. (2003). Die UN-Weltversammlung über das Altern in Madrid. In L. Rosenmayr & F. Böhmer (Hrsg.), *Hoffnung Alter. Forschung, Theorie, Praxis* (S. 301–313). Wien: Universitätsverlag.

Amann, A. (2004). *Die großen Alterslügen. Generationenkrieg, Pflegechaos, Fortschrittsbremse?* Wien: Böhlau.

Amann, A. (2008). *Nach der Teilung der Welt. Logiken globaler Kämpfe.* Wien: Braumüller.

Amann, A., Ehgartner, G., & Felder, D. (2010). *Sozialprodukt des Alters. Über Produktivitätswahn, Alter und Lebensqualität.* Wien: Böhlau.

Aner, K. (2011). Kritische Gerontologie und Soziale Altenarbeit im aktivierenden Staat. *Widersprüche, 1,* 17–31.

Backes, G. M., & Clemens, W. (2003). *Lebensphase Alter. Einführung in die sozialwissenschaftliche Alternsforschung* (2. Aufl). Weinheim: Juventa.

Backes, G. M., & Clemens, W. (2007). Alter(n)ssoziologie und ihre Beitrag zur Gerontologie. In H.-W. Wahl & H. Mollenkopf (Hrsg.), *Alternsforschung am Beginn des 21. Jahrhunderts. Alterns- und Lebenslaufkonzeptionen im deutschsprachigen Raum* (S. 185–201). Berlin: AKA.

Baumgartner, K., Kolland, F., & Wanka, A. (2013). *Altern im ländlichen Raum.* Stuttgart: Kohlhammer.

Bengtson, V. L. (2012). Gerontology with a „J": Personal reflections on theory-building in the sociology of aging. In R. A. Settersten & J. L. Angel (Hrsg.), *Handbook of sociology of aging* (S. 619–626). New York: Springer.

Biggs, S., Lowenstein, A., & Hendricks, J. (Hrsg.). (2003). *The need for theory. Critical approaches to social gerontology.* Amityville: Baywood.

Blaikie, A. (1999). *Ageing and popular culture.* Cambridge: Cambridge University Press.

Böhnisch, L., & Münchmeier, R. (1990). *Pädagogik des Jugendraums. Zur Begründung und Praxis einer sozialräumlichen Jugendpädagogik.* Weinheim: Juventa.

Bourdieu, P. (1996). Störenfried Soziologie. Zur Demokratie gehört eine Forschung, die Ungerechtigkeiten aufdeckt. In J. Fritz-Vannahmne (Hrsg.), *Wozu heute noch Soziologie? Ein Streit aus der ZEIT* (S. 65–70). Opladen: Leske+Budrich.

Butler, J. (2001). Was ist Kritik? Ein Essay über Foucaults Tugend (aus dem Amerikanischen von Jürgen Brenner) http://eipcp.net/transversal/0806/butler/de. Zugegriffen: 13. Feb. 2014.

Central Intelligence Agency. (2004). Long term demographic trends: Re-shaping the geo-political landscape. http://www.odci.gov/cia/reports/index/html. Zugegriffen: 3. Nov.

Cowgill, D. O., & Holmes, L. D. (1972). *Aging and modernization.* New York: Appleton-Century-Crofts.

Cox, R. W. (1995). *Approaches to world order.* Cambridge: Cambridge University Press.

Dux, G. (2013). *Demokratie als Lebensform. Die Welt nach der Krise des Kapitalismus.* Weilerswist: Velbrück.

Ekerdt, D. (1986). The busy ethic: Moral continuity from work to retirement. *The Gerontologist, 26,* 239–244.

Estes, C. L. (1979). *The aging enterprise.* San Francisco: Jossey-Bass.

Estes, C. L. (2012). Crises and old age policy. In R. A. Settersten & J. L. Angel (Hrsg.), *Handbook of sociology of aging* (S. 297–320). New York: Springer.

Estes, C. L., Swan, J. H., & Gerard, L. E. (1982). Dominant and competing paradigms in gerontology. *Ageing and Society, 2,* 151–164.

Estes, C. L., Biggs, S., & Phillipson, C. (2003). *Social theory, social policy and ageing. A critical introduction.* Berkshire: Open University Press.

Featherstone, M., & Hepworth, M. (1991). The mask of ageing and the postmodern life course. In M. Featherstone, M. Hepworth, & B. S. Turner (Hrsg.), *The body: Social process and cultural theory* (S. 371–389). London: Sage.

Forrester, V. (2001). *Die Diktatur des Profits.* München: Carl Hanser.

Habermas, J. (1971). *Theorie und Praxis.* Frankfurt a. M.: Suhrkamp.

Havighurst, R. J., & Albrecht, R. (1953). *Older people.* New York: Longmans Green.

Heinze, R. G., & Naegele, G. (2013). Gestaltung des Altersstrukturwandels durch wissenschaftliche Politikberatung? In F. Kolland & K. H. Müller (Hrsg.), *Alter und Gesellschaft im Umbruch. Festschrift für Anton Amann* (S. 85–105). Wien: echoraum.

Help Age International. (2002). *State of the world's older people.* London.

Holstein, M. B. (1998). Women and productive aging: Troubling implications. In M. Minkler & C. L. Estes (Hrsg.), *Critical gerontology: Perspectives from political and moral economy* (S. 359–373). Amityville: Baywood.

Holstein, M. B., & Minkler, M. (2006). Ageism: A threat to „Aging Well" in the 21st century. *The Gerontologist, 46,* 318–324.

Holzkamp, K. (1993). *Lernen. Subjektwissenschaftliche Grundlegung.* Frankfurt a. M.: Campus.

Jackson, R. (2002). *The global retirement crisis.* Washington: Citigroup/CSIS.

Jameson, F. (1998). *The cultural turn. Selected writings on the postmodern. 1983–1998.* London: Verso.

Käsler, D. (1996). Suche nach der guten Gesellschaft. In J. Fritz-Vannahme (Hrsg.), *Wozu noch Soziologie? Ein Streit aus der ZEIT* (S. 22–29). Opladen.

Katz, S. (1996). *Disciplining old age: The formation of gerontological knowledge.* Charlottesville: University of Virginia Press

Kelle, U. (2008). Alter und Altern. In N. Baur, H. Korte, M. Löw & M. Schroer (Hrsg.), *Handbuch Soziologie* (S. 11–31). Wiesbaden: VS-Verlag für Sozialwissenschaften.

Kohli, M. (2005). Soziologische Theoriebildung und empirische Altersforschung. In A. Amann, G. Majce (Hrsg.), *Soziologie in interdisziplinären Netzwerken* (S. 141–152). Wien: Böhlau.

Köster, D. (2012). Thesen zur Kritischen Gerontologie aus sozialwissenschaftlicher Sicht. *Zeitschrift für Gerontologie und Geriatrie, 45*(7), 603–609.

Köster, D. (2005). Bildung im Alter … die Sicht der kritischen Sozialwissenschaften. In T. Klie, A. Buhl, H. Entzian, A. Hedtke-Becker, & H. Wallrafen-Dreisow (Hrsg.), *Die Zu-

*kunft der gesundheitlichen, sozialen und pflegerischen Versorgung älterer Menschen* (S. 95–109). Frankfurt a. M.: Mabuse.

Lau, J. (1997). Welt ohne Drüben. Globalisierung als Metapher. *Merkur, 51*(9/10), 877–889.

Laws, G. (1995). Understanding ageism: Lessons from feminism and postmodernism. *The Gerontologist, 35,* 112–118.

Marshall V. W. (2009). Theory informing public policy: The life course perspective as a policy tool. In V. L. Bengtson, M. Silverstein, N. M. Putney, & D. Gans (Hrsg.), *Handbook of theories of aging* (S. 573–594). New York: Springer.

Marshall, V. W., & Bengtson, V. L. (2012). Theoretical perspectives on the sociology of aging. In R. A. Settersten & J. L. Angel (Hrsg.), *Handbook of sociology of aging* (S. 17–34). New York: Springer.

Minkler, M., & Estes, C. L. (Hrsg.). (1991). *Critical perspectives on aging.* Baywood: Baywood.

Moody, H. R. (1992). Gerontology and critical theory. *The Gerontologist, 32,* 318–326.

Müller, H.-P. (1997). Spiel ohne Grenzen? *Merkur, 51,* 805–820.

Phillipson, C. (1982). *Capitalism and the construction of old age.* London: Macmillan.

Phillipson, C. (2006). Aging and globalization: Issues for critical gerontology and political economy. In J. Baars, et al. (Hrsg.), *Aging globalization and inequality: The new critical gerontology* (S. 43–58). Amityville: Baywood.

Popper, K. (1980). *Die offene Gesellschaft.* Bern-München: Francke 1980, Bd. II.

Riley, M. W., & Riley, J. W. (1992). Individuelles und gesellschaftliches Potential des Alterns. In P. Baltes, et al. (Hrsg.), *Zukunft des Alterns und gesellschaftliche Entwicklung* (S. 437–459). Berlin: de Gruyter.

Rosenmayr, L. (1976). Alter. In R. König (Hrsg.), *Handbuch der empirischen Sozialforschung* (Bd. 7, 2. Aufl., S. 218–406). Stuttgart: Enke.

Rowe, J. W., & Kahn, R. L. (1998). *Successful aging.* New York: Pantheon Books.

Rüßler, H. (2007). *Altern in der Stadt.* Wiesbaden: Verlag für Sozialwissenschaften.

Simmel, G. (1908). *Soziologie. Untersuchungen über die Formen der Vergesellschaftung* (S. 467–470). Berlin: Duncker & Humblot.

Tesch-Römer, C., Motel-Klingebiel, A., & v. Kondratowitz, H.-J. (2007). Kultur und gesellschaftsvergleichende Forschung: Erträge für die Gerontologie. In H.-W. Wahl & H. Mollenkopf (Hrsg.), *Alternsforschung am Beginn des 21. Jahrhunderts. Alterns- und Lebenslaufkonzeptionen im deutschsprachigen Raum* (S. 325–343). Berlin: AKA.

Tews, H.-P. (1994). Alter zwischen Entpflichtung, Belastung und Verpflichtung. In A. Evers, et al. (Hrsg.), *Die Zukunft des Alterns* (S. 155–165). Wien: Bundesministerium für Arbeit und Soziales.

Townsend, P. (1981). The structured dependency of the elderly: A creation of social policy in the 20th century. *Ageing and Society, 1,* 5–28.

Treibel, A. (2006). *Einführung in soziologische Theorien der Gegenwart* (7. Aufl). Wiesbaden: VS-Verlag für Sozialwissenschaften.

United Nations. (2013). Ensuring a society for all ages. Proceedings of the UNECE Ministerial Conference on Ageing, 19–20 September 2012 (Vienna, Austria). New York-Geneva: European Commission.

United Nations Population Fund: Situation and Voices. (2002). *The older and excluded in South Africa and India. Population and development strategies series.* New York: UN.

Walker, A. (1981). Towards a political economy of old age. *Ageing and Society, 1,* 73–94.

WHO. (2002). *Aktiv Altern. Rahmenbedingungen und Vorschläge für politisches Handeln.* Wien: Bundesministerium für soziale Sicherheit, Generationen und Konsumentenschutz.

World Bank. (1994). *Averting the old age crisis.* Oxford: Oxford University Press.

# Sozialgerontologie: ein multiparadigmatisches Forschungsprogramm?

Anton Amann

## 1 Einleitung[1]

Zunehmend wird in den letzten Jahren deutlich, dass im innerwissenschaftlichen Sprachgebrauch Begriffsüberschneidungen und Abgrenzungsprobleme zwischen Alterssoziologie, Alterspsychologie und Sozialgerontologie eintreten. Insbesondere dann, wenn von Sozialgerontologie die Rede ist, bleibt der Eindruck, dass das eine Mal die Psychologie, das andere Mal die Soziologie, wenn von Gerontologie die Rede ist, nicht selten auch die Medizin sich anheischig machen, diese Fächer zu repräsentieren. Zum einen ist es wohl das Resultat des Kampfes um symbolische Anerkennung zwischen den Disziplinen, andererseits aber auch der Ausfluss der Tatsache, dass Sozialgerontologie keine eigene Disziplin im herkömmlichen Sinn ist, und schließlich ist es wohl auch das Erbe immer wieder auftretender Hegemoniebestrebungen einzelner Fachwissenschaften. Während vor einigen Jahren noch die Frage im Vordergrund stand, welche Theoriekonzeptionen erfolgreich aus den einzelnen Disziplinen in die Sozialgerontologie übernommen werden könnten, ist gegenwärtig die Frage nach den transdisziplinären Aspekten der Alternsforschung stärker in den Vordergrund getreten (vgl. Breinbauer et al. 2010). Damit ist auch die wissenschaftssystematische Seite mehr in den Blick gekommen, die allerdings einige interessante Fragen aufwirft, auf die ich unter dem Thema der Transdisziplinarität näher eingehen werde.

---

[1] Mein Eindruck, dass sich an der Argumentationslage zum gewählten Thema in den fünf Jahren seit dem erstmaligen Erscheinen dieses Textes nichts Grundsätzliches geändert hat, ist der Grund dafür, dass ich nur geringfügige Änderungen vorgenommen habe. Sie beziehen sich vor allem auf einige Aspekte der Transdisziplinarität.

A. Amann (✉)
Wien, Österreich
E-Mail: anton.amann.@univie.ac.at

A. Amann, F. Kolland (Hrsg.), *Das erzwungene Paradies des Alters?*,
Alter(n) und Gesellschaft, DOI 10.1007/978-3-658-02306-5_2,
© Springer Fachmedien Wiesbaden 2014

Diese Beobachtung nehme ich zum Anlass, die Frage nach dem paradigmatischen Status der Sozialgerontologie zu diskutieren. Ich werde von der Tatsache ausgehen, dass die Konstituierung der Gerontologie als disziplinübergreifendes Programm begann, hinter das nicht zurückgegangen werden kann, dass sie sich dann zur Sozialgerontologie gewandelt hat, als an der Biologie und der Medizin, sofern sie sich mit Altern befassten, die Möglichkeit ihrer fachlichen Öffnung gegenüber den Sozialwissenschaften erkannt wurde, und schließlich, dass die Sozialgerontologie vermutlich kein eigenes Fach im traditionellen Sinn werden wird, sondern sich in die Richtung eines „transdisziplinären Forschungsprogramms" entwickeln könnte. Während die Zweifel an der Fachhomogenität der Sozialgerontologie schon alt sind, ist der Gedanke eines transdisziplinären Forschungsprogramms noch zu wenig diskutiert worden.

## 2　Definitionsprobleme und Fragen der Systematik

Gegenwärtig scheint es, obwohl immer wieder versucht, höchst fragwürdig, einer fachwissenschaftlichen Definition der Sozialgerontologie nachzujagen, fruchtbarer dürfte es eher sein, einen programmatischen Konsens über die Aufgaben der Sozialgerontologie zu finden, der in erkenntnisleitender Funktion die Forschungsarbeit regieren könnte. Eine programmatische Definition der Sozialgerontologie könnte sich dann auf einen solchen Konsens stützen. In dem Sammelband „Zukunft des Alterns und gesellschaftliche Entwicklung" wird z. B. folgende Definition vorgeschlagen: „Gerontologie beschäftigt sich mit der Beschreibung, Erklärung und Modifikation von körperlichen, psychischen, sozialen, historischen und kulturellen Aspekten des Alterns und des Alters, einschließlich der Analyse von altersrelevanten und alterskonstituierenden Umwelten und sozialen Institutionen" (Baltes und Baltes 1992, S. 8).

Dieser Satz hat den Charakter einer Realdefinition, durch die Aufzählung analytischer Dimensionen des Alternsprozesses wird, im Zusammenhang mit dem weitest möglichen Fachbegriff: „Gerontologie", nur ein Hinweis auf disziplinäre Bezüge angedeutet, die Bestimmung der Aufgabe so verstandener Forschung ist rein wissenschaftslogischen Charakters, der für die Sozialgerontologie seit jeher konstitutive Praxisbezug fehlt, da das Wort „Modifikation" diese Bedeutung schwerlich mit enthalten wird. Demgegenüber versuche ich, die Elemente eines erweiterten Programms vorzuschlagen, wobei ein solches Programm um einen normativen Zuschnitt nicht herumkommen kann: Sozialgerontologie muss darauf ausgerichtet werden, unter transdisziplinären Strategien die Voraussetzungen und Folgen menschlichen Alterns in interkulturell und historisch vergleichender Perspektive individuell und kollektiv nach von ihr selbst gesetzten Maßstäben zu erforschen, die beteiligten Prozesse zu verstehen und zu erklären, und dadurch Voraussetzungen für eine den Veränderungen entsprechende Gestaltung des Alterns für die Gesellschaft und für das Individuum zu schaffen.

Dieser Vorschlag lässt sich wissenschaftsgeschichtlich folgendermaßen begründen. Seit den Achtzigerjahren des 20. Jahrhunderts ist die Sozialgerontologie nach R. Butler eine Allianz zwischen Wissenschaft und Anwaltschaft eingegangen. Insbesondere für die USA galt, dass eine ständige Erweiterung der Wissensbasis, vornehmlich konzentriert auf das physiologische Altern und gekoppelt mit biomedizinischen und biotechnischen Hilfen, mit dem politischen Bedürfnis verbunden wurde, die Interessen der älteren Erwachsenen zu vertreten und Ageism zu bekämpfen. Darin wurde der beste Weg gesehen, die Wissenschaft voranzutreiben und den Älteren selbst einen angemessenen Weg durch die Gesellschaft zu bereiten (Estes et al. 2003, S. 1). Diese Basis ist schmal geworden, zu schmal, um die inzwischen eingetretenen Profilierungen zu erfassen, zumal in der europäischen Sozialgerontologie der Primat der Praxisorientierung die Schwerpunktsetzungen der Forschung immer ausgreifender dominiert hat. In disziplinärer Perspektive haben inzwischen geistes- und sozialwissenschaftliche Ansätze, feministische Konzepte und Genderperspektiven Einfluss auf das Studium des Alterns gewonnen. Schließlich ist in jüngerer Zeit das Thema der Globalisierung mit Fragen des Altersstrukturwandels verknüpft worden. Notwendigerweise mündet diese Entwicklung immer stärker in eine Fusion der Erforschung struktureller Ungleichheiten und individueller Erfahrungen des Alterns unter Gesichtspunkten sinnorientierten sozialen Handelns und progressiven Wandels. Zugleich ist, aus einer kritischen Perspektive, sichtbar geworden, dass Sozialpolitik, und mit ihr Altenpolitik, nicht mehr einfach als Systeme angesehen werden können, die auf Problemlagen und Themen nur reagieren, sondern dass sie sozial konstruiert werden und dadurch symbolische Funktion für die Bestärkung und Sanktionierung bestimmter Verhaltensweisen gewinnen. Nirgends wird dies so deutlich wie in jenen Bereichen, in denen die Sozialpolitik quasi vorzuschreiben begonnen hat, auch auf der Ebene internationaler Organisationen, was unter erfolgreichem Altern und Verantwortlichkeit, unter Aktivierung und Produktivität zu verstehen sei. Diese Entwicklungen verweisen auf eine multiparadigmatische Entfaltung der Sozialgerontologie und die Notwendigkeit, dass diese ihre wissenschaftlichen Maßstäbe selbst entwickeln muss. Hier wird sie gut beraten sein, sich auf eine Perspektive zu besinnen, die P. Feyerabend so formuliert hat: „(Ich) nenne (…) eine Kritik (…) aufgrund noch nicht existierender Maßstäbe eine antizipierende Kritik (…) eine Kritik (…) die bestehenden Maßstäben genügt, eine konservative Kritik (…) Eine antizipierende Kritik hört sich immer seltsam an und Konservative haben es leicht, ihre Absurdität nachzuweisen. Der Erfolg rationalistischer Argumente beruht vor allem auf diesem Umstand" (Feyerabend 1980, S. 47).

Eine solche, antizipierende Kritik hat die verschiedensten, gegenläufigen und unkoordinierten Trends ins Auge zu fassen, deren bedeutsamster gegenwärtig wohl die „microfication" des Altersthemas in den Sozialwissenschaften ist, wie dies G. Hagestad und D. Dannefer (2001, S. 4) genannt haben. Dieser Trend verweist auf die Tatsache, dass in den substantiellen Forschungsthemen ebenso wie in den analytischen Fokussierungen die Aufmerksamkeit zunehmend auf psycho-soziale Charakteristika der Individuen im Rahmen von Mikrointeraktionen gerichtet wurde, während die Makroebene, ehemals stärker beachtet (z. B. im Rahmen des Ansatzes der Political Economy), mehr und mehr in den Hintergrund trat. Abgesehen von demografischen Strukturcharakteristika und einigen sozioökonomischen Determinanten ist die Beschäftigung mit Institutionen, ökonomischen, politischen und ideologischen Strukturen, mit Macht, Herrschaft und Konflikt als gesellschaftlichen Prozessen stark ins Hintertreffen geraten. Die Abwesenheit von Forschungen über Macht als Grundkategorie der Vergesellschaftung, wie sie G. Dux entworfen hat (Dux 2009), und damit auch der gesellschaftlichen Produktion des Alters, könnte geradezu als ein Charakteristikum der gegenwärtigen Sozialgerontologie angesehen werden. Was oben als von der Sozialgerontologie selbst zu setzende Maßstäbe bezeichnet wurde, hätte sich vor allem auch kritisch auf diese Entwicklungen zu konzentrieren.

Eine Systematik der Sozialgerontologie, ihrerseits eine Voraussetzung zur Beurteilung ihres paradigmatischen Status, muss an einem doppelten Paradox ihrer Entstehung ansetzen, das sich in zwei Thesen fassen lässt. Erstens erfuhr die Sozialgerontologie ihre Internationalisierung, ehe eine nationale Institutionalisierung möglich geworden war.[2] Die Gründung der nationalen geriatrischen und gerontologischen Gesellschaften und ihre Verkoppelung mit internationalen Verbänden und der wissenschaftliche Austausch über internationale Kongresse erfolgten, lange bevor in den einzelnen Ländern Professuren, Studienrichtungen und Forschungstraditionen entstanden Diese Gründungsinitiativen waren von der Einsicht getragen, dass nur die Zusammenarbeit verschiedener Fächer am Universalthema Altern Erfolg verheißen konnte, und diese Zusammenarbeit wurde in der Gründung von Gesellschaften, Zeitschriften etc. gesucht.[3] In Anlehnung an einen Vor-

---

[2] Diese Phase hat eine gewisse Ähnlichkeit mit den ersten beiden Entwicklungsstadien der Wissenschaftsentwicklung: „Paradigmagruppe" und „Netzwerk", die N. C. Mullins in Anlehnung an Th. Kuhn beschrieben hat. Mullins (1981).

[3] Einen Überblick über solche Initiativen geben die folgenden Daten: „Gerontological Society" in den USA: 1945; „International Association of Gerontology": 1950; „European Social Science Research Committee" (der IAG): 1954; „Österreichische Gesellschaft für Geriatrie": 1955; „Deutsche Gesellschaft für Alternsforschung": 1966 (mit ihrem ersten Kongress 1967); „Zeitschrift für Altersforschung" (Deutschland): 1938; „Journal of Gerontology": 1946.

schlag von W. Lepenies kann die „soziale Identität" eines Faches im wesentlichen an der Entwicklung seiner führenden Einrichtungen, der Definition von deren Verhältnis zur Politik, an den gesellschaftlich relevanten Interessen, und am Entstehen oder Herauskristallisieren eigener Forschungsprogramme verstanden werden. In diesem Sinn hat die Sozialgerontologie im deutschsprachigen Raum in den Fünfziger- und Sechzigerjahren des Zwanzigsten Jahrhunderts begonnen, sich institutionell zu etablieren, als Forschungsprogramm existierte sie noch nicht. Die ersten wichtigen Bestandsaufnahmen und Projektplanungen stammen aus dem Anfang der Sechzigerjahre.

Zweitens ist die vieldisziplinäre Festlegung der Sozialgerontologie ihr wichtigstes Konstitutionselement insofern, als sie, aus unterschiedlichen Erkenntnisinteressen gespeist, ihre sich im Laufe der Zeit weitenden Thematiken ausdrücklich aus Einzeldisziplinen bezog, die ihrerseits je spezifische theoretische und zum Teil auch methodische Traditionen facheigener Prägung besaßen. Als Folge hat sich eine Situation eingestellt, in der, nach Meinung zahlreicher Autoren und Autorinnen, kaum ein Gebiet der Sozial- und Humanwissenschaften von derart vielen unterschiedlichen Ansätzen zugänglich geworden ist und so zahlreiche Aspekte des gesamten menschlichen Lebens erfasst. Zum Beispiel sind in dem Sammelband „Soziale Gerontologie" (Jansen et al. 1999) unter dem Abschnitt „Disziplinäre Perspektiven" 20 Fachrichtungen vertreten, im schon genannten Forschungsbericht „Zukunft des Alterns und gesellschaftliche Entwicklung" (Baltes und Mittelstraß 1992) sind es immerhin 9, wobei 8 Fächer als Schnittmenge der beiden Bücher angesehen werden können. Wenn wir unter kognitiver Identität (wieder im Sinn von W. Lepenies) im strengen Sinn die hauptsächlichen theoretischen Programme einer Disziplin, ihre epistemologischen und methodologischen Grundlagen, kurz: ihr Paradigma, verstehen wollen, so ist klar, dass die Sozialgerontologie eine gereifte Version dieser Identität im Sinne einer Fachwissenschaft bis heute nicht besitzt und vermutlich auch nicht erringen wird.

## 3  Paradigma, Transdisziplinarität und Forschungsprogramm

### 3.1  Die Sozialgerontologie ist multiparadigmatisch

Der wissenschaftstheoretische Begriff des Paradigmas wird seit jeher vor allem auf eine Disziplin oder ein Fach bezogen. Im allgemeinen Sinn ist es das bewusste Vorverständnis, das auf einen Forschungsgegenstand ausgerichtet ist; es ist also ein Modell, das einerseits wissenschaftstheoretische Begründungen und andererseits erkenntnisleitende Interessen beinhaltet. Im Falle der Annahme, dass der Erkenntnisgegenstand durch wissenschaftlich angeleitete Praxis als veränderbar angesehen wird, ist ein Paradigma auch ein Vorgriff auf eine noch nicht vorhandene, aber wünschenswerte Realität. Daraus folgt, dass die Geltung (Bewährung) eines Paradigmas sowohl am Erkenntnisfortschritt wie auch an der Weiterentwicklung politisch-praktischer Verhältnisse beurteilt werden kann (Kuhn 1962; Ritzer 1981). Es ist daher immer die Gesamtheit der gedanklichen Gefüge mit ihren Grundannahmen und Begriffsystemen zu bedenken, die als wesentlich erachtet werden. Dazu zählen die Kategorien, die Theorieansätze und methodischen Bezugsrahmen einer Wissenschaft, aber eben auch ihre Anwendungsqualitäten. Hier hat die Sozialgerontologie durch ihre starke Praxisorientierung einen klaren Bezugspunkt. Im Regelfall benutzt eine Disziplin aber nie ein einziges, gemeinsames Paradigma, sondern immer eine Mehrzahl von Ansätzen, die sich in ihren Grundannahmen und Fragestellungen, aber auch in ihren leitenden Begriffen mehr oder weniger deutlich voneinander unterscheiden.

Die Sozialgerontologie entstand aus dem Zusammenwirken verschiedener Disziplinen unter sehr spezifischen Fragestellungen zu Altersphänomenen, die jede für sich, ihren eigenen Ansätzen entsprechend, diese theoretisch und empirisch ausformuliert hat. Zusätzlich ist die Sozialgerontologie weder als akademisches Lehrfach aus einem beruflichen Praxisfeld entstanden, wie das für viele Einzeldisziplinen gilt, noch hat sie eine originäre und eigene kognitive Identität entwickelt. Es ist daher sowohl aus sachlichen wie aus logischen Gründen unzutreffend, sie als eine eigene Disziplin oder ein eigenes Fach zu bezeichnen. Sie verdoppelt gewissermaßen die Vielfalt einzelwissenschaftlicher Paradigmata, indem sie diese unter ihren eigenen Fragestellungen zusammen zu führen trachtet. Sie ist zwar kein Fach, aber sie ist multiparadigmatisch in einem Maße wie sonst kaum eine Einzelwissenschaft. Selbst unter relativ unstrittiger Perspektive ruht sie mit unterschiedlich tiefer Verankerung in medizinischem, psychologischem, soziologischem und sozialpolitikwissenschaftlichem Fundament. In den letzten Jahren nehmen sich stärker auch Disziplinen wie die Pädagogik, Ökonomie, Rechtswissenschaften, Geschichte, Architektur etc. der Altersthematik an; auch sie werden in ihren Erkenntnissen von der Sozialgerontologie beachtet und genutzt. Das hat gewisse Nachteile, aber auch erhebliche Vorteile, wie sich anhand der Asymmetrie von Problementwicklung und disziplinärer Entwicklung leicht nachvollziehen lässt. In einer nächsten Überlegung nehme ich nun den Gedanken der interdisziplinären Konstitution wieder auf und versuche, den Nachweis zu führen, dass strenge Interdisziplinarität in der Sozialgerontologie kaum existiert, wobei einzelne erfolgreiche Forschungsprojekte dieser Einschätzung nichts verschlagen.

## 3.2　Inter-, multi- oder transdisziplinär?

Mit der Vorstellung der Interdisziplinarität ist im Allgemeinen die Hoffnung auf eine weniger beengte und damit zugleich weltoffenere Perspektive einer Wissenschaft verbunden. In der jüngeren Diskussion wird dieser Idee dadurch näher zu kommen versucht, dass über die traditionelle Auffassung von Interdisziplinarität als zeitlich befristete, projektgebundene Kooperationsform zwischen Menschen verschiedener wissenschaftlicher Sozialisation hinausgegangen wird und „Umwelten" mit einbezogen werden. Neben die Interdisziplinarität in der Forschungspraxis treten jene in der industriellen Praxis, in der Lehre und in der Forschungsförderung sowie zusätzlich die Diskussionen über strukturelle Maßnahmen zur Unterstützung interdisziplinärer Forschung, zur Institutionalisierung dieser Forschung und zur geeigneten Karriereplanung. L. Wittgensteins Diktum aber, dass da, wo sich wirklich zwei Prinzipien treffen, die sich nicht miteinander aussöhnen können, jeder den anderen für einen Narren und Ketzer erkläre, hat auch unter diesen Erweiterungsversuchen seine Geltung noch nicht gänzlich verloren (Amann und Majce 2005, S. 13).

Aber: Diese Forderung nach mehr Interdisziplinarität ist ebenso überstrapaziert wie die Klage über die Schwierigkeiten der faktischen Einlösung. Wo von Interdisziplinarität die Rede ist, hat diese meist nur normativen Charakter und leidet unter dem notwendigen Eingeständnis, dass sie in der Forschungspraxis so gut wie nicht vorhanden sei.[4] Interdisziplinarität erfordert, dass einzelne Disziplinen ihre theoretischen und methodischen Ansätze streng integrieren, also Forschungsziele gemeinsam festlegen, die theoretischen und methodischen Begründungen gemeinsam erarbeiten und neue methodische Verfahren tatsächlich gemeinsam entwickeln. In dieser Form ist Interdisziplinarität in der Sozialgerontologie schwerlich gegeben.

Dieser Einsicht gegenüber hat sich seit einigen Jahren das Wort von der Multidisziplinarität breit gemacht. Sie insinuiert eine weichere Form des Miteinanders von verschiedenen Disziplinen, hofft gewissermaßen auf gegenseitige Lerneffekte durch guten Willen und Aufmerksamkeit; die Kommunikation zwischen teilweise

---

[4] Ausgesprochen interdisziplinäre Projekte umfangreichen und lang dauernden Zuschnitts, an denen eine Mehrzahl der an der Sozialgerontologie beteiligten Fachwissenschaften gleichberechtigt beteiligt sind, das heißt also interdisziplinäre Forschung im oben definierten Sinn, gibt es kaum. Die großen Projekte wie MUGSLA, SIMA oder ILSE wurden alle unter den Leitorientierungen der Psychogerontologie durchgeführt. Die BASE käme einem solchen Programm am nächsten, in ihr wurde aber nicht vom strengen Ansatz der Interdisziplinarität ausgegangen.

noch unabhängig voneinander arbeitenden Wissenschaftlern und Wissenschaftle-rinnen zu fördern, ist dabei das zu erreichende Ziel.

Diesen Vorstellungen stelle ich Transdisziplinarität entgegen. Sie ist ein Kon-zept, das zumindest ein Forschungsprogramm voraussetzt und theoretische sowie empirische Forschung systematisch der Intention unterwirft, sich nach Problemla-gen auszurichten, die gerade nicht einzeldisziplinär definiert oder lösbar sind – ich argumentiere der Tatsache eingedenk, dass dieses Konzept bei weitem nicht aus-diskutiert ist. Mit anderen Worten: Transdisziplinarität heißt, neue und integrierte Theorien zu entwickeln, nicht unähnlich der nämlichen Forderung in der Interdis-ziplinarität, aber weniger rigid gedacht, und Forschungsmethoden verschiedener Disziplinen systematisch zu verbinden und den eigenen Themenstellungen ent-sprechend weiter zu entwickeln. Diese Intention hat die explizite Aufgabe, diszip-linäres Verständnis nicht so zu belassen, wie es sich als etabliertes darstellt (Baltes und Mayer 1996, bes. 20–54; Mittelstraß 1987). Tatsächlich sind hier aber verschie-dene Vorannahmen zu bedenken, denn weder entstehen „Probleme", die sich als Forschungsaufgabe stellen, quasi „naturwüchsig" (I. M. Breinbauer), noch ist mit disziplinärer Grenzüberschreitung der Zugewinn an Erkenntnis automatisch gege-ben, und schon gar nicht lässt sich der „Nutzen" des transdisziplinären Konzeptes ohne weiteres im Voraus bestimmen.

Gängige Bestimmungen der Transdisziplinarität legen nahe, dass diese auf die Lösung sozial-relevanter Probleme abzielt, und zwar im Sinne von „political decis-ion making" und „societal problem-solving" (Burger und Kamber 2003; Pohl und Hirsch-Hadorn 2008; Ferring 2010). Dabei bleibt relativ unklar, woher die Prob-leme stammen und worin ihre besondere Bedeutung besteht. Jedenfalls legt der Verweis auf societal problem-solving nahe, dass es um Probleme geht, die einen bestimmten Entwicklungsprozess hinter sich haben und von außen an die Diszip-linen herangetragen werden (Breinbauer 2010, S. 48). Damit würde sich vor allem einmal die Frage stellen, wer und in wessen Interesse etwas als Problem deklariert und aus welchen Gründen welche Disziplinen damit befasst werden sollen, also – unter welchen Machtprozeduren etwas zum Problem erhoben wird. Die jüngere Forderung, Partizipation von Betroffenen in ein Programm der Transdisziplinarität aufzunehmen, dürfte vor allem mit einer Vorstellung von Demokratiedefizit zu tun haben, das der herkömmlichen Anwendungsforschung zugeschrieben wird. Es will mir wichtig genug erscheinen, dass die Unterscheidung zwischen innerdisziplinär und extern generierten Problemvorgaben auch die zusätzliche Frage aufwirft, in wessen Dienst die Forschung steht. Innerwissenschaftlich kann „Problementste-hung" immer noch als das Fragen nach sich ändernden Bedingungen im Verhältnis zwischen Themen, Konzepten und Methoden verstanden werden, die allerdings selten auf eine Änderung des Paradigmas im Sinne Th. Kuhns hinauslaufen werden. Anders stellt sich die Lage dar, wenn Problemvorgaben extern auftreten, bereits einen bestimmten Zuschnitt in ihrer Ausformulierung haben, und in ihrer Entwicklung politisch-ideologische Bedeutung bekommen haben. Sehr deutlich tritt diese Situation am so genannten „Belastungsdiskurs" des Alters im Zusammenhang mit der Globalisierung vor Augen. Was hier als Problem umrissen wird, ist die finanzielle Last der zahlenmäßigen Zunahme der Alten für die Sicherungssysteme im Rahmen nationaler Volkswirtschaften, ein Thema, das ursprünglich besonders von Internationalen Organisationen lanciert wurde. Diese Problemstellung ist aus einer unter neoliberalistischer Schmalspurökonomie stehenden Perspektive entstanden, die zwar in ihren Modellen von allen nichtmonetären Größen absieht, sich aber dennoch anheischig macht, einen globalen gesellschaftlichen Prozess erklären zu können, und deren ideologische Lastigkeit offensichtlich ist (Dux 2008; Amann et al. 2010). Einzeldisziplinen, die sich in diesen Diskurs einschalten und dabei das Alternsthema verfolgen wollen, stehen damit zuallererst vor der Aufgabe, die Entstehung dieser Problemvorgabe zu rekonstruieren und aus ihrem eigenen Wissenschaftsverständnis heraus die Haltbarkeit etablierter Thesen zu überprüfen, was seinerseits wohl nicht selten erfordern wird, eine innerdisziplinäre Abklärung von Konzepten, Methoden und empirischer Evidenz zu einschlägigen Forschungsfragen vorzunehmen. Diese Überlegung legt unvermeidlich nahe, dass vor jeder Grenzaufweichung oder -überschreitung im Sinne der Transdisziplinarität innerdisziplinäre Präzisierung der Erkenntnisse stehen muss, was heißen soll: keine gelingende Transdisziplinarität ohne vorhergehende Fachkonsolidierung in Hinsicht auf die anstehenden Forschungsfragen.

Diese Forderung führt direkt in die Frage nach dem erhofften Zugewinn an Erkenntnis durch Transdisziplinarität. Da in der gängigen Literatur dieser Begriff in etwas schillernden Varianten gebraucht wird, halte ich hier fest, dass ich unter Erkenntnis in einem pragmatischen Sinn erfahrungswissenschaftlich (vorläufig) gesichertes Wissen über komplexe Zusammenhänge verstehen will, das laufend der Überprüfung ausgesetzt werden kann. Zugewinn wäre dann als Erhöhung der Komplexität der erkannten Zusammenhänge zu verstehen. Wird ein solches Verständnis in Anspruch genommen, zeigt sich eine eigenartige Unschärfe im Diskurs insofern, als ein gewisses Misstrauen gegenüber der Leistungsfähigkeit der Einzelwissenschaften im Hintergrund vermutet zu werden scheint, die durch Transdisziplinarität zum Verschwinden gebracht werden könnte – „gemeinsam zu erarbeitende Inhalte und Methoden", die immer wieder eingefordert werden, scheinen ja darauf hin zu deuten. Wären diese weniger komplex als jene innerhalb der Disziplinen, so müsste die Frage erlaubt sein, worin der transdisziplinäre Erkenntniszuwachs denn bestehe.

Möglicherweise wird er im Zusammenhang mit dem Nutzen solcher Forschung gesehen, denn hier geht es um Wissenschaft und gesellschaftliche Praxis, und damit natürlich um wissenschaftsexterne Machtkonstellationen, womit Anwendung und Verwertung des Wissens, Einbeziehung der Betroffenen, Verantwortlichkeit der Forschenden im praktischen Zusammenhang und Legitimationsfragen auf der Bühne erscheinen. Nur ein Teil dieser Bereiche lässt sich aber mit wissenschaftsinternen Logiken und Praktiken bearbeiten, womit die Überschreitung der wissenschaftlichen Disziplingrenzen zugleich auch zu einer Überschreitung des Sinnhorizonts des wissenschaftlichen Systems wird. Der in der Begründung von Transdisziplinarität proklamierte „iterative Prozess von Problemermittlung, Lösungssuche und gemeinschaftlich ausgehandelten Umsetzungsmaßnahmen" (Breinbauer 2010, S. 60) gerät damit notwendig in dieses Zwischenreich unterschiedlicher Systemlogiken mit der Folge, dass wissenschaftliches Wissen niemals unverändert in Praxiszusammenhänge einfließt. Wenn man die vielfältigen Argumentationen manchen semantischen Beiwerks entkleidet, scheint mir nach wie vor der Fluchtpunkt des vorgestellten Nutzens die alte Vorstellung gesellschaftlicher Veränderung durch Problemlösen unter Inanspruchnahme wissenschaftlichen Wissens zu sein.

Es ist hier nicht der Ort, all diese Fragen im Detail zu behandeln, ihre Erwähnung sollte aber darauf aufmerksam machen, dass Transdisziplinarität in der Gerontologie zwar sinnvoll und möglich, aber auch ein weiter Weg ist, der erst noch bewältigt werden muss. Eine Minimalvoraussetzung für Transdisziplinarität könnte folgende Dimensionen beinhalten. (1) Um sie als Perspektive überhaupt zu eröffnen, ist es zuvorderst einmal nötig, das Bewusstsein dafür zu schärfen, dass in konsequenzenreicher Weise in verschiedenen Disziplinen in verschiedenen Sprachen über Probleme derselben Welt gesprochen wird. Unter dem Thema menschlichen Alterns stellt sich aber als eine möglicherweise grundlegende Aufgabe dar zu begreifen, dass wir es hier mit einem Aspekt menschlichen Lebens zu tun haben, der alle Erfahrungen und Vergewisserungen aller Menschen betrifft, und der in allen Kulturen ein zentraler Ansatzpunkt generationenübergreifender Praktiken darstellt. Um im Sprachbild zu bleiben, könnte formuliert werden: Es gilt, Alter als gesellschaftlich konstruiert zu sehen, es ist eine Grundkategorie der Vergesellschaftung und bedarf daher in jeder Fachdisziplin der ihrer internen Logik folgenden Konzeptualisierung, ehe Transdisziplinarität greifen kann. (2) Eine nächste Eigenheit stellt sich als Folge der raum-zeitlichen Entgrenzungen in der zweiten Moderne ein: Transdisziplinarität als theoretisch-methodische Öffnung verbindet sich zunehmend mit der Notwendigkeit inter- oder transkultureller Öffnung sowie der Verzahnung von Lebenswelt und Expertensystemen. Im Pflegebereich zeigt sich zunehmend, um ein einziges Beispiel zu nennen, dass bisheriges auf dieses Expertensystem zugeschnittenes Wissen im Falle von Menschen mit Migrationshintergrund eine erhöhte Chance hat, fehlerhaft zu sein. (3) Schließlich liegt eine dritte Besonderheit in der notwendigen Einbeziehung des Verhältnisses zwischen Wissenschaft und Gesellschaft, in dem sich die Möglichkeiten der Ausgestaltung dieses Verhältnisses in den letzten Jahren entschieden gewandelt und damit geänderte Facetten des Expertenwissens, neue Berufsgruppen, konkurrierende Systeme der Qualitätssicherung, neue Strategien der Aus- und Weiterbildung etc. hervorgebracht hat. Damit verbunden sind völlig neue Gruppen von Betroffenen entstanden, unter ihnen auch solche, die in einen gemeinsamen Prozess schwer oder gar nicht einbezogen werden können wie z. B. demenzell veränderte Menschen. Auf diesen Voraussetzungen aufbauend und sie in befriedigender Weise beantwortend ließe sich Transdisziplinarität dann ausfalten (Amann und Majce 2005, S. 14 ff.).

## 3.3  Forschungsprogramm anstatt Multiparadigma?

Meine bisherigen Erörterungen fasse ich so zusammen: Sozialgerontologie ist kein Einzelfach, sie ist multiparadigmatisch. Strenge Interdisziplinarität ist in ihr zumeist nur eine normative Perspektive, sie ist forschungspraktisch kaum realisiert. Multidisziplinarität ist ein forschungslogisch schwaches Programm, das nicht auf systematische Integration der wissenschaftlichen Anstrengungen verschiedener Fächer gerichtet ist. Als eine alternative Strategie schlage ich daher die Transdisziplinarität vor. Konkrete Kooperationen zwischen einzelnen Fächern, die dieser Strategie folgen sollen, setzen eine wissenschaftstheoretische Begründung voraus, auf der die beteiligten Fächer arbeiten können, ohne dass eines unter ihnen die dominante Definitionsmacht übernimmt und sich aus dem Reservoir der anderen einfach beliebig bedient.[5] Eine solche wissenschaftstheoretische Begründung sehe ich im Konzept des „Forschungsprogramms".

Der Philosoph und Mathematiker I. Lakatos hat in einem Aufsatz, als Eröffnung seiner bekannten Kontroverse mit Th. Kuhn, die ihrerseits dessen Kontroverse mit K. Popper aufgriff, eine Heuristik disziplinärer Entwicklung entworfen, die er Forschungsprogramm nannte und die ich mir nun zunutze machen will (Lakatos 1975, 1978). Die Anwendbarkeit dieser Heuristik auf die Sozialgerontologie scheint mir, obwohl sie aus einem naturwissenschaftlichen Verständnis entwickelt wurde, mit einigen Modifikationen fruchtbar zu sein. Der Grundgedanke heißt, dass in der wissenschaftlichen Entwicklung eines Forschungsprogramms von einfachen me-

---

[5] Natürlich ist die Sozialgerontologie dann auch nicht davor gefeit, Leitvorstellungen zu entwickeln, denen die Konzeptionen von Einzelfächern unterworfen werden, allerdings stellt die Logik eines Forschungsprogramms ein gewisses Korrektiv gegen den „Führungs"anspruch einer einzelnen Disziplin dar.

thodologischen Regeln und bisher schon etablierten theoretischen Ansätzen und empirischen Ergebnissen ausgegangen wird. Ein allgemeines Forschungsthema ist immer mit mehreren Theorien versehen, die sich im Laufe der Zeit ergänzen, widersprechen oder integrieren können. Zum Programm der methodischen Regeln gehört eine „negative Heuristik" (Forschungswege, die vermieden werden sollten) und eine „positive Heuristik" (Forschungswege, die befolgt werden sollten). Eine Serie von aufeinander folgenden Theorien, von denen jede akzeptierbar ist und von denen jede einen höheren empirischen Gehalt als ihre Vorläuferinnen hat, ist eine „theoretisch progressive Problemverschiebung". Eine Serie von Theorien, von denen jede akzeptierbar ist, also „Fakten" produziert, die in ihrer Vorläuferin nicht enthalten waren, ist eine „empirisch progressive Problemverschiebung". Der Gedanke der progressiven Problemverschiebung deckt sich mit der Forderung der transdisziplinären Perspektive, dass sie Theorien und Methoden integrieren und weiter entwickeln muss. Ein Forschungsprogramm ist erfolgreich, wenn es in den Problemlösungen mit progressiven Verschiebungen hin zu neuen Fragestellungen und Einsichten kommt, die über die alten hinausweisen; es ist erfolglos, wenn es zu degenerativen Problemverschiebungen kommt. Ein Forschungsprogramm macht im Sinne aufeinander folgender Versionen einen Wandel durch, der dann positiv ist, wenn dabei eine „konsequente progressive Verschiebung" erfolgt: Jeder Schritt repräsentiert eine Steigerung des empirischen Gehalts der Theorien (Lakatos 1978, S. 11). Das ist eine etwas geänderte Formulierung im Vergleich zu jener, die ich oben für den Begriff des Erkenntniszuwachses verwendet habe.

Eine Beurteilung der Sozialgerontologie im Lichte dieses Konzepts führt mich zu folgendem Ergebnis: Das allgemeine Forschungsthema der Sozialgerontologie ist die Frage nach den Bedingungen und den Folgen menschlichen Alterns, das seinerseits als multidirektional (biologisch, psychologisch, soziologisch etc.) sowie interkulturell und historisch wandelbar aufzufassen ist. Die einfachsten methodischen Regeln sind jene, die uns die Sozialgerontologie erkenntnis- und wissenschaftstheoretisch als empirisch-erfahrungswissenschaftliches Programm begründen lassen, ohne die methodologischen Einschränkungen, wie sie fachwissenschaftlich typischerweise vorliegen. Gegenüber dem naturwissenschaftlichen Zuschnitt führe ich nun zwei Modifikationen an, die ihrerseits das Forschungsprogramm der Sozialgerontologie gegenüber einem naturwissenschaftlichen Verständnis zu spezifizieren vermögen: Erstens ist sie, wie alle Sozial- und Humanwissenschaften, auf einen Gegenstand gerichtet, der selbst bereits das Interpretationsresultat gesellschaftlich organisierter Individuen ist, und zweitens steht sie in einem Anwendungs- und Verwertungszusammenhang, der nicht nur der Erweiterung der Strategien technisch-rationalen Handelns (inkl. Beherrschung der Natur), sondern auch der kommunikativen Verständigung und dem verstehenden Erschließen des kollektiven und des individuellen Alterns dient. Die wissenschaftstheoretische Strategie progressiver theoretischer und empirischer Problemverschiebungen ist in der Sozialgerontologie in ersten Ansätzen ausgebildet und zeigt eindeutig weiterführende Wege wie z. B. in der Reformulierung und Modifikation, aber auch Aufgabe älterer Theorieansätze, in der zunehmend stärkeren Konzeptualisierung wichtiger Dimensionen der allgemeinen Forschungsfrage etc. Als Forschungsprogramm ist die Sozialgerontologie heute weiter entwickelt als sie noch vor zwanzig Jahren sich darstellte, als sie noch als „Überbegriff" (L. Rosenmayr) für Teilgebiete oder „übergeordneter Standpunkt" (A. Amann) aufgefasst wurde, in dem die unterschiedlichen disziplinären Perspektiven konvergieren. Sie ist zunehmend in die Lage gekommen, Fragestellungen formulieren und theoretische und methodische Forderungen definieren zu können, die ihrerseits als Orientierungshilfen für die beteiligten Einzelwissenschaften gelten können, und sie ist ein Programm, dem die fachübergreifende Kooperation zum selbstverständlichen Identitätsmerkmal geworden ist. Sie ist ein altersuniversales Forschungsprogramm und sie kann ein mächtiges heuristisches Prinzip einsetzen (progressive Problemverschiebungen).

Die Problemstellungen eines altersuniversalen Forschungsprogramms tun den Spezialisten der Einzeldisziplinen selten den Gefallen, sich disziplinär zu präsentieren; daher hat es die Aufgabe, in einem transdisziplinären Herangehen ausgewählte Problem- und Fragestellungen sowie Praxiserfordernisse zu definieren, auf welche die Einzeldisziplinen mit Überschreitung ihrer Fachbegrenzungen antworten müssen. Das betrifft den oben genannten Gedanken einer Asymmetrie in der Problementwicklung und der fachwissenschaftlichen Entwicklung. Die in der Selbstbeschränkung der Einzeldisziplinen angelegte Perspektivität wird durch das Forschungsprogramm der Sozialgerontologie unterlaufen.

Nun vermag eine nahezu grenzenlose Erweiterung mit Fächern, die alle unter das Dach der Sozialgerontologie subsumiert werden sollen, nicht zu befriedigen. Sicher ist Gerontologie der weitere Komplex im Vergleich zur Sozialgerontologie, eben aber auch der unspezifischere, aber gerade darin gilt es, eine differentia specifica zu etablieren: Letztere muss eine gewisse programmatische Ausrichtung entwickeln und bieten können, die den „sozialwissenschaftlichen Blick" (Kardoff 1988) verstehbar macht. Der Ausgangspunkt für diesen sozialwissenschaftlichen Blick eröffnet sich über ein theoretisches Verständnis, in dem das Soziale zwar insgesamt als von handelnden Individuen hervorgebracht gedacht wird, das aber, indem es eine historische Dimension hat, zu sozialen Gegebenheiten objektiviert wird, die ihrerseits wieder zu Handlungsbedingungen werden. Es lassen sich zwar, in der empirisch-analytischen Perspektive auf Strukturen und Wandel, die kollektiven Wirkungen – Institutionen, Strukturen, Kulturen und soziale Prozesse, soziale Ordnungen, Differenzierung und Wandel – und nicht die individuellen Akteure und die Motive ihres Handelns, als Ausgangspunkt der Überlegungen wählen. Der analytische Primat liegt hier daher auf der kollektiven Ebene. Strukturen handeln aber nicht, kollektive Phänomene müssen sich auf Handelnde beziehen lassen. Es sind schließlich nicht die Gesellschaft, die Organisationen und Strukturen, die soziale Prozesse erzeugen und verändern, es sind die an Situationen und anderen Menschen orientierten Individuen, die sinnhaft handeln. Der theoretische Primat liegt daher auf der individuellen Ebene der Situationsdeutung und des Handelns menschlicher Akteure. Der Bezugspunkt jedweder Begründung liegt in der Tatsache, dass Handeln auf Handeln trifft und dieses laufend verändert. Da hinter jedem Handeln Interessen stehen, ist ihm Macht von Anfang an eingewoben. Gerade dieser Aspekt scheint mir in der Sozialgerontologie noch zu wenig elaboriert zu sein. Jedwede Konzeptualisierung eines zur Diskussion stehenden Themas muss sich an dieser Vorstellung orientieren können.

Somit könnte, mit Blick auf allenthalben vorhandene Widersprüche und Unstimmigkeiten, festgehalten werden: Sozialwissenschaftliche Analysen, die beim Handeln beginnen und nicht zu den Strukturen vordringen, sind immer unfertige Analysen, und sozialwissenschaftliche Analysen, die Kollektive handeln lassen, sind nicht bis zu deren Grundlagen vorgedrungen. Wir haben es daher in dieser Sicht mit einem ganz allgemeinen Problem der Forschung zu tun. Sie beginnt ganz und gar fraglos beim deutenden Verstehen menschlichen Handelns. Sie „rekonstruiert" den subjektiven Sinn, die Motive, das Wissen – die Gründe daher, die Menschen mit dem Handeln verbinden. Dabei ist es notwendig, sich in die Situation der Akteure „hineinzuversetzen". Dem entsprechen im methodologischen Sinn die so genannten qualitativen Zugänge. Dieses Verstehen des Sinns ist als Anfang zu verstehen; die soziologische Analyse „erklärt" auf der Grundlage des Verstehens dann den Ablauf, also die Prozesse des Handelns. Dies ist der zweite Schritt, mit dem teilweise bereits auf Strukturen zugegangen wird. Dabei bedarf es einer allgemeinen Regel dafür, welche der verschiedenen Alternativen Akteure und Akteurinnen in einer Situation in sinnvoller Weise wählen, da nicht jede Alternative gleichermaßen geeignet ist. Es bedarf einer Handlungstheorie, die auf das gewählte thematische Feld gerichtet ist. Dies wäre zugleich der „Übergang", in dem Handlungsziele und Motive, Ressourcen und Umweltbezug, Bedürfnisse und Aktivitätskontexte sowie Handlungsstrategien zur Geltung kommen. Die Anwendung einer Handlungstheorie erklärt den Ablauf des Handelns. Erst in einem dritten Schritt wird die Analyse vollständig: durch die Erklärung der aus dem Ablauf des Handelns entstehenden „Wirkungen". Diese Wirkungen sind vom Wollen, von den Intentionen der Handelnden oft ganz unabhängig (externe Effekte). Über diese externen Effekte bekommen die subjektiv motivierten und begründeten Handlungen der Menschen eine eigene objektive Bedeutung – oft genug mit der Folge, dass die Menschen gar nicht bemerken, dass sie – und nur sie – diese objektiven Strukturen und Prozesse der Gesellschaft tragen und über ihr jeweiliges subjektiv sinnhaftes Tun vorantreiben.

Solange jede Disziplin Altersphänomene nur aus ihrer eigenen Perspektive beschreibt, ist von einem Forschungsprogramm der Sozialgerontologie nicht zu sprechen. Es bedarf der Grenzüberschreitung. Ein forschungslogisch wichtiger Schritt besteht dabei in der konsequenten Operationalisierung der in die Sozialgerontologie eingeführten zentralen Begriffe und der empirischen Überprüfung der mit ihnen aufgestellten Behauptungen. Lange Zeit hat die Sozialgerontologie, sicher mit einigem Recht, die negativen Stereotype, die Vorurteile, die verkürzten Sichtweisen, die allzu eilfertige Abwertung des Alters angeprangert. Das „aktive", „produktive", „erfolgreiche" Alter, die Widerlegung des „allgemeinen Leistungsverfalls" wurden dagegen gesetzt, die Dichotomie von alt und jung wurde durch detailliertere Einteilungen aufgebrochen. Heute freilich nehmen die Unsicherheiten zu, ob diese heftige Betonung der positiven Seiten des Alters nicht etwa überzogen war und selbst durch unsere Bereitschaft zur Verdrängung von Leiden, Trauer und Tod gespeist wurde. Zudem gibt es Fragen, die völlig unbeantwortet geblieben sind, da für ihre Beantwortung bisher nur empirische Einzelergebnisse und Vermutungen zur Verfügung stehen. Zu ihnen zählt vor allem jene nach dem Einfluss des politischen Diskurses und der Wirkung der Medien sowie der wissenschaftlichen Forschung selbst auf die Wahrnehmung und Bewertung des Alters in der Gesellschaft. Es dürfte nur wenige wissenschaftliche Forschungsgebiete geben, in denen die Vorstellungen einzelner Forscher und der Politik über das Wünschenswerte und das Notwendige die Auswahl der Fragestellungen und die Interpretation der Ergebnisse so nachhaltig bestimmen wie in der Altersforschung (Mayer und Baltes 1996, S. 599).

## 4 Zum Zentralbegriff des Alters und theoretische Aufgaben

Gesellschaften bringen das Alter hervor, sie „erzeugen" es aufgrund biologischer, kultureller und sozialökonomischer Voraussetzungen in der historischen Entwicklung, die ihrerseits, eingelagert in kontigente Zusammenhänge, ihre teils systematischen, teils rein zufälligen Wirkungen haben. Daher müssen sich die Paradigmen der Sozialgerontologie prinzipiell auf das Soziale des Alters beziehen. Das ist aber etwas anderes, als die sozialen Probleme, die soziale Politik, die soziale Arbeit oder die sozialen Beziehungen des Alters. Das Soziale des Alters ist die Gesamtheit der Wechselwirkungen aller Prozesse, Alter und Altern sind daher immer in relationalen Kontexten zu begreifen, nur so wird die „Qualität" der Phänomene sichtbar.

Qualität gewinnen Elemente, die zum Prozess des Alterns gehören, nur dadurch, dass sie relational in Anspruch genommen, also aufeinander bezogen werden (Luhmann 1985, S. 42). Dies betrifft unmittelbar die Frage des Beobachtens, ein Hinweis, der auf wissenschaftstheoretischer Ebene vielleicht unnötig ist, in der Forschungspraxis aber ganz offenbar zuwenig bewusst ist. Sozialgerontologische Fragestellungen haben die Tatsache bewusst zu halten, dass Alter immer sozial konstruiert ist, selbst die Messung biologischer Organfunktionen, deren Ergebnisdifferenzen als Altersunterschiede interpretiert werden, sind soziale Konstruktionen. Das Soziale ist dabei nicht als ein Medium anzusehen, in dem wir alle schwimmen und durch das unser Leben konstituiert ist, sondern als eine gesellschaftliche (historisch variable) Organisationsform unter anderen. Dies zeigt sich ja deutlich am Wandel der Vergesellschaftungsformen des Alters. Das Forschungsprogramm der Sozialgerontologie müsste eine alte Frage ernst nehmen: Wenn soziale Ordnungen soziale Konstruktionen sind, wie kommt es dann, dass sie von den Teilnehmenden als „objektive" und quasi natürliche Ereignisse erfahren werden (es gibt kein „natürlicheres" Ereignis als Altern)? Wie kann die soziale Realität des Alterns gleichzeitig kollektiv produziert und als objektiv gegeben erfahren werden, obgleich es doch ein je einzelnes, unhintergehbares „Schicksal" ist? Antworten auf diese Frage müssen auch die Entwicklungslage der Sozialgerontologie insgesamt berücksichtigen, die sich durch einige Hinweise umreißen lässt.

Im Vordergrund steht eine unsichere Beziehung zwischen den sozialwissenschaftlichen Kerndisziplinen und dem Studium des Alterns und des Alters. Am deutlichsten sichtbar wird dieses Verhältnis an der nach wie vor nicht ausgestandenen Unsicherheit, ob es reicht, soziologische, psychologische oder ökonomische Theorien und Methoden in die Sozialgerontologie zu importieren, oder ob es notwendig ist, dass diese ihre eigenen Erklärungen entwickelt, mit denen dann die anderen Disziplinen von einem altersbewussten Standpunkt aus informiert werden können. Weiters besteht eine dominante Orientierung, die es immer wieder verabsäumt, die Grundwidersprüche und Differenzierungsstrategien von Klassenteilung, Gender, Ethnizität und Generationendiversifikation zu leitenden Analyseperspektiven zu erheben. Schließlich ist eine Sichtweise unterentwickelt, die als ideologiekritisch bezeichnet werden könnte und die ihre Aufmerksamkeit auf die sozialen Konstruktionsprozesse des Alters und die damit verbundenen Normierungen richtet, aus denen sich Anforderungen und Druck auf die Selbstwahrnehmung und Selbstbestimmung der Älteren (deren Identitäten) durch die jeweils gerade gesellschaftlich anerkannten Deutungen des richtigen, aktiven, erfolgreichen etc. Alterns ergeben. Dazu gehört auch die gezielte Aufmerksamkeit für Prozesse, die sich aus der Umstrukturierung des Sozialstaats und seiner Politiken, aus den damit verbundenen Machtkämpfen und deren Implikationen für die Rechte und die soziale Position der Älteren ergeben (Estes et al. 2003, S. 145 f.).

Mit dem zuletzt genannten Defizit berührt die Sozialgerontologie Fragen der Politischen Soziologie. Es stellt sich die Frage, welche Rolle die Politik bzw. der Staat im Erzeugungsprozess des Alters spielen und wie sich die Relationen zwischen Klassenstrukturierung und politischer Gestaltung im Rahmen des kapitalistischen Wirtschaftens entwickeln. Die Antwort ist nicht ganz einfach, doch Tendenzen zeichnen sich zumindest im wirtschaftlich-technischen Bereich ab. Bis ins letzte Drittel des 20. Jahrhunderts wurde technischer Fortschritt immer noch mit sozialem Fortschritt in eins gesetzt. Als Folge davon fand die wirtschaftliche Innovation auch breite Unterstützung durch die Politik. In dieser Zeit konnte sich die Politik mit Erfolg durch staatliche Eingriffe in ökonomische Entwicklungen und Entscheidungen einmischen. Doch staatliche Interventionen stoßen zunehmend und deutlich auf den Widerstand privater Investoren, wo diese eine Schmälerung der Kapitalrendite befürchten – also vor allem im Bereich hoher Arbeitskosten und Sozialausgaben. Sie reagieren mit sinkender Investitionsbereitschaft und Rationalisierungen, die zur Entlassung von Arbeitskräften führen. Die letzten Jahre zeigen diese Tendenz in gewaltig steigendem Maße. Dass diese Logik ohne gesellschaftlichen Widerstand funktionieren kann, hat zwei Gründe. Einerseits basiert sie auf der menschlichen „Vergesslichkeit" und andererseits auf der völligen Fehleinschätzung der Steuerungsmöglichkeiten der Politik.

Die Vergesslichkeit kann in anderen Worten auch als Mangel an Kritik mit öffentlicher Wirkung benannt werden. Demokratie ist Kritik, aus wissenschaftlicher Perspektive wäre bewusst zu halten, dass desto mehr den Menschen eingeredet wird, es käme nur auf sie an, je mehr sie vom Gesamtsystem abhängig werden. Eine gewisse Auffälligkeit besitzt die Parallele, die sich zwischen der Individualisierung gesellschaftlich-struktureller Schwächen und der oben genannten microfication in der sozialgerontologischen Forschung ergibt. So gesehen könnte das „aktive Alter" ein ideologisches Deckbild für die Tendenz geworden sein, die Bewältigung strukturell erzeugter Krisen in die Verantwortlichkeit der einzelnen einzurechnen. Die mit dem aktiven Alter eng verbundene Vorstellung der „Autonomie", I. Kants Zentrum der Selbstverantwortung des vernünftigen Individuums anstelle blinder Abhängigkeiten, könnte diesem Deckbild zugehören. Die Eigenmacht der Wirtschaft hängt eng mit den geringen Möglichkeiten der Politik für gesellschaftliche Steuerung zusammen. U. Beck hat das folgendermaßen ausgedrückt. Vorrangig werde der Grundsachverhalt verkannt, dass die moderne Gesellschaft kein Steuerungszentrum habe. Trotzdem falle der Politik gemäß ihrem Selbstverständnis und gemäß dem demokratischen Grundverständnis der Bevölkerung die Aufgabe zu, jede gesellschaftsverändernde Entscheidung im Nachhinein zu legitimieren. Gerade, weil die Politik nach diesem Selbstverständnis für die Gestaltung von gesellschaftlichen Verhältnissen zuständig sei, aber de facto keinen Einfluss auf wissenschaftlich-ökonomische Entscheidungen habe, bleibe ihr gar nichts anderes übrig, als dem Volk Entwicklungsrichtung und Ergebnis des technischen und sozialen Wandels als Ausdruck unausweichlicher technisch-ökonomischer oder wissenschaftlich-technischer „Sachzwänge" zu verkaufen. Wird dieser Gedanken auf Fragen des Alters umgelegt, deutet sich zumindest eine Facette der Interpretation an. Seit der Mitte der Achtzigerjahre wurden in Deutschland und Österreich fast alle Gestaltungseingriffe ins System der sozialen Sicherheit mit Hinweisen auf Einsparungen, Budgetsanierung und Vorsorge für Zahlungsfähigkeit in der Zukunft legitimiert. Der Eingriff in die Gestaltung von Beschäftigungsstrukturen und in die Steigerung des Beschäftigungsniveaus, das fast einzige Mittel, um Staatseinnahmen entscheidend zu erhöhen, ist der Politik in beiden Ländern aber fast völlig verwehrt. Was immer in den letzten Jahren an Gesetzesänderungen und Maßnahmen von der Politik auf den Weg gebracht wurde, ist zum größten Teil wirtschaftlichen Überlegungen, und das heißt wirtschaftlichen Interessen gefolgt. Eine politische Gesamtkonzeption für eine altersbejahende Gesellschaft existiert nicht. Wo die Politik angeblich im Interesse der Älteren Maßnahmen setzt, gebiert sie diese aus dem umfassenderen Interessenzusammenhang des wirtschaftlich-technischen Vorrangs in der Gesellschaft. Selbst, wo sie sich allzu krudem Abbau widersetzt, muss sie sich noch des wirtschaftlichen Instrumentariums und dessen Rhetorik bedienen. Die Zukunft des Alters verwaltet sie nach Maßgabe gegenwärtiger Wirtschaftsraison (Amann 2004).

## 5  Schluss

Älterwerden ist ein Vorgang, in dem die Bedingungen des gesamten Lebensverlaufs den Charakter des Altseins bestimmen. Dazu zählen die Karrieren in Bildung und Beruf, die sozialen Kreise, zu denen man gehörte, die Positionen in den sozialen Klassen, die erworbenen kulturellen Verhaltensweisen und manches Andere. Diese Bedingungen wirken in der Weise eines ersten Gestaltungsprinzips für die Ausformung des Alternsverlaufs. „Erst" bezieht sich auf ihre zeitlich früher gegebene Wirksamkeit. Die Logik hinter diesem Gedanken birgt die Vorstellung einer Entwicklungslinie des Lebens, auf der spätere Konstellationen durch frühere Ereignisse beeinflusst sind. Diese Vorstellungen betreffen vor allem die in jüngerer Zeit aktivierte Konzeption der Diversifizierung (Daatland und Biggs 2004). Eine Tatsache wird aber meist übersehen: dass es ein zweites, nachfolgendes Gestaltungsprinzip gibt, das vor allem mit den einschneidenden und letzten Veränderungen im spätesten Lebensabschnitt selbst zu tun hat. Zu den empirisch nachgewiesenen Veränderungen zählen die folgenden. Soziale Isolierung ist bei den Hochaltrigen größer als bei den jüngeren Alten; sie sind weniger stark in Verwandtschafts- und Familienbeziehungen eingebettet als die jüngeren Altersgruppen; je älter Menschen werden, desto emotional und sozial einsamer fühlen sie sich – bei den Hochaltrigen tritt aber deutlich die emotionale Einsamkeit in den Vordergrund; die externe Handlungskontrolle (die Überzeugung also, dass andere eine wesentliche Rolle bei positiven wie negativen Lebensereignissen spielen) nimmt mit dem hohen Alter signifikant zu, insbesondere unter Bedingungen der Verminderung sensorischer Fähigkeiten.

Zum hohen Alter gehört also das Herausfallen aus familiären und verwandtschaftlichen Sozialbeziehungen. Zwar ist der Familienstand nur *ein* Kriterium, aus sozialpsychologischen Überlegungen kommt ihm aber hohe Bedeutung zu. Verwitwet zu werden bedeutet den Verlust einer häufig langjährigen emotional hoch besetzten Beziehung, gleichgültig, wie befriedigend oder konfliktreich sie verlaufen ist. Frauen und Männer im Alter von 85 Jahren und darüber sind also, und das mit erheblichen geschlechtstypischen Unterschieden, eine erhebliche und wichtige Zielgruppe für solche Fragestellungen. Wie sich Verwitwung auf die Struktur des sozialen Netzwerks im Alter, und insbesondere im hohen Alter auswirkt, ist wenig erforscht. Es gibt aber Hinweise, dass dieser Faktor z. B. doch deutlich zur Einsamkeit beiträgt. Hier ist noch ein Gedanke anzumerken, der ebenfalls mit dem Mangel an Wissen über das hohe Alter zu tun hat. Die Annahme, dass Einsamkeit, Verlusterlebnisse und Rückzug im hohen Alter zunähmen, weil dort auch die Wahrscheinlichkeit negativer Lebensumstände und Lebensereignisse steigt, ist in der gerontologischen Literatur weit verbreitet. Manche Autoren gingen nun davon aus, dass diese Umstände meist nicht unerwartet einträten und Zeit und Gewöhnung die Auswirkungen entschärften, sodass sie weniger belastend empfunden würden. Das ist ein folgenschwerer Irrtum. Wer jemals erlebt hat, wie alte Frauen auch zehn Jahre nach dem Tod ihres Mannes noch dessen Anzüge in ihrem Kleiderschrank aufbewahren und bei der Erzählung eines Ereignisses aus dem gemeinsamen Leben vom Weinen überwältigt werden, wer erlebt hat, wie zornig und traurig zugleich alte Männer über ihre körperlichen Gebrechen werden können, ist vorsichtiger mit solchen Annahmen.

Hier ist es nützlich, etwas tiefer in die Vorstellungen der Wissenschaft einzudringen. Das würde zeigen, dass das Wissen unvollständig, ja widersprüchlich ist, eine der Transdisziplinarität vorausgehende innerdisziplinäre Homogenisierung also aussteht. Nichts muss so kritisch betrachtet werden wie Wissen, das mit dem Anspruch der Richtigkeit daher kommt. In der sozialgerontologischen Diskussion über Altersfragen sind vor allem drei Generalthesen verbreitet, die zur Erklärung der Lage und des Verhaltens alter Menschen immer wieder herangezogen werden. Sie beziehen sich vornehmlich auf das genannte erste Gestaltungsprinzip und lassen sich folgendermaßen zusammenfassen, 1) Soziale und ökonomische Bedingungen werden gegenüber altersabhängigen Faktoren immer schwächer, je älter Menschen werden (These der altersbedingten Veränderungen). 2) Materielle und soziale Unterschiede haben einen kontinuierlichen Einfluss auf Lebensformen und Aktivitäten im Alter (These der sozioökonomischen Differenzierung oder Kontinuitätsthese). 3) Soziale Benachteiligung oder Privilegierung verstärken sich mit zunehmendem Alter (These der Kumulation von Einflüssen).

Die These der Altersbedingtheit wird von der Vorstellung genährt, dass das Altern als universaler Prozess mit einem Rückgang physischer und psychischer Potenziale verbunden sei und die Lage älter werdender Menschen zunehmend negativ beeinflusse. Die These kann aber auch bedeuten, dass ältere Menschen durch Zuschreibungen oder institutionelle Regelungen einen Statusverlust erlitten hätten und deshalb in eine schlechtere Lage kämen. Die gesetzlich regulierte Absenkung von Sozialleistungen ist hierfür ein klares Beispiel. Generell heißt dies, dass sich die Lage der Menschen im Alter teilweise wegen nicht-sozialer Ereignisse ändert.

Die These der sozioökonomischen Differenzierung nimmt an, dass die Lage im Alter von der sozialen Schicht abhängig sei, aus der die Menschen kommen. Unterschiede zwischen den Lebenslagen älterer Menschen wären demzufolge nicht in erster Linie die Folgen von Belastungen und Einschränkungen, sondern Folgen von Lebensbedingungen, die früher schon im Lebenslauf Einfluss hatten. Diese These widerspricht in erheblichen Bereichen der ersten.

Die Kumulationsthese (spezielle Häufung von Bedingungen) betont, dass zwischen dem Alter und den sozioökonomischen Lebensbedingungen eine bestimmte Beziehung herrsche. Die sozialen und materiellen Bedingungen der Lebenslage würden sich mit dem Alter verschärfen – positiv wie negativ. So würden hohe Aufwendungen für Pflege und Dienstleistungen sowie gesundheitliche Einschränkungen ursprünglich schon schwierige materielle Verhältnisse noch schwieriger machen.

Tatsächlich lässt sich keine dieser Thesen vollständig und ohne erhebliche Einschränkungen bezüglich der Hochbetagten vertreten. Die wenigen, methodisch und empirisch gut abgesicherten Forschungsbefunde, die wir haben, zeigen sehr deutlich die Notwendigkeit einer innerdisziplinären Differenzierung bzw. Präzisierung (Amann 2004). Wie O. Neurath in seinem einfallsreichen Aufsatz „Zur Klassifikation von Hypothesensystemen" gezeigt hat, gilt auch hier: „So wie wir Theorien brauchen, um die Dinge zu ordnen, so brauchen wir Theorien, um die Theorien zu ordnen" (Neurath 1981, S. 101).

## Literatur

Amann, A. (2004). *Die großen Alterslügen. Generationenkrieg, Pflegechaos, Fortschrittsbremse?* Wien: Böhlau.

Amann, A., & Majce, G. (2005). Einleitung. In A. Amann & G. Majce (Hrsg.), *Soziologie in interdisziplinären Netzwerken* (S. 13–28). Wien: Böhlau.

Amann, A., Ehgartner, G., & Felder, D. (2010). *Sozialprodukt des Alters. Über Produktivitätswahn, Alter und Lebensqualität.* Wien: Böhlau.

Baltes, P. B., & Baltes, M. M. (1992). Gerontologie: Begriff, Herausforderung und Brennpunkte. In P. B. Baltes & J. Mittelstraß (Hrsg.), *Zukunft des Alterns und gesellschaftliche Entwicklung* (S. 1–34). Berlin: W. de Gruyter.

Baltes, P. B., & Mayer, K. U. (Hrsg.). (1996). *Die Berliner Altersstudie.* Berlin: Akademie.

Baltes, P. B., & Mittelstraß, J. (Hrsg.). (1992). *Zukunft des Alterns und gesellschaftliche Entwicklung.* Berlin: W. de Gruyter.

Breinbauer, I. M. (2010). Vom Nutzen und Nachteil der (transdisziplinären) Alterns-Forschung für das Leben. In I. M. Breinbauer, D. Ferring, M. Haller, & H. Meyer-Wolters (Hrsg.), *Tansdisziplinäre Alter(n)sstudien. Gegenstände und Methoden* (S. 37–66). Würzburg: Königshausen.

Breinbauer, I. M., Ferring, D., Haller, M., & Meyer-Wolters, H. (Hrsg.). (2010). *Tansdisziplinäre Alter(n)sstudien. Gegenstände und Methoden.* Würzburg: Königshausen.

Burger, P., & Kamber, R. (2003). Cognitive integration in transdisciplinary science. Knowledge as a key notion. *Issues in Integrative Studies, 21,* 43–73.

Daatland, S. O., & Biggs, S. (Hrsg.). (2004). *Ageing and diversity. Multiple pathways and cultural migrations.* Bristol: Policy Press.

Dux, G. (2008). *Warum denn Gerechtigkeit. Die Logik des Kapitals.* Weilerswist: Velbrück Wissenschaft.

Dux, G. (2009). *Von allem Anfang an: Macht nicht Gerechtigkeit.* Weilerswist: Velbrück.

Estes, C. L., Biggs, S., & Phillipson, C. (2003). *Social theory, social policy and ageing.* London: Open University Press.

Ferring, D. (2010). Transdisziplinäre Alternsforschung und Partizipation In I. M. Breinbauer, D. Ferring, M. Haller, & H. Meyer-Wolters (Hrsg.), *Tansdisziplinäre Alter(n)sstudien. Gegenstände und Methoden* (S. 23–36). Würzburg: Königshausen & Neumann.

Feyerabend, P. (1980). *Erkenntnis für freie Menschen.* Frankfurt a. M.: Suhrkamp.

Hagestad, G., & Dannefer, D. (2001). Concepts and theories of aging: Beyond microfication in social science approaches. In R. Binstock & L. George (Hrsg.), *Handbook of aging and the social sciences* (5. Aufl.). San Diego: Academic Press.

Jansen, B., Karl, F., Radebold, H., & Schmitz-Scherzer, R. (Hrsg.). (1999). *Soziale Gerontologie. Ein Handbuch für Lehre und Praxis.* Weinheim-Basel: Beltz.

Kardoff, E. v. (1988). Praxisforschung als Forschung der Praxis. In M. Heiner (Hrsg.), *Praxisforschung in der sozialen Arbeit* (S. 73–100). Freiburg: Lambertus.

Kuhn, T. (1962). *The structure of scientific revolutions.* Chicago: University of Chicago Press.

Lakatos, I. (1975). Kritischer Rationalismus und die Methodologie wissenschaftlicher Programme. In P. Weingart (Hrsg.), *Wissenschaftsforschung* (S. 91–132). Frankfurt a. M.: Suhrkamp.

Lakatos, I. (1978). Falsification and the methodology of scientific research programmes. In I. Lakatos & A. Musgrave (Hrsg.), *Criticism and the growth of knowledge* (S. 91–196). London.: Cambridge University Press.

Luhmann, N. (1985). *Soziale Systeme Grundriß einer allgemeinen Theorie*. Frankfurt a. M.: Suhrkamp.

Mayer, K. U., & Baltes, P. B. (Hrsg.). (1996). *Die Berliner Altersstudie*. Berlin: Akademie.

Mittelstraß, J. (1987). Die Stunde der Interdisziplinarität. In J. Kocka (Hrsg.), *Praxis – Herausforderung – Ideologie* (S. 152–158). Frankfurt a. M.: Suhrkamp.

Mullins, N. C. (1981). Ein Modell der Entwicklung soziologischer Theorien In W. Lepenies (Hrsg.), *Geschichte der Soziologie* (Bd. 2, S. 69–96). Frankfurt a. M.: Suhrkamp.

Neurath, O. (1981). Zur Klassifikation von Hypothesensystemen. In R. Haller, H. Rutte, & O. Neurath (Hrsg.), *Gesamelte philosophische und methodologische Schriften* (Bd. 1, S. 85–101). Wien: Hölder-Pichler-Tempsky. (erstmals 1914/15).

Pohl, C., & Hirsch-Hadorn, G. (2008). Methodological challenges of transdisciplinary research. *Natures Sciences Sociétés, 16*, 111–121.

Ritzer, G. (1981). *Toward an integrated sociological paradigm*. Boston: Allyn and Bacon.

# Demografische Alterung und Altersvorsorge: Das Beispiel der Schweiz

Céline Schmid Botkine und Carmen Borrat-Besson

## 1 Einleitung

Die Schweiz ist wie die meisten europäischen Länder seit einigen Jahren mit der zunehmenden Alterung ihrer Bevölkerung konfrontiert. Die niedrige Fruchtbarkeit, die steigende Lebenserwartung und der allmähliche Übertritt der Babyboom-Generationen von 1943–1950 und von 1957–1966 in den Ruhestand beschleunigen diesen Prozess. Der Eintritt dieser geburtenstarken Jahrgänge ins Rentenalter wirft eine Reihe von Fragen auf, die über die Alterssicherungssysteme und die Erhaltung ihres Leistungsniveaus hinaus auch die Politik in den Bereichen Beschäftigung, Familie, Wohnungswesen, gesellschaftliche Partizipation, Gesundheits- und Pflegesystem und Betreuung der Menschen im Alter berühren. Ein Hauptanliegen ist die Sicherung eines würdigen Ruhestands für die Personen ab 65 Jahren. Zu diesem Zweck wurden schrittweise Pensionssysteme zur finanziellen Absicherung dieser Personen aufgebaut. Das oft zitierte schweizerische Dreisäulensystem, das öffentliche, berufliche und private Vorsorge verbindet, gilt als besonders geeignet, um den Herausforderungen der Bevölkerungsalterung zu begegnen (Queisser und Vittas 2000). Doch auch mit einem solchen System bleiben Fragen offen, insbesondere hinsichtlich der Gleichstellung in Bezug auf den Altersrücktritt, der Nachhaltigkeit des Systems und der Erhaltung des Rentenniveaus.

Ziel dieses Beitrags ist es, die Situation der Schweiz im Hinblick auf die demografische Alterung und das vorhandene System der Altersvorsorge zu beschreiben. Der erste Teil zeichnet die demografische Entwicklung der Schweiz in der Vergan-

C. Schmid Botkine (✉) · C. Borrat-Besson
FORS, Lausanne, Schweiz
E-Mail: celine.schmid@fors.unil.ch

C. Borrat-Besson
E-Mail: carmen.borrat-besson@fors.unil.ch

A. Amann, F. Kolland (Hrsg.), *Das erzwungene Paradies des Alters?*,
Alter(n) und Gesellschaft, DOI 10.1007/978-3-658-02306-5_3,
© Springer Fachmedien Wiesbaden 2014

genheit nach und beschreibt, welche Bevölkerungsentwicklung in Zukunft zu erwarten ist. Es soll aufgezeigt werden, wie die Alterung fortschreitet, damit im nachfolgenden Kapitel untersucht werden kann, wie das Alterssicherungssystem – das Dreisäulensystem – als Antwort auf die Zunahme der älteren Bevölkerung entstanden ist. Der dritte Teil ist der aktuellen wirtschaftlichen Lage der Rentnerinnen und Rentner in der Schweiz gewidmet. Wie sind ihre Lebensumstände und mit welchen Einkünften bzw. Renten können sie rechnen? Das vierte Kapitel befasst sich mit den aktuellen alterspolitischen Überlegungen des Bundesrates[1] bis 2020. Der letzte Teil schliesslich zieht eine Bilanz der Situation der älteren Personen in der Schweiz und eröffnet die Diskussion zu weiteren Themen, die in den kommenden Jahren als Folge der demografischen Alterung in den Blick rücken dürften.

## 2 Demografische Alterung

Demografische Alterung oder Bevölkerungsalterung wird als die Zunahme des Anteils älterer Personen[2] und im Gegenzug die Abnahme des Anteils jüngerer Personen in einer Bevölkerung
Bevölkerung definiert. Die demografische Alterung ist das Ergebnis dreier Transformationsprozesse (so genannter „Übergänge"), die Auswirkungen auf die Altersstruktur der Bevölkerung haben:

- Der *demografische Übergang* bezeichnet den Transformationsprozess von hohen Geburten- und Sterberaten zu niedrigen Geburten- und Sterberaten. Dieser Übergang setzte mit dem Rückgang der Sterblichkeit im 17. Jahrhundert ein und intensivierte sich im 19. Jahrhundert im Zuge der rückläufigen Geburtenhäufigkeit.
- Der *epidemiologische Übergang*, der mit dem demografischen Übergang einhergeht, bezeichnet das weitere Absinken der Sterblichkeit dank verbesserter Hygiene, Ernährung, Gesundheitsversorgung und dem medizinischen Fortschritt. Zusätzlich zur Reduktion der Sterblichkeit in jüngeren Jahren vollzog sich ein Wandel der Todesursachen – anstelle der schweren Infektionskrankheiten traten allmählich chronische und degenerative Krankheiten sowie Unfälle.
- Merkmale des *wirtschaftlichen Übergangs* sind der Wirtschaftsboom und die Hochkonjunktur der Zeit nach dem Zweiten Weltkrieg, die zur Verbesserung

---

[1] Die Executive auf Bundeseben.

[2] In diesem Artikel werden die Begriffe „ältere Personen", „Senioren", „Rentner" und „Ältere" zur Beschreibung der Bevölkerung ab 65 Jahren verwendet.

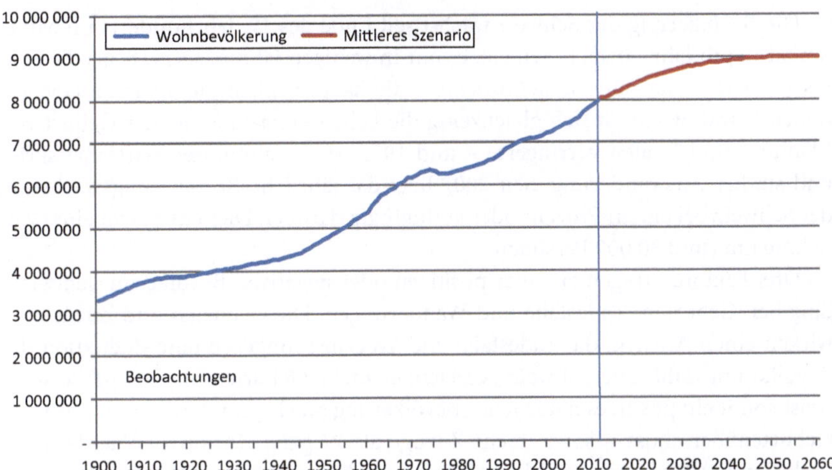


**Abb. 1** Bevölkerungsentwicklung der Schweiz 1900 bis 2060. (Quelle: BFS/ VZ, ESPOP, STATPOP, SCENARIO)

der Lebensverhältnisse der Bevölkerung beitrugen. Die Schweiz war vom Krieg weniger stark betroffen als ihre Nachbarn, weshalb ihre wirtschaftliche und industrielle Infrastruktur praktisch unversehrt blieb (BFS 2008).

Diese drei Transformationen haben zu der demografischen Situation geführt, wie wir sie heute in der Schweiz und in den meisten Ländern Europas kennen.

## 2.1 Demografie der Schweiz: der Stand heute

Die drei oben genannten Übergänge prägten und prägen noch immer das Bevölkerungsbild der Schweiz. Seit Ende des 19. Jahrhunderts – bzw. seit Einführung der Bevölkerungsstatistik im Jahr 1860 – nimmt die Bevölkerung praktisch ununterbrochen zu. Innerhalb von 150 Jahren hat sich die Einwohnerzahl verdreifacht: von 2,5 Mio. (1860) auf etwas über 8 Mio. (2012). Gemäss den Bevölkerungsszenarien des Bundesamtes für Statistik (mittleres Szenario[3]) dürfte um 2055 eine Bevölkerungsspitze von 9 Mio. erreicht werden (vgl. Abb. 1).

---

[3] Das mittlere oder Referenzszenario zeigt die Entwicklung auf, die für die kommenden Jahre als am wahrscheinlichsten erachtet wird. Es schreibt die Entwicklungen der letzten Jahre fort und bezieht die im Zuge des Inkrafttretens der bilateralen Abkommen über den freien Personenverkehr mit der EU beobachteten Trends mit ein.

Die Bevölkerung der Schweiz wächst seit Ende des 19. Jahrhunderts im Mittel um 0,8 % pro Jahr. Ausnahmen gab es nur in wenigen Jahren, so 1918, als die Spanische Grippe die Schweiz heimsuchte – die hauptsächlich die jüngeren Generationen betraf, wodurch sich gleichzeitig die Lebenserwartung bei der Geburt von Männern und Frauen verringerte – und 1975–1977, Jahren der Wirtschaftskrise und starker Auswanderung. Seit 2007 liegt das jährliche Bevölkerungswachstum der Schweiz bei einem Prozent oder geringfügig darüber. Dies entspricht einer Zunahme um rund 80.000 Personen.

Drei Faktoren tragen zu einer positiven oder negativen Bevölkerungsentwicklung bei: Geburten, Todesfälle und Wanderungen. Die Geburten und Zuzüge bewirken einen Anstieg, die Todesfälle und Wegzüge hingegen eine Reduktion der Bevölkerungszahl. Die Schweiz verzeichnet mehr Geburten als Todesfälle – sie weist somit ein positives natürliches Bevölkerungswachstum[4] bzw. einen positiven Geburtenüberschuss – sowie mehr Zuzüge als Wegzüge (positiver Wanderungssaldo[5]) auf. Allerdings ist das Bevölkerungswachstum seit Ende des Zweiten Weltkriegs und mit Ausnahme der Jahre 1975–1977 im Wesentlichen auf den Wanderungsbeitrag zurückzuführen (Calot 1998). Dank der günstigen Wirtschaftslage – europaweit vergleichsweise niedrige Erwerbslosigkeit, gutes Lohnniveau und relativ glimpfliche wirtschaftliche Folgen der Finanzkrise von 2008– ist die Schweiz vor allem Ziel von Zuwanderung aus anderen europäischen Ländern. Die einwandernden Personen sind mehrheitlich jung und gehören der sogenannten aktiven Bevölkerung, d. h. den Altersgruppen der 20- bis 64-Jährigen an.

Bei näherer Betrachtung des Altersaufbaus der Bevölkerung ist erkennbar, dass sich dieser im Laufe des 20. Jahrhunderts stark gewandelt hat und die demografische Alterung schneller fortschreitet. Standen im Jahr 1900 noch 41 % unter 20-Jährige 6 % ab 65-Jährigen gegenüber, betrugen die entsprechenden Anteile im Jahr 2012 20 % bzw. 17 %. Absolut betrachtet zählt die Altersgruppe der 65-Jährigen und Älteren heute nahezu 1,4 Mio. Personen, gegenüber 191.000 vor gut einem Jahrhundert. Die Zahl der Seniorinnen und Senioren hat sich somit versiebenfacht (vgl. Abb. 2).

Dieser Bestandszuwachs bei den älteren Personen ist aber nicht allein dem schrittweisen Übertritt der geburtenstarken Babyboom-Generationen der Nachkriegsjahre (1943–1950) ins Rentenalter zuzuschreiben, sondern auch der Verrin-

---

[4] Der Geburtenüberschuss entspricht der Differenz zwischen der Anzahl Geburten und der Anzahl Todesfälle in einem Kalenderjahr. Der Geburtenüberschuss ist positiv, wenn die Anzahl der Geburten die Anzahl der Todesfälle übersteigt. Im umgekehrten Fall ist er negativ.

[5] Der Wanderungssaldo entspricht der Differenz zwischen der Zuwanderung und der Abwanderung innerhalb eines Jahres. Überwiegt die Zuwanderung, resultiert ein Bevölkerungswachstum.

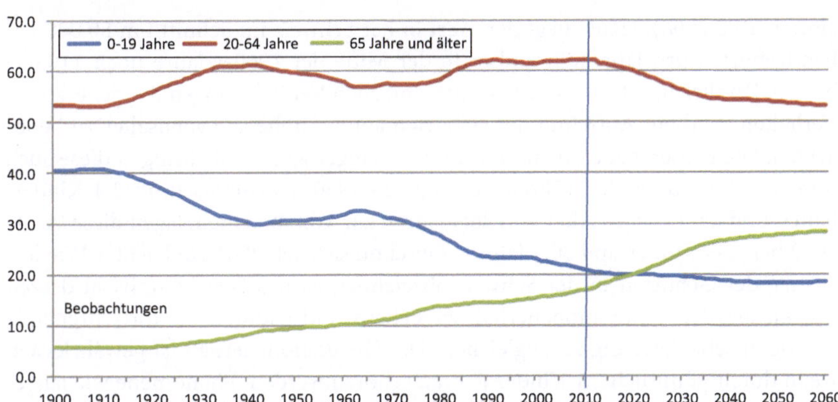


**Abb. 2** Entwicklung der Bevölkerungsanteile der unter 20-Jährigen, der 20- bis 64-Jährigen und der 65-Jährigen und Älteren 1900 bis 2060. (Quelle: BFS/ ESPOP, STATPOP, SCENARIO)

gerung der Sterblichkeit. Insbesondere dank dem Fortschritt in der Medizin, einer besseren Hygiene, Bildung und gesünderen Lebensverhältnissen können die Menschen erwarten, länger und länger bei guter Gesundheit zu leben. Die Verringerung der Sterblichkeit ist auch durch die Entwicklung der Todesursachen bedingt, u. a. durch den Rückgang der Säuglings- und Kindersterblichkeit und der Sterblichkeit infolge von Infektionskrankheiten. Infolgedessen ist die Lebenserwartung bei der Geburt wie auch im Alter von 65 Jahren in den letzten Jahrzehnten kontinuierlich gestiegen. Betrug die Lebenserwartung bei der Geburt im Jahr 1900 im Schnitt noch 47,5[6] Jahre, waren es 2012 bereits 82,6 Jahre. Die Lebenserwartung im Alter von 65 Jahren erhöhte sich von durchschnittlich 9,8 Jahren (1900) auf heute 20,6 Jahre. Innerhalb eines Jahrhunderts hat sich die durchschnittliche Lebenserwartung somit verdoppelt. Bei den Personen ab 65 Jahren waren die Zugewinne sogar noch etwas höher.

Der Bestand der unter 20-jährigen Personen ist zwischen 1900 und 2012 stark zurückgegangen. Ihr Anteil an der Bevölkerung betrug 2012 nur noch 20 % (1,6 Mio. Personen). Die sinkende Anzahl junger Menschen ist im Wesentlichen eine Folge des seit über einem Jahrhundert anhaltenden Wandels des Fruchtbarkeitsverhaltens. Die Einführung der Pille, die 1956 entwickelt wurde, und das Verfügungsrecht der Frauen über den eigenen Körper beeinflussten das Geburtenniveau. Seit 1966 geht die Zahl der jährlichen Lebendgeburten kontinuierlich zurück; eine Ausnahme bildeten die Jahre 1984–1992, in denen eine Stabilisierung

---

[6] Mittel zwischen der Lebenserwartung bei der Geburt der Männer und jener der Frauen.

eintrat (BFS 2008). Heute liegt der Wert in der Schweiz im Schnitt um 80.000 Lebendgeburten pro Jahr, während er in der Mitte der 1960er-Jahre noch 110.000 betrug. Parallel zum Geburtenrückgang sind auch Veränderungen des generativen Verhaltens und ein Aufschub der Geburten auf ein höheres Lebensalter zu beobachten. Die Frauen haben nicht nur immer weniger Kinder, sie bringen diese auch immer später zur Welt. Während die Frauen 1950 im Durchschnitt 2,4 Kinder[7] hatten und das erste im Alter von 26,8 Jahren zur Welt brachten, lagen diese Werte 2012 bei 1,53 Kinder und 30,4 Jahren. Obschon sich seit 2001 ein leichter Wiederanstieg der Geburten in der Schweiz abzeichnet, ist das Geburtenniveau derzeit zu tief, um den Generationenerhalt zu sichern und dadurch die fortschreitende demografische Alterung auszugleichen. Der Generationenerhalt ist gewährleistet, wenn durchschnittlich 2,1 Kinder je Frau geboren werden. Phänomene wie längere Ausbildungszeiten, die Verbreitung von Mitteln zur Empfängnisverhütung und die Schwierigkeit, Familie und Erwerbsarbeit miteinander zu vereinbaren, führen dazu, dass Frauen ihr erstes Kind immer später bekommen und entsprechend insgesamt weniger Kinder zur Welt bringen. Seit den 1970er-Jahren steigt zudem der Anteil zeitlebens kinderloser Frauen.

Der Anteil der 20- bis 64-Jährigen, d. h. der Bevölkerung im Erwerbsalter, stieg zwischen 1900 und 2012 von 55 auf 62 %. Die 60 %-Schwelle wurde im Zeitraum 1931–1948 und danach wieder ab 1983 überschritten. Der Bestand dieser Altersgruppen beträgt heute knapp 5 Mio. Personen. Teilt man diese Bevölkerungskategorie in zwei Untergruppen, die 20- bis 39-Jährigen und die 40- bis 64-Jährigen, ist klar zu erkennen, dass die Bevölkerung im erwerbsfähigen Alter ebenfalls älter wird und sich nicht erneuert. Es gibt mehr Personen, die vor dem Austritt aus dem Erwerbsleben stehen, als solche, die neu in dieses eintreten. Seit Mitte der 1990er-Jahre überwiegen die 40- bis 64-Jährigen zunehmend. Diese Entwicklung hängt mit dem schrittweisen Altersrücktritt der Babyboom-Generationen zusammen. Die ersten geburtenstarken Jahrgänge der Nachkriegszeit stehen jetzt an diesem Punkt, die Baby-Boomer von 1957–1966 werden in 10 bis 20 Jahren so weit sein. Andererseits kann die Erwerbsbevölkerung der Schweiz auf die Zuwanderung junger Erwachsener und ihrer Familien zählen, die das Bevölkerungswachstum ankurbeln und die demografische Alterung abschwächen (Lalive d'Epinay 1998). Die Zugewanderten tragen auf drei Arten zur Verlangsamung der demografischen Alterung bei. Zum einen verstärken sie die Altersgruppe der jungen Erwachsenen – über die Hälfte der in die Schweiz einwandernden Ausländerinnen und Ausländer sind zwischen 20 und 39 Jahre alt, und dies seit den 1990er-Jahren. Zweitens tragen sie zur Anhebung des Fruchtbarkeitsniveaus in der Schweiz bei – Ausländerinnen bringen

---

[7] Zusammengefasste Geburtenziffer.

durchschnittlich 1,85 Kinder zur Welt, verglichen mit 1,43 Kinder pro Schweizerin im Jahr 2012. Schliesslich kehrt ein Teil von ihnen in ihr Heimatland zurück, nachdem sie das Rentenalter erreicht haben.

Der Anteil der Personen ab 65 Jahren ist seit Anfang des 20. Jahrhunderts kontinuierlich gestiegen, während jener der unter 20-Jährigen ebenso stetig zurückgeht. Gleichzeitig blieb der Anteil der Personen im Erwerbsalter (20- bis 64-Jährige) relativ stabil. Dieser Wandel des Altersaufbaus hat die Verhältnisse zwischen den Generationen verändert, insbesondere zwischen der Bevölkerung im erwerbsfähigen Alter und den so genannten „abhängigen" Personen, d. h. den Kindern und den älteren Personen[8]. Im Jahr 1900 kamen in der Schweiz 76 unter 20-Jährige auf 100 Personen im erwerbsfähigen Alter. 2012 waren es nur noch 33. Im Gegensatz dazu ist der Altersquotient kontinuierlich gestiegen. Heute kommt eine Person im Rentenalter auf vier 20- bis 64-Jährige, während dieses Verhältnis zu Beginn des 20. Jahrhunderts 1:10 betrug.

## 2.2 Demografie der Schweiz: und morgen?

Gemäss den Bevölkerungsvorausschätzungen (mittleres Szenario) dürfte die Bevölkerung der Schweiz weiter zunehmen und bis im Jahr 2055 einen Stand von knapp neun Millionen Einwohnerinnen und Einwohner erreichen. Allerdings ist es schwierig, den Bevölkerungsstand mit einem Zeithorizont von 30 bis 40 Jahren genau vorauszuschätzen, insbesondere aufgrund der Wanderungen. Wie bereits zu sehen war, hängt die Bevölkerungsentwicklung in der Schweiz in hohem Masse von diesen Strömen ab. Die Zuwanderung ist in erster Linie das Ergebnis der robusten wirtschaftlichen Verfassung der Schweiz und ihres Arbeitskräftebedarfs.

Was den Altersaufbau der Bevölkerung betrifft, dürfte der Anteil der unter 20-Jährigen zwischen 2012 und 2060 von 20 auf 18 % sinken, während derjenige der Rentnerinnen und Rentner im gleichen Zeitraum von 17 auf 28 % steigt. Ab 2020 dürfte der Anteil und damit die Zahl der älteren Personen diejenige der Kinder und Jugendlichen übersteigen, eine bisher noch nie dagewesene Situation in der Bevölkerungsgeschichte der Schweiz.

Nach den Bevölkerungsprojektionen von Eurostat (Szenario „Konvergenz") für die Länder Europas dürfte die Gesamtbevölkerung der Europäischen Union

---

[8] Berechnet wird ein *Altersquotient*, der sich aus dem Verhältnis der 65-Jährigen und Älteren zu den 20- bis 64-Jährigen ergibt, und ein *Jugendquotient*, der das Verhältnis der 0- bis 19-Jährigen zu den 20- bis 64-jährigen Personen widerspiegelt. In beiden Fällen zeigt die errechnete Zahl, wie viele Personen der entsprechenden Altersgruppe auf 100 Personen im erwerbsfähigen Alter kommen.

(EU-27) bis 2035 auf 521 Mio. ansteigen. Anschliessend geht sie bis Ende 2060 auf 505 Mio. zurück. Für die Nachbarländer der Schweiz werden folgende Werte prognostiziert: Die Bevölkerung Deutschlands nimmt von 82 auf 70 Mio. im Jahr 2060 ab; die Bevölkerung Frankreichs wächst von 63 auf 72 Mio., die Bevölkerung Italiens steigt von 60 auf 62 Mio. im Jahr 2038 und sinkt anschliessend auf 59 Mio. Die Bevölkerung Österreichs schliesslich erhöht sich von 8,4 auf 9,1 Mio. im Jahr 2046 und geht in der Folge auf 9 Mio. Einwohnerinnen und Einwohner zurück.

## 3 Altersvorsorge in der Schweiz: das Dreisäulensystem

Vor dem Hintergrund des demografischen Wandels befasst sich die schweizerische Regierung seit vielen Jahren mit Alters- und Vorsorgefragen. Diese Diskussion findet nicht nur in der Schweiz statt: Das Thema ist in ganz Europa aktuell und dürfte früher oder später alle Länder weltweit betreffen. Zu erwähnen ist beispielsweise der Fall Indiens (Plard 2011). Seit einigen Jahren weist dieses Land als Folge der rückläufigen Sterblichkeit und der steigenden Lebenserwartung einen wachsenden Anteil älterer Personen auf und muss sich nun nicht nur mit Fragen der Altenbetreuung und der generationsübergreifenden Solidarität, sondern auch mit dem Thema Renten beschäftigen.

Die Alters-, Hinterlassenen- und Invalidenvorsorge ist in der Schweiz seit 1972 in der Bundesverfassung verankert und beruht „auf drei Säulen, nämlich der eidgenössischen Alters-, Hinterlassenen- und Invalidenversicherung, der beruflichen Vorsorge und der Selbstvorsorge." (Art. 111 BV). Das Schweizer Vorsorgesystem entspricht einem Modell, das auch von internationalen Institutionen wie der Weltbank postuliert wird und auf einem Dreisäulenprinzip basiert: einer staatlichen und minimalen ersten Säule, einer obligatorischen und beschränkten zweiten Säule sowie einer privaten, auf freiwilligem Sparen beruhenden dritten Säule (vgl. Abb. 3, Caradec 2012).

Die Alters- und Hinterlassenenversicherung (AHV) und die Invalidenversicherung (IV) bilden zusammen mit den Ergänzungsleistungen (EL) die erste Säule. Die Leistungen dieser obligatorischen Versicherungen sollen den Existenzbedarf sichern. Die ebenfalls obligatorische berufliche Vorsorge (BVG), die Pensionskasse, bildet zusammen mit der Unfallversicherung (UVG) die zweite Säule. Sie soll die Fortsetzung der gewohnten Lebensführung ermöglichen. Ziel ist, dass die ersten beiden Säulen zusammen rund 60 % des zuletzt bezogenen Lohnes absichern (Wanner 2006). Die dritte Säule dient der individuellen Vorsorge und ist freiwillig. Auf diese drei Pfeiler des schweizerischen Sozialversicherungssystems wird in den folgenden Abschnitten näher eingegangen.

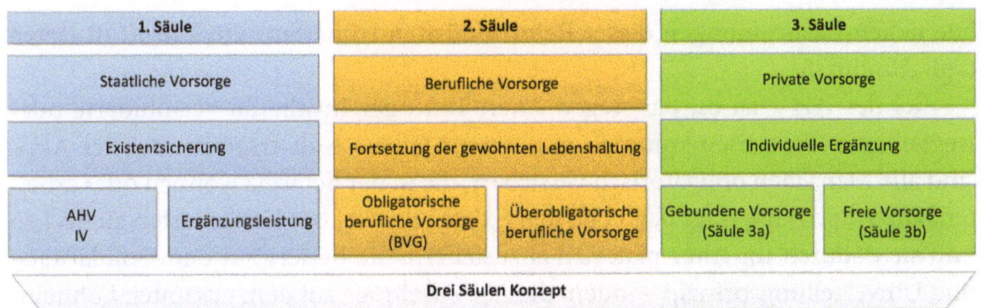


**Abb. 3** Schema des schweizerischen Dreisäulensystems. (Quelle: Freiburger Kantonalbank, Eigenrealisiation)

## 3.1 AHV – die erste Säule

Die Frage nach einer staatlichen Altersversicherung wurde in der Schweiz erstmals Ende des 19. Jahrhunderts laut. Deutschland führte 1891 als erstes Land der Welt ein Altersversicherungssystem ein, das die Auszahlung einer Altersrente ab dem 70. Lebensjahr bei einer Mindestbeitragsdauer von 30 Jahren vorsah. Die schweizerische AHV orientierte sich an diesem Modell, trat aber erst ein halbes Jahrhundert später in Kraft. Am 6. Juli 1947 nahm das Schweizer Volk das Bundesgesetz über die Alters- und Hinterlassenenversicherung mit 80 % der Stimmenden an. Am 1. Januar 1948 trat die AHV, der Grundstein des Sozialversicherungssystems in der Schweiz, in Kraft. Für Männer und Frauen galt das Rentenalter 65 und die Minimalrente betrug 40 Franken[9]. In der Folge wurde das Rentenalter der Frauen mehrmals gesenkt und wieder angehoben. Heute liegt es bei 64 Jahren. 1957 wurde die Untergrenze der AHV-Beitragspflicht auf 18 Jahre festgesetzt, zuvor lag sie bei 15 Jahren. Das Dreisäulenkonzept wurde erstmals 1964 erwähnt. Der Verfassungsartikel über das Dreisäulensystem – staatliche Vorsorge, berufliche Vorsorge und private Vorsorge – wurde 1972 von 74 % der Stimmenden angenommen. Dieses System gilt bis heute.

Die AHV erfuhr seit ihrer Einführung 1948 mehrere Revisionen. Diese betrafen die Höhe der Mindestrenten oder Ergänzungsleistungen, die Senkung des Rentenalters, die Finanzierung der AHV über die Mehrwertsteuer usw. Allerdings wurden nicht alle der bisher 11 Revisionen von Volk und Parlament gutgeheissen. Im November 2012 verabschiedete der Bundesrat unter dem Titel „Altersvorsorge 2020" die Eckwerte für eine umfassende Reform der 1. und 2. Säule (BSV 2011).

---

[9] Schweizer Franken der damaligen Zeit.

Die neuen Bestimmungen dieser Reform dürften frühestens 2019 in Kraft treten (vgl. Abschn. 5).

Ziel der AHV ist es, das wegen Alter, Tod oder Invalidität verminderte oder wegfallende Erwerbseinkommen mindestens teilweise zu ersetzen. Bei der AHV sind alle Menschen obligatorisch versichert, die in der Schweiz wohnen oder arbeiten. Die Altersrente trägt dazu bei, den Existenzbedarf der Versicherten zu decken und sie dadurch im Alter materiell abzusichern. Sie basiert auf dem Solidaritäts- und Umverteilungsprinzip – indem die AHV-Beiträge auf dem gesamten Lohneinkommen erhoben werden, die AHV-Renten aber plafoniert sind – und berechnet sich nach der Anzahl der Beitragsjahre. Eine Vollrente erhält, wer ab dem Jahr nach Vollendung des 17. Altersjahres bis zur Erreichung des ordentlichen Rentenalters Beiträge entrichtet hat. Daneben existiert auch eine Hinterlassenenrente. Diese steht Familien im Falle des Todes eines oder beider Elternteile oder eines Ehegatten zu.

Alle Personen, Frauen und Männer, die in der Schweiz wohnen oder erwerbstätig sind, unterliegen der AHV-Beitragspflicht. Allerdings wird die AHV nicht nur über die Beiträge der Versicherten finanziert. Der Bund deckt rund ein Fünftel der Ausgaben, namentlich durch die Mehrwertsteuer (seit 1999) und durch die Tabaksteuer. Zudem fliesst ein Teil des Ertrags der Spielbanken direkt in die AHV. Bis 1969 betrug die Höhe der AHV-Beiträge 4 % des Bruttolohns. Seither wurde dieser Beitragssatz mehrmals angehoben, um die Ausweitung der Leistungen zu finanzieren. Seit 1975 beträgt er 8,4 %, bzw. je 4,2 % für die Arbeitgebenden und die Arbeitnehmenden. Der Beitragssatz für Selbständigerwerbende beträgt 7,8 %.

Die monatliche AHV-Rente beträgt zwischen 1170 und 2340 Franken für Alleinstehende, die monatliche Maximalrente für Ehepaare beträgt 3510 Franken (Stand 2013). Seit der 9. AHV-Revision werden die Renten der AHV gemäss dem sogenannten Misch-Index jährlich der aktuellen Preis- und Lohnentwicklung angepasst[10].

Unter Ausklammerung des bevorstehenden Pensionsantritts der zweiten Babyboom-Generation muss die AHV heute 7 bis 8 Jahre länger Renten bezahlen als bei ihrem Inkrafttreten (Gaille 2010). Die Lebenserwartung bei der Geburt hat sich seit der Einführung der AHV im Jahr 1948 von 65,1 auf 80,5 Jahre bei den Männern und von 69,4 auf 84,7 Jahre bei den Frauen erhöht (Stand 2012). Die Lebenserwartung im Alter von 65 Jahren stieg im gleichen Zeitraum von 12,1 auf 19,1 Jahre bei den Männern und von 13,7 auf 22,1 Jahre bei den Frauen. Die Lebenserwartung nach dem Pensionsantritt hat sich somit 7 bis 8 Jahre erhöht, das ordentliche Rentenalter blieb hingegen unverändert (vgl. Abb. 4).

---

[10] Website: www.bsv.admin.ch.

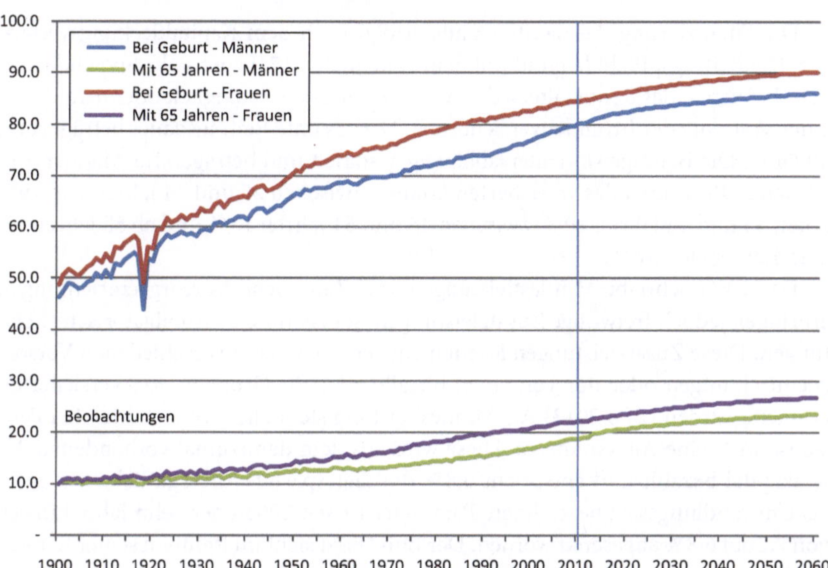


**Abb. 4** Entwicklung der Lebenserwartung in der Schweiz 1900 bis 2060. (Quelle: BFS/ BEVNAT, ESPOP, STATPOP, SCENARIO)

## 3.2 BVG – die zweite Säule

Die berufliche Vorsorge oder zweite Säule soll gemeinsam mit der AHV die Fortsetzung der gewohnten Lebenshaltung in angemessener Weise ermöglichen (Art. 113 Abs. 2 Bst. a BV). Die zweite Säule ist dem BVG (obligatorische berufliche Vorsorge) und dem UVG (Unfallversicherungsgesetz) unterstellt.

Das Bundesgesetz über die berufliche Alters-, Hinterlassenen- und Invalidenvorsorge (BVG) wurde 1985 in Kraft gesetzt. Bereits früher gab es öffentliche und betriebliche Pensionskassen, doch erst mit dem Gesetz wurde das Obligatorium eingeführt. Demnach sind alle Arbeitgebenden verpflichtet, ihre Angestellten bei einer beruflichen Vorsorgeeinrichtung zu versichern (Basaglia 2010). Die berufliche Vorsorge ist obligatorisch für alle Arbeitnehmenden, die das 17. Lebensjahr vollendet haben und im Jahr bei einem Arbeitgeber mindestens 21.060[11] Franken verdienen (Stand 2013). Keine Versicherungspflicht besteht für Selbständigerwerbende und für Arbeitnehmende mit einem Jahreseinkommen von weniger als 21.060 Franken.

---

[11] BVG-Eintrittsschwelle. Der Bundesrat legt das beitragspflichtige Mindesteinkommen periodisch neu fest (http://www.bsv.admin.ch/Dokumentation/Kennzahlen/Berufliche Vorsorge und 3. Säule > „Wichtige Masszahlen im Bereich beruflichen Vorsorge 1985–2013.pdf").

Die Finanzierung der zweiten Säule erfolgt nach dem Kapitaldeckungsverfahren. Die Beitragspflicht beginnt mit dem vollendeten 17. Lebensjahr und endet mit dem Erreichen des Rentenalters, der Aufgabe der Erwerbstätigkeit oder dem Bezug einer Vollrente der Invalidenversicherung. Die gesamte Beitragsdauer beträgt rund 40 Jahre. Die Beiträge sind altersabhängig gestaffelt und betragen für Männer und Frauen in Prozenten des versicherten Lohnes: zwischen 25 und 34 Jahren 7 %, zwischen 35 und 44 Jahren 10 %, zwischen 45 und 54 Jahren 15 % und ab 55 Jahren bis zum Rentenalter 18 %.

Das BVG schreibt Mindestleistungen vor. Zahlreiche Vorsorgeeinrichtungen erbringen jedoch freiwillige Zusatzleistungen, sogenannte überobligatorische Leistungen. Diese Zusatzleistungen können entweder von zwei verschiedenen Vorsorgeeinrichtungen oder nur von einer, für alle oder für Gruppen von Versicherten erbracht werden (BFS 2013) Als Mindestleistung steht allen Versicherten bei Pensionsantritt eine Altersrente zu. Diese wird aus dem dannzumal vorhandenen Alterskapital bezahlt und entspricht 6,8 % des angesparten Altersguthabens. Dieser als Umwandlungssatz bezeichnete Parameter ist seit 2005 über zehn Jahre hinweg von 7,2 auf 6,8 % abgesenkt worden. Der Bundesrat sieht im Rahmen seiner Reform „Altersvorsorge 2020" eine weitere Senkung des Umwandlungssatzes auf 6 % vor. Gab es bei Pensionsantritt vor 2005 pro 100.000 Franken Alterskapitel somit eine Jahresrente von 7.200 Franken und ab 2005 eine solche von 6.800 Franken, wären es nach Umsetzung der Vorsorgereform nur noch 6.000 Franken. Verständlich also, dass sich etliche bald 65-Jährige für die vorzeitige Pensionierung entscheiden.

Für die berufliche Vorsorge und die Berechnung der zukünftigen Renten sind zwei Faktoren massgeblich: die Entwicklung der Lebenserwartung und die Befindlichkeit der Finanzmärkte (Dufresne 2010). Bei der Lebenserwartung ist in den kommenden Jahren bekanntlich mit weiteren Zugewinnen zu rechnen. Steigt die Lebenserwartung, besteht jedoch die Gefahr, dass das Rentenniveau sinkt. Noch stärkere Auswirkungen auf die zweite Säule hat die Befindlichkeit der Finanzmärkte. Der Zusammenbruch der Finanzmärkte im Jahr 2008 (Subprime-Krise), der dem konjunkturellen Hoch der frühen 2000er-Jahre ein abruptes Ende bereitete, zog viele Pensionskassen in Mitleidenschaft. Dadurch dürften die Renten weiter unter Druck geraten.

## 3.3 Private Vorsorge – die dritte Säule

Die dritte Säule, die Selbstvorsorge, ermöglicht die Ergänzung der Leistungen aus der ersten und zweiten Säule zur Deckung allfälliger Vorsorgelücken. Ihr Ziel ist die Beibehaltung des gewohnten Lebensstandards. Die dritte Säule ist freiwillig und beruht auf zwei Elementen: der gebundenen Vorsorge (Säule 3a) und der freien privaten Vorsorge (Säule 3b) (Doffey 2010). Die gebundene Vorsorge (3a) steht nur erwerbstätigen Personen offen. Beiträge an die Säule 3a sind bis zu einem gewissen Betrag steuerfrei. Erwerbstätige mit einer Pensionskasse (2. Säule) können die bezahlten Prämien bis zum Maximalbetrag von 6.739 Franken vom steuerbaren Einkommen abziehen. Erwerbstätige, die keiner Pensionskasse angehören, können bis 20 % des jährlichen Erwerbseinkommens oder im Maximum 33.696 Franken abziehen (Stand 2013). Diese Form der Vorsorge ist vor allem für Selbständigerwerbende wichtig, weil diese nicht obligatorisch bei einer Pensionskasse versichert sind. Der Nachteil: Das bei der Säule 3a häufig reine Vorsorgesparen bietet keinen Schutz vor den Risiken Tod und Invalidität. Die freie Vorsorge (3b) steht allen Personen offen und ist in der Höhe nicht limitiert. Diese Form der Vorsorge bietet jedoch keine steuerlichen Vorteile.

Die freie Vorsorge ist somit eine individuelle Vorsorgeform. Es bestehen wenig gesetzliche Anreize zu ihrer Förderung. Andererseits scheint der Aufbau einer dritten Säule häufig nur für Personen mit mittlerem bis hohem Einkommen praktikabel zu sein.

## 3.4　Auf dem Weg zu einer vierten Säule?

Die Grenzen des Dreisäulensystems und dessen mögliche Gefährdung, wenn die Baby-Boom-Generationen der 1960er-Jahre das Rentenalter erreichen, sind in der Schweiz ein viel diskutiertes Thema. Vor diesem Hintergrund propagieren gewisse Kreise, wie zum Beispiel Avenir Suisse[12], eine vierte Säule. Worum geht es dabei? Die vierte Säule bezeichnet die Fortführung einer voll- oder teilzeitlichen Erwerbstätigkeit über das gesetzliche Rentenalter hinaus. Diese Säule betrifft alle Erwerbsformen, es zeigt sich jedoch, dass Selbständigerwerbende unter den Erwerbspersonen im fortgeschrittenen Alter übervertreten sind (Widmer und Sousa-Poza 2003). 56 % aller Personen, die im Rentenalter und bis 5 Jahre danach noch arbeiten, sind selbständigerwerbend – 63 % der Männer und knapp 49 % der Frauen (BFS 2011).

## 4　Die wirtschaftliche Situation der älteren Menschen in der Schweiz

Obwohl das Dreisäulensystem der Schweiz häufig als Vorbild genannt wird, ist zu betonen, dass das Idealziel, wonach Personen im Rentenalter Einkünfte aus diesen drei Säulen beziehen, nur von einer Minderheit erreicht wird und einem aus-

---

[12] *Think- Tank for economic and social issues:* Unabhängiger Think-Tank, der 1999 von 14 internationalen Schweizer Firmen ins Leben gerufen wurde.

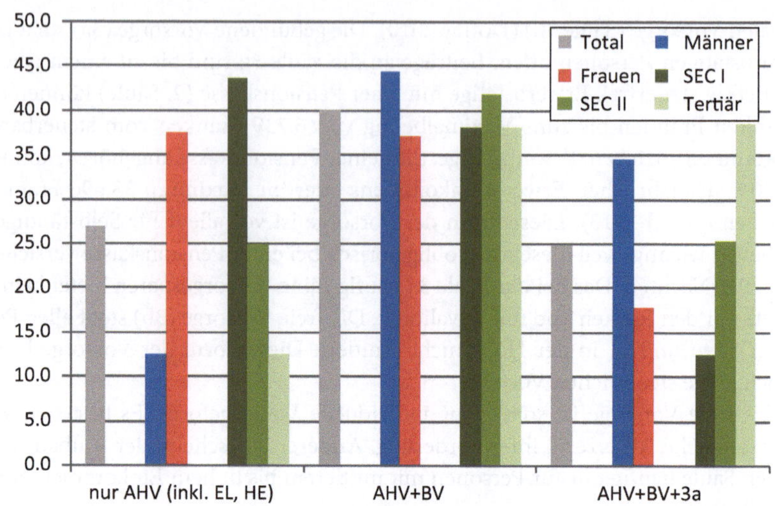


**Abb. 5** Vorsorgesituation nach Geschlecht und Bildungsniveau 2008.(Quelle: BFS/ SAKE)

geprägten sozialen Gradienten unterliegt. Nach den Zahlen der Schweizerischen Arbeitskräfteerhebung (SAKE) des BFS bezogen im Jahr 2008 lediglich 25 % aller Rentnerinnen und Rentner Leistungen aus allen drei Säulen. Die Mehrheit verfügt nicht über eine dritte Säule. Häufigste Konstellation ist die Verbindung von erster und zweiter Säule (40 %), wobei ein beträchtlicher Anteil der Personen im Rentenalter ausschliesslich Leistungen aus der ersten Säule bezieht (27 %) (vgl. Abb. 5).

Die geschlechtsspezifischen Unterschiede sind hoch. Männer beziehen häufiger Leistungen aus allen drei Säulen (34,6 % gegenüber 17,9 % der Frauen) und Frauen verfügen häufiger ausschliesslich über Leistungen aus der ersten Säule (37,7 % gegenüber 12,6 % der Männer).

Der Bildungsstand spielt ebenfalls eine Rolle: Je höher das Ausbildungsniveau, desto höher ist die Wahrscheinlichkeit, dass Leistungen aus allen drei Vorsorgesäulen bezogen werden (SEC I[13]: 12,7 %; SEC II: 25,4 %; Tertiär: 38,6 %), und desto geringer ist der Anteil der Rentnerinnen und Rentner, die lediglich auf die erste Säule zählen können (SEC I: 43,6 %; SEC II: 25,0 %; Tertiär: 12,5 %).

Die Unterschiede nach Geschlecht und Bildungsstand sind im Wesentlichen das Ergebnis der Erwerbslaufbahnen. An dieser Stelle sei daran erinnert, dass Personen mit einem Jahreseinkommen pro Arbeitsgebende unter rund 20.000 Franken[14]

---

[13] SEC I = ISCED 0–2; SEC II = ISCED 3–4; Tertiär = ISCED 5–6.

[14] Die Eintrittsschwelle wird jedes Jahr angepasst. Im Jahr 2008, dem Jahr der SAKE-Erhebung, betrug sie 19.890 Franken, 2013 waren es 2.060 Franken.

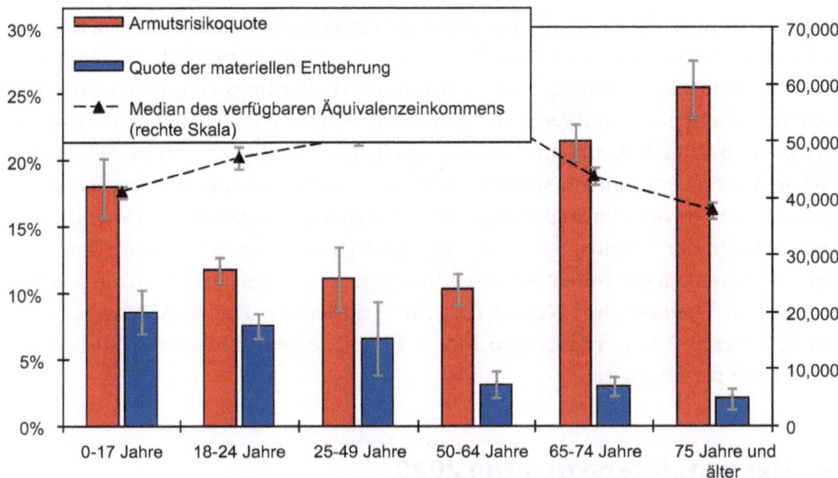


**Abb. 6** Armutsrisikoquote, materielle Entbehrung und Median des verfügbaren Äquivalenzeinkommens nach Altersgruppe 2010. (Quelle: BFS/ SILC-2010 (aus Fleury und Christin 2012))

nicht obligatorisch in der zweiten Säule versichert sind. Personen mit niedrigem Einkommen, Teilzeiterwerbstätige oder Personen, die mehrere Stellen bekleiden, haben keinen Zugang zu beruflicher Vorsorge. Frauen sind besonders hart betroffen, weil sie häufiger Teilzeit arbeiten, in Niedriglohnbranchen übervertreten sind und ihre Erwerbskarriere oft unterbrechen, um Kinder grosszuziehen. Sie sind deshalb einem grösseren Risiko ausgesetzt, die Eintrittsschwelle der beruflichen Vorsorge nicht zu erreichen. Und selbst wenn sie diese erreichen, sind sie seltener in der Lage, das für eine solide Vorsorge notwendige Kapital anzusparen.

Die dritte Säule wird häufig als ein Mittel zur Steueroptimierung für die Wohlhabenden betrachtet. Tatsächlich sind der Zugang zur freien Vorsorge und die Höhe der Mittel, die dafür aufgewendet werden können, von den individuellen finanziellen Verhältnissen abhängig. Infolgedessen haben Personen mit niedrigem Einkommen kaum eine Chance, eine dritte Säule aufzubauen.

Die Messung der Altersarmut gibt Aufschluss darüber, wie wirkungsvoll das System der Altersvorsorge die älteren Menschen finanziell abzusichern vermag. Nach den Zahlen des BFS (Guggisberg et al. 2012; Fleury und Christin 2012) sind Personen ab 65 Jahren häufiger von Einkommensarmut betroffen und stärker von monetärer Armut bedroht als andere Altersgruppen (vgl. Abb. 6). Andererseits verfügen sie über eine höhere materielle Sicherheit und können auf Vermögenseinkünfte zurückgreifen, um die laufenden Ausgaben zu bestreiten.

Die wirtschaftliche Lage der Mehrheit der Pensionierten in der Schweiz ist generell zufriedenstellend. Das Dreisäulensystem, dessen zweite und dritte Säule nach dem Kapitaldeckungsprinzip funktionieren, führt allerdings zu grossen Ungleichheiten. Personen, die im Wesentlichen von der AHV-Rente leben, keine Rente aus der zweiten Säule beziehen und kein persönliches Vermögen besitzen, fällt es sehr viel schwerer, den ohnehin schon bescheidenen Lebensstandard aufrechtzuerhalten, den sie vor der Pensionierung hatten. Tatsächlich liegen die AHV-Vollrenten sehr nahe an der Armutsgrenze. So legte das BFS die Armutsgrenze im Jahr 2013 bei 2.200 Franken pro Monat für eine Einzelperson und bei 3.050 Franken pro Monat für ein Ehepaar ohne Kinder fest. Zur Erinnerung: Die AHV-Maximalrente beträgt derzeit 2.340 Franken pro Monat für Einzelpersonen und 3.510 Franken pro Monat für Ehepaare.

## 5    Reform „Altersvorsorge 2020"

Wie überall in Europa ist das System der Altersvorsorge in der Schweiz mit grossen Herausforderungen konfrontiert. Die Menschen leben immer länger, in ein paar Jahren kommen wiederum ausserordentlich geburtenstarke Jahrgänge ins AHV-Alter, und die Kapitalerträge der ersten und zweiten Säule liegen seit Jahren hinter den Erwartungen zurück. Laut Prognose des Bundesrates werden die Kapitalreserven der AHV ab dem Jahr 2020 kontinuierlich abnehmen und die Pensionskassen werden Mühe haben, die gesetzlich definierten Mindestleistungen zu finanzieren.

Die Reformen, mit denen versucht wird, die Altersvorsorge an die neuen demografischen und finanziellen Gegebenheiten anzupassen, sind heikel und dem Stimmvolk schwer zu vermitteln. Zwei Reformvorhaben im Bereich der ersten und zweiten Säule scheiterten 2004 respektive 2010 in der Volksabstimmung. Ende 2012 hat der Bundesrat die Leitlinien einer neuen Reform unter dem Titel „Altersvorsorge 2020" definiert, die umfassender, besser austariert und mehrheitsfähig sein soll (BSV 2011). Mit der Reform sollen zwei Ziele erreicht werden: das Rentenniveau soll erhalten und die Finanzierungsgrundlagen der ersten und zweiten Säule nachhaltig angepasst werden.

Ein erstes Massnahmenpaket dieser neuen Reform hat zum Ziel, die Seniorinnen und Senioren mindestens bis zum gesetzlichen Rentenalter im Erwerbsleben zu halten. Der Bundesrat will Frühpensionierungen weniger attraktiv machen und den Pensionsantritt flexibilisieren, indem günstige Rahmenbedingungen zur Weiterführung der Erwerbstätigkeit – auch auf teilzeitlicher Basis – bis 65 und auch nach für diejenigen, die können und wollen, geschaffen werden.

Der Umwandlungssatz der zweiten Säule ist ein weiterer Kernpunkt der Debatte. Wie im Kapitel 3.2 erklärt wurde, entspricht in der Schweiz die jährliche Rente aus der zweiten Säule einem Prozentsatz des Altersguthabens, das während der Zeit der Berufstätigkeit angespart wurde. Der Bundesrat will den Umwandlungssatz schrittweise von derzeit 6,8 auf 6 % senken. Um die damit verbundenen Rentensenkungen auszugleichen, sollen die Lohnbeiträge erhöht werden. Eine Zusatzfinanzierung ist für die Übergangsgeneration vorgesehen, die von den negativen Auswirkungen der Senkung des Umwandlungssatzes betroffen sein wird, ohne in den Genuss der Ausgleichsmassnahmen zu kommen.

Schliesslich schlägt der Bundesrat eine schrittweise Erhöhung der Mehrwertsteuer um maximal 2 Prozentpunkte vor, um das Rentenniveau der ersten Säule zu erhalten. Er zieht die Zusatzfinanzierung über die Mehrwertsteuer einer Erhöhung der Lohnbeiträge an die AHV vor, weil damit nicht nur die Erwerbstätigen sondern auch die Rentnerinnen und Rentner solidarisch einen Beitrag leisten. Zusätzlich ist ein Interventionsmechanismus in der AHV geplant, der zusätzliche Sanierungsmassnahmen auslöst, sollte der Fondsstand der ersten Säule dennoch unter 70 % fallen.

Der Gesetzesentwurf wurde Ende November 2012 vom Bundesrat vorgestellt und im Juni 2013 in einem Aussprachepapier konkretisiert. Die Vorlage soll zwischen 2015 und 2018 vom Parlament beraten werden und 2018 zur Volksabstimmung gelangen. Die Reform wird frühestens 2019 in Kraft treten.

# 6   Schlussbemerkungen

Das Alterssicherungssystem ist komplex und die Rentenfrage umso wichtiger, als die Zahl der betroffenen Personen je länger je mehr zunehmen wird. Die Schweiz scheint mit ihrem Dreisäulensystem ziemlich gut aufgestellt, um den zukünftigen Herausforderungen durch die demografische Entwicklung und durch den Wandel des Arbeitsmarktes entgegenzutreten (Bonoli und Gay-des-Combes 2003). Allerdings muss das System fortlaufend überwacht und angepasst werden, insbesondere was dessen Finanzierung betrifft. Genau dies ist denn auch der Sinn der neuen Reform „Altersvorsorge 2020" der schweizerischen Regierung.

Die Frage der Rentenfinanzierung steht im Zentrum der politischen Debatte in der Schweiz und in Europa, insbesondere aufgrund der demografischen Alterung und des damit verbundenen Wandels der Altersstruktur der Bevölkerung. Um die Finanzierungsprobleme bei der Altersvorsorge zu lösen, werden die verschiedensten Lösungen diskutiert. Diese reichen von der Erhöhung des Rentenalters über eine Zusatzfinanzierung durch Anhebung der Mehrwertsteuer bis hin zu Anreizen, damit die Seniorinnen und Senioren bis zum gesetzlichen Rentenalter weiterarbeiten, wobei es gleichzeitig möglich sein soll, den Pensionierungszeitpunkt flexibler zu gestalten. Häufig diskutiert wird auch die Frage, ob ältere Personen nicht über das 65. Altersjahr hinaus während einiger Jahre Beiträge an die erste Säule leisten sollten. Rein mathematisch betrachtet wird in Zukunft die zahlenmässig und wirtschaftlich schwächste Bevölkerungsgruppe – die Personen im erwerbsfähigen Alter – das Rentenniveau der wirtschaftlich stärksten und zahlenmässig grössten Gruppe sichern müssen. In den Augen vieler ist dies auf lange Sicht nicht nachhaltig.

Die Sicherung eines würdigen Ruhestands für alle ist zweifellos ein begrüssenswertes Ziel. Wie zu sehen war sind aber die Versicherten bezüglich Pensionsantritt und Rentenhöhe nicht alle gleichgestellt. Zwischen den älteren Personen bestehen je nach ausgeübtem Beruf, Beschäftigungsgrad, Geschlecht und Zivilstand bzw. Lebenssituation erhebliche Unterschiede. Die Seniorinnen und Senioren bilden keine homogene Gruppe. Die Möglichkeit einer vorzeitigen Pensionierung zum Beispiel ist hauptsächlich von den finanziellen Gegebenheiten abhängig. Anders ausgedrückt, frühpensionieren lässt sich, wer es sich leisten kann. Wobei eine Frühpensionierung nicht immer auf dem freien Entschluss der Betroffenen beruht. Als in den 1990er-Jahren viele Unternehmen im Zuge der Wirtschaftskrise zu Umstrukturierungen gezwungen waren, wurde zahlreichen älteren Arbeitnehmenden eine Frühpensionierung zu interessanten Konditionen angeboten (Gärtner 2003). Auf diese Weise liessen sich Entlassungen und ein Anstieg der Zahl der Stellensuchenden vermeiden.

In Zukunft werden die Fragen der Rentenfinanzierung, der Arbeitsmarktfähigkeit der Pensionierten und der Flexibilisierung des Pensionsantritts[15] gegenüber dem Thema der Abhängigkeit der älteren Personen in den Hintergrund treten (Caradec 2012). Die Gesundheit der Menschen im Alter und die Finanzierung der Gesundheits- und Pflegesysteme werden im Fokus der zukünftigen Diskussionen stehen, weil die demografische Alterung auch in diesem Bereich nachhaltige Folgen hat. Obschon die Menschen heute nicht nur länger, sondern auch länger bei guter Gesundheit leben, kommt stets ein Zeitpunkt, in dem ihre Betreuung und die Bereitstellung der entsprechenden – oft kostspieligen – Versorgungsleistungen unvermeidlich werden.

## Literatur

Basaglia, S. (2010). Passé et futur. *Bulletin HEC, 81*, 34–35.
BFS. (2011). *Indikatoren zur Alterssicherung, Resultate der Schlüsselindikatoren. BFS Aktuell.* Neuchâtel: BFS (Bundesamt Für Statistik).

---

[15] Flexibilisierung kann zwei Bedeutungen haben: Entweder kann die Erwerbsbeteiligung vor dem Altersrücktritt schrittweise verringert oder die Erwerbstätigkeit nach Erreichen des gesetzlichen Rentenalters in vollem oder reduziertem Umfang weitergeführt werden.

BFS. (2013). *Struktur der beruflichen Vorsorge in der Schweiz*. Neuchâtel: BFS (Bundesamt Für Statistik).

Bonoli, G., & Gay-des-Combes, B. (2003). Prospektive Simulation der Altersvorsorge vor dem Zeithorizont 2040. *Soziale Sicherheit: Zeitschrift des Bundesamtes für Sozialversicherung, 3*, 125–127.

Bundesamt für Sozialversicherungen (BSV) (2011). *Bericht des Bundesrates zuhanden der Bundesversammlung über die Zukunft des 2. Säule*. Bern: BSV.

Bundesamt für Statistik (BFS) (2008). *Demografische Alterung und soziale Sicherheit. Demos. Informationen aus der Demografie 4/2007*. Neuchâtel: BFS (Bundesamt für Statistik).

Calot, G. (1998). *Two centuries of Swiss demographic history. Graphic album of the 1860-2050 period*. Neuchâtel: Bundesamt für Statistik (BFS).

Caradec, V. (2012). *Sociologie de la vieillesse et du vieillissement*. Paris: A. Collin.

Doffey, P. (2010). Prévoir: Mode d'emploi. *Bulletin HEC, 81*, 38–39.

Dufresne, F. (2010). Les défis du 2ᵉ pilier. *Bulletin HEC, 81*, 20–21.

Fleury, S., & Christin, T. (2012). Lebensbedingungen der Seniorinnen und Senioren in der Schweiz. *Demos. Informationen aus der Demografie. BFS (Bundesamt Für Statistik), 2*, 8–10.

Gaille, S. (2010). La longévité future: Les enjeux. *Bulletin HEC, 81*, 28–29.

Gärtner, L. (2003). Forschungsprogramm zur längerfristigen Zukunft der Altersvorsorge: Ein Überblick. *Soziale Sicherheit CHSS, 3*, 115–117.

Guggisberg, M. B. M., & Christin, T. (2012). *Armut in der Schweiz: Konzepte, Resultate und Methoden. Ergebnisse auf der Basis von SILC 2008 bis 2010*. Neuchâtel: BFS (Bundesamt Für Statistik).

Lalive d'Epinay, C., Brunner, M., & Albano, G. (1998). *Atlas suisse de la population âgée*. Lausanne: Réalités sociales.

Plard, M. (2011). *Vieillissement et décohabitation intergénérationnelle en Inde, le care en recomposition: pratiques et expériences de familles transnationales à Chennai. Espaces et Sociétés*, 31, CNRS.

Queisser, M., & Vittas, D. (2000). *The Swiss multi-pillar pensions system: Triumph of common sense?* Washington, DC: Development Research, The World Bank.

Wanner, P., & Gabadinho, A. (2008). *Die wirtschaftliche Situation von Erwerbstätigen und Personen im Ruhestand*. Bern: BSV.

Widmer, Rolf & Alfonso Sousa-Poza sur mandat d'Avenir suisse. (2003). *4ᵉᵐᵉ pilier: le travail à temps partiel à l'âge de la retraite en Suisse: son incidence, son potentiel*. Zürich.

# Potenziale des Alter(n)s – Perspektiven des homo vitae longae?

Gertrud M. Backes

> *Die Philosophen haben die Welt nur verschieden*
> *interpretiert; es kömmt aber darauf an, sie zu verändern.*
> *(11. Feuerbachthese, Karl M. (1970). Karl Marx über*
> *Feuerbach vom Jahre 1845 – Thesen über Feuerbach.*
> *In Friedrich Engels (Hrsg.), Ludwig Feuerbach und der*
> *Ausgang der klassischen deutschen Philosophie (S. 73).*
> *Berlin: Dietz Verlag.)*

Bei der viel diskutierten Frage der Entwicklung von Alter(n) im Kontext sozialen Wandels geht es neben Beschreibung und Erklärung auch um eine Interpretation „der Welt". Dies impliziert den Blick auf sich verändernde Zusammenhänge von Alter, Altem, Lebenslauf und Gesellschaft. Und es erfordert die Entwicklung von Leitbildern zu Alter und Altem im Umbruch wirtschaftlicher, politischer und kultureller Verhältnisse. Dabei wird häufig auf Potenziale des Alter(n)s rekurriert (s. Fünfter Altenbericht der Deutschen Bundesregierung, der sich mit dem Thema der Potenziale des Alterns in Wirtschaft und Gesellschaft befasst). Dabei ist zu beachten: Auch bei der Entwicklung und Realisierung von Potenzialen hat veränderndes Handeln (*sozial*)*strukturelle Voraussetzungen* (und Folgen), insbesondere in der sozialen Lage, dem Geschlecht, der Nationalität und dem Alter. Deren Wirksamkeit zeigt sich besonders in institutionellen Kontexten, in Organisationen, Betrieben, Schulen, Familien und anderen sozialen Netzen. Insofern ist die Frage gesellschaftlicher Macht- und Ungleichheitsverhältnisse, etwa hinsichtlich der Ausprägungen und Realisierungschancen von Potenzialen des Alter(n)s, keinesfalls außen vor zu lassen.


G. M. Backes (✉)
Vechta, Deutschland
E-Mail: gertrud.backes@uni-vechta.de



A. Amann, F. Kolland (Hrsg.), *Das erzwungene Paradies des Alters?*,
Alter(n) und Gesellschaft, DOI 10.1007/978-3-658-02306-5_4,
© Springer Fachmedien Wiesbaden 2014

Dazu werden zunächst (in Abschn. 1) die Potenziale des Alter(n)s exemplarisch in den Kontext sozial – vor allem nach Klasse, Geschlecht, Alter und regionaler Herkunft – differenzierter und ungleicher Lebenslagen und damit sozialer Konflikte, Interessen und Machtverhältnisse gestellt. Vor deren Hintergrund werden exemplarisch Möglichkeiten und Grenzen der Potenzialentwicklung sowie Notwendigkeiten ihrer Förderung beschrieben, die sich am bereits veränderten und sich weiter verändernden Lebenslauf orientieren. Schließlich geht es (in Abschn. 2) darum, die anstehenden Veränderungen als gesellschaftliche Entwicklungsaufgabe der Gestaltung des Lebenslaufs und des Verhältnisses der Generationen und der Geschlechter zu skizzieren. Weiter geht es (in Abschn. 3) um die bilanzierende Darstellung von aktuell propagierten Leitbildern im Konzept des am langen Leben orientierten Menschen, des „homo vitae longae". Dabei werden auch Widersprüche und Ambivalenzen der Potenzialdiskussion angesprochen und Gefahren des entsprechenden Leitbildes sowie die Notwendigkeit der Abgrenzung von anderen aktuellen alter(n)sbezogenen Leitbildern reflektiert. Dabei wird Bezug genommen auf Annahmen zu menschlichen Grundbedürfnissen und zu gesellschaftlichen Zielen. Die wichtigsten Ergebnisse und erste Handlungsansätze, orientiert am Modell des langen Lebens und dem Ziel der Entwicklung von mehr Chancengleichheit hinsichtlich der Potenziale des Alter(n)s werden (in Abschn. 4) zusammengefasst.

## 1 Alter(n)spotenziale im Kontext sozial differenzierter und ungleicher Lebenslagen

Eine Diskussion um Potenziale des Alters ist in einen alltagsrealistischen Zusammenhang zu stellen, und zwar a) den der verschiedenen, sozial differenzierten Formen und Ausprägungen der Potenziale und b) vor allem den der sozial ungleichen Formen und Chancen der Entwicklung und Realisierung von Potenzialen sowie c) den der entsprechenden Fördermöglichkeiten im Sinne einer Angleichung der Lebensqualitätschancen über den Lebensverlauf, insbesondere im Alter, nach Geschlecht, nach Klassenlage und nach Herkunftsland. Nicht nur zur Einschätzung und zum Verständnis derzeit zu beobachtender, sondern auch künftig zu erwartender und ggf. zu fördernder Potenziale des Alters und Alterns ist die Kenntnis der empirischen Ausprägung der Lebenslagen über den Lebensverlauf erforderlich. Sie stellen die Basis dar, auf der sich unterschiedliche Potenziale des Alter(n)s entwickeln und zur Entfaltung kommen bzw. daran gehindert werden wie auch abgerufen und in Anspruch genommen werden können. Aus der Kenntnis des Zusammenhangs zwischen Lebenslagen und deren Entwicklung im Lebensverlauf und Potenzialen bei jetzt älteren und alten Menschen lässt sich allerdings – auf der Basis sich abzeichnender Lebenslageentwicklungen jetzt jüngerer Menschen – begründet auf künftig zu erwartende Potenziale des Alters schließen. Auf diesem Wege sind strukturelle, institutionelle wie individuelle Ansatzpunkte zur Prävention im Sinne einer am langen Leben orientierten Gestaltung der Lebensverläufe und Biographien zu benennen. Damit ist der Anschluss an ein Konzept des „homo vitae longae" gegeben, des am langen Leben in einer Gesellschaft des langen Lebens orientierten Menschen; es bedarf einer Konkretisierung durch die Formulierung detaillierter Handlungsansätze.

In den letzten zehn Jahren hat auch in Deutschland Forschung zur objektiven und subjektiven Lebenssituation älterer und alter Menschen deutlich zugenommen. So liegen inzwischen mit der Berliner Altersstudie (Mayer und Baltes 1996), der ersten und der zweiten Welle des Alters-Survey (Kohli und Künemund 2000; Tesch-Römer et al. 2006), der Interdisziplinären Langzeitstudie des Erwachsenenalters (ILSE) (Martin et al. 2000), verschiedenen Studien zur Pflege- und Einkommenssituation sowie mit den bisherigen vier Berichten zur Lage der älteren Generation (BMFSFJ 1993, 1998, 2001, 2002) fundierte und vielseitige empirische Informationen vor, die eine differenzierte Analyse der Lebenslagen, insbesondere auch sozial gefährdender Lebenslagen älterer und alter Menschen in Deutschland ermöglichen. Indem die Diskussion um Potenziale des Alters in den Kontext des Wissens um Lebenslagen im Alter gestellt wird (vgl. Tews 1993; Clemens 1994; Voges 2002; Clemens und Naegele 2004), können neben den Möglichkeiten auch die vor allem sozialstrukturell bedingten Grenzen der Potenzialentwicklung und insbesondere auch *Ansatzpunkte für deren an sozialer Ungleichheit ansetzende Förderung* nachvollziehbar gemacht werden. Unter der Prämisse, dass *Potenzialförderung im Sinne einer Förderung von Chancengleichheit* (zwischen verschiedenen Altersgruppen, sozio-ökonomischen Lagen, Geschlechtern, Herkunftsländern) im Alter zu begreifen sein soll, ist jeweils zu fragen, was die Ausprägung der Lebenslagedimensionen für die Entwicklung von Potenzialen sowie für Möglichkeiten und Grenzen der Entwicklung, Realisierung und Förderung von Potentialen heißt.

*Ungleichheitsdimension (hohes) Alter – am Beispiel des Kontakt-, Kooperations- und Aktivitäts- bzw. Beschäftigungsspielraums* Die starke Binnendifferenzierung des Alters auch hinsichtlich des Kontakt-, Kooperations- und Aktivitätsspielraums lässt sich so nur erahnen. Tatsächlich ist davon auszugehen, dass es ältere oder sogar alte und hochaltrige Menschen gibt, die diesen Spielraum im Alter maximal nutzen und sogar durch Entwicklung neuer Kontakt-, Kooperations- und Aktivitätsformen ganz neu erleben und u. U. zufrieden stellender als in jüngeren Jahren gestalten, also sogar neue Potenziale diesbezüglich entwickeln und zur Anwendung bringen können. Und es gibt den gegenteiligen Typus, der sich nach Ende der Erwerbsarbeit zurückzieht, der zwar über Potenziale (hinsichtlich Tätigkeiten, Zeit, Qualifikation) verfügt, diese jedoch nicht mehr verfügbar machen will oder kann, oder der keine nennenswerten Potenziale mehr hat, da er die verbliebenen der Sicherung der eigenen Existenz und der Pflege seiner hoch betagten Eltern widmen muss.

Umstritten ist in der Gerontologie die Bewertung nachweisbar abnehmender außenorientierter Aktivität im (hohen) Alter als soziales Risiko und damit die Frage, ob dem durch eine Politik der Aktivitätsförderung (sei es der so genannten Altenbildung, der Förderung freiwilligen Engagements im Alter oder der aktivierenden sozialen Arbeit) zu begegnen sei. Dies dokumentierte sich z. B. bereits im Zwischenbericht der Bundestags-Enquete-Kommission „Demographischer Wandel" (vgl. Deutscher Bundestag 1994, S. 340 ff.): Hier sehen vor allem Vertreter der psychologischen Gerontologie „aktives Altern" als gesellschaftspolitisch wünschenswertes Ziel. Und Aktivität gilt als eine der wesentlichen Voraussetzungen für „erfolgreiches", „gelungenes", „gutes" oder „normales" Altern. Hingegen begründen insbesondere Vertreter der sozialpolitikwissenschaftlichen Gerontologie mit dem Hinweis auf empirische Lebenslageanalysen eine andere Vorstellung. Demnach sei „… aktives Älterwerden … kein empfohlener, guter oder normaler Lebensstil, sondern eine Lebensäußerung, die angesichts der Differenziertheit von Lebenssituationen im Alter lediglich einen wesentlichen Teilbereich der Bedürfnisse und Wünsche abdeckt und die – sehr grundlegend – an Voraussetzungen gebunden ist, die durch Gesellschafts- und Wirtschaftsstrukturen bestimmt sind" (Deutscher Bundestag 1994, S. 383 f.).

Vor dem Hintergrund dieser Diskussion sind folgende Ergebnisse im Feld des Kontakte-, Kooperations- und Aktivitätsspielraums im Alter zu verorten:

- Der größte Teil älterer und alter Menschen ist in tragfähige familiale Netzwerke eingebunden. In den Familien bestehen intensive Austauschbeziehungen zwischen den Generationen (BMFSFJ 2001, S. 239; Kohli und Künemund 2000; Tesch-Römer et al. 2006).
- Vor allem Hochaltrige sind von Einschränkungen ihrer Kontakt- und Aktivitätsspielräume betroffen: Menschen der eigenen und nachfolgenden Generation sterben; fast alle verheirateten Frauen erleben den Tod ihres Partners; nur noch 15 % der über 95-Jährigen haben lebende Geschwister (BMFSFJ 2002, S. 135).
- Diese Verluste im sozialen Netzwerk belasten die physische und psychische Gesundheit: Das Selbstmordrisiko alter verwitweter Menschen liegt doppelt so hoch wie das von verheirateten. Eingeschränkte Handlungsspielräume können Gefühle von sozialer Isolation und Einsamkeit fördern. Als Risikofaktoren gelten hier, neben dem Tod des Partners/der Partnerin und dem Alleinleben, v. a.

Kinderlosigkeit, Wohnen im Heim sowie gesundheitliche und mobilitätsbezogene Einschränkungen. Die Quote institutionalisierten Wohnens steigt jenseits des 80. Lebensjahrs überproportional an, von den über 90-Jährigen ist mehr als jeder Dritte betroffen. Alte Menschen, die im Heim leben, haben weniger Kontakte zur Außenwelt. Besonders betroffen sind Hochbetagte ohne Kinder.

- Für die Zukunft wird eine wachsende Zahl, wenngleich immer noch Minderheit alter Menschen prognostiziert, die über kein oder nur ein sehr geringes familiäres Unterstützungspotenzial verfugen, vor allem ältere kinderlose Paare, verwitwete Personen sowie ledige alte Menschen (Naegele und Reichert 1999).

Deutlich wird, dass ein *„aktives Älterwerden" – und damit die Entfaltung von Potenzialen des Alter(n)s – an günstige gesundheitliche Voraussetzungen, an jüngeres Alter, an männliche Geschlechtszugehörigkeit sowie nicht zuletzt an einen höheren sozioökonomischen Status gebunden* ist. Untersuchungen über Lebensstile älterer Menschen zeigen zudem, dass ein Viertel der Menschen im Alter von 55 bis 70 Jahren als „aktive neue Alte" bezeichnet werden können. Sie stammen überwiegend aus „gehobenen sozialen Milieus" bzw. aus „gutsituierten Verhältnissen" (Infratest Sozialforschung et al. 1991). Somit zeigen diese Befunde die Grenzen einer lediglich an „richtigen" Konzepten wie Aktivitätsförderung, Selbstorganisation oder „produktivem" Älterwerden ausgerichteten Alterspotenzialdiskussion. *Eine angemessene Potenzialförderung hat sich an den durch gesellschaftliche wie ökonomische Strukturen, Lebensstilausprägungen, Gesundheitszustand, sehr hohes Alter oder auch gewolltes Disengagement gegebenen Möglichkeiten und Barrieren zu orientieren. Als am meisten Erfolg versprechend erweisen sich hier generationenübergreifende, lebensverlaufbezogene und nicht (ausschließlich oder einseitig) alters- oder milieugebundene Ansätze sowie Ansätze der Vernetzung über den privaten bzw. familialen Raum hinaus.*

Das kann z. B. auch sinnvoll machen:

- Die Entwicklung einer stärkeren Flexibilisierung der Erwerbsarbeitsgrenzen in Ableitung von oder in Bezug auf Lebensarbeits- und Gesundheitsbilanzen, an einer auf den Lebenslauf bezogenen Arbeitsgestaltungspolitik und/oder einer Politik der Humanisierung des Arbeitslebens.
- Die Entwicklung fließender Übergänge zwischen verschiedenen Arbeitsverhältnissen und Arbeitsformen, wie Erwerbsarbeit, Familienarbeit (auch Pflege von Kindern und Menschen im hohen Alter oder bei Krankheit) und Bürgerschaftlichen Engagement.
- Das Ziel, die „Arbeitswelt demografiefest" (Naegele 2005) zu machen, bedeutet v. a. Integration älterer Arbeitnehmerinnen und Arbeitnehmer in die Arbeitswelt auf der Basis veränderter Arbeitsbedingungen und betrieblicher Strukturen.

- Ein „Demografiefestmachen" der Erwerbsarbeit verweist in verschiedener Hinsicht auf Bedingungen und Barrieren der Potenzialentwicklung zum einen und Realisierungschancen zum anderen, und zwar bezogen auf den Lebensverlauf bzw. die Wirkungen der konkreten Arbeitsverhältnisse im Verlauf von Jahrzehnten, und dies im Kontext vorherrschender Bewertungs- und Leistungskriterien.
- Öffnen/Offenhalten des Potenzialebegriffs und seiner Diskussion in Richtung verdeckter, versteckter, nicht den vorherrschenden Kriterien von Produktivität oder Potenzial entsprechenden Formen des Sicheinbringens in soziale Bezüge.
- Bilanzierung sich verändernder Lebensverläufe im Sinne eines Lebensarbeitskontos und Orientierung der so genannten Altersgrenze hieran (Stichwort „life course policy"), dabei sind auch Nicht-Erwerbsarbeitsformen zu berücksichtigen, wie Familienarbeit und Pflege oder bürgerschaftliches Engagement (vgl. Naegele 2005).
- Akzeptieren von (körperlichen und sozialen und in der Wechselwirkung zwischen beidem entstehenden) Grenzen der Potenzialentwicklung und -realisierung, insbesondere im Vierten Alter und bei körperlichen, geistigen und psychischen Beeinträchtigungen und sozialen Einschränkungen in der Lebenslage.

*Ungleichheitsdimension Körper: am Beispiel Gesundheit, Muße und Regenerationsspielraum* Durchweg gelten – neben den ökonomischen – gesundheitliche Beeinträchtigungen und Krankheiten als die bedeutsamsten Risiken der Lebenslage, so auch und gerade im Alter. Alter kann zwar nicht mit Krankheit, Hilfe und Pflegebedürftigkeit gleich gesetzt werden. Die meisten Menschen leben auch im Alter selbständig und frei von Angewiesensein auf fremde Hilfe. *Jenseits des 80. Lebensjahrs allerdings nehmen gesundheitliche oder konstitutionsbedingte Risiken zu, physische, psychische und geistige Konstitution nehmen im Durchschnitt deutlich ab. Der Körper tritt mit seinen Veränderungen und Erfordernissen sehr deutlich und dominierend in den Alltag.* Chronische Krankheiten, Multimorbidität und Demenzerkrankungen nehmen stark zu. Der alternde Körper wird zur „Hypothek für den Geist":

> Jüngste Studien haben einen weiteren Risikofaktor aufgezeigt, der die geistige Funktionstüchtigkeit im Alter zunehmend begrenzt. Der Körper stellt nicht nur weniger an geistigen Reserven zur Verfügung. Er braucht auch selbst ein Mehr an Geist. Dadurch bleiben weniger geistige Ressourcen für das Geistige im engeren Sinne übrig. (Baltes 2005, S. 3)

Damit steigt gleichzeitig das Risiko, hilfe- und pflegebedürftig zu werden. Nachneueren Prognosen wird zukünftig jeder zweite Hochaltrige (80 Jahre und älter) auf pflegerische und hauswirtschaftliche Hilfen durch Dritte angewiesen sein.

Angesichts der aller Voraussicht nach starken Zunahme von Hochaltrigkeit ist somit von einem beachtlichen Problemzuwachs auszugehen. Auch in diesem Kontext ist die Potenzialdiskussion des Alters zu sehen: Zu fragen ist, wie angesichts dieser Datenlage für das hohe Alter Potenziale identifiziert werden können? Oder tragen wir mit der Potenzialdiskussion zu einer weiteren – wenn auch ungewollten – Stigmatisierung und Diskriminierung des meist hohen Alters als der Lebenszeit bei, in der der Körper letztlich unausweichlich (im Lebensverlauf wieder, siehe Kindheit, z. T. noch Jugend) eine den Alltag und das Leben dominierende Rolle spielt?

Als entscheidend für die Lebenslage von (hochaltrigen) Menschen wird der Umfang der *aktiven Lebenserwartung – d. h.* der in relativer Gesundheit verbrachten Jahre – angesehen. Deren *Zunahme* (s. „Kompressionsthese", Fries 1984) scheint eher für *Angehörige höherer Sozialschichten* zuzutreffen. Für *Angehörige unterer Sozialschichten* hingegen gilt eher die so genannte Medikalisierungsthese, wonach die letzten Lebensjahre *vermehrt von Multimorbidität, funktionalen Einschränkungen und mehr Pflegebedürftigkeit* gekennzeichnet sind. Neuere kohortenbezogene Analysen der Morbidität und Mortalität geben Hinweise auf einen deutlich verbesserten Gesundheitszustand Hochbetagter in den letzten Jahrzehnten bei rückläufigen körperlichen Funktionseinschränkungen. Dennoch bleiben Funktionseinschränkungen in der (mehr oder weniger kurzen) Zeit vor dem Tod im Zusammenhang mit dem Sterben. „Körper" in Verbindung mit „Alter" als Ungleichheitsdimension wird deutlich. Das beschreibt auch P. Baltes in seinem jüngst erschienenen Zeit-Wissen Artikel:

> *Das Vierte Alter:* weniger gute Nachrichten…. positive Erkenntnisse über das Alter versetzten Gerontologen und Gesellschaftspolitiker in eine Art Aufbruchstimmung. Der gesellschaftliche Fortschritt, so dachten viele, würde auch dem hohen Alter eine goldene Zukunft bescheren. Der Optimismus ist jedoch bezüglich des hohen Alters zumindest bisher noch ungerechtfertigt. Mit steigendem Alter geraten körperliche und physische Funktionen in hohen Jahren immer stärker und länger aus dem Tritt. Dieses so genannte Vierte Alter ist keineswegs eindeutig fixiert, es kann zu unterschiedlichen Zeitpunkten im Leben beginnen. Im heutigen Durchschnitt westlicher Industrienationen geht es um den Altersbereich von etwas 85 bis 100 Jahren und aufwärts. Hier öffnet sich die Schere zwischen Lebenslänge und Lebensqualität Nicht zuletzt dank der modernen Medizin kann man ohne Lebensqualität und voll auslebbare Menschenwürde länger und länger leben. (Baltes 2005, S. 2)

Nicht zuletzt vor dem Hintergrund einer entsprechenden Tradition in Konzepten, wie dem des erfolgreichen Alterns und des an (medizin)technologischer Machbarkeit orientierten Fortschrittsglaubens besteht hier die Gefahr, indem Lebensqualität und Gesundheit gleichgesetzt werden, diese Zeit der körperlichen, geistigen und psychischen Beeinträchtigungen, die zudem sozial ungleich verteilt vorliegt, zu einer „sinnlosen", „nutzlosen", „nicht mehr produktiven", „nicht mehr lebenswerten" Zeit zu degradieren. Dies erfordert dringend Überlegungen hinsichtlich einer entsprechenden Ausweitung und Offenheit des Potenzialebegriffs, wie sie in der Darstellung des Konzepts des „homo vitae longae" bereits angesprochen wurden, außerdem das Akzeptieren von Grenzen im Lebensverlauf und somit auch des legitimen Endes von Potenzialen, die gesellschaftlich im engeren zur Verfügung gestellt werden können. So gilt als *bedeutsamstes Altersrisiko* bis auf weiteres *Pflegebedürftigkeit*. Im vierten Lebensalter steigt der Pflegebedarf deutlich an. Bis 2040 wird – unter der Voraussetzung unveränderter Gesundheitspolitik – eine Zunahme der zu Hause versorgten Pflegebedürftigen um ca. 45 % und der in Heimen lebenden um etwa 80 % prognostiziert (Deutscher Bundestag 2002). Alterspflegebedürftigkeit nimmt außerdem schwerwiegende Formen an. Dies hängt mit Multimorbidität und einem Anstieg von Demenzerkrankungen zusammen. Dabei zeigen sich *auch für das hohe Alter sehr unterschiedliche Ausprägungen von Krankheit und Gesundheit* (s. o.; s. Berliner Altersstudie, wonach weniger als ein Viertel der 70jährigen und Älteren psychiatrische Störungen aufweist und nur ca. 10 % dadurch hilfsbedürftig sind (Baltes 1997, S. 157).

Die Risikobereiche Arbeitswelt und ungünstige materielle private Lebensbedingungen sind bisher in ihren Auswirkungen auf die körperliche Entwicklung und den Gesundheitszustand im Alter zu wenig untersucht worden. Entsprechend zu wenig sind diese Bereiche auch im Ziel- und Aufgabenkatalog von Prävention berücksichtigt. Vorliegende sozialepidemiologische Befunde zeigen allerdings eine enge Verknüpfung von Krankheitsrisiken Älterer mit (früheren) Arbeitsbedingungen und -belastungen sowie mit dem sozioökonomischen Status. Dies gilt auch für Pflegebedürftigkeit und gerontopsychiatrische Erkrankungen. Für die *Förderung und den Erhalt sowie angemessene Realisierungschancen von Potenzialen des Alters* (wie auch bereits der Lebensphasen davor) folgt aus diesen Befunden:

- Prävention hat an sozial ungleichen Belastungen und Verschleißprozessen im Lebensverlauf anzusetzen;
- insbesondere Prävention bezogen auf (verschleißende) Arbeitsbedingungen ist zu stärken und auszubauen;
- Vereinbarkeit von Familienarbeit (Pflege) und Erwerbsarbeit sind zu fördern;
- Wohnbedingungen sind zu fördern, die ein möglichst langes Leben in der gewohnten Umgebung und bei weitgehender Selbständigkeit auch für sozioökonomisch und gesundheitlich schlechter Gestellte ermöglichen;
- Kritische Reflektion und Offenheit des Potenzialebegriffs hinsichtlich seiner Implikationen für das Vierte Alter und für Zeiten hoher körperlicher, geistiger und psychischer Beeinträchtigungen im Lebenslauf.

*Ungleichheitsdimension Geburtsjahrgang: am Beispiel des Lern- und Erfahrungs-spielraums* Der Lern- und Erfahrungsspielraum steckt die Möglichkeiten der persönlichen Entfaltung, Weiterentwicklung und Interessengestaltung ab. Es geht u. a. um die Entwicklung und Förderung von Selbständigkeit, Selbstbestimmung und sozialer Teilhabe, damit Gesundheitschancen u. v. m. Dieser Spielraum wird v. a. durch Sozialisation, schulische und berufliche Bildung, Erfahrungen der Arbeitswelt (nicht nur der beruflichen, auch der familialen und bürgerschaftlichen), durch soziale und räumliche Mobilität und durch Wohn und Umweltbedingungen geprägt.

Heutige Alterskohorten weisen gegenüber früheren Kohorten Älterer im Lebensverlauf bis ins Alter deutlich erweiterte Lern- und Erfahrungsspielräume auf, und zwar durch Verbesserungen der materiellen wie immateriellen Lebenslage („Niveauerhöhungen") in Einkommen, Vermögen, Haus- und Grundbesitz, PKW- und Führerscheinbesitz, Besitz langlebiger Konsumgüter, Bildungs- und Berufsqualifikationen, durch mehr berufliche und sonstige Tätigkeitserfahrungen, insbesondere von Frauen, und einen durchschnittlich besseren Gesundheitszustand (Tews 1993). Es ist zu vermuten, dass diese Entwicklung – mit einer gewissen Unsicherheit hinsichtlich der Einkommensentwicklung – auf absehbare Zeit anhalten wird. Entsprechende allgemeine Niveauerhöhungen bzw. Kohorteneffekte beinhalten allerdings gruppen- und regionentypische Abweichungen. Einflüsse des sozioökonomischen Status und der Geschlechterzugehörigkeit bestimmen weiterhin unterschiedliche Chancen für Lern- und Erfahrungsspielräume, während sich frühere Stadt-Land-Unterschiede – zumindest in den westlichen Bundesländern – allmählich nivellieren. Ost-West-Disparitäten in den Alternsbedingungen sind ebenso hinzugekommen bzw. haben sich vertieft („zwei neue Alter") wie intraregionale Disparitäten in den neuen Bundesländern. Außerdem hat die Bedeutung des Herkunftslandes und der Migration als Disparitätsfaktor hinsichtlich der Lebenslage im Alter zugenommen.

Von den im *bürgerschaftlichen/ehrenamtlichen Engagement institutionalisierten Lernprozessen und Erfahrungen* sind unter den älteren und alten Menschen insbesondere Frauen eher dann ausgeschlossen, wenn es sich um attraktive Qualifikationsangebote handelt, ebenso bei relativ einflussreichen und von der Gestaltung her attraktiven Formen des Engagements (in Vorständen, Aufsichtsräten, Beiräten und allen Gremien, die für Entscheidung und Gestaltung relevant sind im Unterschied zu Engagementformen, bei denen es um unmittelbare Sorge oder soziale Arbeit geht). In ähnlicher Weise sind bei den *im familialen Feld bestehenden Lernprozessen und Erfahrungen* Männer tendenziell eher weniger involviert. Für beide Felder, freiwilliges Engagement und Familie, dürfte sich mit dem Hineinwachsen späterer Geburtsjahrgänge in das Alter diese Geschlechterhierarchie zumindest zum Teil angleichen, so dass hier in Zukunft mit veränderten Potenzialen auf Seiten der Männer, aber auch der Frauen, und zwar im Sinne einer Erweiterung des Spektrums, zu rechnen sein dürfte.

Von den in der *Berufswelt institutionalisierten Lernprozessen und Erfahrungen* sind Ältere noch weitgehend ausgeschlossen: Mit noch stärkerer Tendenz in den neuen Bundesländern wurde das Alter „entberuflicht": Seit den 1970er Jahren fand eine Reduzierung des Anteils älterer Arbeitnehmerinnen und Arbeitnehmer (auch international) statt. Auch wenn inzwischen vor dem Hintergrund der demografischen Entwicklung und der zu erwartenden Alterung des Erwerbspersonenpotenzials eine Trendwende „eingeläutet" wird, sind Auswirkungen in Form eines deutlich steigenden Anteils Älterer unter den Arbeitnehmerinnen und Arbeitnehmern und eines späteren Renteneintritts bislang kaum sichtbar. Noch immer manifestierten sich schlechtere Erwerbsbedingungen älterer Erwerbstätiger in ihrer höheren Erwerbslosigkeit mit hohem Verbleibsrisiko (Clemens et al. 2003), und dies mit einer seit 1998 in beiden Teilen Deutschlands leicht steigenden Tendenz. Aufgrund der vielfaltigen Formen der „verdeckten" Erwerbslosigkeit stellt sich die Arbeitsmarktausgrenzung Älterer in der Realität jedoch sehr viel drastischer dar als es in den amtlichen Zahlen zum Ausdruck kommt. Bedeutsamer als Erwerbslosigkeit waren für den bisherigen Prozess der Entberuflichung Älterer Frühverrentungen. Nicht einmal ein Drittel der älteren Arbeitnehmer erreicht die jeweils geltende Regelaltersgrenze. Auch wenn die frühe Berufsaufgabe von vielen Betroffenen ausdrücklich begrüßt wurde, geht sie mit Folgeproblemen und sich vertiefenden Disparitäten einher. Und damit werden Potenziale des Alter(n)s zum Teil verhindert, zum Teil vernichtet, zum Teil können sie nicht mehr zur Entfaltung und Anwendung gebracht werden. Aber selbst wenn die Verkürzung der Lebensarbeitszeit mittlerweile Lebensmodelle und Wertvorstellungen hinsichtlich des langen Lebens befördert hat, die nicht in die prognostizierte Entwicklung eines notwendigen Abbaus dieser Entwicklung passen: Nachwachsende Alterskohorten haben sich auf eine *längere Lebensarbeitszeit* einzustellen; und dies ist z. T. bereits (antizipativ) geschehen.

Auf dem Hintergrund der absehbaren demografischen Entwicklung werden für künftige Geburtsjahrgänge Älterer bessere Arbeitsmarktchancen prognostiziert (etwa ab 2010/2015). Arbeitsmarktprognosen in mittelfristiger Perspektive erwarten einen weiteren Anstieg des Altersdurchschnitts der Belegschaften und einen globalen Rückgang im Erwerbspersonenpotenzial, so dass Ältere als Arbeitnehmerinnen und Arbeitnehmer stärker nachgefragt werden könnten (vgl. Naegele 2005). Diese zuversichtliche Perspektive setzt allerdings voraus, dass typische Risiken älterer Arbeitnehmerinnen und Arbeitnehmer (Krankheits- und Qualifikationsrisiko) durch Prävention und entsprechende Gestaltung der Arbeitssituation reduziert werden. *Aus Sicht möglicher Lern- und Erfahrungsspielräume kann damit ein Gewinn für kommende Generationen* einhergehen, was allerdings voraussetzt, dass die notwendigen Bedingungen *hinsichtlich Anpassung der Arbeitsverhältnisse und Qualifizierung* geschaffen werden. Bezüglich der *Potenzialentwicklung und -förderung* im Alter(n) implizieren diese Befunde zum *Lern- und Erfahrungsspielraum* darüber hinaus vor allem:

- Lebenslanges Lernen ist essentiell für die lebenslaufbegleitende Entwicklung eines angemessenen Lern- und Erfahrungsspielraums bis ins Alter.
- Lebenslanges Lernen ist so anzulegen, dass es gezielt und explizit auf die Entwicklung von Chancenangleichung über den Lebensverlauf hinwirkt (Fördern nachholender Bildung, insbesondere auch für Migrantinnen und Migranten, für durch Familienarbeit länger vom Erwerbsleben und von Bildung ferngehaltene, meist Frauen, geschlechter- und milieusensible Bildung).
- Das bedeutet Qualifizierung und stärkere wechselseitige Verzahnung und Durchlässigkeit des Lernens nicht nur bezogen auf Berufsvorbereitung und berufsbegleitende Bildung, sondern insbesondere auch im Zusammenhang mit anderen Tätigkeitsbereichen, wie Familien- und Hausarbeit, privater Pflege und freiwilligem/bürgerschaftlichem Engagement in Nachbarschaften, Kommunen, Institutionen oder Selbsthilfegruppen.
- Dabei ist Lernen in intergenerativen Zusammenhängen ebenso zu fördern wie Lernen in interkulturellen und in Lebensweltkontexten (s. informelles Lernen, s. Vernetzung, s. Selbststeuerung).

*Ungleichheitsdimension Geschlecht – Beispiel: private, informelle Unterstützungsressourcen* Private, informelle Unterstützungsressourcen können in Form emotionaler Zuwendung, praktischer Hilfen im Alltag oder bei Krankheit und als ständige Versorgung bei Pflegebedürftigkeit wirksam werden. Hierauf sind Menschen im Alter umso mehr angewiesen, je beeinträchtigter sie hinsichtlich ihrer materiellen und immateriellen Lebenslage sind. Familie ist derzeit (noch) zentral hinsichtlich der Gewährleistung sozialer Integration wie emotionaler und instrumenteller Unterstützung im Alter (s. häusliche Pflege: fast drei Viertel der Pflegebedürftigen werden zu Hause versorgt, während in Heimen v. a. Menschen ohne Kinder oder mit nur entfernt lebenden Familienangehörigen betreut werden). Gesellschaftliche Entwicklungen haben zu quantitativen und qualitativen Veränderungen und stärkerer Beanspruchung informeller Unterstützungsnetzwerke und -ressourcen vor allem aus dem familiären Umfeld der Töchter, Schwiegertöchter und Enkel geführt (s. Individualisierung und Pluralisierung der Lebens- und Arbeitsverhältnisse und damit auch der Familienstrukturen; s. Erschweren regelmäßig auch in Form wechselseitiger Unterstützung gelebter Familienbeziehungen durch regionale Mobilität, insbesondere auch nach der Wende von den neuen in die alten Bundesländer; s. auch Beeinträchtigung informeller Netze – in Nachbarschaft, Freundschaften – durch Mobilität). Untersuchungen zu Generationenbeziehungen – etwa in beiden Wellen des Alters-Survey – zeigen gleichzeitig, dass derzeit von einer „Erosion der Familie" nicht gesprochen werden kann (Kohli und Künemund 2000; Tesch-Römer et al. 2006). Wenngleich eine – in noch stärkerem Umfang zu erwartende – demografisch bedingte Reduzierung des familiären Netzwerkes offensichtlich ist: Durch insgesamt weniger Kinder, Schwiegerkinder und Enkel sinken rein rechnerisch die Möglichkeiten, künftig die dann relativ gestiegene Zahl älterer Familienmitglieder zu unterstützen. Dies gilt insbesondere angesichts der prognostizierten hohen Prävalenzraten von Pflegebedürftigkeit im Alter.

Neben dem wachsenden Ungleichgewicht zwischen Angehörigen der 40- bis 55jährigen Generation und der der Hochbetagten macht sich hier die steigende Erwerbsquote von *Frauen* bemerkbar: So sind heute fast drei Viertel aller *Frauen* im Alter von 50 bis 55 Jahren, unter jüngeren noch mehr, erwerbstätig (Clemens et al. 2003). Eine weitere Zunahme wird erwartet und wegen einer Schrumpfung des Erwerbspersonenpotenzials auch für notwendig erachtet (Deutscher Bundestag 2002). Immer mehr Menschen meist *Frauen ab dem mittleren Lebensalter – müssen Erwerbsarbeit und Pflege gleichzeitig leisten, ohne dass hierfür angemessene Unterstützung besteht* (Naegele und Reichert 1998; Barkholdt und Lasch 2006). Dadurch gehen Potenziale des Alter(n)s eher verloren; es manifestieren sich Folgeprobleme z. B. in Form gesundheitlicher Einschränkungen, die die Betroffenen wiederum an der weiteren Entfaltung von Potenzialen hindern. Eine angemessene Unterstützung beim genannten Balanceakt, Pflege und Beruf und Pflege und Familie zu vereinbaren, würde die Potenzialbilanz hier ganz anders aussehen lassen. Obwohl Pflege nur einen kleinen Teil des familiären Beziehungs- und Unterstützungsgefüges ausmacht, sind Befürchtungen hinsichtlich einer künftigen Überforderung in Anbetracht der prognostizierten demografischen und familienstrukturellen Entwicklungen durchaus nachvollziehbar. *Und diese trifft Frauen doppelt: als Pflegende ab dem mittleren bis ins Dritte Alter und als zu Pflegende im hohen Alter.* Unabhängig von der Pflege gilt, dass ein Rückgriff auf private und informelle Hilferessourcen entscheidend von Familienstruktur und Familienstand beeinflusst wird. Prognosen verweisen auf einen weiter wachsenden Anteil Geschiedener, Verwitweter und Unverheirateter unter den Älteren, insbesondere den hochaltrigen Frauen. So ist mit einer weiteren Zunahme Älterer zu rechnen, die außerhalb einer eigenen so genannten Kernfamilie leben (Naegele und Reichert 1999; Deutscher Bundestag 2002).

Hinsichtlich der Förderung und des Erhalts sowie der Gewährleistung von Potenzialen des Alters sind diese Befunde zur sozial ungleichen Lebenslage zu privaten, informellen Unterstützungsressourcen vor allem wie folgt zu lesen:

- Man setzt stärker auf nicht-familiäre Hilferessourcen, hier besonders auf Selbsthilfegruppen (wie Alzheimer Gesellschaften) und Freiwillige; die Wahrscheinlichkeit einer entsprechenden Bedeutungszunahme von Freunden oder Nachbarn gilt als umstritten (BMFSFJ 2002, S. 217 f.).
- Das bedeutet, dass insbesondere Frauen, die im hohen Alter eher mit dem Verlust bzw. Nicht-mehr-Vorhandensein familialer Ressourcen rechnen müssen, sich bereits präventiv um Selbsthilferessourcen, aber auch HilfePotenziale in Freundschaften und Nachbarschaft u. v. m. kümmern müssen. Ihre stärkere Eingebundenheit als Pflegende und Helfende auch im Alter stellt hierfl.ir nicht immer die geeignete Ausgangsbasis dar.
- Maßnahmen zur Vereinbarung von Erwerbsarbeit, Bildung, Familienarbeit, insbesondere Kinder- und Altenpflege, wie auch bürgerschaftlichem Engagement sind für Frauen und für Männer verstärkt zu entwickeln und zu fördern.

Ungleichheitsdimension sozio-ökonomischer Status – Beispiel: Einkommens und Vermögensspielraum sowie materieller Versorgungsspielraum. Einkommen und Vermögen kommt eine besondere Bedeutung für die Lebenslage zu; dies zeigt sich im Alter in besonderer Weise: So hängen Einkommenshöhe und Lebenserwartung insbesondere bei Männern zusammen, die Qualität der Lebenslage in Pflegehaushalten hängt deutlich von der vorhandenen Einkommensausstattung ab, professionelle Pflegehilfen erwerbswirtschaftlicher Pflegedienste werden von einkommensschwächeren Haushalten im geringeren Masse in Anspruch genommen. Und ein geringes Alterseinkommen führt zu einer deutlichen Reduzierung sozialer Kontakte außerhalb des familiären Umfeldes, womit Risiken der Isolation und Vereinsamung sowie geringere informelle Hilfe- und Unterstützungsressourcen verbunden sind (vgl. Clemens und Naegele 2004). Umgekehrt sind einkommensstärkere ältere und alte Menschen mit entsprechend besseren Potenzialen hinsichtlich ihrer Selbsthilfechancen, ihrer Möglichkeiten, sich Hilfe gegen Entgelt zu organisieren, ihrer unterstützenden und Lebenschancen verbessernden sozialen Einbindung und Informationsgrade (z. B. hinsichtlich des Zugangs zu gesundheitlicher und sozialer Hilfe und Versorgung) ausgestattet, die sie für sich und auch für andere zur Geltung bringen können. Entsprechend lassen Daten zur Einkommens- und Vermögensverteilung im Alter erkennen, dass

- eine „hohe Heterogenität in der Höhe wie auch der Struktur von Einkommen und Vermögen im Alter" und eine beträchtliche Streuung der Einkommenshöhe vorliegt (a. a. O.: 4 u. a.),

- z. B. „50 % der west- wie ostdeutschen Männer eine Rente von weniger als etwa 1000 Euro monatlich – also auch weniger als eine Eckrente" (a. a. O.: 10) erhielten und „95 % der Frauen … eine Rente, die niedriger als die Eckrente war" (S. 10) bezogen.

- „der Anteil von Altenhaushalten, die in Einkommensarmut leben, deutlich gesunken ist. Inzwischen sind Ältere – bezogen auf die Gesamtbevölkerung wie auch gemessen an anderen Bevölkerungsgruppen – nur noch unterdurchschnittlich in der Gruppe der Armen vertreten." (a. a. O.: 14).

- Dabei „bestehen große Unterschiede zwischen Ein- und Zweipersonenhaushalten: Hiernach sind die Armutsrisikoquoten der „alten" Einpersonen-Haushalte weit überdurchschnittlich, während für alle Haushalte mit einem Haushaltsvorstand im Alter von 65 oder mehr Jahren ein unterdurchschnittlicher Wert nachgewiesen wird." (a. a. O.: 16 f.). Deutlich wird, dass „Untersuchungen zu gruppenspezifischen Armutsquoten … keine verallgemeinernde Aussage über das ‚Verschwinden‘ von Altersarmut" zulassen (Becker und Hauser 2004, S. 145; hier nach a. a. O, S. 17).

- Das durchschnittliche Vermögen von Rentnerhaushalten etwa dem des Durchschnitts aller Haushalte für 2003 entspricht, „wobei die ostdeutschen Rentnerhaushalte jedoch nur rund ein Drittel des Vermögensbestandes (…) der westdeutschen Rentnerhaushalte erreichten" (a. a. O.: 19).

- Vermögenseinkünften kommt „im Gesamtbudget älterer Haushalte in der Regel eine untergeordnete Bedeutung" (a. a. O.: 20) zu. Und hier vermitteln die Mittelwerte wiederum einen „‚nach oben‘ verzerrten Eindruck" (S. 20).

Künftige Einkommensentwicklungen des Alters angesichts bereits beschlossener Reformmaßnahmen lassen jedoch erwarten, dass sich die Einkommenslage im Alter in den nächsten Jahren zunehmend wieder eher verschlechtern wird (vgl. Motel-Klingebiel et al. 2004). Die künftige Einkommenslage dürfte sich aufgrund ökonomischer und politischer Entwicklungen deutlich von der jetzigen Lage unterscheiden. Dabei geht es sowohl um das Niveau von Einkommen als auch um die Verteilung des Einkommens und die Struktur der Einkommen nach Einkunftsarten (Einkünfte aus gesetzlichen, betrieblichen und privaten Systemen). So werden sich z. B. die Folgen der verschlechterten Arbeitsmarktsituation für die Einkommen im Alter überwiegend erst in der Zukunft zeigen. Die Schere zwischen reichen oder zumindest wohlhabenden Menschen auf der einen Seite und armen auf der anderen wird sich auch für das Alter – als Folge insbesondere der unregelmäßigen

Erwerbs- und Sicherungsverläufe, der hohen Erwerbslosigkeit, aber auch Neuausrichtungen der Alterssicherungspolitik – wieder weiter öffnen. Das Risiko von Einkommensarmut wie auch steigender Einkommensungleichheit im Alter sind absehbare Folgen der jetzt in die Wege geleiteten Veränderungen im Zusammenspiel mit der ökonomischen und demografischen Entwicklung. Die Einkommensbelastungen für die Altersvorsorge werden für längere Zeit steigen. Von der Einkommensentwicklung des Alters in der Zukunft hängen Potenziale des Alters in der Einkommensverwendung ab (s. Nachfrage und damit einhergehende Beschäftigungseffekte im Kontext von Seniorenwirtschaft). Wie aus der Einkommenslage im Alter deutlich hervorgeht, verbieten sich einfache Fortschreibungen eines jetzt vorfindbaren Zustands (z. B. von Rentenansprüchen oder der Einkommenslage heute Älterer im Vergleich zu der von Erwerbstätigen) als Grundlage für Aussagen über die Situation in der Zukunft und damit auch als Grundlage für Entscheidungen über Maßnahmen. Deutlich wird allerdings, dass Verschlechterungen des Alterseinkommens in Zukunft am stärksten Altenhaushalte mit niedrigem Einkommen treffen (u. a. weil sie hauptsächlich auf gesetzliche Rentenversicherung angewiesen sind); das werden vor allem Angehörige niedriger sozio-ökonomischer Lagen und Frauen sowie Migrantinnen sein.

Neben Einkommen und sonstigen Vermögenswerten, sind die *Wohnverhältnisse* für den materiellen Versorgungsspielraum von zentraler Bedeutung. Da im Alter rund vier Fünftel des Zeitbudgets in den Wohnungen verbracht wird, kommt diesen dann eine besondere Bedeutung zu. Nach dem Ausscheiden aus dem Erwerbsleben wird die Wohnung nach und nach zum zentralen Ort für soziale Kontakte. Mit fortschreitendem Alter und vor allem bei eingeschränkter Mobilität verändert sie sich vom Ort des Rückzugs zum Lebensmittelpunkt Die Wohnung bestimmt dann auch zunehmend die Voraussetzungen für eine selbständige Lebensführung. Und bei Hilfe- und Pflegebedürftigkeit wird sie zum fast ausschließlichen Lebensort Immer mehr ältere Menschen leben im *Wohneigentum* (im Westen Deutschlands ca. 45 Prozent, im Osten waren es Anfang der 90er Jahre immerhin auch schon ca. 30 Prozent). Eine wachsende Zahl von Menschen lebt im Alter *allein* (s. „Singularisierung"; in Großstädten betrifft dies bereits mehr als 40 % der über 65-Jährigen, darunter zu über 80 % Frauen) (vgl. Tesch-Römer et al. 2006). Damit nehmen spezifische soziale Risiken des Alters zu (wie Isolation, Vereinsamung, Kommunikationsarmut und fehlende Anregung). In diesem Zusammenhang treten häufiger gerontopsychiatrische Erkrankungen auf und nehmen Unterstützungs- und Hilfebedarf von außen zu. Ein steigender Anteil von Wohneigentum verstärkt den ohnehin dominanten Wunsch nach Verbleib in den eigenen vier Wänden selbst im Falle von Hilfe- und Pflegeabhängigkeit.

Der materielle Versorgungsspielraum Älterer wird auch von der *medizinisch-geriatrischen Versorgung sowie von der Verfügbarkeif über hauswirtschaftliche und pflegerische soziale Dienste* bestimmt. Deren besondere Relevanz für die Lebenslage Älterer liegt in der Bedeutungszunahme immaterieller Risikolagen des Alters wie Hilfe- und Pflegebedürftigkeit Bestehende Versorgungslücken bei den ambulanten und teilstationären Pflegediensten konnten seit der Einführung der Pflegeversicherung z. T. weitgehend geschlossen werden. Auch hat sich das Netz an ambulanten Versorgungsinstanzen im Bereich der Medizin, der psychosozialen Dienste und der Pflege seither deutlich vergrößert. Deutliche Lücken bestehen aber immer noch im Bereich teilstationärer Versorgung, der ambulanten Rehabilitation und generell bei der Bereitstellung vernetzter Versorgungsstrukturen. Sogar noch größer geworden, weil sich viele Kommunen hier nicht mehr zuständig fühlen, sind seit der Einführung der Pflegeversicherung die Lücken im Bereich der so genannten „komplementären Dienste", wozu u. a. hauswirtschaftliche Dienste zählen. Aufgrund einer anhaltenden Singularisierung und eines prognostizierten, rein demografisch bedingten weiteren Bedeutungsanstieg von Pflegebedürftigkeit und Demenz entstehen zukünftig Anforderungen an eine deutliche Ausweitung und Qualifizierung der Angebote, da sonst eine Verschlechterung der Versorgungslage der von Hilfe- und Pflegebedürftigkeit Betroffenen befürchtet werden muss. Menschen aus gut gestellten sozio-ökonomischen Lagen können sich i. d. R hier einen besseren Zugang verschaffen als Menschen aus z. B. einkommensschwachen und dabei häufig auch (zumindest bei jetzt alten Menschen) bildungsschwachen sozialen Lagen. Erstere haben weitaus bessere Möglichkeiten, ihre Potenziale für sich und andere zur Geltung zu bringen als letztere.

Mit Blick auf die Förderung von Entwicklungs- und Realisierungschancen von Potenzialen im Alter lassen sich diese Kenntnisse zum materiellen Lebenslagespielraum u. a. wie folgt interpretieren:

- Künftig zu erwartende Ausweitung von Altersarmut muss verhindert werden (Intergenerationengerechtigkeit).
- Der zu erwartenden verstärkt ungleichen Verteilung des Einkommens im Alter ist entgegenzuarbeiten (Intragenerationengerechtigkeit).
- Beides dürfte nicht mit bislang eingeleiteten Änderungen der Alterssicherung zu gewährleisten sein, sondern umgekehrt, dadurch eher gefördert werden.
- Deshalb ist eine „alternative Strategie für die Zukunft" zu bedenken.

*Alter(n) zwischen alten und neuen Formen sozialer Ungleichheit: Konsequenzen für die Potenzialförderung* Deutlich wurde: Auch im Alter besteht – als Ergebnis von Differenzierungen, die sich über die Lebenszeit aufbauen – ein erhebliches Ausmaß sozialer Ungleichheit. Beeinträchtigte und gefährdete Lebenslagen im Alter sind in hohem Maße mit sozial-strukturellen Merkmalen verknüpft. Sie bestehen vor allem bei hochaltrigen Menschen, insbesondere alten Frauen und älteren Menschen mit niedrigem sozioökonomischem Herkunftsmilieu. Hier ist für die Zukunft eher eine Verstärkung, ein weiteres Auseinanderklaffen von Bevorzugten und Benachteiligten, zu erwarten. Zentrale Charakteristika heutiger Lebenslagen älterer und alter Menschen werden durch zwei Polarisierungen bestimmt, die Unterscheidungen in ein „positives" und „negatives" sowie ein „drittes" und ein „viertes" Alter. Das „positive Alter" ist bisher maßgeblich gekennzeichnet durch gute bis sehr gute Einkommens- und Vermögensverhältnisse bei wachsenden Gruppen älterer Menschen, zumindest in den alten Bundesländern, die sich auch durch herrschende Vererbungsmechanismen immer weiter verbessert werden. Im Zusammenhang mit materiellen Niveauerhöhungen zeigen sich Zunahmen an Aktivität, Freizeitorientierung, Unabhängigkeit, Selbständigkeit und sozialer Integration, an Selbsthilfepotenzialen und Selbstorganisationsfähigkeit Für diese Gruppe Älterer sieht die gerontologische Forschung Zusammenhänge mit den insgesamt gewachsenen Potenzialen und Kompetenzen. Das „negative" Alter findet sich besonders häufig bei Angehörigen der unteren Sozialschichten, bei sehr alten Menschen und vor allem bei hochaltrigen Frauen. Traditionelle soziale Ungleichheiten werden im Alter durch geschlechtsspezifische und kohortentypische Ungleichheiten überlagert, wobei sich Kumulationseffekte problematischer Lebenslagen ergeben.

In den letzten Jahren verstärken sich Hinweise auf ein sich verfestigendes, wenn nicht gar ausweitendes „negatives Alter". Betroffen sind insbesondere Frauen heute mittlerer Altersgruppen mit wachsenden Einkommens- und Verarmungsrisiken, die vor allem von Lücken der sozialen Alterssicherungssysteme betroffen sein werden, die in ihren Strukturprinzipien an Normalbiographien und Normalarbeitsverhältnissen ausgerichtet sind (Versicherungs- und Äquivalenzprinzip, Orientierung am früheren Erwerbsstatus). So waren Ende der 1990er Jahre ca. 35 % aller berufstätigen Frauen als Teilzeitbeschäftigte tätig, und von den weit über 4 Mio. ungeschützten bzw. sozialversicherungsfreien Beschäftigungsverhältnissen entfielen rund 60 % auf Frauen (Bäcker et al. 2000). Der derzeitige „Umbau" des Systems der Alterssicherung mit einer Senkung des Rentenniveaus wird zukünftig vor allem die einkommensschwächeren Gruppen dann älterer und alter Menschen treffen. Hier liegt auch eine deutlich unterdurchschnittliche Beteiligung an der so genannten Riester-Rente vor. Bedeutsamer werden auch Unsicherheiten der (materiellen wie immateriellen) Lebenslage in Folge steigender Zahlen an Trennungen und Scheidungen. Materielle Unterversorgung hat dabei auch Auswirkungen auf psycho-soziale Situation, Aktivitäten, Kompetenzen und Verhaltenspotenziale des Alter(n)s. Hier sind wiederum überwiegend Frauen betroffen.

Da sich soziale Ungleichheit auch im dritten und vierten Lebensalter in Fortsetzung sozialer Bedingungen früherer Lebensphasen deutlich konturiert, sind entsprechende (sozial-, bildungs- und gesellschafts-)politische Konsequenzen folgerichtig. Es gilt nicht nur, defizitäre Lebenslagen im Alter zu überwinden, sondern auch, deren Entstehung und Vertiefung zu verhindern. Es geht um:

- Verhindern und Bekämpfen von Altersarmut und Vermeiden des weiteren Auseinanderdrifteng der ökonomischen Lebensverhältnisse im Alter;
- Ausbau wohnungsbezogener sozialer Dienste („betreutes Wohnen"), vor allem hauswirtschaftlicher Dienste und damit Gewährleistung des selbständigen Wohnens im Alter;
- Vermeiden isolationsfördernder Wohnbedingungen (durch Angebote des „Gemeinschaftswohnens" und Angebote zum Erhalt und zur Förderung von Kommunikation und Kontakten);
- Ausbau und verbesserte fachliche Qualifizierung der ambulanten und teilstationären professionellen Pflegeinfrastruktur, insbesondere mit Blick auf gerontopsychiatrische Pflege, zur Bewältigung des weiter steigenden Alterspflegebedarfs;
- Stützen familialer oder vergleichbarer Netze, auch materiell bzw. durch komplementäre Dienste; Entwickeln und Implementieren von Möglichkeiten einer besseren Vereinbarkeit von Berufstätigkeit und Pflege, gemeinsam mit Betrieben und Verwaltungen (s. auch im Rahmen der Gesetzgebung, etwa „Pflegeurlaub");
- (Materielles wie immaterielles) Stärken von sekundären informellen Unterstützungssystemen, Begehen neuer Wege in der Förderung entsprechender Netzwerkarbeit;
- Verstärkte Förderung primärer Gesundheitsprävention bereits in früheren Lebensphasen: z. B. arbeitsweltbezogene Prävention (z. B. Arbeitsschutz, Humanisierungsforschung, betriebliche Gesundheitszirkel); stärkeres Nutzen lokaler Gesundheitsförderung;
- Möglichkeiten einer effektiven und zugleich neutralen Vertretung der Interessen älterer Menschen sicherzustellen, so dass auch Belange sozial schwacher Älterer – mit Barrieren zur eigenen Interessenvertretung – angemessen berücksichtigt werden;
- gezieltes sozialpolitisches Handeln als Antwort auf die Herausforderungen des demografischen Wandels in der Arbeitswelt („Altem der Belegschaften"): einerseits gilt es, akute Beschäftigungsprobleme der heute von Frühausgliederung bedrohten bzw. bereits betroffenen älteren Arbeitnehmerinnen und Arbeitnehmer zu verringern (z. B. durch Schaffung angemessener Beschäftigung, Arbeitszeitregelungen, Qualifizierung, Wiedereingliederung), andererseits sind die heute jüngeren und mittleren Altersgruppen – wie auch die Betriebe – durch

Präventionskonzepte und längerfristige Personalplanung und -entwicklung auf diese Herausforderungen vorzubereiten.

## 2　Auf dem Weg zu neuen Verhältnissen der Generationen und Geschlechter im Lebens(ver)lauf – der homo vitae longae in einer Gesellschaft des langen Lebens

Die Frage nach den Potenzialen des Alters stellt sich in einer Zeit grundlegenden und konflikthaften demografischen und sozialen Wandels: Die Altersproportionen innerhalb der Bevölkerung und damit nicht nur das zahlenmäßige, sondern auch das auf Beziehungen, auf wechselseitige Unterstützung, soziale Sicherheit und Lebensqualität bezogene Verhältnis der Generationen haben sich bereits gravierend verändert. Und sie werden sich weiter und so radikal verändern, dass die derzeit (noch) praktizierte Arbeitsteilung und Beziehungsformen zwischen den Generationen und den Geschlechtern immer mehr in Frage gestellt sind. Die Notwendigkeit, Alternativen dazu zu entwickeln, zeichnet sich bereits jetzt als unausweichlich ab. Ihre Diskussion wie Implementation stehen im Zentrum gesellschaftlicher Interessen, Machtverhältnisse und sozialer Konflikte.

Grundlegend andere zahlenmäßige Proportionen der Generationen, die Verlängerung des Lebens und die Abnahme der Bevölkerung bringen grundlegend andere Formen der Verteilung von Existenzsicherung, Arbeit, Lernen und (Für) Sorgen, kurz: andere Formen der Vergesellschaftung über den Lebensverlauf hinweg, mit sich. Nur scheinbar kann dieser Prozess als „naturwüchsiger" sozialer Wandel quasi sich selbst überlassen werden. Tatsächlich geschieht er nie außerhalb gesellschaftlicher Interessen, Machtverhältnisse und Konflikte. Diese finden sich in den diversen – z. T. verdeckten, z. T. offen verhandelten – Ideen und Ideologien zu Alter(n) und Szenarien zur „alternden Gesellschaft" und spiegeln sich hierin – wenn auch nicht unbedingt sofort und klar erkennbar – wider. Insofern ist es aus der Sicht der Lebensqualität in allen Lebensaltern und der Chancengleichheit zwischen Generationen, Geschlechtern und sozialen Klassen wie anderen sozialen Gruppen nur folgerichtig, diesen Prozess einer – von den Intentionen her gezielten – gesellschaftlichen Gestaltung zugänglich zu machen. Sollen soziale Folgeprobleme so weit wie möglich verhindert oder gemildert werden, stellt sich die Alternative der Nicht-Beeinflussung dieses Prozesses nicht: Aktive und gezielte Gestaltung wird dann zum Erfordernis. Eklatante Veränderungen der Struktur und der Handlungsmuster der Lebensphase Alter haben bereits stattgefunden (s. Verjüngung, Entberuflichung, Feminisierung, Hochaltrigkeit und Singularisierung; vgl. Tews 1993). Insbesondere an den Beispielen der so genannten Entberuflichung und

Verjüngung des Alters werden ökonomische Interessen und die Folgen politischer Intervention mit ihren sozial strukturierenden, Ungleichheiten vertiefenden oder gar erzeugenden Effekten, deutlich.

Der Veränderungsprozess der Struktur- und Handlungsmuster des Alters hält an und greift immer mehr in andere ebenfalls bereits laufende Prozesse der Veränderung des Lebenslaufs hinein (s. Individualisierung und Pluralisierung der Lebens- und Arbeitsverhältnisse). Mit Verjüngung und Entberuflichung des Alters, mit Hochaltrigkeit, Singularisierung und Feminisierung stehen nun auch zunehmend im Alter Prozesse der Individualisierung und Pluralisierung der Lebensverhältnisse an. Auch im Alter müssen immer mehr individuelle Entscheidung, Weichenstellung und Steuerung die zurückgenommene gesellschaftliche Einbettung, Orientierung und Sicherheit ersetzen. Die Entwicklung entsprechender Handlungskompetenz im Alter ist für die Sicherung von Lebensqualität oder gar von Existenz bis ins hohe Alter erforderlich. Der gesellschaftliche Schutz und Schonraum einer sozial gesicherten „rollenlosen Rolle" (Burgess 1960) des Alters geht weiter verloren und wird offensiv in Frage gestellt. Insofern entsprechen die gerontologischen Forderungen nach „erfolgreichem Altern", nach „Training", „Prävention", nach Entwicklung der „Potenziale" des Alters den Erfordernissen, die an das Alter gestellt werden, bzw. sie spiegeln diese und schlussfolgern daraus auf Altersideale, Handlungsziele und Kompetenzmodelle des Alters.

Veränderung der Bevölkerungsproportionen, des Alters, der Jugend, aber auch des mittleren Erwachsenenalters (s. Unsicherheit und Brüche der Erwerbsverläufe und biographischer Perspektiven) erfordern folglich einen neuen Bezug der einzelnen Lebensalter aufeinander und auf ein verändertes Lebenslaufkonzept Sie erfordern gleichzeitig biographische Perspektiven, die diese Unsicherheiten und Veränderungen einbeziehen und bewältigbar erscheinen und werden lassen. Im Sinne einer gesellschaftlichen Entwicklungsaufgabe begreift auch Paul Baltes die anstehenden Neugestaltungen des Lebenslaufs. Er bezeichnet sie als „Radikale Veränderungen", die „das besorgniserregende Bild" im Zusammenhang mit der demographischen Entwicklung und dem Strukturwandel des Alters „entscheidend aufhellen" könnten:

> Notwendige gesellschaftliche Reformen betreffen die Gestaltung des Lebensverlaufs und aller mit Produktivität zusammenhängenden Bedingungen. Um den Lebensverlauf und das Alter zu optimieren, um die latenten Potenziale der späteren Lebensalter besser zu aktivieren, wird es allerdings um mehr als um Reparaturen gehen müssen. Praktisch alle gesellschaftlichen Institutionen und Sektoren harren der Reform. Schließlich beginnt Altern schon in der Kindheit. Nicht nur das Alter, der ganze Lebenslauf steht auf dem Prüfstand. (Die Zeit 2/2005: Oma muss ran: 5)

Um den diesbezüglichen sozialen Wandlungsprozess humaner zu gestalten und damit potentiell verbundene neue Formen sozialer Ungleichheit und Benachteiligung soweit wie möglich zu verhindern und auszugleichen, ist ein gezielt gestaltendes Eingreifen von Seiten der Politik, wie auch anderer gesellschaftlicher Gruppen (insbes. Unternehmen, Betriebe, Kommunen, Institutionen des Bürgerengagements, Selbsthilfegruppen betroffene Individuen) erforderlich. Eine für möglichst viele möglichst sozial verträgliche Form des gesellschaftlichen Wandels kann weder der Politik noch den Individuen allein überlassen oder einseitig zugeschrieben werden. Veränderungen dieser Art können sinnvoll weder politisch verordnet/angeordnet werden (s. Verpflichtung älterer Menschen, etwa zu bürgerschaftlichem Engagement). Gesellschaft lässt sich nicht durch moralische Setzung steuern (s. Luhmann 1997). Noch können diese Veränderungen dem „Lauf der Dinge" in neoliberaler Lesart überlassen bleiben, da dies zu einer weiteren Öffnung der Schere sozialer Ungleichheiten im Lebensverlauf fuhren würde.

Mit der Frage nach den Potenzialen des Alters steht die Frage nach der Gestaltung des Lebenslaufs und der Verteilung gesellschaftlich und individuell relevanter Aufgaben, Rechte und Pflichten in dessen Verlauf an. Es geht um die *veränderte Gestaltung der Arbeits- und Aufgabenteilung zwischen den Generationen und Geschlechtern*. Wenn möglichst viele Potenziale zur gesellschaftlichen Entwicklung sowie zum Erhalt von Lebenschancen genutzt werden sollen, können die etablierten Formen der Arbeitsteilung und Aufgabenzuweisung innerhalb des Lebenslaufs – zwischen den Generationen und zwischen den Geschlechtern – nicht unhinterfragt bleiben. Auch Fragen nach unterschiedlichen/sozial verschiedenen, nach ungenutzten, verdeckten oder unentdeckten bzw. nach nicht als solche gewerteten Potenzialen in verschiedenen sozialen Lagen und sozialen Gruppierungen sind dabei konsequenterweise zu beantworten. Und nicht zuletzt stellt sich hierbei die Frage von Lebenslagen jenseits der gängigen Potenzialentwicklung und -nutzung, ganz besonders im Zusammenhang mit körperlichem und geistigem, ggf. auch psychischem Abbau und Sterben, das heißt mit der Dauer bzw. Endlichkeit des Lebens und der Begrenzung seiner Manipulation durch den Menschen.

Wie sehr z. B. Alter und Jugend bei dieser Frage nach Zuweisung von Aufgaben im Lebensverlauf in einem Zusammenhang zu sehen sind, wird uns nicht erst heute bewusst. Der Zusammenhang mit dem mittleren Erwachsenenalter hingegen wird selten thematisiert, obwohl er doch in anderer Weise und gerade in Kombination mit geschlechterspezifischer Arbeitsteilung (mind.) ebenso bedeutsam für den wechselseitigen Bezug im Ablauf des Lebens ist. Dabei ist unsere Gesellschaft heute – im Zuge des demographischen Wandels, des Strukturwandels des Alters und Alterns im Kontext darüber hinausgehender sozialer Wandlungsprozesse (s. Individualisierung der Lebensverläufe, s. Veränderungen am Arbeitsmarkt) – mit einer äußerst anspruchsvollen und schwierigen Entwicklungsaufgabe befasst: Sie hat nicht nur die Lebensphase Alter neu zu beschreiben, diesbezügliche Zuschreibungen und Funktionszuweisungen verändert zu gestalten und zu allen (!) übrigen Lebensphasen in ein angemessenes Verhältnis zu setzen. Hinzu kommt: Von einer veränderten Definition des Alters bleiben die übrigen Phasen im Lebenslauf (s. Jugend, s. insbesondere auch mittleres Erwachsenenalter) keineswegs unberührt. Alter neu zu bestimmen, ist ohne Veränderung des Lebenslaufs als Ganzes, seiner Struktur und Aufgabenzuweisungen, nicht möglich. Und dies impliziert in der Konsequenz dann auch eine Veränderung der Arbeitsteilung nach Geschlecht und nach anderen Merkmalen sozialer Ungleichheit im Lebensverlauf.

*Veränderung der Arbeitsteilung, der Verteilung von Chancen und Risiken und wechselseitigen Verpflichtungen und Freiheitsgraden zwischen den Generationen* schließt eine entsprechende Veränderung der Verhältnisse *zwischen den Geschlechtern* ein. Generationenlagen und Geschlechterlagen (Mannheim: „lagerungen") sind während des gesamten Lebenslaufs eng verknüpft. Weibliche Jugend ist anders als männliche, weibliches Alter anders als männliches, mittleres Lebensalter bei Frauen unterscheidet sich i. d. R noch stärker von dem bei Männern, als dies für Jugend oder für Alter normalerweise gilt. Die jeweiligen Unterschiede gehen z. B. auf verschiedene Aufgabenzuschreibungen zurück, auf damit z. T. zusammenhängende lebensaltersbezogene Ideale (s. Schönheits- und Leistungsideale, s. Weiblichkeits-, Männlichkeitsideale, die sich jeweils auch bezogen auf die Position im Lebenslauf unterscheiden, etwa Männlichkeitsideal im Alter: Aktivsein in gesellschaftlich-öffentlichen Bezügen, Weiblichkeitsideal im Alter: eher Aktivsein in der familialen-privaten Sphäre).

*Der Zusammenhang von Generationen- und Geschlechterlagen* wird z. B. daran deutlich, dass Pflege von Menschen im frühen und späten Leben (Kinder und Altenpflege) bis dato primär von Frauen geleistete Arbeit ist, dass dies mit sozialen Nachteilen in der Lebenslaufbilanz einhergeht und dass diese ungleiche Belastung der Geschlechter mit lebenslaufbegleitenden familialen Aufgaben sich nachteilig auswirkt: zum einen für eine Integration von Frauen in den Erwerbsarbeitsmarkt und soziale Sicherung und zum anderen von Männern in eher reproduktive Arbeitsfelder und eine entsprechende Erweiterung der Handlungsoptionen. Und beides geht schließlich für die Entfaltung und Nutzung von Ressourcen und Potenzialen beider Geschlechter über den Lebensverlauf hinweg mit erheblichen Nachteilen, damit auch gesellschaftlich mit negativen Folgen einher.

Die angesprochenen *strukturellen Veränderungen setzen Veränderungen der kulturellen Normen und Werte* hinsichtlich der Lebensalter und insbesondere hinsichtlich des heutigen Alters, hinsichtlich der Generationen- und der Geschlechter(lagerung) (Mannheim (1928/1929) voraus. Zunächst sind dabei die Hürden negativer und falscher Vorstellungen von Alter und Altern, zu überwinden: einer an Jugend, an ihrer (körperlichen) Leistungsfähigkeit und ihrer relativen Unversehrtheit orientierten Kultur, aber auch die jeweils einseitigen Vorstellungen von Jugend und von Alter(n). Und dies ist im Zusammenhang zu sehen mit der Notwendigkeit der Veränderung einseitiger und begrenzenden Geschlechternormen für Frauen und für Männer (im Lebensablauf). Das heißt, es gilt gängige Generationen-, Lebensphasen- und Geschlechternormen und -rollen zu dekonstruieren, um sie für eine Neukonstruktion zu öffnen. Und in diesem Prozess sind auch die an den jeweiligen Konstruktionen und Dekonstruktionen beteiligten Interessen/Gruppierungen zu entdecken und anzusprechen.

Kulturelle Vorstellungen hinsichtlich der Lebensqualität in einer „alternden Gesellschaft" wurzeln tief und gehen mindestens zurück bis in die Zeit der Romantik. Auch die Vorstellungen von Jugend scheinen von einseitiger Zuschreibung geprägt: So wird z. B. Jugend pauschal nicht als klug, Alter hingegen nicht als stark beschrieben. Und lange Zeit als unverbrüchlich eingeschätzte Achtung vor dem Alter wird – ebenfalls häufig pauschal – in eine Missachtung umgedeutet. Lebensqualität im Alter wird auch in der Wissenschaft immer wieder einseitig mit Gesundheit im Zusammenhang dargestellt, so dass die Assoziation nahe liegt, gesundheitlich, körperlich eingeschränktes oder gar behindertes Leben im Alter (und nicht nur dort) sei nicht mehr mit Lebensqualität verbunden und biete keine nennenswerten Potenziale mehr. Und Alters- und Geschlechterstigmata hängen dahingehend zusammen, dass weibliches Alter(n) früher und stärker als männliches negativ gesehen und definiert wird: v. a. im Sinne des Schwindens und Verlusts geschlechterspezifischer Schönheits-, Leistungs- und Nützlichkeitsmerkmale (s. Jugendlichkeit, s. Fruchtbarkeit).

Erkennbar wird: Nicht nur für das Alter müssen veränderte Orientierungen und Lebensmodelle, neue „Rollen" entwickelt werden, die „Rollenvorstellungen" hinsichtlich aller Lebensphasen müssen verändert werden. Das gesamte Gefüge der gesellschaftlichen Aufgabenzuweisung und Arbeitsteilung, das heißt auch: der Rechte und Pflichten während des Lebenslaufs, muss in einer neu aufeinander abgestimmten und den veränderten Anforderungen entsprechenden Weise umgestaltet werden. Fragen des gesellschaftlichen Eingebundenseins, der als legitim angesehenen und realisierbaren Erwartungen an Gesellschaft und deren legitimierter Erwartungen an das Individuum sind neu zu beantworten. Es wäre verkürzt, wenig realistisch und höchst wahrscheinlich auch wenig fruchtbar und mit negativen Folgen für Individuum und Gesellschaft verbunden, würde man unter einer Anpassung an die Erfordernisse einer „alternden Gesellschaft" nur die Veränderung des letzten Lebensabschnitts verstehen. Das Leben ist nicht „einfach nur" länger geworden; es hat sich von Anfang an und im gesamten Verlauf verändert: Kindheit und Jugend haben sich verlängert; das sogen. mittlere Erwachsenenalter ist mittlerweile nur schwer von dem abgrenzbar, was wir bereits und noch Alter nennen; und das sogen. Alter hat sich zu einem vielschichtigen und aus mehreren Phasen (s. „Junges Alter" im Unterschied zum „Hohen Alter") bestehenden Lebensabschnitt entwickelt, der bis zu einem Drittel des Lebens umfassen kann und dies bei immer mehr Menschen auch tut.

In der Konsequenz bedeutet dies: Neben den einzelnen Lebensphasen zugeschriebenen Aufgaben haben sich auch Altersgrenzen, Übergänge und die Dauer der einzelnen Lebensabschnitte bereits verändert, und sie sind weiterhin in Veränderung begriffen, außerdem ihre Durchlässigkeit, ihre wechselseitige Verschränkung und ihr Aufeinander-Bezogensein. Aktuell ist zu beobachten: Einerseits haben sie sich bereits verändert. Andererseits findet dies noch keine gesellschaftlich allgemein akzeptierte gar institutionalisierte Form und Akzeptanz, und dieser Prozess ist noch nicht zu einem zufrieden stellenden vorläufigen Ergebnis gelangt. Um dies zu erreichen, muss ein Bewusstsein für die bereits eingetretenen Veränderungen, für ihre Bedeutung, ihre Interessengeleitetheit und die Notwendigkeit und Intention weiterer Veränderungen einstehen. Und die Veränderungen müssen in angemessener Weise institutionalisiert werden. Dies setzt die Entwicklung und Implementation entsprechender Werte und normativer Orientierungen, z. B. in Form von Leitbildern voraus. Hierauf wird im Folgenden fokussiert auf das Leitbild des am langen Leben orientierten Menschen, des homo vitae longae unter Bezugnahme auf die gebräuchlichen Leitbilder des produktiven, mitverantwortlichen, mitgestaltenden, solidarischen Alters und aktuelle gerontologische Ideen und Ideologien des Alters und Szenarien der „alternden Gesellschaft" etwas ausführlicher eingegangen.

## 3  Generationen in einer Gesellschaft des langen Lebens – zum Konzept des „homo vitae longae"

Man muss eben immer älter werden, immer stiller und endlich einmal etwas schaffen. (Paula Modersohn-Becker, Briefe (29. Januar 1900)
Heraufbeschworene Jugend; Gegenwunsch: Ernte
(Ernst Bloch (1959): Das Prinzip Hoffnung. Frankfurt a. M.: Suhrkamp, Ausgabe in zwei Bänden, Band I, S. 38; s. auch: „Was im Alter zu wünschen übrig bleibt", a. a. O., Erster Teil (Bericht): Kleine Tagträume, S. 37–43)

Die Einbettung der Diskussion in ein *Konzept des am langen Leben orientierten Menschen, des „homo vitae longae" in einer Gesellschaft des langen Lebens* spricht strukturelle wie handlungsbezogene Veränderungen an, die veränderte Nonnen und Werte (s. Leitbilder), deren Umsetzung in institutionalisierten Regelungen und individuellem Handeln, umfassen. Das Konzept geht somit über eine Leitbildfunktion im engeren Sinne hinaus und beinhaltet praktische *Veränderungsansätze im o. g. Sinne der Veränderung der Struktur des Lebenslaufs, der Arbeitsteilung und Solidarität zwischen den Generationen und Geschlechtern* sowie entsprechender Handlungsmuster. Diese orientieren sich an zur Zeit aktuellen Leitbildern, an mitverantwortlichem Leben älterer Menschen und Solidarität, Alter als zukünftigem Innovationsmotor, Nachhaltigkeit und Generationensolidarität, lebenslangem Lernen und schließlich Prävention. Neben der Einbettung in die o. g. strukturellen Entwicklungen bedarf es zur *Begründung des Konzeptes* des „homo vitae longae"

a. der kritischen Auseinandersetzung mit anderen Leitbildern und Ideologien des Alters,
b. der Verständigung zu Annahmen über menschliche Grundbedürfnisse und
c. zu Annahmen über gesellschaftliche Leitideen.

*(a) Zur kritischen Auseinandersetzung mit Leitbildern und Ideologien des Alters* Zur Fundierung des Konzeptes gilt es, *Widersprüche und Ambivalenzen der Potenzialdiskussion* gezielt zu reflektieren. So ist möglichen Missverständnissen und Gefahren im Zusammenhang mit einer Leitbild- und Konzeptformulierung zu begegnen. Damit einher geht die Notwendigkeit der expliziten *Unterscheidung und konstruktiven Abgrenzung von anderen aktuell auch im Zusammenhang mit Alter(n) und dem Verhältnis der Generationen wirksamen Leitbildern* in der Gesellschaft. Hierzu gehören Jugendlichkeits-, Fitness- oder Leistungsideologien, die sich alle auch – ähnlich wie negative Altersbilder, wenn auch implizit – gegen etwas wenden, was sie als defizitär begreifen. Und es setzt eine *Einbettung in bzw. Abgrenzung von (auch) in der gerontologischen Diskussion verwendeten Konzepten und Ideologien des Alters ebenso voraus wie eine Reflektion im Kontext gebräuchlicher Szenarien einer „alternden Gesellschaft".* Im Rahmen eines auch praktische Veränderungen beschreibenden oder zumindest Ansatzpunkte dafür beinhaltenden Konzepts dürften für eine derart eingebettete Reflektion der Widersprüche und Ambivalenzen des Potenzialebegriffs nicht nur die Notwendigkeit, sondern auch gute Voraussetzungen bestehen.

Innerhalb der gerontologischen Diskussion lassen sich derzeit vor allem vier grundlegende *Perspektiven auf das Alter(n)* („Ideologien des Alters") unterscheiden (in Anlehnung an Moody 2001, S. 175–196):

- *„Erfolgreiches Altern"*: Schlüsselmotiv ist das der Lebenszufriedenheit, und diese geht primär mit Gesundheit einher, so die Annahme. Insofern fällt diese Perspektive mit dem gesellschaftlichen Szenarium der Kompression von Morbidität zusammen. Das Konzept richtet sich an das Individuum, es besteht die Gefahr des Abgleitens in einen an individueller Gesundheitsförderung orientierten Privatismus, zumindest Individualismus. Sozialpolitisch hat es vor allem präventive und gesundheitsfördernde Ansätze im Gefolge.

- *„Produktives Altern"*: Schlüsselbegriffe sind Produktivität und Generativität und insofern auch: Leistung. Als Hintergrundansatz lässt sich das Aktivitätskonzept identifizieren; häufig nimmt es Formen einer „Geschäftigkeitsethik" (busy ethic) und damit einer Karikatur des modernen stets aktiven Menschen an. Verortet wird Alter demzufolge auch unter Ökonomie und Effizienz-Kriterien. Politisch wird hieraus die Ausdehnung/Verlängerung der Lebensarbeitszeit gefolgert.

- *„Bewusstes Altern"*: Hier geht es im Sinne einer lebensspannenbezogenen Entwicklung um die Selbstverwirklichung des Individuums bis hin zur Transzendenz im hohen Lebensalter. Dabei wird der retrospektiven Bearbeitung/Verarbeitung des Lebenslaufs eine zum Altern gehörende Bedeutung zugeschrieben. Politische oder gesellschaftliche Implikationen sind implizit und richten sich auf die Notwendigkeit der Akzeptanz dieses individuellen Entwicklungsverlaufs und der gesellschaftlich positiven Normierung (gegen Stigmatisierung z. B. der Selbstbesinnung und des Rückzugs im Alter, insbesondere im hohen Alter).

- *„Solidarisches Altern"*: betrachtet aus der Sicht der „radikalen" oder „kritischen Gerontologie" und der Politischen Ökonomie als gesellschaftstheoretischem Hintergrund: Hier geht es um soziale Gerechtigkeit unter den Bürgerinnen und Bürgern, um die Beschreibung von „Diversity", von sozialer Unterschiedlichkeit und sozialer Ungleichheit, die Anlass zu Protest via Gleichheitsförderung und politischer Korrektheit gibt.

Gleichzeitig – und zum Teil mit den genannten Perspektiven auf Alter und Altersideologien verwoben – lassen sich vier *Szenarien einer alternden Gesellschaft* beschreiben (vgl. Moody 1995, S. 163–184):

- *Ausdehnung/Verlängerung der Morbidität*: Angesichts dieser prognostizierten Entwicklung stellt sich die Frage nach Lebensqualität und ergibt sich u. U. die – letztlich stoizistisch begründete – Forderung nach einem Recht auf Sterben. Politische Implikationen wären z. B. Terminierung von Behandlung und Unterstützung von Sterbehilfe. Hieraus ergäbe sich eine Verschiebung der Ressourcen zugunsten derjenigen, die über günstige Lebensqualität verfügen, also eine Verschärfung sozialer Ungleichheit und Diskriminierung bis hin zur Frage des nicht mehr lebenswerten Lebens.

- *Kompression der Morbidität*: Als zentral hierfür gilt das Gelingen „erfolgreichen Alterns". Es geht um Vitalität, um Sein und Tun, um *(sozial)utilitaristische* Vorstellungen, die als *Modernisierung* des Alters beschrieben werden: Erfolgreiches Altem ist folgerichtiges Resultat eines pragmatischen, am *individuellen Nutzen* orientierten Handelns eines modernen Individuums. Morbidität wird dadurch – so das Szenarium – auf eine eng begrenzte Zeit konzentriert. Dies setzt voraus, dass Ressourcen verstärkt zugunsten von Gesundheitsförderung und produktivem Altern investiert werden (bei Knappheit heißt das: statt für Behandlung chronischer langwieriger Erkrankungen).

- *Verlängerung der Lebensspanne durch Gentechnologie („Genetic Engineering")*: „Pro-longevity" wird im Kontext des *Fortschritts* (des Wachstum der Lebenszeit) durch *Technologie* gesehen. Politische Konsequenzen bestehen dem entsprechend in einer Verlagerung der Ressourcen von Krankheitstechnologien hin zu biomedizinischer Forschung, die darauf abzielt, Alterungsprozesse (senescence) zu verhindern.

- *Wiederentdecken der Lebenswelt, die zu Sinnfindung und Altern als Szenario Anlass gibt*: Hier geht es – vor dem Hintergrund einer „Natural Law Ecology" – darum, *Grenzen zu akzeptieren*. Als politische Implikationen liegen nahe: Ende der Biomedikalisierung des Alterns, Begrenzen der medizinisch-technischen Gesundheitsversorgung, stattdessen Umlenken der Ressourcen stärker in den psychosozialen Bereich (s. Hospiz-Bewegung als Beispiel).

Eine *politökonomische und kritisch-gerontologische Perspektive* auf diese Szenarien einer alternden Gesellschaft wie auch auf die Perspektiven auf Alter(n) („Alter(n)sideologien") ist hier aufschlussreich: Sie befragt die gesellschaftlichen Konflikte, die Macht- und Ungleichheitsverhältnisse, die sich jeweils vor dem einen oder anderen Szenario unterschiedlich auswirken und durchsetzen und stellt sie in einen kritisch-reflexiven gesellschaftlichen Kontext. Sie verortet die Altersideen und die Gesellschaftsszenarien in tatsächlichen gesellschaftlichen Macht-, Herrschafts- und Ungleichheitsverhältnissen. Sie untersucht, welche Interessen sich am ehesten durch das Vorantreiben der Szenarien durchsetzen und realisieren lassen und welche Interessen, welche Lebenslagen welcher Gruppen dadurch wie beeinflusst und beeinträchtigt werden: Wer gewinnt, wer verliert vor der jeweiligen Entwicklungsperspektive bzw. bei Forcieren der einen oder anderen? Wer hat folglich welches Interesse am Vorantreiben welcher Entwicklungen und kann es wie durchsetzen?

Und genau dieses geschieht weder bei den Szenarien einer alternden Gesellschaft noch bei den Perspektiven auf Alter(n) bislang, mit Ausnahme der unter Perspektiven auf Alter(n) angesprochenen „radikalen", „kritischen" Gerontologie, die v. a. in einem polit-ökonomischen Kontext fußt. Dabei wären Konstruktionen

des Alter(n)s und alternder Gesellschaften aufzuzeigen und in diesen Konstruk-
tionsprozessen zu dechiffrieren, zu dekonstruieren. So ließe sich aufzeigen, wie
gesellschaftliche Verhältnisse, Ungleichheitslagen, Macht und Herrschaft zu einer
Konstruktion von Alter(n)s- und Gesellschaftsbildern und entsprechenden Konzepten beitragen. Dies würde den Bildern und durch sie mit geschaffenen sozialen Konstrukten, den entsprechenden sozialen Realitäten des Alter(n)s und der
„alternden" Gesellschaft die vermeintliche Naturwüchsigkeit oder Technik- und
Fortschrittsgegebenheit nehmen. Ihre Gestaltbarkeit wäre damit wieder eher dem
gesellschaftlichen Diskurs gegenüber aufgeschlossen, erschlösse sich breiteren sozialen Gruppierungen und gewänne an Gestaltbarkeit (Arendt 1981). Ohne dass
sich damit die Konflikte und Auseinandersetzungen erledigt hätten; sie würden
u. U. heftiger, aber sie würden transparenter und offener geführt (werden können
und müssen) als bislang (Amann 2006).

In der aktuellen *gesellschaftlichen und politischen Diskussion* findet sich meist
eine wenig reflektierte *Mischung dieser verschiedenen Perspektiven* auf das Alter und
der verschiedener Szenarien alternder Gesellschaften. Je nach Schwerpunkten in
der *Wahrnehmung und nach Interessenlage* steht eher das eine oder andere Konzept
(u. U. auch einfach aufgrund seiner vordergründigen Plausibilität, nicht aufgrund
einer hinreichenden Durchdringung seiner gesellschaftlichen wie individuellen
Implikationen) im Vordergrund, meist in Kombination mit Elementen aus einem
oder auch mehreren anderen:

- Aktuell mit am stärksten rezipiert wird das Konzept des produktiven und das
  des erfolgreichen Alterns, verbunden mit der Kompression der Morbidität und
  der entsprechenden Erhöhung der Lebensqualität im Alter (add life to years!).
- Weniger akzeptiert ist die Vorstellung oder gar Zielvorgabe einer weiteren (gen-
  technologisch gesteuerten) Ausdehnung der Lebensspanne; allerdings gilt dies
  nur bezogen auf sozialwissenschaftlich eingebundene oder sozialpolitische Diskussion. (In anderen scientific communities, etwa von der Biologie geprägten,
  verhält sich dies durchaus anders. Dabei drängt sich die Frage auf, was wird,
  wenn diese Wissenschaft noch dominanter gegenüber Sozialwissenschaften
  sein wird, als es bisher bereits der Fall ist.)
- Weniger en vogue bislang in unserem gesellschaftlichen Kontext ist auch das
  „Accepting limits"-Konzept mit seiner stärkeren Hinwendung zu psychosozialer Versorgung im (hohen, beeinträchtigten) Alter und auf dem Weg aus dem
  Leben. Allerdings gewinnen diese Überlegungen an Unterstützung und Ausdruck (s. Hospizbewegung, s. Ansatz der Gerotranszendenz, der bislang v. a. in
  Skandinavien verbreitet ist).

- Wenig akzeptiert in unserer Gesellschaft sind ferner Überlegungen, bei einer Verlängerung der Morbiditätsphase im Leben diejenigen zu bevorzugen, die günstige Lebensqualität aufweisen. Faktisch geschieht dies allerdings, wenn sich soziale Ungleichheit ins Alter hinein und im Alter verstärken.

*(b) Fragen im Kontext von Widersprüchen und Ambivalenzen der Potentialdiskussion* Im aktuell gebräuchlichen *Alter(n)s-Potenzialebegriff sind* Elemente des produktiven Alter(n)s, des erfolgreichen Alter(n)s ebenso enthalten wie Elemente des „Grenzen-Akzeptieren" und der „Sinnfindung im Alternsprozess durch Rückzug und Bilanzierung" (s. Transzendenz; New Age Philosophy). Hier ist eine *kritische Positionierung* m. E. sinnvoll – durchaus im Sinne einer *kritischen Gerontologie* (s. o.) und hier *implizierter konflikt- und macht- wie ungleichheitstheoretischer Perspektiven* – zu den in den jeweiligen Konzepten enthaltenen Extrem bzw. einseitigen Positionen und den darin implizierten (politischen) Konsequenzen der einseitig funktionalen Interessenausrichtung (gegen schlechter Gestellte, im Alternsprozess körperlich und/oder sozial Beeinträchtige und Benachteiligte).

Entwickelt wird hier stattdessen ein Konzept, das an eine Synthese der jeweils konstruktiven (Benachteiligungen eher ausgleichende, funktionalistische Machbarkeitsideologien eher eindämmende) und einer Begrenzung der jeweils destruktiven (soziale Ungleichheit und Benachteiligung eher fördernde) Elemente in den verschiedenen Konzepten ausgerichtet ist. Dies setzt die Verankerung in einem Gesellschaftsmodell voraus, das auch Handlungen und Interaktionen in Institutionen explizit berücksichtigt, in Parteien, Gewerkschaften, Arbeitgeberverbänden, Betrieben, Verwaltungen und in sozialen Netzen auch im privaten Bereich. Der Unschärfe und entsprechender Gefahren (der einseitigen Funktionalisierbarkeit) eines hypostasierten Gesellschaftsbildes, das eher typisch für (z. B. beim Konzept des produktiven Alterns leicht vorherrschende) funktionalistische Perspektiven ist („der" alte Mensch dient „der" Gesellschaft und umgekehrt), wird damit begegnet. Dennoch besteht möglicherweise die Gefahr, dass „Potenziale des Alters" mit dreierlei Fragen (*Prämissen*) in Zusammenhang gebracht wird, die im Folgenden *kritisch zu reflektieren* sind. Dadurch wird der Potenzialebegriff in den Kontext eines Konzeptes des „homo vitae longae" gestellt, im Sinne der Zielsetzung: Nachhaltige Sicherung von Lebensqualität über den Lebensverlauf im Verhältnis der Generationen, Altersphasen, Geschlechter und sozialen Klassen (via sozialer Gerechtigkeit/ Gleichheit) formuliert und entsprechend fokussierte Handlungsschritte konzipiert:

*Erster Fragenkomplex* Besteht nicht die Gefahr einer *Gemeinschaftsideologie* (s. Tönnies) *zu Lasten der älteren und alten Menschen?* Sollen sie für das Funktionieren oder gar die Reparatur des Gemeinwesens/der Sozialpolitik in die Pflicht genommen werden? Ohne dass ein entsprechender Beitrag jüngerer Menschen gefördert würde? Will man die „Späte Freiheit" zugunsten einer moralischen Verpflichtung auf Intergenerativität wieder einschränken oder gar zurücknehmen? *Antwort:* Die Gefahr der Gemeinschaftsideologie zu Lasten der Älteren ist gegenstandslos, indem alle Lebensalter im Konzept des „homo vitae longae" angesprochen und in die Veränderungen einbezogen werden. Eine grenzenlose „Späte Freiheit" jenseits (oder diesseits, s. Kindheit/Jugend) aller Verpflichtungen im Rahmen des jeweils Möglichen und Sinnvollen zum Wohl des Gemeinwesens beizutragen, und das bezogen auf alle Lebensalter, ist jedoch nicht gewollt und wird nicht angestrebt.

*Zweiter Fragenkomplex* Stimmt es überhaupt, dass die *Generationensolidarität gefährdet* ist? Und ist es wirklich *diese Gefährdung, welche die momentanen Probleme des Sozialstaates erzeugt?* Werden nicht soziale und gesellschaftliche Probleme, die in gesellschaftlichen Strukturen und vor allem Macht und Interessenskonflikten ihre Wurzel haben, als Probleme der individuellen (Wert-)Einstellung und der individuellen Kompetenzen diskutiert? Nach dem Motto: Wenn jeder persönlich guten Willen zeigt und alle wie in einer idealisierten Großfamilie „an einem Seil ziehen", „wird alles wieder gut". Wer aber nicht mitmacht und sich der Solidarität entzieht, gilt als „gemeinschaftsschädigend und egoistisch". Steht dahinter nicht auch die Angst vor den angeblich egoistischen und individualistischen 68em, die jetzt ins Alter hineinwachsen und „sowieso von Familie wenig hielten" und diese angeblich auch als Leitbild zerstört haben. Besteht hier nicht eine deutlich werte-konservative Haltung – konservativ nicht in einem konstruktiv erhaltenden Sinne gemeint? *Antwort:* Unterstellt werden muss keineswegs, dass die Generationensolidarität bereits beeinträchtigt sei. Im Gegenteil: Sie weist erneut auf das hohe Ausmaß und den erheblichen Umfang familialer Leistungen vor allem zwischen, aber auch innerhalb der Generationen hin. Die politische/sozialpolitische Diskussion verweist auch immer wieder auf gesellschaftliche Ungleichheitsverhältnisse, auf Hindernisse gegenüber der Potenzialentfaltung in Form bestehender gesellschaftlicher Strukturen und Verhältnisse hin; sie hebt auf deren Veränderung ab, um eine bessere Potenzialentwicklung im Sinne der individuellen wie sozialen Verbesserung der Lebensqualität über den Lebensverlauf bis ins Alter zu ermöglichen. Von einer wertkonservativen Haltung kann allenfalls in einem „konstruktiven" Sinne des Beitrags zu Solidarität und sozialer Gerechtigkeit gesprochen werden.

*Dritter Fragenkomplex: Besteht nicht die Gefahr eines ökonomistisch genährten Sozialutilitarismus,* der „unproduktive" ältere und alte Menschen und unproduktive Menschen überhaupt (s. Behinderte) ausgrenzt und ihre Existenzberechtigung letztlich sogar in Frage stellen könnte? Eine solche Position widerspräche dem Grundgesetz. Wie will man mit dem Potenzialebegriff dieser Gefahr begegnen bzw.

glaubt, ihr begegnet zu sein? Liegt nicht insgesamt eher eine Nutzbarkeits- und Mobilmachungsrhetorik des Alterns vor, welche ältere Menschen (und alle anderen wahrscheinlich auch) nur noch als Humankapital zur Förderung ökonomischer Interessen bzw. als Kapital zur Reparatur des in die Krise geratenen „sozioökonomischen" Systems begreifen kann? Ist ein guter Alter demnach der, der möglichst lange ökonomische Werte für andere produziert und möglichst niemandem finanziell zur Last fällt? *Antwort:* Dieser Gefahr wird mit einem Potenzialebegriff begegnet, der in den Kontext von Lebenslagen und Lebensverläufen gestellt wird. Es wird *differenziert,* welche Menschen was an Potenzialen zur Verfügung haben, unter welchen Bedingungen diese entstehen oder auch verhindert werden, unter welchen Bedingungen sie zur Entfaltung und Anwendung gebracht werden können oder auch daran gehindert werden. Und es besteht eine *prinzipielle Offenheit* gegenüber nicht ökonomisch definierbaren und funktionalisierbaren Potenzialen, etwa Kommunikationsformen im hohen Alter, bei körperlichen und geistigen wie psychischen Einschränkungen und bei Hilfe- und Pflegebedürftigkeit (s. Ansatz des *Grenzen-Akzeptierens*). Damit wird auch die „Späte Freiheit" im höheren Lebensalter nicht generell und grundsätzlich in Frage gestellt. Sie wird in den Kontext des Lebensverlaufs eingebettet und mit einem Recht auf „frühe Freiheit" (in Kindheit und Jugend) und „Freiheiten zwischendurch und parallel bzw. in Ergänzung zu" (im mittleren Alter, der sogenannten Aktivphase) auf eine vergleichbare Ebene gestellt und im Generationenkontext ausbalanciert. Im Konzept des „homo vitae longae", wird dieses als sinnvolle, vielfach sogar *notwendige* Voraussetzung gesehen für die Entwicklung und Aufrechterhaltung von Innovation und Kreativität über den Lebensverlauf Potenziale werden nicht primär unter dem Gesichtspunkt der Funktionalität für „das gesellschaftliche System" oder die Wirtschaft gesehen, sondern unter dem Gesichtspunkt der Lebensqualität, der Entwicklung von Sinn in allen Lebensphasen bei allen sozialen Gruppierungen. Damit tritt die Frage, ob die Wirtschaft so viele Potenziale des Alters auch gebrauchen könne und wie sie diese am besten nutzen könne, in den Hintergrund. Es geht vielmehr um eine Wiedergewinnung der Lebenswelt durch die Individuen im Generationen- und Geschlechterkontext über den Lebensverlauf in Kombination mit der Entwicklung von Lebensqualität (siehe oben: entsprechende Ansätze).

*(c) Annahmen zum Gesellschafts- und Menschenbild, zu gesellschaftlichen Grundorientierungen und menschlichen Grundbedürfnissen: Ausgangsüberlegungen zum Gesellschafts- und Menschenbild* Mit den besprochenen drei Fragenkomplexen hängen grundlegendere Fragen und Überlegungen im Zusammenhang mit der öffentlichen, politischen und wissenschaftlichen Diskussion um die „alternde Gesellschaft" und „Potenziale des Alter(n)s" zusammen, nämlich: Welches *Gesellschaftsmodell* – und damit zusammenhängend: welches *Menschenbild* – (oder

umgekehrt) liegen der jeweiligen Diskussion zugrunde? Wie geht man mit der Gefahr eines strukturfunktionalistischen Gesellschaftsbildes um, das nicht nur klassischen gerontologischen Konzepten, sondern vor allem auch der Alltagsdiskussion um Alter(n) vielfach unreflektiert innewohnt? Wie verhalten sich Konzept und Verständnis von Potenzialen des Alter(n)s dazu?

Nicht von der Hand zu weisen ist die Gefahr, dass vielfach in Anlehnung an die – viel *zu einfache, aber sehr eingängige – Prämisse eines Fließgleichgewichts zwischen Individuum und Gesellschaft* argumentiert wird. So etwa frei nach dem Motto John F. Kennedys Anfang der 1960er Jahre: „Du sollst nicht fragen, was die Gesellschaft für dich tun kann, sondern was du für die Gesellschaft tun kannst". Hier wird Gesellschaft als Wesen hypostasiert, mit dem das Individuum in eine Interaktionsbeziehung treten könne und welche durch eine generelle Orientierung an gemeinsamen Werten getragen würde. Als ob „Gesellschaft" ein Akteur sei, der moralische Pflichten und Autoritätsbefugnisse gegenüber einem Menschen einnehmen kann. Und wenn nach den Potenzialen der Älteren für die Gesellschaft gefragt wird, verdeckt das die zentrale Einsicht (vgl. z. B. Bourdieu 1987 oder Elias 1977), dass *nicht die Gesellschaft als solches* Nutzen aus etwas ziehen kann, sondern *nur bestimmbare gesellschaftliche Gruppierungen,* welche in einem komplexen konflikthaften Verflechtungszusammenhang stehen, der allenfalls indirekt und in sehr komplizierter Weise, wenn überhaupt, „gesteuert" werden kann, und dies schon gar nicht mittels moralischer Vorgaben (siehe dazu Luhmann 1997).

Wenn also nur von *der* Gesellschaft als Einheit gesprochen wird, besteht die Gefahr, dass damit die Ungleichheits- und Machtverhältnisse verdeckt werden. (Ein Interesse hieran haben eher diejenigen, die im Besitz von Macht sind und denen es deutlich besser geht als vielen anderen.) Und indem pauschal von der Gesellschaft als Ganzem und dem Individuum als kleinster Einheit gesprochen wird, begibt man sich zur Beschreibung oder gar Erklärung von Prozessen leicht auf die Ebene des Individuums mit seinen sozialen Rollen und Interaktions- wie Handlungsmustern, ohne dabei der sehr wichtigen Vermittlung über die institutionelle Ebene (Organisationen, Interessengruppierungen etc.) die notwendige Beachtung zu schenken. Damit läge ein soziologisch nicht haltbares Gesellschaftsmodell zugrunde, das an frühe strukturfunktionalistische Konzepte erinnert, jedoch keineswegs in der Lage ist, heutige gesellschaftliche Entwicklungen – so auch die des Alter(n)s im Kontext gesellschaftlicher Veränderungen – angemessen zu reflektieren. Stattdessen legen aktuelle Entwicklungen es nahe, Alter(n) wieder stärker vor einem konflikt- und machttheoretischen und damit Sozialstruktur und Institutionen wie Organisationen stärker hinein nehmenden Hintergrund zu analysieren. Vorbild könnte hier die Politische Ökonomie des Alterns im Kontext einer Kritischen Gerontologie sein.

Auf diese letztgenannten grundlegenden Fragen verweisen schon die zuvor besprochenen drei Fragenkomplexe. Sie sprechen die Fragen des Gesellschafts und

Menschenbildes jeweils zumindest implizit bereits mit an. Ohne einen konkreten Bezug zu einem Gesellschaftsbild und Menschenbild sind keine Leitbilder denkbar; wichtig ist, dass dieser Bezug expliziert wird. Eine Gefahr vieler Leitbilder und Ideologien – so auch bezogen auf das Alter – liegt in der nicht expliziten Bezugnahme auf verschleierte oder damit auch geschönte/beschönigte Menschen- und Gesellschaftsbilder.

*Überlegungen zu gesellschaftlichen Grundorientierungen: Im Zusammenhang mit* gebräuchlichen *Leitbildern* – nämlich: mitverantwortlichem Leben älterer Menschen und Solidarität, Alter als zukünftiger Innovationsmotor, Nachhaltigkeit und Generationensolidarität, lebenslangem Lernen, Prävention – lassen sich folgende *Elemente gesellschaftlicher Grundorientierungen* identifizieren: Subsidiarität, Solidarität, Nachhaltigkeit, Gleichheit/Gerechtigkeit/sozialer Ausgleich, Sicherheit, Freiheit, Menschenwürde, „Natural law ecology" und Modernisierung der Lebensspanne Alter. Damit wird erneut deutlich, dass sich bei der Entwicklung von Leitbildern möglicherweise eine Synthese von auf den ersten Blick oftmals widersprüchlich erscheinender Orientierungen bildet. So werden „Modernisierung" und „Natural law ecology" (noch) häufig im Zusammenhang mit einander ausschließenden Vorstellungen thematisiert. Hierbei handelt es sich allerdings um jeweilige Extrempositionen, während man auch der Einschätzung sein kann, dass Elemente der Modernisierung (s. Komprimierung der Mortalität, lebenslange Förderung von Potentialen) mit Elementen des sich an ökologischen Prinzipien und Naturgesetzen auch Orientierens durchaus in Einklang zu bringen sind, da beides für unterschiedliche Fragestellungen und Herausforderungen im Zusammenhang mit Alter(n) relevant ist. So ist einerseits das Anstreben einer weiteren Verdichtung der von Krankheit und Beeinträchtigungen gezeichneten Zeit im Lebenslauf durchaus sinnvoll und bedarf der Anwendung und weiteren Entwicklung z. B. moderner Medizin. Und zum anderen gehört es zum Leben und Alter(n), insbesondere zum hohen Lebensalter, dass Menschen sich mit Endlichkeit, mit der Realität des Sterbens akzeptierend auseinandersetzen und dies gesellschaftlich auch unterstützt und akzeptiert wird, anstatt dass jenseits der Menschenwürde und bar einer Akzeptanz individueller Lebens- und Sterbensvorstellungen immer weiter „moderne" Technik den Ablauf bestimmt.

*Überlegungen zu menschlichen Grundbedürfnissen* Für alle Lebensphasen ist – neben „physiologischen Grundbedürfnissen" – von anderen menschlichen Grundbedürfnissen auszugehen: nach „sozialer Zugehörigkeit" bzw. nach „gefühlsmäßigen zwischenmenschlichen Beziehungen", nach „sozialer Anerkennung" und nach „Sinngebung" (vgl. Gasiet 1981, S. 134 ff, 249 ff.). Genannt werden in diesem Zusammenhang der menschlichen Grundbedürfnisse häufig auch „Sicherheitsbedürfnisse", „Bedürfnis nach Zugehörigkeit und Liebe", „Bedürfnisse nach Achtung" und nach „Selbstverwirklichung" (vgl. Maslows Theorie der Bedürfnisse als Grundlage einer humanistischen Psychologie: Maslow 1973, 1994). Zumindest das Grundbedürfnis nach sozialer Zugehörigkeit und das nach sozialer Anerkennung oder auch das „endlich einmal etwas zu schaffen" (s. o.: Modersohn-Becker-Zitat) und nach „Ernte" (s. o.: Bloch-Zitat) setzen die gesellschaftliche An- oder Einbindung – und sei es in vermittelter Form – während des gesamten Lebens voraus. Allein auf dieser Grundlage sind die Notwendigkeit oder zumindest die Sinnhaftigkeit einer Orientierung von Menschen der verschiedenen Lebensalter an einer Konzeption des langen Lebens und einer entsprechenden Prävention und wechselseitigen Solidarität über den Lebensverlauf hinweg bereits ableitbar.

Auch von „physiologischen Grundbedürfnissen" im Kontext der sich abzeichnenden körperlichen Veränderungen im Prozess des Alterns kann eine Leitbild- und Konzeptentwicklung bezogen auf Alter keinesfalls abstrahieren. Produktives Altem oder Potenziale des Alter(n)s entwickeln sich, kommen zur Entfaltung oder werden verhindert bzw. nicht genutzt jeweils in Bezug zu körperlichen Entwicklungen, psychischen und sozialen Bedingungen (in Bezug zu Körper und hier nicht nur: Gesundheit – Krankheit und in Bezug zu Lebenslagen, sozialer Ungleichheit bzw. sozialen Chancen). In der im Rahmen des Runden Tischs Pflege erarbeiteten und unlängst veröffentlichten „Charta der Rechte hilfe- und pflegebedürftiger Menschen" (s. Sulmann und Tesch-Römer 2005) finden sich diese genannten menschlichen Grundbedürfnisse wieder; sie werden für Hilfe- und Pflegebedürftigkeit explizit formuliert. Deutlich wird, dass menschliche Grundbedürfnisse (wie Menschenwürde und Selbstbestimmung, körperliche und seelische Unversehrtheit, Freiheit und Sicherheit, Privatheit, Teilhabe) durchaus als generelle und übergreifende zu formulieren sind. Zur Förderung und Gewährleistung von Realisierungschancen für Potenziale des Alters kann z. B. grundlegend davon ausgegangen werden, dass der Wahrung dieser Rechte hierbei ein entscheidender Einfluss zukommt. Darüber hinaus wäre zu überlegen, ob Potenziale verschiedener Lebensalter sich auch stärker auf die Wahrung dieser Rechte für Menschen in allen Lebenslagen hin orientieren ließen. Dies würde Hilfe zur Selbsthilfe, aber auch Fremdhilfe in den Mittelpunkt der Potenzialausrichtung stellen.

## 4 Zusammenfassung und Ausblick

Als Leitbilder werden zurzeit in der politischen Diskussion oft benannt: Mitverantwortliches Leben älterer Menschen und Solidarität, Alter als zukünftiger Innovationsmotor, Nachhaltigkeit und Generationensolidarität, lebenslanges Lernen sowie Prävention. Diese Leitbilder sind abgeleitet aus der kritischselbstreflexiven Auseinandersetzung mit den o. g. möglichen Implikationen der Diskussion um Potenziale des Alters, ferner aus einer entsprechenden Auseinandersetzung mit der Gefahr bzw. mit Risiken der Überschneidung und mangelnden Trennschärfe der Konzepte eines „aktiven" und „produktiven" Alters oder von „Potenzialen" des Alters mit Elementen von Jugendlichkeits- oder Leistungsideologien. Es geht in diesen Leitbildern nicht darum, Alter möglichst lange, „jugendlich" und „fit" im Sinne einer Funktionalisierbarkeit für außengeleitete einseitige Interessen, etwa der Ökonomie, zu halten. Und es geht nicht um die Verdrängung der zunehmenden Bedeutung des Körpers bzw. der körperlichen Konstitution für den Alltag im Alter, der wachsenden körperlichen und gesundheitlichen Einschränkungen und sozialen Verluste oder gar des Sterbens und des Todes. Auch die sozial unterschiedlichen und sozial ungleichen Potenzialentwicklungen und entsprechenden Möglichkeiten und Grenzen, diese zu realisieren, können dabei nicht ausgeblendet werden. Diese Überlegungen regen dazu an, Leitbilder in ein Konzept des am langen Leben orientierten Menschen in einer Gesellschaft des langen Lebens, kurz im *Konzept des „homo vitae longae" in einer Gesellschaft des langen Lebens,* im Sinne einer relativ neutralen Begrifflichkeit zu fassen. Dieses Konzept birgt m. E. weniger Gefahr der Bedienung von Missverständnissen im o. g. Sinne durch Identifikation mit anderen gesellschaftlich vorherrschenden Ideologien und Leitbildern. Das Konzept erlaubt eine Einbettung aller Lebensalter, führt weg von einer Alterskonzentration oder gar -fixierung und damit von einseitigen oder wertebelasteten Diskussionen um das Alter: Und es ermöglicht die Anbindung an die Fragen der Lebensqualität über den Lebensverlauf und der Chancengleichheit (von Generationen, Altersgruppen bis ins hohe Alter, Geschlechtern, Migrantinnen/Migranten bzw. Ethnien). Es hilft, verschiedene Kennzeichen des Alters wie auch anderer Lebensabschnitte zu identifizieren, uns zwar in ihrem wechselseitigen Bezug aufeinander. Damit läuft es weniger Gefahr, soziale oder körperliche Einschränkungen und Behinderung, Abbau, Verlust, Abnahme von Engagement in sozialen Bezügen bis hin zu Sterben und Tod auszublenden.

Auch hinsichtlich praktischer Veränderungen gilt: Zur Entwicklung eines neuen Zusammenhalts zwischen den Generationen und Geschlechtern, zu einer den aktuellen Herausforderungen entsprechenden, angemessenen Form der Solidarität zwischen den Generationen und Geschlechtern kann die Orientierung an einem Leitbild bzw. am Ziel der Entwicklung eines homo vitae longae, eines am langen Leben orientierten Menschen in einer Gesellschaft des langen Lebens – und das bedeutet: an der Entwicklung hierfür relevanter Grundlagen in allen Lebensphasen zum einen und in gesellschaftlichen Feldern und Institutionen zum anderen – beitragen: Es verdeutlicht, dass es nicht um isolierte Rollenveränderung des Alters gehen kann, sondern um eine *lebenslauforientierte Neugestaltung der Balance von Lebens- und Arbeitsverhältnissen, sozialer Sicherung und Freiheit und damit Menschenwürde in allen Lebensphasen.* Deutlich wird in diesem Kontext: Geht es um die Entwicklung, Entfaltung oder Freisetzung von Potenzialen des Alters in Wirtschaft und Gesellschaft, so steht veränderte Integration des Alters und des Alterns in die verschiedensten Bereiche und Institutionen der Gesellschaft an. Und dies schließt – so die Lesart des Konzepts – die *Frage nach den Potenzialen aller Lebensphasen mit Blick auf ein langes Leben* unmittelbar ein. Insofern kann auch *in der Praxis nur eine auf den Lebenslauf in seiner Gänze bezogene Konzeption veränderter Aufgabenzuteilung und Solidarität zwischen den Generationen und Geschlechtern* wirksam werden. Solidarität zwischen den Generationen schließt eine veränderte Solidarität und Arbeitsteilung zwischen den Geschlechtern, aber auch innerhalb der „*Generationen*" (*Geburtsjahrgänge*) ein, was z. B. daran deutlich wird, dass Pflege von Menschen im frühen und späten Leben bis dato primär von Frauen geleistete Arbeit ist, dass diese ungleiche Belastung der Geschlechter mit über den Lebenslauf begleitend eher belastenden Aufgaben sich jedoch nachteilig für eine Integration von Frauen in den Erwerbsarbeitsmarkt und von Männern in andere eher reproduktive Arbeitsfelder auswirkt und für die Entfaltung und Nutzung von Ressourcen und Potenzialen beider Geschlechter über den Lebensverlauf hinweg von erheblichem Nachteil ist.

Gestaltbar ist die Lebensspanne zwischen Geburt und Tod, und zwar hinsichtlich der Qualität wie – zum Teil – der Dauer. Dies geschieht in Auseinandersetzung mit den sozialen Möglichkeiten zum einen und den biologischen zum anderen. Wachsen, Zurückgehen und Verfall sind Entwicklungsbestandteile des Lebens. Sie sind nur begrenzt durch menschliches Handeln beeinflussbar. Hieraus ergibt sich die *Rahmung der Potenziale in Lebenslauf und Alter* zum einen durch die sozialen Lebenslagen, zum zweiten durch die individuelle Lebensgeschichte (Biographie); und zum dritten geschieht dies in gesellschaftlichen Verhältnissen, in Institutionen, Organisationen und gesellschaftlichen (Sub) Strukturen, die ständig miteinander interagieren, wobei Interessen, Macht- und Ungleichheitsverhältnisse wirksam werden. Eine der komplexen sozialen Wirklichkeit möglichst entsprechende Abbildung dieser Prozesse ist nicht einfach. Und Fragen hinsichtlich der Entwicklung und Ausprägung sehr unterschiedlicher und ungleicher Potenziale des Alter(n)s und entsprechender Fördermöglichkeiten lassen sich nicht ohne Rückgriff auf die o. g. Zusammenhänge beantworten. Deshalb bleibt dies eine nicht ganz einfache Aufgabe.

## Literatur

Amann, A. (2006). Unentdeckte und ungenützte Ressourcen und Potenziale des Alter(n)s. In Deutsches Zentrum für Altersfragen (Hrsg.), *Gesellschaftliches und familiäres Engagement älterer Menschen als Potenzial. Expertisen zum Fünften Altenbericht der Bundesregierung* (Bd. 5). Berlin: Lit.

Arendt, H. (1981). *Vita Activa oder vom tätigen Leben*. München: Piper.

Bäcker, G., Bispinck, R., Hofemann, K., & Naegele, G. (2000). *Sozialpolitik und soziale Lage in Deutschland* (3. Aufl.). Wiesbaden: Westdeutscher.

Baltes, P. B. (1997). Gegen Vorurteile und Klischees über das Alter: Neue Erkenntnisse aus der Berliner Altersstudie. In A. Lepenies (Hrsg.), *Alt & Jung. Das Abenteuer der Generationen* (S. 156–161). Frankfurt a. M.: Stroemfeld/Roter Stern.

Baltes, P. B. (2005). Oma muss ran. *Die Zeit – Wissen*, 21/2005.

Barkholdt, C., & Lasch, V. (2006). Vereinbarkeit von Pflege und Erwerbstätigkeit. In Deutsches Zentrum für Altersfragen (Hrsg.), *Förderung der Beschäftigung älterer Arbeitnehmer – Voraussetzungen und Möglichkeiten. Expertisen zum Fünften Altenbericht der Bundesregierung* (Bd. 2). Berlin: Lit.

Bloch, E. (1959). *Das Prinzip Hoffnung*. Frankfurt a. M.: Suhrkamp.

Bourdieu, P. (1987). *Die feinen Unterschiede. Kritik der gesellschaftlichen Urteilskraft*. Frankfurt a. M.: Suhrkamp.

Bundesministerium für Familie, Senioren, Frauen und Jugend (BMFSFJ). (Hrsg.). (1993). Erster Altenbericht Die Lebenssituation älterer Menschen in Deutschland. Bonn.

Bundesministerium für Familie, Senioren, Frauen und Jugend (BMFSFJ). (Hrsg.). (1998). Zweiter Altenbericht Wohnen im Alter. Bonn.

Bundesministerium für Familie, Senioren, Frauen und Jugend (BMFSFJ). (Hrsg.). (2001). Dritter Bericht zur Lage der älteren Generation in der Bundesrepublik Deutschland: Alter und Gesellschaft. Berlin.

Bundesministerium für Familie, Senioren, Frauen und Jugend (BMFSFJ). (Hrsg.). (2002). Vierter Bericht zur Lage der älteren Generation in der Bundesrepublik Deutschland: Risiken, Lebensqualität und Versorgung Hochaltriger – unter besonderer Berücksichtigung dementieller Erkrankungen. Berlin.

Burgess, E. W. (1960). Aging in western culture. In E. W. Burgess (Hrsg.), *Aging in western societies* (S. 3–28). Chicago: University of Chicago Press.

Clemens, W. (1994). „Lebenslage" als Konzept sozialer Ungleichheit – Zur Thematisierung sozialer Differenzierung in Soziologie, Sozialpolitik und Sozialarbeit. *Zeitschrift für Sozialreform, 3*, 141–163.

Clemens, W., & Naegele, G. (2004). Lebenslagen im Alter. In A. Kruse & M. Martin (Hrsg.), *Enzyklopädie der Gerontologie* (S. 387–402). Bern: Huber.

Clemens, W., Künemund, H., & Parey, M. (2003). Erwerbsbeteiligung und Arbeitsmarkt. In M. Herfurth, M. Kohli, & K. F. Zimmermann (Hrsg.), *Arbeit in einer alternden Gesellschaft* (S. 43–64). Opladen: Leske+Budrich.

Deutscher Bundestag. (1994). *Zwischenbericht der Enquete-Kommission Demographischer Wandel – Herausforderungen unserer älter werdenden Gesellschaft an den einzelnen und die Politik*. Bonn: Bundestags-Druckerei.

Deutscher Bundestag. (2002). *Abschlussbericht der Enquete-Kommission Demographischer Wandel – Herausforderungen unserer älter werdenden Gesellschaft an den Einzelnen und die Politik*. Berlin: Bundestags-Druckerei.

Elias, N. (1977). *Über den Prozeß der Zivilisation. Soziogenetische und psychogenetische Untersuchungen. 2 Bd. 3. Aufl. (zuerst 1939).* Frankfurt a. M.: Suhrkamp.

Fries, J. F. (1984). The compression of morbidity. *The Gerontologist, 24,* 354–359.

Gasiet, S. (1981). *Menschliche Bedürfnisse. Eine Synthese* (S. 134 ff., 249 ff.). Frankfurt a. M.: Campus.

Infratest Sozialforschung, Sinus, & Becker, H. (1991). *Die Älteren. Zur Lebenssituation der 55- bis 70jährigen.* Bonn: Dietz.

Kohli, M., & Künemund, H. (Hrsg.). (2000). *Die zweite Lebenshälfte. Gesellschaftliche Lage und Partizipation im Spiegel des Alters-Survey.* Opladen: Leske+Budrich.

Luhmann, N. (1997). *Die Gesellschaft der Gesellschaft.* Frankfurt a. M.: Suhrkamp.

Mannheim, K. (1928/1929). Das Problem der Generationen. *Kölner Vierteljahreshefte für Soziologie, 7,* 157–185, 309–330 (Wiederabdruck In K. H. Wolff (Hrsg.). (1964). *Karl Mannheim: Wissenssoziologie. Auswahl aus dem Werk* (S. 509–565). Neuwied: Luchterhand).

Martin, P., Ettrich, K. U., & Lehr, U., et al. (Hrsg.). (2000). *Aspekte der Entwicklung im mittleren und höheren Erwachsenenalter: Ergebnisse der interdisziplinären Längsschnittstudie des Erwachsenenalters (ILSE).* Darmstadt: Steinkopff.

Maslow, A. H. (1973). *Psychologie des Seins. Ein Entwurf (1968).* München: Kindler.

Maslow, A. H. (1994). *Motivation und Persönlichkeit (1970).* Reinbek: Rowohlt.

Mayer, K. U., & Baltes, P. B. (Hrsg.). (1996). *Die Berliner Altersstudie.* Berlin: Akademie.

Moody, H. R. (1995). Ageing, meaning and the allocation of resources. *Ageing and Society, 15,* 163–184.

Moody, H. R. (2001). Productive aging and the ideology of old age. In N. Morrow-Howell (Hrsg.), *Productive aging: Concepts and challenges* (S. 175–196). Baltimore: John Hopkins University Press.

Motel-Klingebiel, A., Krause P., & Künemund H. (2004). *Alterseinkommen der Zukunft. Diskussionspapiere Nr. 43.* Berlin: Deutsches Zentrum für Altersfragen.

Naegele, G. (2005). Für eine „demografiesensible" Beschäftigungs-, Altersgrenzen- und Lebenslaufpolitik. *Theorie und Praxis der Sozialen Arbeit, 4,* 14–21.

Naegele, G., & Reichert, M. (Hrsg.). (1998). *Vereinbarkeit von Berufstätigkeit und Pflege, Nationale und Internationale Perspektiven I.* Hannover: Vincentz-Verlag.

Naegele, G., & Reichert, M. (1999). Zur Lebenslage älter werdender und älterer Singles – ein Literaturüberblick. *Zeitschrift für Sozialreform, 5,* 418–446.

Sulmann, D., & Tesch-Römer, C. (2005). Schritte zu einer „Charta der Rechte hilfe- und pflegebedürftiger Menschen". *Informationsdienst Altersfragen, 32*(2), 2–6.

Tesch-Römer, C., Engstler, H., & Wurm, S. (Hrsg.). (2006). *Altwerden in Deutschland. Sozialer Wandel und individuelle Entwicklung in der zweiten Lebenshälfte.* Wiesbaden: Verlag Sozialwissenschaften.

Tews, H. P. (1993). Neue und alte Aspekte des Strukturwandels des Alters. In G. Naegele, H. P. Tews (Hrsg.), *Lebenslagen im Strukturwandel des Alters* (S. 15–42). Opladen: Westdt.

Voges, W. (2002). Perspektiven des Lebenslagekonzeptes. *Zeitschrift für Sozialreform, 48,* 262–278.

# Zu früh oder wieder später in die „Späte Freiheit"? – Ältere Arbeitnehmer im gesellschaftlichen und demografischen Wandel

Wolfgang Clemens

## 1  Einleitung

Im Zuge der Auseinandersetzung um den „demografischen Wandel" geraten seit Jahren auch die älteren Arbeitnehmer und Arbeitnehmerinnen in den Fokus der wissenschaftlichen und öffentlichen Diskussion. Nachdem lange Jahre vorwiegend über berufliche Frühausgliederungen und geringe Erwerbsquoten älterer Beschäftigter gesprochen wurde, hat sich der öffentliche Diskurs in den letzten Jahren um zwei Themen erweitert: einerseits um die in den letzten Jahrzehnten zu beobachtende Verbesserung der gesundheitlichen Konstellation älterer Beschäftigter, andererseits um das Thema des schwindenden Potenzials jüngerer, nachwachsender Arbeitskräfte bei gleichzeitig rascher Zunahme der Gruppe älterer Arbeitnehmer, die als Generation der „Babyboomers" zu einem deutlichen Alterungsprozess des Erwerbspersonenpotenzials im Deutschland der kommenden Jahren beitragen werden. Im Zuge dieser Entwicklung bemühen sich Politik und Wirtschaft in Deutschland seit mehr als einem Jahrzehnt um eine Förderung der Alterserwerbstätigkeit (z. B. „Initiative 50plus"), gleichzeitig wird seit 2012 das Renteneintrittsalter schrittweise auf 67 Jahre erhöht. In Österreich hat man diesen (notwendigen?) Schritt noch nicht vollzogen.

Die Erwerbsquoten der heute Beschäftigten nach Altersgruppen haben diese „Kehrtwendung" allerdings nur zögerlich nachvollzogen: Sie sind bei den über 55-jährigen Erwerbstätigen zwar in den letzten Jahren gestiegen, offenbaren allerdings noch deutlichen Nachholbedarf in Hinsicht auf gleiche Erwerbschancen für alle Altersgruppen. In fast der Hälfte der deutschen Betriebe werden kaum oder

W. Clemens (✉)
Berlin, Deutschland
E-Mail: wclemens@zedat.fu-berlin.de

A. Amann, F. Kolland (Hrsg.), *Das erzwungene Paradies des Alters?*,
Alter(n) und Gesellschaft, DOI 10.1007/978-3-658-02306-5_5,
© Springer Fachmedien Wiesbaden 2014

keine Arbeitnehmerinnen und Arbeitnehmer im Alter von über 55 Jahren beschäftigt. Das durchschnittliche Rentenzugangsalter hat sich allerdings – wenn auch nur langsam – seit Jahren stetig erhöht.

Mit der sich seit Mitte der 1970er Jahre in (West-)Deutschland entwickelnden Massenarbeitslosigkeit setzte ein Frühverrentungstrend ein, da ältere Arbeitnehmerinnen und Arbeitnehmer als Dispositionsmasse des Arbeitsmarktes benutzt wurden, um die sich verschärfenden Arbeitsmarktprobleme zu regulieren. Deshalb zeigt sich in den letzten drei Jahrzehnten hinsichtlich älterer Beschäftigter ein Paradoxon: Obwohl die Lebenserwartung in dieser Zeit beträchtlich gestiegen ist und sich die durchschnittliche Gesundheit älterer Menschen erheblich verbessert hat, haben sich das Renteneintrittsalter und die Lebensarbeitszeit im Durchschnitt deutlich reduziert. Erst in den letzten Jahren zeigt sich eine Trendwende.

Die einschlägigen Wissenschaften – und später die Politik – begründen vor allem mit Verweis auf die demografische Entwicklung – und auch aus rentenfiskalischen Überlegungen – seit Beginn der 1990er Jahre eine notwendige Abkehr vom Frühverrentungstrend und eine Förderung der Alterserwerbstätigkeit. Aus ihrer Sicht werden die heutigen älteren Beschäftigten immer noch zu früh in die „späte Freiheit" (Rosenmayr) – sprich den Ruhestand – entlassen. Der Arbeitsmarkt und ein größerer Teil der deutschen Unternehmen verhindern bisher eine deutlichere Zunahme der Erwerbsquoten älterer Beschäftigter. Außerdem hat sich mit dem Trend zum vorzeitigen Ruhestand ein entsprechendes kulturelles Muster herausgebildet, das entsprechende Orientierungen der Betroffenen geprägt hat, die sich nur langsam ändern lassen. Für die Zukunft der (Alters-)Erwerbstätigkeit werden – nicht nur aus demografischen Gründen – weder heutige Arbeitsmarktorientierungen noch individuelle Verhaltensmuster zielführend sein. Die bislang zu frühe „späte Freiheit" wird zukünftig später und auf differenzierteren Wegen erreicht werden. Wegen der schneller (als die Lebensarbeitszeit) steigenden Lebenserwartung wird sie allerdings nicht kürzer, sondern eher länger dauern.

Der vorliegende Beitrag beschäftigt sich vor allem mit den absehbaren und prognostizierten Entwicklungen einer zukünftigen Alterserwerbstätigkeit. Auf Basis einer kurzen Analyse der Beschäftigungssituation älterer Arbeitnehmerinnen und Arbeitnehmer bis in die Gegenwart sollen vor allem die zukünftigen Beschäftigungschancen dieser heutigen „Problemgruppe" des Arbeitsmarktes analysiert werden – und zwar auf dem Hintergrund des laufenden und prognostizierten demografischen Wandels. Im *2. Abschnitt* wird ein Überblick zur Entwicklung der Situation älterer Beschäftigter in Deutschland gegeben. Im *3. Abschnitt* werden die Auswirkungen des demografischen Wandels auf die Arbeitswelt und die dort Beschäftigten skizziert. Die damit verbundenen (möglichen) Auswirkungen einer Arbeitswelt mit alternden Belegschaften werden im *4. Abschnitt* behandelt. Im *5.*

*Abschnitt* werden mögliche Bereiche zukünftig verstärkter Alterserwerbstätigkeit besprochen, während im 6. *Abschnitt* weitere Perspektiven vorgestellt werden.

## 2 Die Entwicklung der Situation älterer Beschäftigter im Überblick

Die Arbeits- und Beschäftigungssituation älterer Arbeitnehmer und Arbeitnehmerinnen ist seit jeher durch qualifikatorische und gesundheitliche Risiken geprägt. Diese Gruppe hatte – im Vergleich zu jüngeren – häufig mit veraltetem fachlichen Wissen und mit Leistungseinbußen aufgrund von gesundheitlichem Verschleiß zu kämpfen. Im betrieblichen Konkurrenzkampf und auf dem Arbeitsmarkt waren die Älteren damit benachteiligt. In den Zeiten von Wiederaufbau, Wirtschaftswunder und Vollbeschäftigung kamen entsprechende Handicaps kaum zum Tragen. Dies belegen die hohen Erwerbsquoten älterer Arbeitnehmer in der Bundesrepublik Deutschland von den 1950er Jahren bis Mitte der 1970er Jahre. Ältere Frauen waren demgegenüber in dieser Zeit – wie im Durchschnitt alle Frauen – traditionell in geringerem Umfang erwerbsmäßig engagiert. Erst mit der schrittweisen Ausdehnung von Angestelltentätigkeiten und Teilzeitarbeitsverhältnissen erhöhte sich deren Erwerbsquote seit den 1960er Jahren. In der DDR hingegen erreichte der Umfang der Erwerbstätigkeit von – auch älteren – Frauen in den 1980er Jahren fast das Niveau der Männer.

Seit ca. 1973/74 hatte sich bei einsetzender Wirtschaftskrise und steigender Arbeitslosigkeit ein *Trend zum frühen Ruhestand* entwickelt. Sektorale Konjunkturkrisen (wie im Bergbau und der Stahlindustrie), Rationalisierungen und betriebliche Strategien der Personalanpassung führten dann zu einem ständigen Steigen der Arbeitslosenquoten. Ältere Arbeitnehmer waren – neben jugendlichen – die Hauptleidtragenden dieser Entwicklung. Über eine Ausdehnung rechtlicher Regelungen wurde eine Vielzahl institutionalisierter Pfade zur vorzeitigen Ausgliederung aus dem Erwerbsleben geschaffen, die häufig in einer großen „Interessenkoalition" zwischen Arbeitgebern, Gewerkschaften, Betriebsräten und Betroffenen zur Frühverrentung genutzt wurden (Rosenow und Naschold 1994). Nach der deutschen Vereinigung wurde dann zwischen 1990 und 1992 in den neuen Bundesländern mittels Vorruhestandsregelungen eine ganze Generation älterer Arbeitnehmerinnen und Arbeitnehmer über 55 Jahre auf „sozial verträgliche" Weise in den Vorruhestand geschickt, um den durch eine Vielzahl von Firmenzusammenbrüchen nach der deutschen Vereinigung im Osten kollabierenden Arbeitsmarkt zu entlasten.

Mit dem Trend zur vorzeitigen Verrentung korrespondieren die seit den 1970er Jahren bis Ende des Jahrhunderts *sinkenden Erwerbsquoten* älterer Arbeitnehmer: Von 1970 bis 2002 gingen sie bei den 55- bis 59-jährigen um etwa 10 Prozentpunkte, bei den 60- bis 65-jährigen (westdeutschen) Männern sogar um ca. 35 Prozentpunkte zurück. In den neuen Bundesländern wurden nach der „Vorruhestandswelle" von 1990–92 die Erwerbsquoten 55- bis 59-jähriger Männer 1993 auf 40 % und die 60- bis 65-jähriger auf 12 % reduziert. Erst danach setzte eine deutliche Steigerung bei beiden Altersgruppen ein: bis zum Jahr 2012 auf ca. 84 % bzw. 57 % (Bundesagentur für Arbeit 2013). In beiden Altersgruppen liegen 2012 die Erwerbsquoten älterer Arbeitnehmer in den neuen Ländern ca. 2 % niedriger als in den alten Ländern. Ältere Frauen zeigen eine deutlich geringere Erwerbsbeteiligung als Männer, mit einem Gefälle in den Erwerbsquoten zwischen Ost und West und insbesondere nach Familienstand (vgl. www.sozialpolitik-aktuel.de, Tab. IV6). Das durchschnittliche Alter beim beruflichen Ausstieg ist in Deutschland Anfang der 1990er Jahre auf unter 60 Jahre gefallen und liegt inzwischen bei 61,1 Jahren (Deutsche Rentenversicherung 2013, S. 68). In Österreich liegt das Pensionsantrittsalter Ende 2012 bei unter 60 Jahren.

Ältere Arbeitnehmer und Arbeitnehmerinnen sind in der Bundesrepublik Deutschland deutlich stärker als jüngere Erwerbsgruppen von *Arbeitslosigkeit* betroffen, insbesondere dann, wenn individuelle bzw. kohortenspezifische Merkmale – wie „gesundheitliche Einschränkungen" und „geringere Qualifikation" – mit dem fortgeschrittenen Alter zusammentreffen (vgl. Kistler et al. 2000, S. 106; Zimmermann 2005). Erst in den Jahren 1998 und 1999 hat in den alten und neuen Bundesländern ein geringfügiger, ab 2000 ein deutlicher, vor allem demografisch bedingter Rückgang der überproportional hohen Arbeitslosigkeit eingesetzt. Gegenüber dem Jahr 2002 hat die Zahl der arbeitslosen 55- bis unter 60-Jährigen um ein knappes Viertel abgenommen. Damit hat sich die Arbeitslosigkeit in dieser Altersgruppe in den letzten zehn Jahren nur leicht schlechter entwickelt als im Durchschnitt über alle Altersklassen. Die Zahl der arbeitslosen 60-bis unter 65-Jährigen hingegen war 2012 knapp zwei Fünftel höher als zehn Jahre zuvor. Hinter dieser Entwicklung steht neben der schwierigen Arbeitsmarktsituation von Älteren und dem Anstieg der Zahl älterer Erwerbspersonen vor allem das Auslaufen von Sonderregelungen für Ältere, die sich früher reduzierend auf die Arbeitslosigkeit Älterer ausgewirkt haben. Mit 8,2 % lag die Arbeitslosenquote der 55-bis unter 65-Jährigen (bezogen auf alle zivilen Erwerbspersonen) um 1,4 Prozentpunkte höher als die Arbeitslosenquote im Durchschnitt über alle Altersklassen. Dabei ging die Arbeitslosenquote der 55- bis unter 60-Jährigen auf 8,2 % deutlich zurück, während die der 60- bis unter 65-Jährigen bei 8,1 % stagnierte, da die Zahl der zivilen Erwerbspersonen in etwa gleich stark stieg wie die der Arbeitslosen (Bundesagentur für Arbeit 2013,

S. 19 f.). Da die Arbeitslosenquote Älterer regional in etwa so differenziert wie die Gesamtarbeitslosenquote ist, sind die Arbeitslosenquoten der 55-Jährigen und Älteren in den neuen Bundesländern deutlich höher als in den alten.

Trotz hoher Arbeitslosenquoten älterer Arbeitnehmer und langer Verweildauer in der Arbeitslosigkeit ist für sie die Gefahr des Arbeitsplatzverlustes – das *Zugangsrisiko in Arbeitslosigkeit* – spürbar geringer als für jüngere. Gründe dafür sind Senioritätsregelungen und ein faktischer Kündigungsschutz bei längerer Betriebszugehörigkeit. Die ausgedehnte Bewilligung von Altersteilzeit wirkt zudem der Arbeitslosigkeit Älterer entgegen. Altersteilzeit wird von den Betrieben als Alternative zu Frühverrentungen – früher unter Instrumentalisierung des Arbeitslosengeldes – eingesetzt (Koller et al. 2003, S. 16). Während sich im Dezember 2001 294.000 Beschäftigte in Altersteilzeit befanden, waren es im Dezember 2011 bereits 498.000 Fälle, davon 86.000 durch die Bundesagentur für Arbeit gefördert (Bundesagentur für Arbeit 2013, S. 18).

Trotz einer durch das Rentenreformgesetz 1992 eingeleiteten Verlängerung der Erwerbsphase – mit einer Regelaltersgrenze von 65 Jahren und der inzwischen laufenden Anhebung auf 67 Jahre – liegt das durchschnittliche Rentenzugangsalter (2012) weiterhin deutlich darunter bei 61,1 Jahren, in den alten Bundesländern bei 61,3 Jahren, in den neuen bei 60,0 Jahren, für Frauen etwas niedriger als für Männer (Deutsche Rentenversicherung 2013, S. 68). Das Berufsaustrittsalter ist im Durchschnitt noch deutlich niedriger. Zwischen Ende der Erwerbstätigkeit und Rentenbeginn liegen häufig Zwischen- und Wartephasen, überwiegend bedingt durch Ruhestandsregelungen und Arbeitslosigkeit. Den stärksten Einfluss auf das durchschnittliche Rentenzugangsalter hat der Umfang an Renten wegen Erwerbsminderung im Verhältnis zu Altersrenten und das (geringere) Durchschnittsalter der Rentner wegen Erwerbsminderung. Das durchschnittliche Rentenzugangsalter bei Erwerbsminderungsrenten liegt in den meisten Jahren um mehr als zehn Jahre unter dem entsprechenden Zugangsalter aus Altersrenten. Die wegen der demografischen Alterung (und der zukünftigen Rentenfinanzierung) nach 2011 eingeleitete stufenweise Erhöhung der Regelaltersgrenze auf 67 Jahre wird zwar auch das durchschnittliche Rentenzugangsalter erhöhen, den Abstand zwischen dem Eintrittsalter in Alters- und Erwerbsminderungsrenten im Durchschnitt jedoch weiter vergrößern – wenn sich die Struktur der Erwerbsminderung nicht ändern lässt. Eine Betrachtung der Rentenzugänge nach den verschiedenen Rentenarten macht deutlich, dass vor allem eine Erhöhung der Altersgrenzen bei der Rente wegen Arbeitslosigkeit für einen großen Betroffenenkreis gravierende Auswirkungen hat, falls sich die Arbeitsmarktsituation für ältere Arbeitnehmer nicht deutlich verbessert (vgl. Koller 2001, S. 9).

Die Rentenzugänge der *Männer in den alten Bundesländern* verteilen sich ungleich auf die möglichen „Pfade" des Austritts (vgl. Deutsche Rentenversicherung 2013): Im Jahr 2012 weisen die Regelaltersrente und die für langjährige Versicherte zusammen 56,5 %, die Rente wegen Arbeitslosigkeit 11,4 % und Erwerbsminderungsrenten 21 % aller Rentenzugänge auf. In 11,4 % der Fälle wurde eine Rente für Schwerbehinderte bewilligt. Insgesamt ist ein Trend zu Renten mit höheren Altersgrenzen zu verzeichnen. Ein deutlich anderes Bild vermitteln die Rentenzugänge der *Männer in den neuen Bundesländern*. Während 1993 noch ca. 60 % eine Regelaltersrente und eine Rente für langjährig Versicherte zugeteilt bekamen, hat sich dieser Anteil bis zum Jahr 2012 auf 21,5 % verringert! Dagegen sind die Zugänge der Rente wegen Arbeitslosigkeit von 18,2 % im Jahr 1993 auf 45,4 % im Jahr 2002 massiv gestiegen, um bis 2012 wieder auf ca. 18 % abzufallen. Der Anteil der Erwerbsminderungsrenten stieg von 20,7 % im Jahr 1993 auf 26,7 % im Jahr 2012 eher moderat (Deutsche Rentenversicherung 2013, S. 62).

Zwei Trends prägen die Rentenzugänge der *Frauen in den alten Bundesländern*: Der Rückgang des Anteils der Regelaltersgrenze von 65 Jahren von 48,6 % im Jahr 1993 auf 41,2 % im Jahr 2012, ebenso der Frauenaltersrente von 25,6 % auf 23,7 % in diesem Zeitraum, während der Anteil der Renten wegen Erwerbsminderung auf 20,1 % gestiegen ist. Insgesamt zeigt sich eine zunehmende Erwerbsdauer heute älterer Arbeitnehmerinnen. Für die *Frauen in den neuen Bundesländern* dominierte in den Jahren zwischen 1993 und 2002 die Frauenaltersrente mit ca. 70 % aller Rentenzugänge (2002: 68,8 %), bis 2012 ist der Anteil auf 46,5 % gefallen. Der Anteil der Erwerbsminderungsrenten ist für 2012 mit 26,1 % vergleichsweise hoch. Die meisten älteren Frauen im Osten erfüllten bisher die Mindestversicherungszeit von 15 Jahren aufgrund der im Vergleich zum Westen deutlich höheren Erwerbsquoten in den Altersgruppen bis 55 Jahre und „kompletterer" Erwerbsbiografien. Insgesamt betrachtet lassen sich bisher – wegen vieler Vertrauensschutzregelungen – nur langsam die Auswirkungen des Rentenreformgesetzes 1999 beobachten, obwohl Jahrgänge ab 1937 schon teilweise von der Anhebung der Altersgrenzen betroffen waren. Auf lange Sicht gesehen wird die Entwicklung (veränderte Rentenregelungen und Erhöhung der Altersgrenzen) zu einem steigenden Durchschnittsalter bei den Altersrenten führen.

Ein Gegensteuern zum Trend der beruflichen Frühausgliederung ist seit Beginn der 1990er Jahre zu beobachten. Die Motive gründen auf demografischen, rentenfiskalischen und arbeits- sowie betriebsstrukturellen Bedingungen. Die Risiken der langfristigen finanziellen Sicherung der Alterssicherungssysteme waren Grundlage der Rentenreform 1992, die eine Verlängerung der Lebensarbeitszeit einleiten sollte. Mit dem Rentenreformgesetz 1992 ging zwar eine Ära der Lebensarbeitszeitverkürzung zu Ende. Doch bisher ist das Rentenzugangsalter nur moderat gestiegen, da weiterhin ältere Arbeitnehmer vorzeitig externalisiert werden – weiterhin durch Arbeitslosigkeit und Altersteilzeit (vgl. Barkholdt 2001). Ein Gegensteuern findet sich seit Beginn der 1990er Jahre vor allem im Bereich wissenschaftlicher Diskussionen und Maßnahmen der Forschungsförderung (vgl. Clemens 2001, S. 57 ff.). Es wurden zahlreiche Einzelprojekte im Förderschwerpunkt „Arbeit und Technik" des Bundesministeriums für Forschung und Technologie (BMFT) durchgeführt und Verbundprojekte eingerichtet. Im Rahmen der Forschungs- und Öffentlichkeitsarbeit „Demografischer Wandel" (vgl. www.demotrans.de) wird darauf verweisen, dass sich bereits die betriebliche Demografie vieler Unternehmen hin zu alternden Belegschaften verschoben hat und teilweise schon Maßnahmen zur Qualifizierung älterer Arbeitnehmer und einer Reorganisation betrieblicher Planung in Angriff genommen worden sind.

In Wissenschaft, Politik und Medien werden seit geraumer Zeit – trotz weiterhin prekärer Arbeitsmarktchancen – mit Blick auf den demografischen Wandel die Bedeutung und das Leistungsvermögen älterer Arbeitnehmer herausgestrichen, wie z. B. als „Potenziale des Alters" im fünften Altenbericht der Bundesregierung (BMFSFJ 2006). Dort – wie auch in vielen anderen Beiträgen – wird aber auch die Widersprüchlichkeit der heutigen Diskussion um ältere Beschäftigte deutlich: Man weiß um ihre Nützlichkeit und Leistungsfähigkeit, behandelt sie größtenteils aber weiterhin wie während der Hochphase des Frühverrentungstrends, zieht jüngere Mitarbeiter vor, gliedert weiterhin ältere Arbeitnehmer vorzeitig aus, investiert kaum in Weiterbildung für Ältere, gestaltet Arbeitsbedingungen und Arbeitsorganisation selten nach den Bedürfnissen der (älteren) Beschäftigten. Die derzeitige Situation älterer Beschäftigter in der Bundesrepublik Deutschland wirkt entsprechend paradox, ist aber als Übergang im – auch durch die demografische Entwicklung bedingten – Wandel der Arbeitswelt zu sehen.


## 3    Ältere Arbeitnehmer und Arbeitnehmerinnen im demografischen Wandel – zukünftige Entwicklungen

Der demografische Umbruch und die „Alterung der Gesellschaft" (vgl. Münz 2002; Schimany 2003) bilden den Hintergrund für demografische Entwicklungen in der Arbeitswelt. Der durch Geburtenhäufigkeit, Lebenserwartung und Migration geprägte *Altersaufbau der Bevölkerung* bestimmt den Umfang der *Personen im erwerbsfähigen Alter*, wobei Bedingungen des Eintritts in den Arbeitsmarkt wie auch die tatsächlichen Austrittszeitpunkte bestimmend werden. Das *Erwerbspersonenpotenzial* wird durch die Ausschöpfungs- bzw. Erwerbsquoten der am Arbeitsmarkt beteiligten Gruppen abgesteckt. Entscheidend für die Erwerbschancen unterschiedlicher Gruppen des Arbeitsmarktes sind die (Angebots-)*Strukturen der Erwerbsbevölkerung* sowie die Nachfrage nach Arbeitskräften von Seiten der Unternehmen (vgl. Blien und Meyer 2000). Zu allen genannten Merkmalen werden Prognosen für die nächsten Jahrzehnte erstellt, die allerdings mit kleinerer (Bevölkerung) und größerer (Konjunktur und Arbeitskräftenachfrage) Unsicherheit behaftet sind.

Nach Bevölkerungsprognosen des Statistischen Bundesamtes (z. B. die 12. koordinierte Bevölkerungsvorausberechnung, mittlere Variante 1-W1) wird sich der Anteil jüngerer Menschen (bis 20 Jahre) von 19 % im Jahr 2008 auf 17 % im Jahr 2060 verringern, während der Anteil von Menschen im Alter von 65 und mehr Jahren im selben Zeitraum von 20 % auf 34 % steigen soll (Statistisches Bundesamt 2009). In der Gruppe der Personen im erwerbsfähigen Alter (20–65 Jahre) wird der Anteil der 20- bis 49-Jährigen von 2008 bis 2020 deutlich schrumpfen (von 42 % im Jahr 2008 auf 26 % in 2020). Der Anteil der 50- bis 64-Jährigen (ältere Arbeitnehmer) dagegen soll von 19 % im Jahr 2008 auf 24 % für 2020 steigen. Der „Berg" der geburtenstarken Jahrgänge (Babyboomers) wandert in diesem Zeitraum und lässt den Anteil älterer Arbeitnehmer bis nach 2020 erheblich wachsen, bevor er anschließend wieder sinken wird. Im selben Zeitraum (und danach auch weiter) reduziert sich durch den demografischen Wandel der Umfang der ins Erwerbsleben eintretenden Kohorten.

Das Erwerbspersonenpotenzial der Zukunft wird – neben der Zahl und Struktur der Bevölkerung im erwerbsfähigen Alter – auch vom individuellen Erwerbsverhalten der Bevölkerung bestimmt. Maßgeblich werden (Zimmermann et al. 2002, S. 129):

- ein Trend zu höheren Bildungsabschlüssen mit einer verlängerten Verweildauer Jugendlicher im Bildungssystem;
- eine steigende Erwerbsneigung von Frauen. Insbesondere Frauen mittleren Alters bemühen sich verstärkt um den Verbleib bzw. die Rückkehr ins Erwerbsleben (ökonomische Unabhängigkeit, gestiegenes Bildungsniveaus, soziostrukturelle Faktoren);
- auch in höchsten Altersgruppen wird ein Trend zur erhöhten Erwerbsbeteiligung von Frauen wirksam, der u. a. durch veränderte Regelungen der Rentengesetzgebung bestimmt wird;
- eine Angleichung der unterschiedlichen Erwerbsneigungen von Frauen in Ost- und Westdeutschland.

Bisher kann eine Zunahme der Erwerbsbeteiligung den demografisch bedingten Rückgang des Erwerbspersonenpotenzials weitgehend kompensieren. Ohne Änderung des Erwerbsverhaltens schrumpft das potenzielle Arbeitskräfteangebot zurzeit allerdings schneller als die Bevölkerung im erwerbsfähigen Alter, da die Zahl der über 50-Jährigen in der Bevölkerung stark zunimmt (Zimmermann et al. 2002, S. 133). Allgemein wird erwartet, dass die durch die sinkende Geburtenziffer ausgelöste Schrumpfung des inländischen Arbeitskräfteangebots im günstigen Fall noch bis etwa 2020 durch interne Verhaltensänderungen ausgeglichen werden kann. Wahrscheinlicher ist jedoch ein erheblicher Rückgang des inländischen Erwerbspersonenpotenzials ab ca. 2015 mit deutlichem Anstieg des Durchschnittsalters der Beschäftigten (vgl. Fuchs und Dörfler 2005; Schimany 2003).

Zur Kompensation des schrumpfenden inländischen Angebots an Arbeitskräften werden eine weitere Verlängerung der Lebensarbeitszeit, eine Erhöhung der Erwerbsbeteiligung und/oder eine höhere Zuwanderung diskutiert. Ohne Berücksichtigung möglicher politischer Konsequenzen und der Wahrscheinlichkeit individueller Lebensplanung und Verhaltensänderungen könnte eine Anhebung des Rentenzugangsalters über das vollendete 67. Lebensjahr hinaus die Erwerbsquoten der über 55-Jährigen deutlich steigern. Die damit zu erzielenden Niveaueffekte würden sich aber nach dem Ausscheiden der geburtenstarken Kohorten aus dem – verlängerten – Erwerbsleben nach 2025 stark verringern. Langfristig lässt sich das schwindende Erwerbspersonenpotenzial nur durch einen dauerhaften Zuzug von Erwerbspersonen durch Migration kompensieren. Auf die Altersstruktur der zukünftigen Beschäftigten werden sich beide Strategien verschiedenartig auswirken: Eine Anhebung des Rentenzugangsalters würde den Anteil älterer Arbeitnehmer und Arbeitnehmerinnen erhöhen, während verstärkte Arbeitsmigration das Durchschnittsalter der Beschäftigten senken würde.

Das zukünftige Arbeitskräfteangebot wird über den quantitativen Aspekt hinaus durch Strukturveränderungen geprägt sein. Die gegenwärtige Altersverteilung der Bildungsqualifikationen führt in den nächsten Jahrzehnten zu einer allgemeinen Niveauerhöhung, da die nachrückenden Kohorten über deutlich mehr Berufs- und Hochschulabschlüsse verfügen als die heutigen älteren Berufskohorten. Trotzdem ist aber – wegen der demografischen Entwicklung – in den nächsten zwei Jahrzehnten mit einem starken Rückgang des Angebots an inländischen Arbeitskräften mit abgeschlossener Berufsausbildung zu rechnen. Das Angebot an Hochschulabsolventen wird moderat wachsen, während sich das Angebot an an- und ungelernten Beschäftigten deutlich verringert (Zimmermann et al. 2002, S. 169).

Als wesentlicher Bestimmungsfaktor der zukünftigen Erwerbstätigkeit Älterer ist die *Arbeitskräftenachfrage* der nächsten Jahre und Jahrzehnte zu sehen. Diese wird von Wirtschaftswachstum, Produktivitätsentwicklung und Veränderung der Arbeitskosten sowie der Arbeitszeit beeinflusst. Nennenswerte Beschäftigungseffekte werden zukünftig allerdings nur bei höheren Wachstumsraten erwartet (Enquete-Kommission 1998, S. 122). Die mit großer Unsicherheit behafteten langfristigen Projektionen des Arbeitskräftebedarfs schwanken in ihren „Tendenzaussagen von verhalten optimistisch bis pessimistisch" (Fuchs 2002, S. 129). Zurzeit zeigt sich ein uneinheitliches Bild: Während noch immer – trotz deutlichen Rückgangs und stärkerer regionaler Unterschiede –ein höheres Niveau an Arbeitslosigkeit existiert (Quote Dezember 2013: 6,7 %), zeigt sich in einzelnen Wirtschaftszweigen bereits ein Mangel an qualifizierten Arbeitskräften. Ob mit einer stärkeren Nachfrage nach (qualifizierten) Arbeitskräften bei einem gleichzeitig sinkenden Angebot von wesentlich verbesserten Voraussetzungen einer Erwerbstätigkeit Älterer ausgegangen werden kann, ist eine – noch immer – offene Frage. Zwischenzeitlich verläuft aber der nicht unwesentliche Prozess einer demografischen Alterung des vorhandenen Arbeitskräftebestands (Köchling 2000), der bereits eine nachhaltige Umorientierung hinsichtlich Qualifikations- und Rekrutierungsstrategien der Unternehmen erzwingt.

## 4 Die Arbeitswelt von morgen mit alternden Belegschaften

Die Bedeutung und Chancen älterer Beschäftigter – und damit die Dauer der Lebensarbeitszeit – wird in der zukünftigen Arbeitswelt nicht nur vom Eintreten der prognostizierten demografischen Entwicklungen abhängen, sondern auch von strukturellen Veränderungen und deren Auswirkungen auf kulturelle und gesellschaftliche Normen und Werte. Neben „objektiven" werden zukünftig verstärkt „subjektive" Einschätzungen wirksam werden: Neben Fragen zu spezifischen Anforderungen an das Erwerbspersonenpotenzial der Zukunft – wie Qualifikation, Leistungsfähigkeit und -bereitschaft, Gestaltung von Arbeitsbedingungen und gesundheitliche Voraussetzungen Erwerbstätiger – werden verstärkt auch Fragen zum Zusammenhang von Alter und Leistungsvermögen, zu gesellschaftlichen Sichtweisen von „älteren Arbeitnehmern" und Alter generell (also zu *gesellschaftlichen Altersbildern*) ebenso gestellt werden wie zu Generationenbeziehungen und Generationentausch in Unternehmen. Die Spannbreite der Handlungsfelder betrifft z. B. Maßnahmen zur Sicherung der Arbeitsfähigkeit bis zur – evtl. späteren – Rente, betriebsdemografische und intergenerative Personalpolitik in Unternehmen (Köchling 2000) bis hin zur Änderung von Altersbildern und eine Umgestaltung biografischer und berufsbiografischer Verläufe.

Die Frage nach der zukünftigen Arbeitswelt bezieht sich vorrangig auf Prognosen der quantitativen Beteiligung älterer Erwerbstätiger auf dem Arbeitsmarkt, während qualitative Aspekte nachrangig behandelt werden. Für Vorhersagen des zukünftigen Potenzials an Erwerbstätigen ist nach dem Prognosezeitraum zu unterscheiden: Kurzfristige Vorhersagen betreffen den Zeitraum bis 2020, mittelfristige bis ca. 2030 und langfristige darüber hinaus bis ca. 2050. Auf der Seite des Arbeitskräfteangebots wird das Erwerbspersonenpotenzial bis ca. 2025 weiter deutlich altern, da die geburtenstarken Jahrgänge zu älteren Arbeitnehmern werden und die zunehmende Frauenerwerbstätigkeit zusätzlich die älteren Erwerbskohorten quantitativ verstärken wird. Die relative und absolute „Alterung" der in Zukunft tatsächlich beschäftigten Erwerbspersonen dürfte aber vor allem durch die Entwicklung der Arbeitskräftenachfrage – und den Umfang der Arbeitsmigration – bestimmt werden. Deren Projektionen sind über einen längeren Zeitraum allerdings sehr schwierig. Ob die Nachfrage nach älteren Beschäftigten auch jenseits des 60. Lebensjahres deutlich steigen wird, hängt sicherlich von Merkmalen der dann älteren Arbeitskräfte – wie Gesundheit, Qualifikation, Erwerbsbereitschaft – ebenso ab wie von der durch Technik- und Wirtschaftsentwicklung geprägten allgemeinen Nachfrage nach Arbeitnehmern. Unstrittig ist aber in allen möglichen Szenarien über die Entwicklung der Erwerbsbevölkerung im nächsten Jahrzehnt und darüber hinaus, dass die bereits seit Jahren laufende Alterung der Arbeitswelt fortschreiten wird.

Trotzdem wird bis weit nach dem Jahr 2014 nicht die Frage einer Dominanz älterer Beschäftigter im Erwerbsbereich im Vordergrund stehen. Für die Bundesrepublik Deutschland rechnet man bis zum Jahr 2030 mit einem Anstieg des Durchschnittsalters des Erwerbspersonenpotenzials von heute 40 auf über 42 Jahre, etwa ein Viertel der Erwerbsbevölkerung wird dann älter als 54 Jahre sein (Rössel et al. 1999). Diese Zahlen sind aber nur dann als dramatisch zu bezeichnen, wenn die „Messlatte" für den Begriff „älterer Arbeitnehmer" ständig tiefer gelegt wird. Vollends paradox wird diese Einschätzung, wenn die bis zum Jahr 2030 prognostizierte Zunahme der durchschnittlichen Lebenserwartung dazu in Relation gesetzt wird: Bei Fortschreibung der Entwicklung der letzten Jahrzehnte wird sie zu diesem Zeitpunkt fast fünf Jahren höher sein als heute.

## 4.1  Die Wirkung von Altersbildern

„Altersbilder" – vor allem in den Köpfen der Personalverantwortlichen – über die Leistungsfähigkeit von Beschäftigten jenseits des 45. oder 50. Lebensjahres basieren oftmals auf einzelnen negativen Erfahrungen, die generalisiert werden und in vielen Fällen nicht der Realität entsprechen. Sie werden aber handlungsleitend und gestalten die betriebliche Wirklichkeit mit. Allerdings bestehen häufiger qualifikatorische und gesundheitliche Defizite bei dieser Beschäftigtengruppe, die ebenso wie z. T. daraus resultierende Beschäftigungshemmnisse für ältere Arbeitnehmer

– nicht altersgerechte Arbeitsplätze, Entwertung von Humankapital, mangelnde Lohnspreizung und –flexibilität – abgebaut werden müssen (vgl. Clemens et al. 2003b, S. 196). Ein zentraler Faktor für die Entstehung und Beseitigung von unangemessenen Altersbildern ist die notwendige Anerkennung von lebenszeitlichen Veränderungen. Zentrale Aspekte des menschlichen Lebensverlaufs – wie auch des berufsbiografischen Verlaufs – sind „anthropogenetische" Entwicklungen, die in verschiedenen Lebensaltern – in Abhängigkeit von Grundausstattung und „Investitionen" (z. B. Bildung, Qualifikationen, Gesundheit) – zu spezifischen Entwicklungsstadien führen. Eine Kehrseite davon ist, dass – in teilweiser Verkennung realer Entwicklungen – im Zusammenhang mit Alter bestimmte Fähigkeiten und Fertigkeiten gesellschaftlich zugeschrieben werden (Altersbilder).

Altersbilder über ältere Arbeitnehmer waren in den letzten Jahrzehnten unter anderem geprägt vom Trend zur Frühverrentung, sinkenden Erwerbsquoten älterer Beschäftigter und einer deutlichen Senkung des durchschnittlichen Austrittsalters aus dem Erwerbsleben durch tatsächliche und vermeintliche – weil arbeitsmarktbedingte – Formen der Frühinvalidisierung (vgl. Clemens et al. 2003a). Als Folge dieser Entwicklung entstand einerseits ein über tatsächliche gesundheitliche und qualifikatorische Defizite hinausgehendes Defizitbild des älteren Arbeitnehmers, andererseits auf Seiten der Betroffenen ein weit verbreiteter subjektiver Wunsch nach einem frühen Ruhestandszeitpunkt. In der mit der Rentenreform 1992 erfolgten Festschreibung der Regelaltersgrenze auf 65 Jahre und mit dem Beginn der Erhöhung auf 67 Jahre nach 2011 wurde – allerdings ohne Rücksicht auf weiter existierende Arbeitsmarktprobleme älterer Arbeitnehmer – zumindest eine Trendwende für eine längere Lebensarbeitszeit eingeleitet. Obwohl in vielen Betrieben weiterhin bei der Regulierung von personalpolitischen Problemen die Externalisierung älterer Beschäftigter im Vordergrund steht, ist inzwischen in einer kleineren, aber zunehmenden Zahl von Unternehmen die in Wissenschaft und Politik propagierte Internalisierung Älterer auf die Tagesordnung gesetzt worden.

Der durchschnittliche Zeitpunkt des Austritts aus dem Erwerbsleben ist bisher erst langsam gestiegen. Die subjektiven Reaktionen der betroffenen alternden Arbeitnehmer zeigen aber bereits Wirkungen aus dem Paradigmenwechsel: In den Erwartungen und Plänen der Erwerbstätigen steigt die Tendenz zu einem längeren beruflichen Verbleib (Engstler 2004). Auch andere Entwicklungen – wie ein Aufrücken stärker bildungsgewohnter Kohorten in die Gruppe älterer Arbeitnehmer oder die stärkere öffentliche Wahrnehmung des Paradoxons von (bisher) kürzerer Lebensarbeitszeit bei sich verlängernder Lebensspanne – bewirken längerfristig eine Änderung traditioneller Altersbilder und kultureller Muster hinsichtlich älterer Arbeitnehmer. Dieser Trend muss – auch in Hinsicht auf die (betriebs-)demografische Zukunft alternder Belegschaften – durch vielfältige Maßnahmen der

Anpassung an Entwicklungsprozesse von Seiten der Unternehmen *und* der älteren Arbeitnehmer und Arbeitnehmerinnen der Zukunft gestaltet werden. Gesellschaftliche Bilder über ältere Beschäftigte sind durch strukturelle Modifikationen veränderbar, z. B. mittels einer – durch angemessene Fort- und Weiterbildung gestützten – Betonung der Fähigkeiten dieser Gruppe, einer Personalentwicklungspolitik, die auf eine stärkere Internalisierung Älterer hinausläuft und mit dem Ziel einer differenzierten Betriebsdemografie umgesetzt wird.

## 4.2　Gestaltung der Arbeitswelt der Zukunft

Maßnahmen zur Gestaltung der zukünftigen Arbeitswelt resultieren aus Reaktionen auf die prognostizierten Entwicklungen wie auch aus den bisher bekannten Beschäftigungsbarrieren für ältere Arbeitnehmer. Zentrale Frage der Arbeitswelt bis ca. 2025 wird sein, *wie eine hohe Beschäftigungsquote der 60- bis 65-jährigen Arbeitnehmer erreicht werden kann.* Allein auf einen „demografisch bedingten Selbstläufer" zu setzen, wirkt aus heutiger Sicht naiv. Eine Anhebung des Rentenzugangsalters kann – zumindest in den nächsten zehn Jahren – kaum einen Beitrag zur besseren Eingliederung Älterer in das Erwerbsleben leisten (vgl. Koller et al. 2003, S. 25). Potenziale zum Ausgleich des demografisch bedingt schrumpfenden Beschäftigtenangebots liegen – neben einer steigenden Frauenerwerbsquote und zunehmender Arbeitsmigration – in dieser Zeit vor allem im Abbau der Arbeitslosigkeit und vorzeitiger Verrentungsformen (Invalidität) von über 59-Jährigen. Die Zugangszahlen in Renten wegen verminderter Erwerbsfähigkeit liegen im Altersbereich von 55 bis 59 Jahren besonders hoch (vgl. Deutsche Rentenversicherung 2013).

Eine stärkere Flexibilisierung des Rentenzugangsalters würde zu einem allgemein steigenden Berufsaustrittsalters führen (vgl. Clemens et al. 2003b, S. 199). Damit kann der Handlungsspielraum der Akteure deutlich erweitert werden, der betrieblichen Personalorganisation – wie dem des Generationentauschs im Betrieb – allerdings auch mehr Flexibilität abverlangt. Der Effekt einer längeren Erwerbsbeteiligung wird sich aber nur bei ausreichenden flankierenden Maßnahmen einstellen und beschäftigungsfördernd auswirken: In erster Linie sind präventive Strategien gegen den Abbau der beruflichen Leistungsfähigkeit und für einen Erwerb neuer Qualifikationen durch betriebliche und überbetriebliche Weiterbildungsmaßnahmen zu entwickeln. Damit werden ältere Arbeitnehmer nicht nur für Betriebe interessanter, auch deren Motivation zum längeren Verbleib im Erwerbssystem ließe sich so erhöhen. Qualifikations- und Weiterbildungsmaßnahmen wie auch gesundheitspräventive Maßnahmen sollten bereits frühzeitig ansetzen. Eine

Grundlage für nachhaltiges lebenslanges Lernen reduziert nicht nur spätere Kostennachteile der Unternehmen, sondern steigert auch die generelle Motivation der Arbeitnehmer, ihre Flexibilität und Anpassungsbereitschaft und reduziert Qualifikationsdifferenzen zur kleiner werdenden Gruppe der jüngeren Erwerbskohorten. Damit werden auch bessere Voraussetzungen für die Zusammenarbeit zwischen den Generationen im Betrieb gelegt. Veränderungen hinsichtlich der Lage und Dauer der Erwerbsarbeit und Veränderungen am Arbeitsplatz bis hin zu Tätigkeitswechseln und Umsetzungen – als horizontale „Karrieremuster" (vgl. Clemens 2001, 2003, S. 113 ff.) – können die Beschäftigungsmöglichkeiten wirksam verbessern.

Im Rahmen von längerfristiger Organisationsentwicklung lassen sich entsprechende Maßnahmen in Form von Laufbahngestaltung umsetzen. Ein Bedeutungs-verlust herkömmlicher Laufbahnmuster und Belastungsstrukturen an Arbeitsplätzen, die ein Verweilen für die Mehrzahl der dort Beschäftigten bis zur regulären Altersgrenze (oder darüber hinaus) nicht erlauben, lassen eine langfristige Planung belastungs- und personenbezogener Laufbahnen als sinnvoll erscheinen – auch wenn dies den bisher eher kurz- oder mittelfristigen Planungshorizonten der meisten Firmen scheinbar widerspricht. In Kombination mit alterns- (besser: entwicklungs-)gerechter und gesundheitsfördernder Arbeitsgestaltung und einer spezifischen Ausrichtung von Gruppenarbeit auf die Belange älterer Beschäftigter bei gleichzeitiger (Weiter-)Qualifizierung wären entsprechende Maßnahmen der Personalentwicklung und Laufbahngestaltung besonders effektiv (vgl. Morschhäuser 2002).

Insgesamt betrachtet sind die mit der Alterung und Schrumpfung des Erwerbspersonenpotenzials in den nächsten Jahrzehnten verbundenen Herausforderungen zu bewältigen. Als Voraussetzung für die stärkere Integration älterer Beschäftigter ist aber erforderlich, dass sich alle Akteure rechtzeitig und in einem längeren Anpassungsprozess darauf einstellen. Neben einer effektiven Arbeitsmarktpolitik sind vor allem die Unternehmen und Betriebe gefordert, frühzeitig die Weichen für eine verstärkte Erwerbstätigkeit Älterer zu stellen. Gleichzeitig wäre am generellen Altersbild zu arbeiten, mit dem sich durch die jahrzehntelange Praxis der Frühverrentung nicht nur die Erwartung eines frühen Übergangs in den Ruhestand als Selbstverständlichkeit in den Lebensplänen der Menschen festgesetzt hatte, sondern auch gesellschaftliche Zuschreibungen von negativen Eigenschaften an ältere Arbeitnehmer verfestigt haben. Bisher eher negativ getönte Bilder von älteren Beschäftigten sind allerdings nur bei auf Integration ausgerichteten Unternehmenspolitiken – z. B. durch horizontale Laufbahngestaltung, altersgerechte Arbeitsplatzgestaltung, Investitionen in das Humankapital (Fort- und Weiterbildung) – und eine dadurch zum Ausdruck kommende Wertschätzung zu revidieren. Hinzu kommen sollte eine intensive – über wissenschaftliche und politische Zirkel hinausgehende – öffentliche und über Medien vermittelte Diskussion über Leistungsvermögen und Lernfähigkeiten jenseits des mittleren Lebensalters, und damit eine gewisse Abkehr vom verbreiteten „Jugendkult". Eine Änderung des „Fremdbilds" älterer Arbeitnehmer wird auch auf deren „Selbstbild" und damit auf die motivationale Bereitschaft zu einer verlängerten Lern- und Beschäftigungsphase zurückwirken.

Ingesamt gesehen werden sich die Voraussetzungen für die Gestaltung von Alterserwerbstätigkeit und Altersbildern im Prognosezeitraum bis nach dem Jahr 2025 deutlich wandeln: Bei zunehmender Lebenserwartung und gesundheitlicher Vitalität der dann älteren Beschäftigtenkohorten sowie einem späteren Übergang in den Ruhestand ist davon auszugehen, dass sich die Begriffe des „ältere Arbeitnehmers" und der „älteren Arbeitnehmerin" in den nächsten Jahrzehnten relativieren werden. Die prognostizierten Veränderungen erschweren so die Abqualifizierung der älteren Beschäftigtengruppe durch Altersstereotype und vermitteln ein gewandeltes Bild der Leistungs- und Integrationsfähigkeit.

## 5 Mögliche Bereiche zukünftig verstärkter Alterserwerbstätigkeit

Obwohl alle Anstrengungen zukünftig zu einer allgemein verbesserten Beschäftigungsfähigkeit („Employability") älterer Erwerbspersonen (vgl. Ilmarinen 2000) führen sollten, lassen sich im Rahmen der prognostizierten Entwicklung spezifische Tätigkeitsfelder für diese Gruppe denken. Anzuknüpfen ist an die *besonderen Potenziale Älterer*, die auch in Zukunft weiter zu entwickeln sind:

- komplexe Aufgaben zu lösen,
- offen für alternative Lösungen zu sein,
- stärke Toleranz zu zeigen,
- zeitlich flexibel zu sein (erwachsene Kinder),
- Entscheidungsprozesse und Handlungen zu optimieren,
- eigene Möglichkeiten und Grenzen zu erkennen,
- betriebsspezifische Erfahrungen einzubringen und
- die subjektiven Faktoren realistischer zu beurteilen.

Zwar wird auch im Produktionssektor eine verbesserte Integration älterer Arbeitnehmer notwendig und möglich – z. B. über Laufbahnplanung, Arbeit in altersheterogenen Gruppen mit Qualifizierung und Arbeitsplatzgestaltung –, der Schwerpunkt wird zukünftig im Bereich neuer Dienstleistungen liegen. Im Zuge einer weiteren Informatisierung werden neue Arbeitsplätze – auch für Ältere – in kommenden Jahren vor allem durch Ausgliederungen und eine neue Arbeitsteilung – z. B. zwischen öffentlichen und privaten Anbietern – entstehen. Die höchsten Zuwachsraten erwartet man in den Bereichen Beratung, Planung und Werbung (vgl. Rürup 2001). Für diese Tätigkeiten sind die in Zukunft besser qualifizierten Erwerbstätigen ab dem mittleren Lebensalter besonders prädestiniert, zumal wenn die „Kundschaft" selbst deutlich altert. Entsprechende Dienstleistungen basieren – neben der Beherrschung von IuK-Technologien – auch auf Erfahrungen in verschiedenen inhaltlichen Feldern und mit „kondensierter" Lebenspraxis und sind als Selbständige wie auch im Rahmen öffentlicher Anbieter bevorzugt von Älteren zu erbringen. Denkbar sind auch Zusammenschlüsse von älteren Experten in selbst organisierten Netzwerken, die von Unternehmen und/oder Projekten für spezifische Aufgaben herangezogen werden können. Gerade freie Beschäftigungsformen kommen einer – auch im Rahmen einer Lebenslaufbetrachtung – stärkeren (möglichen) Flexibilität älterer Erwerbstätiger entgegen, frei(er) von familiären Verpflichtungen und der Schaffung einer Existenzgrundlage zu sein.

Als besondere Tätigkeitsfelder für ältere Dienstleister sind kundennahe und personenbezogene Dienste an älteren und alten Kunden denkbar, und zwar in verschiedenen Branchen. Infrage kommen Pflege- und Versorgungstätigkeiten ebenso wie unterschiedliche Formen von Beratung (psychologische, soziale, organisatorische, rechtliche etc.). Neben den eher alterssegregierenden Organisationsformen werden zukünftig auch altersintegrierte Formen nach dem „Tandem-Prinzip" oder in Form selbständiger Arbeitsgruppen als Mischung zwischen Jung und Alt bedeutsamer (vgl. Morschhäuser et al. 2003, S. 112 ff.). Damit lassen sich sowohl in der betrieblichen Praxis als auch in selbständiger Tätigkeit die Erfahrungen und Qualifikationen optimieren.

## 6  Weitere Perspektiven

Überlegungen zur Zukunft der Erwerbsarbeit für ältere Beschäftigte und zur Dauer der Lebensarbeitszeit gehen nicht nur von vielfältigen Veränderungen arbeitsbezogener Erfordernisse und Verhaltensweisen aus, sondern auch von neuen Mustern der Verteilung von Arbeit, Bildung und Freizeit im Lebensverlauf und von veränderten Lebensstilen. Trotz der – auch durch einen größeren Anteil an Arbeitsmigration – nicht aufzuhaltenden Zunahme des Anteils älterer Arbeitnehmer wird die „späte Freiheit" zukünftig später beginnen, aber trotzdem länger andauern als bisher, da die erwartete durchschnittliche Verlängerung der Lebensarbeitszeit deutlich geringer ausfallen wird als die Zunahme leistungsfähiger Lebensjahre und einer absoluten – und behinderungsfreien – Lebenserwartung. Nur muss die Perspektive vom Idealbild der Jugendlichkeit – mit entsprechender biologisch bedingter „Leistungsfähigkeit" – weg auf eine Gesellschaft unterschiedlicher Lebensalter mit jeweils spezifischen Fähigkeiten und Fertigkeiten gerichtet werden, die zudem bei förderlichen Voraussetzungen länger auf höherem Niveau zu erhalten sind. Die alternde Arbeitsgesellschaft der Zukunft wird deshalb eine Gestaltungsaufgabe für die Politik, die Unternehmen und die betreffenden Personengruppen selber sein.

Angesprochen sind damit Perspektiven der veränderten und veränderbaren Rahmenbedingungen von Arbeit und Altern (Bäcker 2004). Zu denken ist dabei an eine andere Verteilung von Erwerbsarbeit über den Lebensverlauf, die Rosenmayr (2003, S. 164 ff.) als „neue Sozialcharta des Lebenslaufs" bezeichnet hat. Doch diese Idee, die eine „Mehrschichtkultur" des Menschen als Lern-, Arbeits- und Freizeitmensch nicht mehr als Abfolge den Lebensphasen Jugend, Erwerbsalter und Ruhestand zuordnet, sondern parallel in allen Altersphasen wirksam werden soll, ist nur bedingt umsetzbar. Von eher „flexiblen Lebensläufen" profitieren vor allem höher qualifizierte und materiell sowie sozial besser gestellte Personen, da fortbestehende Merkmale sozialer Ungleichheit – wie Geschlecht, Ethnie/Rasse, Bildung und Sozialstatus – in vielen Fällen dem entgegenstehen (Amrhein 2004, S. 167). Zudem ist die altersdifferenzierte Struktur moderner Gesellschaften in den funktionalen Kernbereichen des Bildungs- und Wirtschaftssystems wahrscheinlich nur unter hohen Wohlfahrtseinbußen aufhebbar.

Sinnvoll erscheint es dagegen, bessere Voraussetzungen für eine Wahlfreiheit zu mehr Lernen und Arbeiten auch nach dem 60. Lebensjahr ohne genau definierte Altersgrenzen zu schaffen. Damit kann Erwerbsarbeit – wenn auch bei Bedarf in verringertem Umfang oder anderer Form – auch für die heutige „Lebensphase Alter" zur Normalität und nicht – wie bisher – zur Ausnahme werden. So wäre ein an lebenszyklisch unterschiedlichem Zeitbedürfnis und Zeitpräferenzen orientiertes Gesamtkonzept zur Gestaltung von Dauer, Lage und Verteilung der Arbeitszeit zu realisieren, das auch den Interessen und Lebensbedingungen der mittleren Altersgruppe gerecht wird. „In diesem Rahmen einer generationenübergreifenden Betrachtung des Verhältnisses von Arbeitszeit und Lebenszeit wäre dann zu fragen, warum sich nicht ein Teil der Ruhestandsphase auf die mittlere Lebensphase, in der die beruflichen und familiären Zeitbelastungen besonders groß sind, ‚vorziehen' ließe." (Bäcker 2004, S. 28)

Damit wären auch entlastende Auswirkungen auf Entwicklung und Leistungsfähigkeit im Lebensverlauf zu erwarten, die alternsbedingte Prozesse im komplexen Zusammenspiel von Beanspruchung aus Privat- und Erwerbsleben für *beide Geschlechter* abschwächen und eine veränderte Relation von Alter(n) und Leistungspotenzialen ergeben könnten. Die „alternde" Arbeitswelt der Zukunft wird zwar von späteren Eintritten in Rente und Pension sowie von mehr älteren Beschäftigten geprägt sein. Diese sind dann in einer Gesellschaft mit veränderten Altersbildern und einem modifizierten Begriff von „Alter" allerdings wesentlich konfliktfreier zu positionieren.

## Literatur


Amrhein, L. (2004). Der entstrukturierte Lebenslauf? Zur Vision einer „altersintegrierten" Gesellschaft. *Zeitschrift für Sozialreform, 50,* 147–169.

Bäcker, G. (2004). Die Frage nach der Generationengerechtigkeit: Zur Zukunftsfähigkeit der umlagefinanzierten Rentenversicherung. In Verband Deutscher Rentenversicherungsträger (Hrsg.), *Generationengerechtigkeit – Inhalt, Bedeutung und Konsequenzen für die Alterssicherung* (S. 12–31). Frankfurt a. M: VDR.

Barkholdt, C. (2001). Rentenzugang und Altersteilzeit. In C. Barkholdt (Hrsg.), *Prekärer Übergang in den Ruhestand – Handlungsbedarf angesichts steigender Altersgrenzen* (S. 128–155). Opladen: Westdeutscher.

Blien, U., & Meyer, W. (2000). Bevölkerungsdynamik und Arbeitsmarkt. In U. Müller, B. Nauck, & A. Diekmann (Hrsg.), *Handbuch der Demographie 2* (S. 1025–1065). Berlin: Springer.

BMFSFJ (Bundesministerium für Familie, Senioren, Frauen und Jugend). (2006). Fünfter Altenbericht: Potenziale des Alters in Wirtschaft und Gesellschaft – Der Beitrag älterer Menschen zum Zusammenhalt der Generationen. BMFSFJ, Berlin.

Bundesagentur für Arbeit. (2013). *Der Arbeitsmarkt in Deutschland. Ältere am Arbeitsmarkt. Aktuelle Entwicklungen.* Nürnberg: BA.

Clemens, W. (2001). *Ältere Arbeitnehmer im sozialen Wandel.* Opladen: Leske+Budrich.

Clemens, W. (2003). Modelle und Maßnahmen betrieblicher Anpassung älterer Arbeitnehmer. In M. Herfurth, M. Kohli, & K. F. Zimmermann (Hrsg.), *Arbeit in einer alternden Gesellschaft* (S. 93–129). Opladen: Leske+Budrich.

Clemens, W., Hinte, H., Künemund, H., & Schönfeld, G. (2003a). Alter(n) und Erwerbsarbeit – Probleme und Potenziale in einem gesellschaftlichen Spannungsfeld. In M. Herfurth, M. Kohli, & K. F. Zimmermann (Hrsg.), *Arbeit in einer alternden Gesellschaft* (S. 11–19). Opladen: Leske + Budrich.

Clemens, W., Hinte, H., Künemund, H., & Ohly, H. P. (2003b). Renaissance der Älteren auf dem Arbeitsmarkt? In M. Herfurth, M. Kohli, & K. F. Zimmermann (Hrsg.), *Arbeit in einer alternden Gesellschaft* (S. 195–202). Opladen: Leske+Budrich.

Deutsche Rentenversicherung. (Hrsg.). (2013). *Rentenversicherung in Zahlen 2013.* Berlin: DRV.

Engstler, H. (2004). *Geplantes und realisiertes Austrittsalter aus dem Erwerbsleben. Ergebnisse des Alterssurveys 1996 und 2002.* Berlin: DZA.

Enquetekommission Demographischer Wandel. (1998). Zweiter Zwischenbericht. Deutscher Bundestag, Bonn, Drucksache 13/11460.

Fuchs, J. (2002). Prognosen und Szenarien der Arbeitsmarktentwicklung im Zeichen des demographischen Wandels. In E. Kistler & H. G. Mendius (Hrsg.), *Demographischer Struk-*

*turbruch und Arbeitsmarktentwicklung* (S. 120–137). Stuttgart: Frauenhofer-Institut für Arbeitswirtschaft und Organisation.

Fuchs, J., & Dörfler, K. (2005). *Projektion des Erwerbspersonenpotenzials bis 2050. Annahmen und Datengrundlage (IAB-Forschungsbericht, 25/2005)*. Nürnberg: IAB.

Ilmarinen, J. (2000). Die Arbeitsfähigkeit kann mit dem Alter steigen. In C. von Rothkirch (Hrsg.), *Altern und Arbeit: Herausforderung für Wirtschaft und Gesellschaft* (S. 88–96). Berlin: Edition Sigma.

Kistler, E., Hilpert, M., & Sing, D. (2000). Entwicklung und Perspektiven des Angebotsüberhangs am Arbeitsmarkt. In C. Rothkirch (Hrsg.), *Altern und Arbeit: Herausforderung für Wirtschaft und Gesellschaft* (S. 102–127). Berlin: Edition Sigma.

Köchling, A. (2000). Altersstrukturen und Personalpolitik unter den Bedingungen des demographischen Wandels. In A. Köchling, et al. (Hrsg.), *Innovation und Leistung mit älter werdenden Belegschaften* (S. 43–93). München: Rainer Hampp.

Koller, B. (2001). *Ältere Arbeitnehmer. Das Rentenalter wurde angehoben – zieht der Arbeitsmarkt mit? Eine Analyse zum Übergang in Rente, zu Erwerbsbeteiligung und Arbeitslosigkeit älterer. IAB-Werkstattbericht Nr. 7/29.6.2001.* Nürnberg: IAB.

Koller, B., Bach, H. U., & Brixy, U. (2003). *Ältere ab 55 Jahren – Erwerbstätigkeit, Arbeitslosigkeit und Leistungen der Bundesanstalt für Arbeit. IAB-Werkstattbericht Nr. 5/16.4.2003.* Nürnberg: IAB.

Morschhäuser, M. (Hrsg.). (2002). *Gesund bis zur Rente. Konzepte gesundheits- und alternsgerechter Arbeits- und Personalpolitik.* Stuttgart: Frauenhofer-Institut für Arbeitswirtschaft und Organisation.

Morschhäuser, M., Ochs, P., & Huber, A. (2003). *Erfolgreich mit älteren Arbeitnehmern. Strategien und Beispiele für die betriebliche Praxis.* Gütersloh: Verlag Bertelsmann Stiftung.

Münz, R. (2002). Deutschlands Bevölkerung zwischen 1900 und 2050. In E. Kistler & H. G. Mendius (Hrsg.), *Demographischer Strukturbruch und Arbeitsmarktentwicklung* (S. 112–119). Stuttgart: Frauenhofer-Institut für Arbeitswirtschaft und Organisation.

Rosenmayr, L. (2003). Berufliche Arbeit in einer neuen Charta des Lebenslaufs. In L. Rosenmayr & F. Böhmer (Hrsg.), *Hoffnung Alter. Forschung, Theorie, Praxis* (S. 145–172). Wien: WUV-Universitätsverlag.

Rosenow, J., & Naschold, F. (1994). *Die Regulierung von Altersgrenzen. Strategien von Unternehmen und die Politik des Staates.* Berlin: Edition Sigma.

Rössel, G., Schaefer, R., & Wahse, J. (1999). *Alterspyramide und Arbeitsmarkt. Zum Alterungsprozess der erwerbstätigen in Deutschland.* Frankfurt a. M.: Campus.

Rürup, B. (2001). Arbeit von morgen. Magazin Deutschland, 5/2001 (www.Magazin-deutschland.de/content/archiv/archiv-ger/01–05/art4.html. Zugegriffen: 15. März 2004.

Schimany, P. (2003). *Die Alterung der Gesellschaft. Ursachen und Folgen des demographischen Umbruchs.* Frankfurt a. M.: Campus.

Statistisches Bundesamt. (Hrsg.). (2009). Bevölkerung Deutschlands bis 2060 – Ergebnisse der 12. Koordinierten Bevölkerungsvorausberechnung. StaBa, Wiesbaden.

www.demotrans.de. Zugegriffen: 20. Jan. 2014.

www.sozialpolitik-aktuell.de. Zugegriffen: 20. Jan. 2014.

Zimmermann, K. F. (2005). Eine Zeitenwende am Arbeitsmarkt. *Aus Politik und Zeitgeschehen, 16,* 3–5.

Zimmermann, K. F., Bauer, T. K., Bonin, H., Fahr, R., & Hinte, H. (2002). *Arbeitskräftebedarf bei hoher Arbeitslosigkeit.* Berlin: Springer.

# Die Drohung – Bemerkungen zur psychischen Gewalt an alten Menschen

Josef Hörl

## 1 Die Drohung als Gewaltelement

Es gibt eine Vielzahl von Versuchen, das Phänomen der Gewalt adäquat zu erfassen und abzugrenzen, wobei als Extrempositionen zu nennen sind: einerseits die umfassenden gesellschaftskritischen Konzepte der ‚strukturellen' und ‚kulturellen' Gewalt von Johan Galtung (1975, S. 1990) und andererseits die strikte Auffassung von Heinrich Popitz (1992, S. 48), wonach unter Gewalt eine „Machtaktion, die zur absichtlichen körperlichen Verletzung anderer führt" zu verstehen sei. Die Konzentration auf die körperliche Verletzung hat den klaren Vorteil der eindeutigen Operationalisierbarkeit in Surveys. Und selbstverständlich wird insbesondere in qualitativ orientierten Studien bei Anwendung der engen Perspektive die Aufmerksamkeit auf die dort entscheidenden Fragen gelenkt werden können, nämlich wie die körperlichen Verletzungen zugefügt werden und wie die Opfer darunter leiden.

Wenn man den Begriff der Gewalt zwingend mit dem Merkmal der körperlichen Verletzung verbinden will, so entscheidet man sich damit gegen einen ‚vergeistigten' und ‚entmaterialisierten' Gewaltbegriff (Nedelmann 1997, S. ; vgl. auch Sofsky 1996), was aber konsequenterweise zur Folge hat, dass an sich unerwünschte und sogar mit Strafe bedrohte Verhaltensweisen wie Beschimpfungen, Vernachlässigung durch Alleinlassen oder die finanzielle Ausbeutung nicht einbezogen werden dürfen. Bezieht man diese Handlungen aus pragmatischen Gründen dennoch in den Forschungsansatz ein, so entstehen unweigerlich neuerlich große Un-

J. Hörl (✉)
Wien, Österreich
E-Mail: josef.hoerl@univie.ac.at

A. Amann, F. Kolland (Hrsg.), *Das erzwungene Paradies des Alters?*,
Alter(n) und Gesellschaft, DOI 10.1007/978-3-658-02306-5_6,
© Springer Fachmedien Wiesbaden 2014

 

schärfebereiche des Übergangs zwischen Gewalt und Nichtgewalt bzw. zwischen rechtlicher Ahndung oder bloßer moralischer Missbilligung.[1]

Natürlich stellt sich auch in der sozialgerontologischen Gewaltforschung die Frage nach angemessenen Definitionen und Kategorisierungen (vgl. Hörl und Spannring 2001), und zwar in besonderer Intensität bei der Untersuchung von Gewalt in jenen sozialen Beziehungen, die durch *Vertrauen* geprägt sind bzw. sein sollten, also den Beziehungen im privaten Nahraum der Familie oder in den Institutionen der Pflege und Hilfe.

Allerdings hat sich inzwischen weitgehend eine Übereinstimmung herausgebildet, dass nicht nur die physische Misshandlung, sondern auch der psychische Missbrauch im Sinne von Drohungen, Beschimpfungen, Einschüchterungen, Kommunikationsverweigerungen usw. als Gewalt zu klassifizieren sei. Unstrittig ist auch, dass diese verbalen bzw. psychischen Gewaltformen deutlich höhere Prävalenzzahlen als die Körperverletzung aufweisen (siehe z. B. Cooper et al. 2008; de Donder et al. 2011).[2]

Die vorliegenden empirischen Ergebnisse lassen weiters keinen Zweifel darüber aufkommen, dass *Drohungen* in den verschiedensten Spielarten auftreten und – zumal im Familienbereich – zu den häufigsten Gewaltformen gegen alte Menschen überhaupt zählen. Dies geht schon aus der klassischen Arbeit von Mervyn Eastman (1985), aber auch aus neueren Übersichten (Conrad et al. 2010; Görgen et al. 2009; Grond 2007; Karrasch 2005; O'Keeffe et al. 2007) hervor.

Eine Expertenbefragung in österreichischen Beratungs- und Hilfeeinrichtungen (Hörl 2009) bestätigt diese Erkenntnisse.[3] Die weitaus meisten Beschwerden,

---

[1] Die andauernden konzeptuellen Schwierigkeiten liegen zum Teil vielleicht darin begründet, dass – wie Trutz von Trotha (1997a) ausführt – die klassische soziologische Theorie nur vereinzelte Beiträge zur Gewaltproblematik liefert: so gibt es von Emile Durkheim einige Beobachtungen zu Gewalt und Erziehung und Georg Simmel erwähnt Gewalt in Zusammenhang mit dem Begriff der Herrschaft. Max Weber verwendet den Gewaltbegriff in seiner Herrschaftssoziologie im Bedeutungszusammenhang mit dem (staatsrechtlichen) Gewaltmonopol; es finden sich bei ihm auch einige Ausführungen zum Verhältnis von religiösen Bewegungen zur Gewalt (von Trotha 1997a, S. 13 ff.). In den späteren Publikationen zu sozialen Konflikten bleibt das Phänomen der Gewalt entweder gänzlich unbehandelt (Dahrendorf 1994) oder wird nur beiläufig erwähnt (Coser 1972). Auch die sozialpsychologische Aggressionsforschung (z. B. Schneider 1985) ist an den offenen, real existierenden Formen von körperlicher oder sonstiger Gewaltausübung nur marginal interessiert.

[2] Dass in der empirischen Forschungspraxis häufig ein Kompromiss gewählt und je nach Aufgabenstellung und Erkenntnisinteresse eine mehr oder weniger befriedigende ad-hoc-Gewaltdefinition aufgestellt wird, sei hier nur am Rande erwähnt.

[3] Unter den insgesamt 247 Befragten aus allen österreichischen Bundesländern befanden sich Vertreter und Vertreterinnen eines weiten Kreises von Einrichtungen, wobei nicht nur solche einbezogen wurden, die sich entweder explizit mit Prävention und Intervention bei

Klagen, Missstände und negativen Erfahrungen stammen aus dem privaten Nahbereich, wobei eben Drohungen (neben den groben Beschimpfungen) an der Spitze der behandelten Problemfälle stehen. Zum einen geht die finanzielle Ausbeutung alter Menschen häufig in einer Verbindung mit Drohungen einher. Zum anderen sinkt bei der Pflege alter Menschen die Hemmschwelle für Drohungen insbesondere dann, wenn es zu Persönlichkeitsveränderungen als Folge organischer Hirnerkrankungen und damit zu einem Zusammenbruch regulierter Beziehungen kommt. Wenn die positive Resonanz seitens des Gepflegten weitgehend ausfällt – und er im Gegenteil Abwehr oder Aggression zeigt –, so steigt die Neigung zur verbalen Gewaltanwendung, im Sinne des Anschreiens oder eben des Drohens.

Weitaus seltener sind nach dem Expertenurteil Missstände im Sinne von Verwahrlosung und Vernachlässigung und noch seltener ist die real ausgeübte körperliche Verletzung.

Obwohl also die zahlenmäßige Bedeutung der Drohung gut belegt ist, finden sich in den einschlägigen Zeitschriften- und Handbuchartikeln oder Lehrbüchern erstaunlicherweise dazu kaum nähere Ausführungen (vgl. z. B. Baumhover und Beall 1996; Decalmer und Glendenning 1993; Wolf 2003; eine gewisse Ausnahme: Quinn 2002).

Eine umfassende empirische Forschung über die Systematik und Häufigkeitsverteilungen der einzelnen Drohformen liegt mithin nicht vor und schon gar nicht sind Ergebnisse über die Konsequenzen aufzufinden, d. h. welche Erfolge oder Misserfolge mit bestimmten Drohungen erzielt werden. Es gibt weiterhin keine wissenschaftlich fundierten Antworten auf die Frage nach den Ursachen und Beweggründen für Drohungen gegen alte Menschen und auch keine Befassung mit dem ‚Wie?' der Drohungen, etwa im Sinne einer ‚dichten Beschreibung.'

## 2 Gewaltdrohungen in verschiedenen sozialen Kontexten

Im Anschluss an die Frage Max Webers (1922) nach dem ‚subjektiv gemeinten Sinn' im Handeln (einschließlich des Unterlassens und des Duldens) ergeben sich für die Drohung als soziales Handeln einige Folgefragen. Was gilt dem handelnden Täter bzw. dem Opfer überhaupt als Drohung? Welche Empfindungen, welche Sinnzusammenhänge werden damit verbunden? Inwieweit vermögen Dritte im Alltags-

---

Gewalt und Missbrauch von Erwachsenen aller Altersgruppen oder mit der Beratung und Betreuung von Senioren beschäftigten. Die Stichprobe umfasste Expertinnen und Experten in Behörden und Ämtern, Familien- und Frauenberatungsstellen, Selbsthilfegruppen, Opferberatungsstellen, soziale Wohlfahrtsorganisationen, Beschwerdestellen, Interessensvertretungen und medizinischen Einrichtungen.

leben bzw. Wissenschaftler in ihren Konstruktionen zweiter Ordnung Drohungen zu ‚verstehen'?[4]

Die von Birgitta Nedelmann (1997, S. 82) eingeforderte Figurationsanalyse (im Sinne von Norbert Elias), damit die „triadische Interdependenz von Täter-Opfer-Zuschauer systematischer als bisher erfasst" werden könne, wäre gewiss eine lohnende Forschungsaufgabe. Denn die Erfassung der wechselseitigen Sinnzusammenhänge stellt ein wesentliches theoretisches und methodologisches Problem dar, weil es weder ausreichend ist, sich in die Welt des ‚Täters' zu versetzen, noch ausreichend, sich in die Welt des ‚Opfers' zu versetzen, sondern es ist eben die Reziprozität der Sinnorientierungen zu berücksichtigen. Bedauerlicherweise sind keine Beispiele für Forschungsvorhaben aufzufinden, in denen eine Umsetzung dieser Forderung wirklich geglückt wäre. Abgesehen von den theoretischen Problemen hängt das mit den offensichtlichen Schwierigkeiten bei der Datensammlung aufgrund des fehlenden Zugangs zu den Betroffenen zusammen.

Im Zusammenhang mit der Lebenssituation alter Menschen ist grundsätzlich zwischen dem institutionellen und dem privaten Kontext zu unterscheiden.

## 2.1  Die Drohung im Rahmen von professionellen Betreuungsbeziehungen

Alte Menschen, die in stationären Einrichtungen der Altenpflege leben, können naturgemäß ihren Handlungsspielraum nur in einem eingeschränkten Maße selbst gestalten. Die eingeschränkte Existenzweise im Heimmilieu drückt sich unter anderem darin aus, dass man dem professionellen Normensystem des Pflegepersonals und der Ärztinnen und Ärzte unterworfen ist.

Wenn nun im Rahmen der in einer Organisation herrschenden Standards bestimmte heilende, pflegende oder helfende Handlungen gesetzt werden, so können diese demnach definitionsgemäß nicht gewalthaft sein. Zur Durchsetzung dieser Standards (etwa hinsichtlich von Hygiene und Körperpflege) sind aber Drohungen durchaus nicht unüblich (Dießenbacher und Schüller 1993; Knigge-Demal 2000; Petzold 1992; Pillemer und Moore 1989).[5]

---

[4] Auf die Behandlung der Gewaltdrohung im Zusammenhang mit psychopathologischen Eigenschaften der Täter, insbesondere des Sadismus als sexueller Störung kann hier nicht eingegangen werden. (Siehe dazu etwa Gelles und Straus 1979).

[5] An dieser Stelle wird davon abgesehen, dass natürlich auch die Überlastung der Pflegenden Drohungen und andere gewalthafte Handlungen zur Folge haben bzw. Drohhaltungen auch in der Persönlichkeit wurzeln können.

Als Beispiel zur Normendurchsetzung soll hier der Bereich der Freiheitsbeschränkungen dienen. Dazu zählen Fesselungen, Bettgitter, elektronische Sperren oder die Verabreichung von sedativen Medikamenten.[6] Vom Pflegepersonal – aber auch von den anordnungsberechtigten Ärzten – werden diese Maßnahmen keineswegs als vielleicht bedauerliche Verstöße gegen die Menschenrechte wahrgenommen, sondern ganz überwiegend als eine Notwendigkeit betrachtet, die in Übereinstimmung mit dem professionellen Normensystem und den bestehenden Sachzwängen stehen. Das gilt auch für Sperren, um Personen mit demenziell bedingten Weglauftendenzen an einer unbefugten Entfernung aus der Obhut des Pflegepersonals zu hindern. Dem medizinischen Fachpersonal ist bei der Anwendung von Freiheitsbeschränkungen ein Unrechtsbewusstsein in der Regel fremd (Borutta 1994).

Darüber hinaus gibt es Hinweise, dass das Pflegepersonal die Androhung einer Freiheitsbeschränkung bei mangelnder Fügsamkeit durchaus in ihr Verhaltensrepertoire gegenüber den Patienten und Bewohnern einbezieht, wobei zu beachten ist, dass die bloße Androhung einer Freiheitsbeschränkung selbst bereits als eine solche zu werten ist (Pürrer und Treiber 2006). Ein Nachweis wird freilich meist schwer zu führen sein.

Im Grundsatz besteht die tiefere Problematik darin, ob vom Personal die Gewaltempfindungen der alten Menschen unter den Bedingungen der sozialen Situation in Organisationen und des subkulturellen Normendrucks überhaupt wahrgenommen werden *können* oder der Blick nicht sozusagen systemimmanent blockiert bleibt, wobei natürlich die berechtigte Furcht vor den Konsequenzen einer Verletzung der Fürsorgepflicht auch eine Rolle spielen mag.

Dennoch: nicht die Orientierung am möglichen Leiden der Betroffenen ist letztlich für das Handeln maßgeblich, sondern jene am Normensystem der professionellen Subkultur.

## 2.2  Die Perspektiven der alten Menschen im Alltag

Was verstehen die alten Menschen selbst unter Gewalt und welche Empfindungen verbinden sie damit? Wodurch und von wem fühlen sie sich bedroht?

Der Beantwortung dieser Fragen stellen sich erhebliche methodische Schwierigkeiten entgegen, denn bloße Beobachtungen werden naturgemäß niemals zum Kern des subjektiven Erlebnisses vordringen. Die sog. ‚Opferbefragungen' sind mit

---

[6] Ob Fixierungen oder andere Freiheitsbeschränkungen tatsächlich das am besten geeignete Mittel sind, um z. B. sturzgefährdete Personen zu schützen, ist eine empirisch zu beantwortende Frage, die hier nicht erörtert werden kann (vgl. dazu Hamers und Huizing 2005).

Bezug auf alte Menschen mit zahlreichen Problemen behaftet: gesundheitliche Beeinträchtigungen, insbesondere demenzielle Erkrankungen und Einschränkungen der Kommunikationsfähigkeit und der Mobilität, machen es für Betroffene schwer bis unmöglich, ihre Gewalterfahrungen zu schildern und ihre Gefühle auszudrücken. Gerade die in hohem Maße vulnerable Gruppe der dementen Hochbetagten steht für Befragungen kaum zur Verfügung. Demenziell erkrankte Personen und solche, die an starken Einschränkungen ihrer kommunikativen Fähigkeiten (z. B. infolge von Schwerhörigkeit oder von Sprachstörungen nach einem Schlaganfall) leiden, sind schwierig zu befragen, weil die mitgeteilten Inhalte oftmals kaum zu interpretieren bzw. in ihrer Verlässlichkeit schwer zu beurteilen sind. Dazu kommt die allgemeine Problematik der selektiven Wahrnehmung und der sozial erwünschten Antworten, zumal im Familienzusammenhang.

Die folgenden Passagen greifen auf Aussagen zurück, die aus Gruppendiskussionen gewonnen worden sind.[7] Diese werden besonders dann eingesetzt, wenn wenig geklärte, tabuisierte oder kontroversielle Haltungen und Bewusstseinsinhalte bzw. daraus hervorgehende Handlungen erforscht werden sollen. Insofern sind sie zum Einsatz in der Gewaltforschung gut geeignet.

Der größte Vorteil dieser Methode besteht darin, dass durch die wechselseitige Stimulierung in der Gruppe in Rede und Gegenrede die individuellen Einstellungen schärfer zum Vorschein kommen als bei einem Einzelinterview. Die kontextuelle Einbettung der individuellen Meinung, d. h. die Durchmengung subjektiv verfestigter und situationsspezifisch wandelbarer Elemente macht die Gruppendiskussion alltagsähnlich.

Bei den diskutierenden Gruppen handelte es sich um ‚Realgruppen‘, d. h. die Teilnehmer/innen kannten einander zumindest flüchtig bereits aus anderen Zusammenhängen. Im Gesprächsverlauf wird anfangs stets eine Abwehrhaltung gegenüber der Thematik eingenommen, so sind die Reaktionen auf die dargebotenen Fallgeschichten distanziert, im dem Sinne, dass zwar Mitleid mit den Opfern geäußert wird, die Szenarien jedoch in keiner Weise das eigene Leben betreffen (‚bei *meinen* Kindern wäre das unvorstellbar‘). Die Opfer sind zuerst einmal die anderen.[8]

---

[7] Im Rahmen einer internationalen Studie (Hörl 2001) wurden sieben Diskussionen in fünf österreichischen Bundesländern mit insgesamt 31 Teilnehmerinnen und 14 Teilnehmern im Alter von über 60 Jahren durchgeführt, die Anzahl der Teilnehmer je Gruppe variierte zwischen acht und elf Personen. Extreme Problemfälle – d. h. verarmte, isolierte, schwer kranke Menschen – waren unter den Diskussionsteilnehmer/innen nicht vertreten. (Zur Gruppendiskussion als Methode im Allgemeinen vgl. z. B. Loos und Schäffer 2001).

[8] Es wurden als Grundreiz zwei Fallgeschichten präsentiert: die eine handelt von Pflegestress und beschreibt die Situation einer Frau, die mit einem unter Alzheimerdemenz und anderen

Das heißt aber nicht, dass die Frage nach der Realität von Bedrohungen gänzlich außerhalb des eigenen Horizonts liegt. Es werden sehr wohl entsprechende Gefühle geäußert, sobald die Gruppendynamik das Eis brechen hat lassen. Es lässt sich dann folgendes generelles Muster erkennen:

Der Bereich, in dem Bedrohungen erlebt werden, wird grundsätzlich sehr weit gefasst und bezieht etwa das Gefühl, im Alltagsleben des öffentlichen Raums herabgewürdigt zu werden, mit einer großen Selbstverständlichkeit mit ein. Unter ‚Gewalt‘ subsumiert werden unachtsame oder unhöfliche Verhaltensweisen, wie z. B. die Nicht-Überlassung eines Sitzplatzes in den öffentlichen Verkehrsmitteln, das Zuschlagen der Tür vor der Nase oder auch das Zusammentreffen mit überlaut auftretenden Gruppen von Jugendlichen. Solche Vorkommnisse weisen nach dem üblichen Verständnis wohl keine Substanz auf, die den Ansprüchen an die Definition von Gewalthandlungen gerecht wird. Die Menschen fühlen sich dennoch bedroht. Sich zur Wehr zu setzen wird – von Ausnahmen abgesehen – als vergebliche Anstrengung angesehen. Dieser Zustand wird vielmehr gleichsam als integraler Bestandteil der Sozialstruktur betrachtet, verursacht durch Generationengegensätze und generell durch die modernen ‚westlichen‘ Entfremdungsphänomene, wie soziale Kälte, Genusssucht usw.

Wie ist es nun aus der Sicht der alten Menschen möglich, dass sie der empfundenen Bedrohung wenig entgegenzusetzen haben? Hier zeigt sich in der subjektiven Wahrnehmung eine eigentümliche Mischung von Gewalt als ‚sozialer Tatsache‘ in Verbindung mit einem ‚naturalistischen‘ Erklärungsmuster. Die oben beschriebene Alltagsgewalt wird zwar in den Augen der älteren Menschen sozusagen als strukturell unveränderlich angelegt gesehen; das ‚Recht‘ des Stärkeren kann sich aber nur durchsetzen und einen so durchschlagenden Erfolg haben, weil die biologischen Gegebenheiten es zulassen, d. h. die physische Unterlegenheit aufgrund des Alterns. Die körperliche Schwäche ruft nämlich Angst und Unsicherheit hervor, was in bestimmten Situationen zum Schaden der alten Menschen ausgenützt werden kann, etwa im Sinne einer verachtenden Geringschätzung, Infantilisierung und Stereotypisierung als ‚geistig zurückgeblieben.‘

Auf der anderen Seite ist der berichtete Gewaltbereich insofern sehr eng und unvollständig, weil Ereignisse im Familienzusammenhang nur zögernd berichtet und problematisiert werden. Das Streben nach der unbedingten Bewahrung der Privatsphäre führt zusammen mit der Gefühlsdynamik und der Bedeutung der Familiengeschichte dazu, dass Untersuchungen zur Gewalt im persönlichen Nahbe-

---

Krankheiten leidenden Mann verheiratet ist. Er verhält sich aggressiv und sie schwebt in der Gefahr, gegenaggressiv zu werden. Die zweite Fallgeschichte handelt von einer Witwe, die von ihrem Sohn finanziell ausgebeutet wird; es steht unmittelbar die Drohung im Raum, dass sie ihr Haus infolge einer Bürgschaftserklärung für ihren Sohn verlieren wird.

reich besonders schwierig sind. Zudem gibt es unterschiedliche Auffassungen z. B. über die ‚Normalität' im Eheleben. Wenn für die Negativität einer Handlung kein Bewusstsein besteht, dann wird es für jede Forschung schwierig, das Dunkelfeld zu durchdringen.

## 2.3  Die Drohung als psychische Gewalthandlung

Welche Schlussfolgerungen über den besonderen Stellenwert von Drohungen lassen sich nun im Anschluss an die bisherigen Ausführungen ziehen?[9]

Die Drohung ist ein Verhalten, welches das Zufügen eines zukünftigen Übels in Aussicht stellt, wenn der Bedrohte nicht ein vom Drohenden gewünschtes Verhalten zeigt, das in einem aktiven Handeln oder in einem Unterlassen bestehen kann. Eine Drohung will also Furcht erzeugen, wobei sie in aller Regel durch andere unerwünschte Kommunikationsformen wie Beleidigungen oder Ausdrücken der Verachtung begleitet wird. Die Drohung ist insofern ein Grenzphänomen, weil sie eine Brücke zwischen der Ausübung von verbaler Gewalt und von (später vielleicht realisierter) körperlicher Gewalt bildet; das angedrohte Übel kann aber selbstverständlich auch im Liebesentzug, im Verlassen, in der Kommunikationsverweigerung und in vielen anderen Formen bestehen.[10]

Die ‚gefährliche Drohung' (§ 107 StGB) wird durch das Strafrecht sanktioniert, es handelt sich um ein sog. Offizialdelikt, auch wenn es im Familienverband begangen wird.[11] Ein solches Delikt bedarf, um verfolgt zu werden, keiner Einwilligung

---

[9] Zu unterscheiden sind Drohungen in den verschiedenen Handlungssystemen; Paris und Sofsky (1987, S. 22) nennen derer vier: „1. in Konstellationen wechselseitiger Abschreckung, 2. in totalen und 3. in legitimierten Herrschaftsverhältnissen, 4. in kooperativen Arbeitszusammenhängen und schließlich 5. in interpersonalen Beziehungen." In jedem dieser Zusammenhänge gibt es eine Vielfalt von Variationen. Meine Ausführungen beschränken sich weitgehend auf den fünften Fall.

[10] Bemerkenswerterweise wird im Alten Testaments sowohl für den körperlichen Angriff („Wer seinen Vater oder seine Mutter schlägt, der soll des Todes sterben." [2. Buch Moses, Kap. 21, Vers 15]) als auch für den Fluch („Wer seinem Vater oder seiner Mutter flucht, ist des Todes." [ebenda, Vers 17]), den man wohl als eine mehr oder weniger verhüllte Drohung interpretieren darf, die Todesstrafe als Sanktion vorgesehen. Zumindest im Verhältnis zu den eigenen Eltern wiegen also körperliche und verbale Gewaltformen gleich schwer.

[11] Die Ausführungen beziehen sich auf die österreichische Rechtslage, zitiert nach Haller und Kraus (2010, S. 176 f.). Vor 2006 handelte es sich bei der gefährlichen Drohung unter nahen Angehörigen um ein sog. Ermächtigungsdelikt, d. h. die Strafverfolgung setzte die Einwilligung der verletzten Person voraus. Da gefährliche Drohungen meist in eine Gewaltbeziehung eingebettet sind, war es für Gewaltopfer gefährlich, sich zur Durchführung eines Strafver-

des Opfers. Allerdings können nahe Angehörige bei einem allfällig nachfolgenden Gerichtsverfahren die Aussage verweigern, wodurch zumeist Beweisschwierigkeiten entstehen.

Alles in allem werden die allermeisten Alltagsdrohungen wohl unterhalb der Schwelle der gefährlichen Drohung liegen und keine Strafverfolgung nach sich ziehen bzw. werden sie überhaupt nicht an das Licht der Öffentlichkeit gelangen. Nichtsdestoweniger können die Wirkungen auch subtiler Drohungen auf die Adressaten durchaus verheerend sein, wie später noch näher auszuführen sein wird.

Es gibt nun zwei streng zu unterscheidende Situationsbedingungen, unter denen eine interpersonale Drohung ausgesprochen werden kann.

Zum einen kann sie *spontan* ausgestoßen werden, wenn eine Person die Selbstkontrolle bzw. die Fähigkeit verliert, ihr Verhalten bewusst zu steuern; sie ist dann ein regressiver Ausbruch, sie will zwar Angst und Schrecken erzeugen, bleibt aber gleichsam ziellos und irrational. Diese Art von Drohung kann natürlich trotzdem in die Realität umgesetzt werden, ähnelt aber in ihrer impulsiven Struktur und Entlastungsfunktion den gleichfalls sehr häufigen Beschimpfungen und Beleidigungen.[12]

Zum anderen kann die Drohung jedoch eine bewusst eingesetzte Machtressource darstellen, welche *strategisch* für eine konkrete Zielverfolgung dient. Als typisches Beispiel sei die Erpressung von Geld durch ein Familienmitglied genannt, mittels einer wie immer ausformulierten Drohung.

Die folgenden Betrachtungen konzentrieren sich auf die strategische Drohung, wobei sie freilich gerade im Familienbereich (im Gegensatz etwa zur strategischen Drohung beim Kräftemessen von politischen Kontrahenten) stets auch sehr erhebliche emotionale (und möglicherweise irrationale) Anteile auf beiden Seiten besitzen wird.

### 2.3.1  Die strategischen Vorteile der Drohung

Weshalb greift nun jemand zur Drohung, um seinen Willen durchzusetzen? Für einen Täter weist die Drohung als Mittel zur Verhaltenssteuerung eine Reihe von attraktiven Vorteilen auf, die bei alten Menschen als Adressaten in besonderer Schärfe zum Tragen kommen.

Da der Drohende gegenüber dem alten Menschen in der Regel in einer eindeutigen Position des Stärkeren ist, kann er die Situation nach Belieben definieren und eine nicht verhandelbare Alternative im Sinne eines Entweder-oder entwerfen.

---

fahrens zu entschließen. Durch die Neuregelung wurde ein Signal gesetzt, dass Gewalt in der Familie derselbe Stellenwert zukommt wie Gewalt unter Fremden.

[12] Interessant ist jedoch der Hinweis von Brücher (2011, S. 185), wonach im Kontext eines Abschreckungssystems die Drohung mit irrationalem Verhalten als eine bewusste Strategie aufgefasst werden kann, die das Irrationale rational fasst.

Diese Situation ist für das potenzielle Opfer von Furcht und Ungewissheit gekennzeichnet, es vermag nicht mit Sicherheit abzuschätzen, ob die Drohung bei einer Widersetzung auch tatsächlich eingelöst wird. Die Furcht (z. B. vor dem Verlassen-Werden) ist besonders dann übermächtig, wenn der alte Mensch von der drohenden Person abhängig ist, etwa im Rahmen einer Betreuungsbeziehung. So entstehen im Opfer eine Dauerspannung und Ohnmacht.[13] Wenn man Widerstand als zwecklos ansieht und das Gefühl der Ausweglosigkeit vorherrscht, dann erscheint die vorauseilende, stumme Fügsamkeit als das kleinere Übel mit den niedrigeren Opportunitätskosten. Drohungen können sich somit gleichsam verselbständigen, wie schon Popitz (1992, S. 218) bemerkt:

> (…) Drohungen brauchen schließlich kaum mehr ausdrücklich ausgesprochen zu werden, sie verstehen sich von selbst. Das System (…) gewinnt eine selbständige, freischwebende Funktionssicherheit. Gewalt tritt nur noch als Notmaßnahme (…) in Erscheinung.

Abgesehen von Sonderfällen, wie etwa dem Versenden einer Briefbombe, muss man zur Ausübung von direkter, physischer Gewalt räumlich anwesend sein (,uno-actu-Prinzip') und sie ist daher gegenwartsbezogen. Drohungen sind hingegen grundsätzlich zukunftsorientiert und damit auf eine Dauerwirkung hin ausgelegt. Sie sollen signalisieren, dass der Täter weiterhin bestimmte Erwartungen bezüglich der Handlungen (oder Unterlassungen und Duldungen) des Opfers hegt. Sie bedürfen auch nicht unbedingt einer persönlichen Anwesenheit, sondern können wirksam auch telefonisch, brieflich oder durch elektronische Übermittlung ausgesprochen werden.

Weiterhin ist die Drohung im Gegensatz zum körperlichen Angriff ziemlich risikolos: sie hinterlässt keine sichtbaren äußeren Verletzungen und der Bedrohte wird in seiner physischen Handlungsfähigkeit (um z. B. Geld vom Bankkonto abzuheben) im Allgemeinen nicht beeinträchtigt. Die Gefahr einer zufälligen Entdeckung durch außenstehende Personen ist gering und sogar dann ist die Chance vorhanden, dass das eingeschüchterte und schamerfüllte Opfer die Drohung leugnet. Äußerstenfalls stünde Aussage gegen Aussage.

Eine alternative Form einer zukunftsorientierten Verhaltenssteuerung wäre zwar mit der Schaffung von positiven Anreizen, mit Versprechungen gegeben. Die Drohung besitzt jedoch den Vorteil eines weitaus geringeren Aufwands. Im

---

[13] Das Gefühl der Ohnmacht von Kindern, Kranken und Alten im Sinne einer völligen Verteidigungsunfähigkeit ist schon von Erich Fromm (1937, S. 113) einprägsam beschrieben worden: In den Verhaltensweisen gegenüber diesen Menschen „finden sich alle Gefühlsskalen" von „brutaler Nichtachtung bis zur überfreundlichen Hilfsbereitschaft." Unschwer lässt sich in dieser Formulierung das bis heute weit verbreitete Phänomen der infantilisierenden Kommunikation mit kranken und alten Menschen erkennen.

Gegensatz zu einer Versprechung, bei der eine spätere (vielleicht kostspielige oder zeitaufwendige) Leistung zugesagt und erwartet wird, ist die Drohung ressourcenschonend, weil sie, wenn sie erfolgreich ist, nach keiner weiteren Aktivität seitens des Täters verlangt, während das Opfer in irgendeiner Form reagieren muss. Sollte es sich fügsam zeigen, muss der Drohende keine weitere Aktion folgen lassen. Sollte sich das Opfer hingegen widersetzen, kann er immer noch weitere Schritte setzen, beispielsweise das Drohszenarium verschärfen oder es eben doch Wirklichkeit werden lassen.

Selbstverständlich hängt die dauerhafte Wirksamkeit jeder Drohung von der als glaubhaft wahrgenommenen Sanktionskraft des Drohenden ab, worauf diese auch beruhen mag. Freilich wird im Sinne des sog. ‚Thomas-Theorems‘[14] und der Erkenntnisse aus den Arbeiten von Erving Goffman (1970) die Wirksamkeit einer Drohung sowohl von der Lagebeurteilung hinsichtlich der vorhandenen Möglichkeiten zur Umsetzung der Drohung abhängen als auch von der subjektiven Deutung der gegebenen Situation. Wobei namentlich im Familienzusammenhang die Deutung der Situation nicht isoliert und punktuell, sondern unter Berücksichtigung der gemeinsamen biografischen Erfahrungen erfolgen wird. Der Drohende kennt die Stärken und Schwächen des Bedrohten und wird sich daran orientieren, und umgekehrt gilt das gleiche.

Es versteht sich im Lichte dieser Erörterungen fast von selbst, dass Drohungen keineswegs immer (oder auch nur überwiegend) die Ankündigung körperlicher Gewaltanwendung zum Inhalt haben müssen, sondern es viele Spielarten gibt. Diese reichen von der Drohung mit dem Kontaktabbruch oder dem Entzug der Betreuung und Pflege bis zur Drohung mit einer Anzeige, etwa zur Durchsetzung bei einer Erbstreitigkeit. Drohungen können mit allergrößter Deutlichkeit abgegeben werden, indem sie beispielsweise mit einem Messer oder einer Schusswaffe in der Hand ausgesprochen werden. Es mag auch bereits das wortlose Einnehmen einer bestimmten Körperhaltung oder das Ausführen von Gesten (etwa das Zeigen einer geballten Faust) genügen. Andererseits können Drohungen versteckt und unterschwellig kommuniziert werden, sie können verkleidet als ‚gute Ratschläge‘ auftreten oder die Form von bewusst vage gehaltenen sprachlichen Andeutungen annehmen.[15]

Schließlich ist folgendes zu beachten: Zwar muss der betreuungsbedürftige alte Mensch normalerweise in einer Unterlegenheitsposition verharren, doch grundsätzlich verfügen auch die vermeintlich Schwächeren in einer sozialen Beziehung

---

[14] „Wenn Individuen eine Situation als real definieren, so ist sie auch in ihren Konsequenzen real" (Thomas 1965, S. 114).

[15] Wie Vittorio Hösle (1997, S. 419) in einem anderen Zusammenhang scharfsinnig bemerkt, ist die Kunst der impliziten Drohung in der diplomatischen Sprache besonders hoch entwickelt und stellt als Machtmodus in den internationalen Beziehungen den Normalfall dar.

durchaus über bestimmte Drohpotenziale, z. B. können sie mit der Beendigung der Beziehung, mit der Enterbung, mit juristischen Schritten oder mit dem Selbstmord drohen. Die überlegene Körper- und Muskelkraft bietet also keineswegs die einzige Grundlage, um Drohungen Nachdruck zu verleihen, auch das Ausspielen der größeren geistigen Fähigkeiten oder eine hohe Raffinesse im Erzeugen von Schuldgefühlen bei anderen sind dazu geeignet.[16]

### 2.3.2 Beispiele von typischen Drohungen gegen alte Menschen

Wie schon erwähnt, liegen keine empirischen Ergebnisse vor, die den sozialen Tatbestand der Drohung gegen alte Menschen systematisch untersucht haben. Allerdings dürfte feststehen, dass es eine Reihe von typischen Drohungen gibt, mit denen alte Menschen im Familienbereich konfrontiert werden. Die im Folgenden diskutierten drei Drohformen (Entmündigungsdrohung, Heimeinweisungsdrohung, Haustierdrohung) werden sowohl in der Literatur (siehe wiederum Conrad et al. 2010; Görgen et al. 2009; Grond 2007; O'Keeffe et al. 2007) übereinstimmend als häufig vorkommend bezeichnet, wie auch von den Expertinnen und Experten, die in der empirischen Studie befragt worden sind. Aus dieser stammen auch die nachfolgenden illustrativen Ergänzungen zu den Beispielen (Hörl 2009). Die einzelnen Drohformen können und werden natürlich auch kumuliert bzw. mit anderen Formen der Gewaltausübung (etwa der finanziellen Ausbeutung) kombiniert vorkommen. Die direkte, sozusagen ‚reine‘ Misshandlungsdrohung (also das angekündigte Verabreichen von Schlägen oder Prügeln, Fesseln, Nachwerfen von Gegenständen, Einsperren u.dgl.) wird aus der Betrachtung ausgeklammert.

Die ersten beiden der im Folgenden diskutierten Drohformen haben das gemeinsame Merkmal, dass ein Erfolg zu erwarten ist, obwohl die Drohung eigentlich unrealisierbar ist, weil ihre tatsächliche Umsetzung gar nicht in der Macht des Drohenden steht.[17] Es handelt sich also im Grunde um Bluffs. Doch wie bereits Goffman (1970) überzeugend darlegt, kommt es für die Glaubhaftigkeit einer Drohung weniger darauf an, ob der Drohende an seine eigene Drohung glaubt, als vielmehr darauf, ob er sie gegenüber dem anderen glaubhaft zu inszenieren versteht. Die dritte hier behandelte Drohung (‚Haustierdrohung‘) kann zwar wahrgemacht

---

[16] Vgl. dazu den empirischen Befund von Wetzels et al. (1995, S. 74), dass als betroffene Opfer „im Bereich er Drohung und Nötigung Männer und Frauen annähernd gleichauf [liegen].“ Bereits Thomas Hobbes (1984, S. 94) hatte erkannt, dass die bloße physische Kraft eine zweifelhafte Machtbasis darstellt: „Denn, was die Körperstärke betrifft, so ist der Schwächere stark genug, den Stärksten zu töten – entweder durch Hinterlist oder durch ein Bündnis mit anderen, die sich in der selben Gefahr wie er selbst befinden.“

[17] Vgl. Ganner (2012) zu den in Österreich geltenden rechtlichen Bestimmungen in Bezug auf die angesprochenen Tatbestände ‚Sachwalterschaft‘ und ‚Unterbringung in stationären Einrichtungen.‘

werden, doch ist die dann allenfalls zu erwartende Strafe relativ niedrig und steht in keinem Verhältnis zur devastierenden subjektiven Wirkung auf das Opfer.

## Die Entmündigungsdrohung

Für den Begriff der ‚Sachwalterschaft'[18] wird in der Umgangssprache häufig nach wie vor der juristisch veraltete Begriff der ‚Entmündigung' gebraucht. Die Angehörigen drohen dem alten Menschen die Entmündigung beispielsweise dann an, wenn er sich durch Trickdiebe, Betrüger oder gefinkelte Verkäufer finanziell hat schädigen lassen oder auch dann, wenn er angeblich überflüssige oder verschwenderische Geldausgaben tätigt, ‚fremden' Personen Geschenke macht oder trotz Verbots einem Unbekannten die Eingangstür öffnet. Es ist natürlich auch denkbar, dass Angehörige mit der Entmündigung drohen, um die alten Menschen zur ‚freiwilligen' Herausgabe von Geld oder Vermögenswerten oder zu einer bestimmten Abfassung eines Testaments zu nötigen; die Entmündigungsdrohung dient dann gleichsam als Warnung.

Es ist nun ein durchaus üblicher und zulässiger Vorgang, dass Angehörige (oder andere involvierte Personen) beim Pflegschaftsgericht eine Sachwalterschaft für eine bestimmte Person anregen.[19] Im folgenden Verfahren wird freilich eine strenge Prüfung über die Berechtigung des Ansinnens vorgenommen, insbesondere wird der betroffene alte Mensch vom Gericht gehört und ein medizinisches Gutachten (über das Vorliegen einer psychischen Krankheit oder geistigen Behinderung) erstellt. Der meist zuerst vorläufig und dann dauernd bestellte Sachwalter unterliegt im weiteren Verlauf (prinzipiell) einer regelmäßigen Kontrolle durch das Gericht; so muss er die Einkommens- und Vermögenssituation des Besachwalteten erheben und dem Gericht in einem jährlichen Bericht darlegen. In diesem Zusammenhang muss er auch über seine Tätigkeit und über die persönlichen Verhältnisse (z. B. über die Wohnverhältnisse und den Gesundheitszustand des Besachwalteten) berichten.

Wie ist es nun möglich, dass die Entmündigungsdrohung einschüchternd wirken kann, obwohl sie insofern eine leere Drohung ist, weil es ein aufwendiges gerichtliches Verfahren gibt, in dem die Betroffenen gehört werden und worin durchaus Barrieren gegen einen Missbrauch eingebaut sind?

Vielen Menschen wird der formelle Ablauf und werden die Regelungen im Einzelnen gar nicht bekannt sein. Aber selbst bei ausreichender Information dürften die alten Menschen ahnen oder aufgrund von Schilderungen in Bekanntenkreisen

---

[18] In Deutschland ist für den gleichen Tatbestand der Terminus ‚rechtliche Betreuung' gebräuchlich.

[19] Vgl. Hörl (2013) sowie Pilgram et al. (2009) für nähere Details und eine Diskussion über die Ursachen des enormen Anstiegs von Sachwalterschaften in den letzten Jahrzehnten.

zu wissen glauben, dass das hartnäckige und nachdrückliche Intervenieren und Drängen von Angehörigen letztlich doch fast immer zum Erfolg führt. Da scheint der vorauseilende Gehorsam die weniger belastende Alternative zu sein, denn aus Angst, Scham oder wegen der scheinbaren Aussichtslosigkeit würden die betroffenen Menschen ohnedies im Ernstfall davor zurückschrecken, sich gegen die jetzt nur angedrohte ‚Verhängung‘ der Sachwalterschaft aufzulehnen.

## Die Heimeinweisungsdrohung

Als eine der häufigsten Drohformen wird stets genannt, dass alten Menschen eine ‚Heimeinweisung‘ in Aussicht gestellt wird. Diese Drohung kann auch in Kombination mit der Entmündigungsdrohung ausgesprochen werden, indem suggeriert wird, dass sich ein alter Mensch nach erfolgter Besachwaltung gegen eine Heimeinweisung nicht mehr erfolgreich wehren könne.

Wie die Entmündigungsdrohung weist auch die Drohung mit der Heimeinweisung rein rechtlich keine Substanz auf. Denn es gibt in Österreich keine Zwangseinweisung (außer unter bestimmten Voraussetzungen bei der Unterbringung in psychiatrischen Einrichtungen), sondern es gilt die freie Willensentscheidung des alten Menschen. Auch ein Sachwalter darf keine Heimeinweisung veranlassen, er darf allerdings einen Heimvertrag unterschreiben.

Freilich steht dieser grundsätzlich klaren Sachlage ein Grau- und Dunkelbereich von Nötigungen gegenüber und es gibt ausreichend Erlebnisberichte über Fälle, wo sich alte Menschen – beispielsweise im Anschluss an einen Krankenhausaufenthalt – mehr oder weniger subtil bedrängt sehen, der als unumgänglich präsentierten Notwendigkeit eines Heimeintritts zuzustimmen. Dies kann etwa durch die Herstellung vollendeter Tatsachen geschehen. Anscheinend gelingt es nicht selten, im Zuge eines längeren Spitalsaufenthalts eines alten Menschen seine private Wohnung zu räumen bzw. den Mietvertrag zu kündigen, sodass nach der Entlassung eine Rückkehr in die frühere private Wohnumwelt verunmöglicht wird.[20]

Die Heimeinweisungsdrohung wird ausgesprochen, weil offenbar ihre Einschüchterungswirkung als beträchtlich eingeschätzt wird. Weshalb ist das der Fall? Hier wirken beim Bedrohten zwei sozialen Kräfte zusammen, der ‚Anziehungseffekt‘ der eigenen Wohnung und der ‚Abstoßungseffekt‘ des Heims.

Es ist eine Binsenweisheit, dass die meisten Menschen versuchen, so lang wie nur irgend möglich in der eigenen Wohnung zu verbleiben. Dieser Wunsch ist nicht auf einen bloßen Gewöhnungsprozess zu reduzieren. Vielmehr hat die eigene Wohnung einen hohen symbolischen Wert, denn die eigene Haushaltsführung – sei sie auch nur mit unterstützender Hilfe möglich – zeugt von noch aufrechter Kompe-

---

[20] Solche Fälle von Wohnungsräumungen werden beispielsweise von During (2001) geschildert.

tenz, Autonomie, Selbstverantwortung und Mündigkeit. Die positive Identifikation des Lebens in den ‚eigenen vier Wänden' wird ergänzt durch die oft jahrzehntelang bestehenden Nachbarschaftsbeziehungen. All dies muss mit einer Übersiedlung ins Heim aufgegeben werden.

Gleichzeitig ist die Drohung mit der Heimeinweisung, also mit der vielzitierten ‚Abschiebung', ein demütigender und degradierender Angriff auf das Selbstwertgefühl. Denn nach wie vor wird von vielen das Heim als ‚Endstation des Lebens', eines ‚Sterbens auf Raten' angesehen, wie auch weitere Bezeichnungen wie ‚Wartesaal vor dem Tod' oder ‚lebensgeschichtliche Sackgasse' plastisch veranschaulichen (Prahl und Schroeter 1996). Mit dem Begriff ‚Heim' wird also in erster Linie Negatives assoziiert.[21] Freilich ist unleugbar, dass man sich mit dem Heimeintritt in Abhängigkeiten begibt, dass beim zwangsweisen Zusammenleben mit anderen wenig Platz für Individualität bleibt und dass die Einsamkeit trotz der Mitbewohner relativ hoch ist (Pinquart und Sorensen 2001). Natürlich ist das persistent negative Image des Heims insofern fragwürdig, weil es vielerorts durchaus erfolgreiche Bemühungen gibt, von der bisherigen Logik der Krankenpflege abzugehen und Konzepte zu entwickeln, die die medizinische und pflegerische Versorgungssicherheit mit Alltagsnähe und einer größtmöglichen Normalität des Wohnens verbinden. Allein, wie dem auch immer sei: als Schreckgespenst ist das Heim nach wie vor erfolgreich in Gebrauch.

## Die Haustierdrohung

Man kann mit Drohungen unter Umständen eine größere Wirkung erzielen, wenn man nicht den direkten Weg geht, sondern gewissermaßen den Umweg über Dritte wählt. Die klassischen Fälle sind mit der Geiselnahme bzw. der Entführung gegeben, die ja nur deswegen erfolgreich sein können, weil bei einer Nichterfüllung der Forderungen des Geiselnehmers bzw. des Entführers eine unschuldige dritte Person in Gefahr gebracht wird und dadurch den Erpressten bzw. den Einsatzkräften zunächst die Hände gebunden sind.

Nun ist unumstritten, dass Haustiere für alte Menschen einen besonders hohen Stellenwert als Lebensgefährten und Bestandteil des sozialen Netzwerks einnehmen und sie zu ihnen eine starke emotionale Bindung haben (BMFSFJ 2002). Drohungen, die vom alten Menschen selbst möglicherweise wirkungslos abprallen würden, erzeugen Furcht, wenn sie sein Haustier betreffen.

Es liegt nahe, dass Übeltäter diesen Umstand kennen und entsprechend im Sinne eines Drohpotenzials ausnützen. So kann jemand, der bestimmte Forderungen an einen alten Menschen stellt, diesen Forderungen gewiss großen Nachdruck ver-

---

[21] Daher wird etwa von der Stadt Wien seit geraumer Zeit die Verwendung des Begriffs ‚Heim' für die stationären Einrichtungen der Altenpflege konsequent vermieden.

leihen, wenn er ankündigt, dass er bei einer Nichterfüllung seiner Wünsche dem geliebten Haustier etwas anzutun gedenkt (Lamnek et al. 2012; Lehner-Hartmann 2002).

Unter Umständen bereits die Androhung, zweifellos aber die vollbrachte Tat stellt aus juristischer Sicht eine Gesetzesverletzung dar, es ist etwa an den Tatbestand der Tierquälerei zu denken. Die Besonderheit und der strategische Vorteil der Haustierdrohung – etwa im Vergleich zur ‚gefährlichen Drohung' gegen Menschen – liegt allerdings darin, dass deren Ahndung (sofern die Angelegenheit überhaupt nach außen offenbar wird) ein bestimmtes Strafausmaß nicht überschreiten wird können. Und sogar dann, wenn die Drohung in die Tat umgesetzt wird, bleibt der Strafrahmen niedrig.[22]

Bei der Haustierdrohung geht der Täter also nur ein geringes Risiko ein. Er kann ziemlich sicher sein, dass die Wirkung seiner Drohung und damit die Erfolgschancen groß sein werden, weil er die mit der Drohung im alten Menschen ausgelösten Empfindungen größten Entsetzens wohl richtig einschätzt; gleichzeitig ist in jedem Fall die Gefahr einer empfindlichen Bestrafung niedrig.[23] Auf der anderen Seite haftet der Haustierdrohung freilich ein entscheidender Nachteil an: wenn der Täter sie verwirklicht (und z. B. das Tier tötet), dann geht ihm gleichzeitig sein zukünftiges Drohpotenzial verloren.

## Literatur

Baumhover, L. A., & Beall, S. C. (Hrsg.). (1996). *Abuse, neglect, and exploitation of older persons*. London: Jessica Kingsley.
BMFSFJ (Bundesministerium für Familie, Senioren, Frauen und Jugend). (2002). *Vierter Altenbericht zur Lage der älteren Generation in der Bundesrepublik Deutschland: Risiken, Lebensqualität und Versorgung Hochaltriger – unter besonderer Berücksichtigung demenzieller Erkrankungen*. Berlin: BMFSFJ.
Borutta, M. (1994). *Fixierung in der Pflegepraxis. Alternativen kennen – Selbstbestimmungsrecht achten*. Hannover: Vincentz.
Brücher, G. (2011). *Gewaltspiralen*. Wiesbaden: Springer.

[22] Als illustrierende Belege seien Zeitungsmeldungen über zwei einschlägige Gerichtsurteile zitiert, auch wenn hier keine alten Menschen als Haustierbesitzer beteiligt sind: „Ehestreit: Richter (40) nagelt Katze an Wand – 13 Monate bedingt für Juristen." (‚Heute', 28.11.2013); „Ein 46-jähriger Bregenzer wurde (…) zu einer Geldstrafe von 480 Euro verurteilt, weil er der Katze seiner Lebensgefährtin den Kopf abgeschnitten hatte" (‚Die Presse', 28.1.2014).

[23] Es ist sogar fraglich, ob eine Haustierdrohung ausreicht, um eine Wegweisung und ein Betretungsverbot nach dem (österreichischen) Sicherheitspolizeigesetz zu erwirken, denn nach § 38a wäre dafür die Annahme erforderlich, dass ein „gefährlicher Angriff auf Leben, Gesundheit oder Freiheit" bevorsteht.

Bundesministerium für soziale Sicherheit und Generationen. (Hrsg.). (2001). *Gewalt in der Familie – Gewaltbericht 2001. Von der Enttabuisierung zur Professionalisierung.* Wien: Bundesministerium für soziale Sicherheit und Generationen.

Bundesministerium für Wirtschaft, Familie und Jugend. (Hrsg.). (2010). *5. Familienbericht 1999–2009. Die Familie an der Wende zum 21. Jahrhundert. Band II – Rechtliche Grundlagen.* Wien: Bundesministerium für Wirtschaft, Familie und Jugend.

Burr, W. R., Hill, R., Nye, F. I., & Reiss, I. L. (Hrsg.). (1979). *Contemporary theories about the family.* New York: Free Press.

Conrad, K. J., Iris, M., Ridings, J. W., Langley, K., & Anetzberger, G. J. (2010). Self-report measure of psychological abuse of older adults. *The Gerontologist, 51,* 354–366.

Cooper, C., Selwood, A., & Livingston, G. (2008). The prevalence of elder abuse and neglect: A systematic review. *Age and Ageing, 37,* 151–160.

Coser, L. (1972). *Theorie sozialer Konflikte.* Neuwied: Luchterhand.

Dahrendorf, R. (1994). *Der moderne soziale Konflikt.* München: dtv.

de Donder, L., Luoma, M.-L., Penhale, B., Lang, G., Santos, A. J., Tamutiene, I., Koivusilta, M., Schopf, A., Ferreira, A. J., Reingarde, J., Perttu, S., Savola, T., & Verté, D. (2011). European map of prevalence rates of elder abuse and its impact for future research. *European Journal of Ageing, 8,* 129–143.

Decalmer, P., & Glendenning, F. (Hrsg.). (1993). *The mistreatment of elderly people.* London: Sage.

Dießenbacher, H., & Schüller, K. (1993). *Gewalt im Altenheim. Eine Analyse von Gerichtsakten.* Freiburg: Lambertus.

During, M. (2001). *Lebenslagen von betreuten Menschen. Eine rechtssoziologische Untersuchung zum Ziel des Betreuungsgesetzes, die Autonomie der Betreuten zu stärken.* Opladen: Leske+Budrich.

Fromm, E. (1937). Zum Gefühl der Ohnmacht. *Zeitschrift für Sozialforschung, VI,* 95–118.

Galtung, J. (Hrsg.). (1975). *Strukturelle Gewalt. Beiträge zur Friedens- und Konfliktforschung.* Reinbek: Rowohlt.

Galtung, J. (1990). Cultural violence. *Journal of Peace Research, 27,* 291–305.

Ganner, M. (2012). Rechtliche Aspekte der Gewaltprävention im Umgang mit älteren Menschen in Österreich. In J. Hörl & M. Ganner (Hrsg). *Prävention und Intervention bei Gewalt gegen ältere Menschen. Konzepte und Maßnahmen im internationalen Kontext und rechtliche Aspekte in Österreich* (S. 59–115). Wien: Bundesministerium für Arbeit, Soziales und Konsumentenschutz.

Gelles, R. J., & Straus, M. A. (1979). Determinants of violence in the family. Toward a theoretical integration. In W. R. Burr, R. Hill, F. I. Nye & I. L. Reiss (Hrsg.), *Contemporary theories about the family* (S. 549–581). New York: Free Press.

Goffman, E. (1970). *Strategic interaction.* Philadelphia: University of Pennsylvania Press.

Görgen, T., Herbst, S., Kotlenga, S., Nägele, B., & Rabold, S. (2009). *Kriminalitäts- und Gewalterfahrungen im Leben älterer Menschen.* Berlin: Bundesministerium für Familie, Senioren, Frauen und Jugend.

Grond, E. (2007). *Gewalt gegen Pflegende: Altenpflegende als Opfer und Täter.* Bern: Huber.

Haller, B., & Kraus, H. (2010). Gewalt in der Familie – Partnergewalt und Gewalt in sozialen Nahebeziehungen. In Bundesministerium für Wirtschaft, Familie und Jugend (Hrsg.), *5. Familienbericht 1999–2009. Die Familie an der Wende zum 21. Jahrhundert. Band II – Rechtliche Grundlagen* (S. 163–206). Wien: Bundesministerium für Wirtschaft, Familie und Jugend.

Hamers, J. P. H., & Huizing, A. R. (2005). Why do we use physical restraints in the elderly? *Zeitschrift für Gerontologie und Geriatrie, 38*, 19–25.

Hobbes, T. (1984). *Leviathan*. Frankfurt: Suhrkamp (zuerst 1651).

Hörl, J. (2001). *Nationalbericht: Gewalt gegen alte Menschen. Studie mit Fokusgruppen für die Weltgesundheitsorganisation (WHO) und das Bundesministerium für soziale Sicherheit und Generationen*. Wien: Bundesministerium für soziale Sicherheit und Generationen.

Hörl, J. (2009). *Übergriffe, Gewalt und Aggression gegen ältere Menschen. Erfahrungen von Experten und Expertinnen in österreichischen Beratungs- und Hilfseinrichtungen*. Wien: Bundesministerium für Arbeit, Soziales und Konsumentenschutz.

Hörl, J. (2013). Consumer-directed home care for the elderly in Austria: Social trends and unintended consequences. In Y. Li (Hrsg.), *Global aging issues and policies: Understanding the importance of comprehending and studying the aging process* (S. 155–172). Springfield: Charles C Thomas.

Hörl, J., & Ganner, M. (2012). *Prävention und Intervention bei Gewalt gegen ältere Menschen. Konzepte und Maßnahmen im internationalen Kontext und rechtliche Aspekte in Österreich*. Wien: Bundesministerium für Arbeit, Soziales und Konsumentenschutz.

Hörl, J., & Spannring, R. (2001). Gewalt gegen alte Menschen. In Bundesministerium für soziale Sicherheit und Generationen (Hrsg.), *Gewalt in der Familie – Gewaltbericht 2001. Von der Enttabuisierung zur Professionalisierung* (S. 305–344). Wien: Bundesministerium für Wirtschaft, Familie und Jugend.

Hösle, V. (1997). *Moral und Politik*. München: C. H. Beck.

Karrasch, R.-M. (2005). *Gewalt im Rahmen der Pflege eines Partners im höheren Lebensalter. Eine Analyse der Ursachen und daraus abzuleitender Interventionsmaßnahmen*. Dortmund: Universitätsdissertation.

Knigge-Demal, B. (2000). *Ethik und Gewalt in der Pflege. Workshop Nr. 7*. Bielefeld: Fachbereich Pflege und Gesundheit.

Lamnek, S., Luedtke, J., & Ottermann, R. (2012). *Tatort Familie. Häusliche Gewalt im gesellschaftlichen Kontext*. Wiesbaden: Springer.

Lehner-Hartmann, A. (2002). *Wider das Schweigen und Vergessen. Gewalt in der Familie*. Innsbruck: Tyrolia.

Li, Y. (Boni) (Hrsg.). (2013). *Global aging issues and policies*. Springfield: Charles C Thomas.

Loos, P., & Schäffer, B. (2001). *Das Gruppendiskussionsverfahren*. Opladen: Leske+Budrich.

Nedelmann, B. (1997). Gewaltsoziologie am Scheideweg. In T. von Trotha (Hrsg.), *Soziologie der Gewalt* (S. 59–85). Opladen: Westdeutscher.

O'Keeffe, M., Hills, A., Doyle, M., McCreadie, C., Scholes, S., Constantine, R., Tinker, A., Manthorpe, J., Biggs, S., & Erens, B. (2007). *UK study of abuse and neglect of older people. Prevalence survey report*. London: National Centre for Social Research.

Paris, R., & Sofsky, W. (1987). Drohungen. Über eine Methode der Interaktionsmacht. *Kölner Zeitschrift für Soziologie und Sozialpsychologie, 39*, 1–14.

Petzold, H. G. (1992). Bedrohte Lebenswelten – Überforderung, Burnout und Gewalt in Heimen. In Ch. Petzold & H. G. Petzold (Hrsg.), *Lebenswelten alter Menschen* (S. 248–291). Hannover: Vincentz.

Petzold, C., & Petzold, H. G. (Hrsg.). (1992). *Lebenswelten alter Menschen*. Hannover: Vincentz.

Pilgram, A., & Hanak, G., Kreissl, R., & Neumann, A. (2009). Entwicklung von Kennzahlen für die gerichtliche Sachwalterrechtspraxis als Grundlage für die Abschätzung des Bedarfs an Vereinssachwalterschaft. Unveröffentlichter Bericht des Instituts für Rechts- und Kriminalsoziologie.

Pillemer, K. A., & Moore, D. W. (1989). Abuse of patients in nursing homes: Findings from a survey of staff. *The Gerontologist, 29*, 314–320.

Pinquart, M., & Sorensen, S. (2001). Influences on loneliness in old age: A metaanalysis. *Basic and Applied Social Psychology, 23*, 245–266.

Ponzetti, J. J. (Hrsg.). (2003). *International encyclopedia of marriage and family* (Bd. 2). New York: Macmillan.

Popitz, H. (1992). *Phänomene der Macht.* Tübingen: Mohr.

Prahl, H.-W., & Schroeter, K. R. (1996). *Soziologie des Alterns.* Paderborn: Schöningh.

Pürrer, P., & Treiber, C. (2006). *Das neue Heimaufenthaltsgesetz. Eine Analyse von Forderungen und Intentionen sowie Spannungsfeldern.* Wien: Diplomarbeit, Fachhochschule.

Quinn, M. J. (2002). Undue influence and elder abuse: Recognition and intervention strategies. *Geriatric Nursing, 23*, 11–16.

Schneider, H.-D. (1985). *Kleingruppenforschung.* Stuttgart: B. G. Teubner.

Sofsky, W. (1996). *Traktat über die Gewalt.* Frankfurt a. M.: S. Fischer.

Thomas, W. I. (1965). *Person und Sozialverhalten.* Neuwied: Luchterhand.

von Trotha, T. (1997a). Zur Soziologie der Gewalt. In T. von Trotha (Hrsg.), *Soziologie der Gewalt* (S. 9–56). Opladen: Westdeutscher Verlag.

von Trotha, T. (Hrsg.). (1997b). Soziologie der Gewalt. *Kölner Zeitschrift für Soziologie und Sozialpsychologie,* (Sonderheft 37).

Weber, M. (1922). *Wirtschaft und Gesellschaft.* Tübingen: Mohr.

Wetzels, P., Greve, W., Mecklenburg, E., & Bilsky, W. (Hrsg.). (1995). *Kriminalität im Leben alter Menschen. Eine altersvergleichende Untersuchung von Opfererfahrung, persönlichem Sicherheitsgefühl und Kriminalitätsfurcht.* Stuttgart: Kohlhammer.

Wolf, R. S. (2003). Elder abuse. In J. J. Ponzetti (Hrsg.), *International encyclopedia of marriage and family* (Bd. 2, S. 511–513). New York: Macmillan.

# Bedürfnisse der Senioren und familiäre Altenpflege – Beispiel des sozialen Zusammenhalts

Hynek Jeřábek

Diese Studie will beweisen, dass die Höhe und Dringlichkeit der „Anforderungen der Altenpflege", ausgedrückt in der *Typologie der Dringlichkeit der Pflege: a) Notwendigkeit einer unterstützenden Hilfe,* b) *Notwendigkeit einer bedeutenden Hilfe* und c) *Notwendigkeit einer unabdinglichen persönlichen Pflege,* in wesentlicher Weise die Art dieser Pflege in den Familien bedingt und beeinflusst, die sich um ihre Senioren und Seniorinnen unter häuslichen Bedingungen kümmern. Um den Grad der Dringlichkeit dieser Pflege auszudrücken, verwendet diese Analyse die Indices (basic activities of daily living) *BADL* und (instrumental activities of daily living) *IADL,* berechnet auf der Basis standardisierter Kennziffern, die in der Tschechischen Republik eindeutig vom Gesetz über soziale Dienste angeführt werden.[1]

Uns interessierte, ob sich unter den Bedingungen der anspruchsvollen persönlichen Pflege von Senioren und Seniorinnen familiäre Solidarität und familiärer Zu-

---

Diese Studie wurde in ihrer ersten Version auf der internationalen Konferenz ESA in Glasgow und in den Tagen vom 3.–6. 9. 2007 präsentiert und dann in bearbeiteter Version in tschechischer Sprache in der Zeitschrift Sociologický časopis unter dem Titel: „Familiäre Altenpflege als „Arbeit aus Liebe": neue Argumente" *Sociologický časopis/Czech Sociological Review,* 2009, Vol. 45, No. 2: 243–266 (auf Tschechisch) veröffentlicht. Die Fortführung dieser Forschungen mündete in die Kollektivmonographie: Jeřábek, H. et al.: *Mezigenerační solidarita v péči o seniory [Generationsübergreifende Solidarität in der Altenpflege].* Praha, SLON 2013 (Jeřábek 2013).

---

[1] Es wird das Gesetz über soziale Dienste Nr.108/2006 GBl. (Tschechische Republik) genutzt. Wir sind von dem Ensemble von 18 Kennziffern § 9, Abs. 1 für die Konstruktion des Index' BADL und von dem Ensemble weiterer 18 Kennziffern § 9, Abs. 2 desselben Gesetzes zur Konstruktion des Index IADL ausgegangen.

---

H. Jeřábek (✉)
Prag, Tschechische Republik
E-Mail: hynek.jerabek@gmail.com

A. Amann, F. Kolland (Hrsg.), *Das erzwungene Paradies des Alters?,* Alter(n) und Gesellschaft, DOI 10.1007/978-3-658-02306-5_7, © Springer Fachmedien Wiesbaden 2014

sammenhalt zeigen. Das Konzept der „familiären Pflege" (Graham 1983) wird mit der Konzeption der „Befreiung der Familie von der Pflege" (defamilization of care) (Glen 2000) bzw. der „sozialen Rechte auf Pflege im Alter" (Fine 2007) konfrontiert. Wir untersuchen, inwieweit der Grad der Dringlichkeit der Pflege, gemessen als höherer Index IADL bzw. BADL, durch den wachsenden Umfang der geleisteten Pflege anhand der geleisteten Pflegestunden zutage tritt, die die einzelnen pflegenden Personen der familiären Altenpflege widmen. Und es interessierte uns, wie sich die Familienmitglieder in diese Pflege teilen. Wir orientierten uns auch an Unterschieden in der psychischen, sozialen und finanziellen Belastung, wie sie von den Hauptpflegepersonen in den Familien empfunden wird. Abschließend versuchen wir zusammenzufassen, ob es genügend Unterstützung für die Behauptung gibt, dass eine Begleiterscheinung der familiären Altenpflege familiärer Zusammenhalt bedeutet.

## 1 Theoretische Ausgangspunkte und Hypothesen

Das „Caring for elderly parents" (Pflege der älter werdenden Eltern) definiert Christiane Millward als „betreuende oder unterstützende Hilfe oder Dienstleistungen, die für das körperliche und geistige Wohl älterer Personen ausgeführt werden, die aufgrund einer chronischen oder geistigen Erkrankung oder Unfähigkeit diese Tätigkeiten nicht selbst ausführen können" (Millward 1999, S. 2). Michael D. Fine betont die vielen Bedeutungen der Begriffe „care" und „caregiving" in der modernen Gesellschaft. Er macht unter anderem auf die Doppelbedeutung des Wortes Pflege (care) aufmerksam: „Caring ist sowohl ein Adjektiv, abgeleitet von care, und bezeichnet jemanden, der liebevoll ist und anderen gefühlsmäßige Unterstützung bietet, es ist aber auch ein Partizip Präsens (present participle), das die praktische Gewährung von Pflege und Hilfe bezeichnet" (Fine 2007, S. 29).

## 1.1 Zwei Modelle der Altenpflege: das Modell der „familiären Pflege" und das Modell der „Befreiung der Familie von der Pflege"

Hilary Graham charakterisiert in ihrer inspirativen Arbeit „Pflege – Arbeit aus Liebe" (Caring – a labour of love) (Graham 1983) die Pflege als Arbeit aus Liebe. Die familiäre Pflege alter, unselbstständiger Familienmitglieder geht einmal mit der praktischen Pflege der Älteren („care of") durch einzelne Familienmitglieder und einmal mit Liebe und Sorge („care about") einher, die diese Pflege begleitet und die oft die wichtigste Motivation zu dieser Pflege und ihre konstitutive Begleiterscheinung darstellt. Die Theorie von Hilary Graham basiert auf der Vorstellung, dass die Pflege der alten Eltern ein natürlicher Bestandteil des Familienlebens ist, dass diese als Selbstverständlichkeit aus der Liebe zu einem alten Familienmitglied erwächst, das schrittweise seine Selbstständigkeit und Autarkie verliert. Sie sagt buchstäblich: „ … Pflege … wird erlebt als Arbeit aus Liebe, in der die Arbeit weitergehen muss, auch wenn die Liebe strauchelt …" (Graham 1983, S. 16).

In Anknüpfung an die grundlegende Konzeptualisierung der Pflege, wie sie in der Kollektivmonographie „A Labour of Love. Women, Work and Caring" (Finch und Groves 1983) enthalten ist, unterscheiden Berenice Fisher und Joan Tronto vier Phasen des Pflegeprozesses: caring about, taking care of, caregiving, und care-receiving (Fisher und Tronto 1990, S. 40–45). Dabei definieren sie das „caring about" (*Interesse*) als „… Schenken von Aufmerksamkeit für die Umwelt, und das in einer Weise, die die Aufmerksamkeit auf die Fortführung, Unterstützung und Aufrechterhaltung der Kontinuität der Welt um uns herum lenkt" (S. 40). Das „taking care" (*Sorge*) wird wie fogt definiert: „… Übernahme der Verantwortung für Aktivitäten, die die Welt in Gang halten …" (S. 40). Das „caregiving" (*Pflege*) charakterisieren sie als: „konkrete Aufgaben, Arbeit bei der Erbringung von Dienstleistungen und Pflege." Und „care-receiving" (*Annahme von Pflege*) definieren sie als: „… Antworten derer, die gepflegt werden, auf den Pflegeprozess" (S. 40). Diese Zerlegung der Pflege in Teilkomponenten ermöglicht es, die realen Situationen der Pflege genauer zu beschreiben, insbesondere wenn es zu einer Rollenteilung bei der Pflege der Älteren kommt.

Die Haupthypothese dieser Studie inspirierte sich an den analytischen Ergebnissen von Lydia W. Li, die an einer Gruppe von 888 amerikanischen Senioren die Menge der erbrachten nonformalen Pflege und ihren Zusammenhang mit den sich ändernden Bedürfnissen der Senioren testete, indiziert von der Höhe des IADL und des BADL, und zwar in Situationen, in denen den Senioren bezahlte professionelle Hilfe geleistet oder auch nicht geleistet wurde. Wir haben überprüft, ob eines der Ergebnisse ihrer Analysen: „… der steigende Verlust der Autarkie bei der Sicherstellung der grundlegenden Lebenstätigkeiten und instrumentalen Aktivitäten einen Anstieg der nonformalen Pflege zur Folge hatte …" (Li 2005, S. 471), auch unter den Bedingungen der Altenpflege in tschechischen Familien nachgewiesen werden kann.

Eine breitere Sichtweise auf die Pflege in der Familie und in der Gesellschaft wählte Michael D. Fine in seiner zusammenfassenden Monographie „*A Caring Society? Care and Dilemmas of Human Service in the 21st Century.*" (*Die pflegende Gesellschaft? Pflege und Dilemmata bei der Erbringung persönlicher Dienstleistungen im 21. Jahrhundert.*) Diese rekapituliert detailliert die schrittweise Entwicklung der Begriffe und die Herausbildung einer Pflegetheorie. Er betont dabei die grundlegenden Argumente der feministischen Theorie (Fine 2007, S. 31–39) sowie allgemeinere Modelle der Auffassung von Pflege in den Beziehungen zur Pflegetheorie und –praxis, zur Ethik der Pflege und zur Politik der Pflege (Fine 2007, S. 39–140). Er zeigt, dass die heutigen steigenden gesamtgesellschaftlichen Anforderungen an die Altenpflege, die im Zusammenhang mit der demographischen Entwicklung zutage treten, konzeptuell durch „Mischformen (Hybridformen) der Pflege" gelöst werden müssen, bei denen die Pflege durch die Pflege und formale Dienstleistungen (bezahlt und unbezahlt) geleistet wird und wo die Familien „… Pflegebeiträge, Steuernachlässe und direkte Zahlungen zur Bezahlung privater Pflegedienstleistungen der häuslichen Pflege" erhalten (Fine 2007, S. 200–201). Auf der Basis einer detaillierten Analyse der Veränderungsprozesse der modernen und postmodernen Gesellschaft einschließlich des Anstiegs an Individualismus und der Folgen der Globalisierung gelangt er zu Schlüssen, die die gesamtgesellschaftlichen Formen der Verantwortung für die Altenpflege in der Gesellschaft des 21. Jahrhunderts akzentuieren (Fine 2007, S. 223). Am Schluss wird das Herangehen von Morris und Williams hervorgehoben: „… die die Pflege und das Pflegen als Recht des Menschen und als wichtige wirtschaftliche Tätigkeit betrachten. Das Recht, andere zu pflegen, ebenso wie das Recht auf Pflege der eigenen Person, muss mit dem Recht auf einen Zugang zu Pflegedienstleistungen einhergehen, sofern es die Situation erfordert" (Fine 2007, S. 223–224). Fine schlägt eine Lösung vor, bei der „ … Pflege erreichbar und zugänglich für künftige Generationen sein sollte …" Er basiert auf der Konzeption einer Pflege, die: „… bereit zur Nutzung ist, und zwar als Warenart und Verbrauchsgegenstand, der von vielen Firmen und Gesellschaften angeboten und gewährt wird …" (Fine 2007, S. 224) Michael Fine kann man dahingehend zustimmen, dass die derzeit pflegenden Familien akut Hilfe (von privaten Pflegediensten) benötigen, die die familiären Pfleger/innen überall dort ergänzen, wo diese die Pflege allein nicht schaffen. Die Hybridformen der Altenpflege, die M. Fine vorschlägt, betrachtet der Autor dieses Artikels als mit der familiären Altenpflege vereinbar, wenn die Bedingung erfüllt ist, dass die Familie aktiv bleibt und die Verantwortung beibehält und in allen wichtigen Fragen zur Pflege ihrer Senioren und Seniorinnen entscheidet.

Einen auf den ersten Blick sehr ähnlichen Standpunkt wie Michael D. Fine bezieht Evelyn Nakano Glenn. Diese argumentiert zugunsten einer Verbesserung der kommunen und der privaten Pflege. Sie spricht allerdings von der Notwendigkeit einer „Befreiung der Familie von der Pflege" (defamilization of care) und ist für die Übertragung der Pflege alter Familienmitglieder auf andere Institutionen (Glenn 2000, S. 89–91). Ein wesentlicher Unterschied zwischen beiden Theorien und Konzeptionen der Pflege besteht in dem Nachdruck, den Glenn auf die Übertragung der Verantwortung für die Pflege eines Senioren in der Familie auf breitere gesellschaftliche Einheiten legt, und infolgedessen also auch in der Übertragung der Entscheidungskompetenzen auf Elemente außerhalb der Familie.

Die Theorien von der Altenpflege, die mit dem Recht auf Pflege (Recht auf Zugang zu Pflegedienstleistungen, wenn diese gewünscht werden) und der Übertragung der Verantwortung für die Pflege von der Familie auf breitere gesellschaftliche Einheiten rechnen, angefangen mit der Gemeinschaft und endend mit dem Sozialstaat, haben *nicht nur die Befreiung der Familie von der Pflicht zur Pflege* zur Folge, sondern ihre Folge ist auch eine „Vergesellschaftung" der Altenpflege, vor allem also eine Reihe von *Veränderungen in den Entscheidungen, die die Altenpflege betreffen*, im gesamtgesellschaftlichem Maßstab. Die Altenpflege wird so im Rahmen dieser „befreiten" Auffassung zu einem Bestandteil des gesamtgesellschaftlichen Diskurses zusammen mit Überlegungen zu den Ausgaben für das Gesundheitswesen, für die Rentensicherung, auch zusammen mit den Diskussionen über das Recht auf Euthanasie. Wenn die Familie die Verantwortung für die Altenpflege abgibt, wie könnte sie über diese Pflege dann noch entscheiden? Diese „Altenpflege" könnte als Element der „gesellschaftlichen Verantwortung" logischerweise zu einem legitimen Bestandteil von „Optimierungsüberlegungen" in gesamtgesellschaftlicher Dimension werden, mit allen Folgen im Bereich der Entscheidungen, die man sich vorstellen kann. Man muss auch daran denken, dass *zusammen mit der „Verantwortung" der Altenpflege auch das Recht übergeht, über den Umfang und die Qualität dieser Pflege zu entscheiden. Die Familie von der Pflege der Senioren zu „befreien" bringt auch deutliche Risiken mit sich*, die auf den ersten Blick nicht sichtbar sind.

Wenn wir wirklich möchten, dass unsere Altenpflege im gesamtgesellschaftlichen Maßstab besser wird, sollten wir 1) die Möglichkeiten der Senioren verbessern, dass diese so lange wie möglich (mit Hilfe der Familie und von Dienstleistungen) in ihrem häuslichen Umfeld verbleiben können; 2) die Hilfe für Familien verbessern, die sich um ihre Senioren kümmern; aber auch 3) die Entscheidungskompetenz in allen wesentlichen Fragen bei den Senioren selbst und ihrer Familie belassen und diese nicht auf breitere gesellschaftliche Komplexe oder sogar den Staat übertragen. Die anschließende Analyse bringt für diese Thesen die notwendigen Argumente.

## 1.2 Praktische, empirisch testbare Folgen des Modells „familiäre Pflege" und des Modells „Befreiung der Familie von der Pflege"

Beide extrem theoretischen Konzeptionen wollen wir nun mit all ihren praktischen Folgen und empirisch verifizierbaren Unterschieden, die in der derzeitigen Altenpflege in der Tschechischen Republik gelten, vorstellen, soweit dies zumindest an den Ergebnissen unserer Forschungen zu zeigen ist.

Welche empirischen Folgen ergeben sich hypothetisch aus der Konzeption *„familiäre Pflege als Arbeit aus Liebe"*?

> Die pflegende Familie schätzt den Umfang der Bedürfnisse des zu Pflegenden ab und passt (durch die in der Pflege herrschende Liebe) diesen Bedürfnissen den Umfang und die Intensität der Pflege an. Die langfristig hohen Anforderungen der Pflege schlagen sich negativ in einer erhöhten Belastung der pflegenden Familienmitglieder nieder.

Welche empirischen Folgen ergeben sich wiederum (hypothetisch) aus der Priorität der Konzeption, die das Bedürfnis der *„Befreiung der Familie von der Pflege"* zum Ausdruck bringt? Welche Daten würden wir messen, wenn diese Hypothese gälte?

> Nicht nur im Falle einer institutionellen Pflege, sondern auch bei der Pflege in der Familie wird den zu pflegenden Senioren und Seniorinnen Hilfe durchschnittlicher, gesellschaftlich akzeptierter „Standards" der Pflege zuteil. Der Umfang dieser Pflege ändert sich nicht infolge der sich verändernden Bedürfnisse des zu Pflegenden. Die Bedürfnisse der pflegenden Personen stehen im Gleichgewicht zu den Bedürfnissen den gepflegten Senioren, und es kommt im Zusammenhang mit den erhöhten Bedürfnissen der gepflegten Senioren nicht zu einer erhöhten Belastung der pflegenden Personen.

Welches der beiden oben genannten Modelle der Altenpflege gilt für die derzeitige pflegende Familie in der Tschechischen Republik? Die Gültigkeit des Modells der „familiären" Pflege kann sich bestätigen, wenn sich erweist, dass die familiäre Pflege flexibel auf die Bedürfnisse des zu pflegenden Senioren reagiert. Gleichzeitig muss sich erweisen, dass diese Pflege mit den steigenden Bedürfnissen des zu Pflegenden steigt und zu einer erhöhten Belastung der wichtigsten pflegenden Person führt. Die Gültigkeit des Konkurrenzmodells, das die Notwendigkeit „gesellschaftlicher Pflegestandards" und der „Befreiung der Familie von der Pflege" betont, erweist sich dann, wenn sich der Umfang der ermittelten Altenpflege im Umfang gesellschaftlich akzeptierter, langfristig aufrechtzuerhaltender Standards ohne große individuelle Unterschiede im Umfang der gewährten Pflege der einzelnen Senioren bewegt. Gleichzeitig sollte gelten, dass die pflegenden Personen keiner erhöhten Belastung in Verbindung mit den höheren Anforderungen an die Altenpflege ausgesetzt sind. Die Gültigkeit der ersten der theoretischen Konzeptionen, also der Konzeption der familiären Pflege, ist nur unter der Maßgabe akzeptabel und nachweisbar, dass sich die familiäre Pflege den höheren (differenzierten) Bedürfnissen der zu pflegenden Senioren und Seniorinnen anpasst, und zwar auch in einer Situation, in der es zu einer überdurchschnittlichen Belastung der pflegenden Personen kommt.

## 1.3 IADL und BADL als Charakterstika zur Angabe des Bedarfs der notwendigen Intensität der Altenpflege

Um die Gültigkeit eines der vorgelegten Modelle der familiären Altenpflege zu beurteilen, haben wir den Umfang der familiären Altenpflege in konkreten Familien und gleichzeitig auch den Bedarf einer solchen Pflege einzelner Senioren untersucht. Wir haben einmal ihre Fähigkeiten ermittelt, eigenständig die instrumentalen Aktivitäten des täglichen Lebens sicherzustellen *(Instrumental Activities of Daily Living)* (IADL), und einmal ihre Fähigkeiten, eigenständig grundlegende Aktivitäten des Lebens durchzuführen *(Basic Activities of Daily Living)* (BADL).

Eine sehr detaillierte Bewertung dieser Bedürfnisse führen Kenneth G. Manton und J. G. Soldo in der Studie „Disability and mortality among the oldest old" (Unfähigkeit und Sterberate unter den ältesten Senioren) an. Sie unterscheiden nach Katz (1983) zwischen IADL (instrumental activities of daily living) – Hilfstätigkeiten: z. B. finanzielle Aushilfen, Einkäufen, kleineren Hausarbeiten, Essenszubereitung, Telefonieren oder Verabreichen von Medikamenten; und BADL (basic activities of daily living) – grundlegenden Lebenstätigkeiten, bei denen ein Senior Hilfe benötigt und die Lebensfunktionen wie Füttern, persönliche Hygiene und Ankleiden sicherstellen. Sie ziehen den Index BADL[2] in Betracht, der in Zahlen die Anzahl der Tätigkeiten zum Ausdruck bringt, bei denen eine entsprechende Person Hilfe benötigt. (Manton und Soldo 1992, S. 212). Als Gruppe von Personen, die die höchste Hilfsstufe benötigen (5–6 Aktivitäten) werden in der Altersgruppe 65–74 Jahre 2 % Personen angeführt, in der Altersgruppe 75–84 Jahre sind es 4,5 % Personen, und in der Altersgruppe über 85 Jahre 10,4 % alte Menschen. In dieser höchsten Altersgruppe benötigen dabei 46 % zumindest bei einer grundlegenden täglichen Aktivität Hilfe (Manton und Soldo 1992, S. 212).

In einer geriatrischen Untersuchung (z. B. Lindeboom et al. 2003) werden 113 verschiedene Versionen von ADL-Skalen erwähnt. In unserer Untersuchung sind wir vom gleichen Prinzip ausgegangen wie Katz und Manton und Soldo (ebenda). Wir haben eine Übersicht von Kennziffern verwendet, die bei der Festlegung von Sozialleistungen untersucht werden, konkret des Beitrags zur Pflege einer abhängigen Person. Das Ministerium für Arbeit und Soziales der Tschechischen Republik verwendet zwei Systeme zu untersuchender Positionen, in unserem Fragebogen sind wir von dieser Übersicht ausgegangen. Zur Aufstellung des Index BADL, d. h. zur Bewertung der Abhängigkeitsstufe, also der Fähigkeit der Senioren, in

---

[2] In der angeführten Studie arbeiten Manton und Soldo mit sechs grundlegenden Aktivitäten des täglichen Lebens. In unserer Forschung verwendeten wir ein umfangreicheres Ensemble von 18 zu untersuchenden Positionen.

den grundlegenden Lebenstätigkeiten für sich selbst zu sorgen, sind wir von dem Ensemble von 18 Kennziffern § 9, Abs. 1 des Gesetzes über soziale Dienste Nr. 108/2006 GBl. ausgegangen. Zur Aufstellung des Index IADL, d. h. zur Bewertung des Grades der Nichtautarkie, also der Hilfebedürftigkeit bei instrumentalen Aktivitäten des täglichen Lebens, sind wir vom Ensemble weiterer 18 Kennziffern § 9, Abs. 2 desselben Gesetzes ausgegangen. Jeder der Indices (BADL und IADL) erreicht Werte von 0 bis 18 und bringt die Anzahl der Tätigkeiten zum Ausdruck, die die zu pflegende Person nicht eigenständig auszuführen in der Lage ist und bei denen sie Hilfe benötigt.[3]

Der erste Index (BADL) umfasst 18 Positionen, die die Fähigkeit zum Ausdruck bringen, wie ein Senior in der Lage ist, sich selbst zu versorgen und zu pflegen: sein Essen, sein Bett, die Hygiene, die medizinischen Bedürfnisse, die Bewegung in der Wohnung. Der Index ist als Anzahl der Tätigkeiten konstruiert, die der Senior nicht eigenständig in der Lage ist auszuführen. Seine Höhe besagt, *inwieweit ein Senior benötigt, dass sich jemand um seine Person kümmert.* Diese Tätigkeitsübersicht entspricht im Grunde der BADL-Skala, die von Katz (1983) eingeführt wurde und die auch Manton und Soldo (1992) verwenden.

Der zweite Index (IADL) umfasst 18 unterschiedliche Positionen, die darüber Auskunft geben, inwieweit der Senior bei der selbstständigen Erledigung seiner praktischen instrumentellen Bedürfnisse Hilfe benötigt. Er konzentriert sich auf seine Kompetenzen im normalen Leben bei der Sicherstellung der Kommunikation, der Erledigung üblicher Angelegenheiten, Einkäufe, Kochen, Saubermachen, Wäschewaschen und Erledigung des Haushalts. Er drückt aus, *in wie vielen Tätigkeiten des normalen Lebens ein Senior instrumentelle Hilfe benötigt,* und entspricht dem Modell IADL (instrumental activities of daily living) Vgl. (Lawton und Brody 1969).[4]

## 1.4  Pflege durch eine Hauptpflegeperson vs. gemeinsame familiäre Pflege

Die zweite Frage, die wir in unserer Forschungsarbeit untersucht haben, war die Unterscheidung zwischen individueller Pflege durch eine Hauptpflegeperson und

---

[3] Eine Übersicht über die Kennziffern führt das Gesetz über soziale Dienste Nr. 108/2006 GBl. vom 14.3.2006 in § 9. an. In Absatz 1 sind die Positionen zur Ermittlung des grades der Abhängigkeit angeführt, die der Aufstellung des Index' BADL entsprechen, in Absatz 2 die Positionen zur Ermittlung des Grades der Nichtautarkie, die der Aufstellung des Index' IADL entsprechen.

[4] Die Anknüpfung beider Indices erklären wir detaillierter in dem Abschnitt zur Forschungsmethodologie.

gemeinsamer Pflege der Senioren durch mehrere Familienmitglieder. Wir haben uns die Frage gestellt, ob sich mit den steigenden Anforderungen der Altenpflege auch die Anzahl der Familienmitglieder erhöht, die sich in die Pflege einbringt. Wir gehen davon aus, dass der familiäre Zusammenhalt oder die Solidarität in der pflegenden Familie ein Begleitmerkmal einer einen Senioren pflegenden Familie sind. Wie zeigen sich ein solcher Zusammenhalt bzw. eine solche Solidarität? Die sich gegenüberstehenden Modelle der „familiären Pflege" und der „Befreiung der Familie von der Pflege" sprechen vom Widerspruch zwischen der „die Familie verpflichtenden" und „die Familie befreienden" Pflege von Senioren. Die zweite Ebene des ermittelten empirischen Nachweises zur Solidarität in der Familie hat es uns ermöglicht, die Situation der einsamen „Hauptpflegeperson" mit der Situation der Hauptpflegeperson zu vergleichen, die gemeinsam mit anderen pflegt und sich gleichzeitig auf die Hilfe und Unterstützung weiterer Familienmitglieder oder anderer Personen verlassen kann.

Die Mehrheit der modernen Literatur zur Altenpflege bewertet diese Pflege aus der Sicht des Hauptpflegenden (primary caregiver).[5] Bestandteil unserer Auffassung von familiärer Altenpflege ist die Vorstellung, dass sich die „ganze Familie" in die Pflege einbringt, d. h. eine größere Anzahl ihrer Mitglieder, nicht nur eine pflegende Person.[6] Deshalb wurde auch die Forschungsarbeit „Familiärer Zusammenhalt FSV UK 2006" sehr detailliert konzipiert, sie untersuchte den konkreten Anteil einzelner Familienmitglieder an den Tätigkeiten, die mit der Pflege des Senioren zusammenhingen, (im Unterschied zur Folgeuntersuchung aus dem Jahre 2010, in der wir uns anderen Fragen widmeten).

Diesen Aspekt der Zusammenarbeit bei der familiären Pflege betonten Norah Keating, Karen Kerr und weitere Autorinnen in dem Artikel: Who's the Family in Family Caregiving? (Keating et al. 2003). Dieser Studie zufolge ist für die Bestimmung, wer zur pflegenden Familie gehört, die Person des Hauptpflegenden (primary caregiver) entscheidend. Die engen Familienbande weiterer Familienangehöriger mit dieser Hauptpflegeperson sind für ihre potenzielle oder aktuelle Beteiligung

---

[5] In der Logik eines solchen Herangehens testeten Harald Künemund und Bettina Hollstein an deutschen Daten aus der Studie ‚Deutsche Alterssurvey' Cantors Modell der hierarchischen Kompensation (Cantor 1979). Mit einer empirischen Untersuchung bestätigten sie die mehrheitliche Gültigkeit dieses Modells für die deutsche Gesellschaft (Künemund und Hollstein 2000, S. 214–217).

[6] Der Ausgangspunkt für die Konzeption der familiären Solidarität und des familiären Zusammenhalts ist in der ersten Version der Studie „Familiäre Altenpflege als Beispiel des sozialen Zusammenhalts" in der ersten Ausgabe der Monographie Amann, A. et F. Kolland (Hrsg.): Das erzwungene Paradies des Alters? Fragen an eine Kritische Gerontologie (Je ábek 2008). detailliert beschrieben.

an der Pflege des Senioren entscheidend. Der Artikel bietet jedoch nur eine theoretische Stütze für die Forschung. Die Autorinnen haben keine konkreten Daten zur familiären Pflege analysiert. Die theoretische Hilfe bestand für uns vor allem in der Argumentation, die die Hauptaufgabe bei der Schaffung eines Netzwerkes pflegender Personen ihrem Bezug zur Hauptpflegeperson („primary caregiver") zuschreibt. Diese ist in den meisten Familien entweder die Ehefrau (Partnerin), der Ehemann (Partner), die Tochter oder Schwiegertochter der zu pflegenden Person. Auch weitere Forscher bestätigen die wichtige Aufgabe der übrigen Familienmitglieder außer der Hauptpflegeperson in der familiären Pflege der Senioren. So schreiben beispielsweise Tennstedt et al. (1989), 75 % der Senioren führten zwei bis vier sekundär pflegende Personen an. Diese theoretischen Stützen haben wir genutzt, um die konkrete Hilfe und Pflege der Senioren in der Familie nachzuzeichnen. Unser einziger Informant in den pflegenden Familien war die Hauptpflegeperson. Mit diesem Familienmitglied wurde ein Gespräch geführt. Zumeist war es die Frau, sie wurde befragt zur konkreten eigenen Aktivität der Pflege und Hilfe und zum Umfang von Hilfe und Pflege, die alle anderen helfenden Personen für die Senioren und Seniorinnen erbringen. Tennstedt et al. führen an, die Pflege konzentriere „…sich innerhalb der Familie der Hauptpflegeperson eher denn dass sie im Rahmen der breiteren Familie geteilt (verteilt)" werde" (Tennstedt et al. 1989, S. 683) Man kann also annehmen, dass die Hauptpflegeperson die Person ist, die zumeist über die „Arbeits- und Hilfsteilung" in der Familie entscheidet.

In der vorgelegten Analyse der Daten unserer Forschung stellen wir die Beteiligung an der Pflege eines Senioren in der Familie bei allen beteiligten Personen fest. Wir respektieren die bestimmende Rolle der Hauptpflegeperson. Die unterstützende Rolle weiterer Familienmitglieder betrachten wir jedoch als wichtigen Bestandteil des Modells der familiären Altenpflege. Diese weiteren pflegenden oder helfenden Personen ergänzen das Gesamtbild der familiären Pflege und sind hypothetisch dabei behilflich, einige der zu untersuchenden Tatsachen der familiären Altenpflege zu erklären.

Die angeführte Hypothese von der Bedeutung der familiären Pflege geht von einer steigenden Belastung durch die geleistete familiäre Pflege aus, und zwar insbesondere in Bezug auf die Hauptpflegeperson. Diese Belastung lesen wir in drei Ebenen als psychische Belastung, soziale Belastung und finanzielle Belastung, wie sie von der Hauptpflegeperson wahrgenommen wird. Wir gehen davon aus, dass sich diese Belastung unter Berücksichtigung der steigenden Bedürfnisse der Senioren aus der Sicht der Sicherstellung seiner grundlegenden Lebensaktivitäten (BADL) erhöhen wird. Des Weiteren gehen wir davon aus, dass sich diese wahrgenommene Belastung auch unter Berücksichtigung der Anzahl der Personen, die sich an der Altenpflege beteiligen, unterscheiden kann. Wenn es gelingt zu belegen, dass eine selbstständig pflegende Person einer höheren Belastung ausgesetzt ist als es eine pflegende Person wahrnimmt, die bei ihrer Pflege nicht allein ist, werden wir dies als stützende Feststellung zugunsten der „Familientheorie der Pflege" und zugunsten der Hypothese des „familiären Zusammenhalts" der pflegenden Familie betrachten. Dabei ist unserer Ansicht nach ein bedeutendes erklärendes Motiv für die Priorität der „familiären Pflege" das Verständnis von Pflege als „Arbeit aus Liebe" (a labour of love).

## 2 Methodologie der Analyse

Aus einer repräsentativen Forschungsuntersuchung, die 2006 in der Tschechischen Republik an 1.500 erwachsenen Personen durchgeführt wurde (Social Justice 2006) (Jerabek et al. 2013, S. 57–60), wissen wir, dass heute 24 % der tschechischen Familien Erfahrung mit der Altenpflege haben oder hatten.

Uns interessierte, wie der Umfang der geleisteten familiären Pflege vom Grad der Pflegedringlichkeit der Senioren abhängt. Den Grad der Dringlichkeit stellen die beiden Indices BADL und IADL (siehe oben) dar. Wir haben eine komparative Gestaltung der Analyse gewählt.[7] Die Basis des zu untersuchenden Ensembles bildeten 435 Hauptpflegepersonen aus den Familien und Haushalten, die sich unter häuslichen Bedingungen um einen Senior kümmern. Bedingung für die Einordnung in die Gruppe der Befragten war die Pflege eines Senioren durch Familienmitglieder in einem Umfang von mindestens 12 h pro Woche. Jeder Hauptpflegeperson aus dieser Gruppe stellten wir Fragen zur derzeitigen Pflege des Senioren in der Familie.

Tabelle 1 drückt die Beziehung aus, die zwischen der notwendigen grundlegenden Pflege BADL und der instrumentellen Hilfe IADL besteht. Es existieren praktisch keine Senioren, bei denen es eine große Notwendigkeit einer grundlegenden Pflege gäbe und die gleichzeitig fast keine oder nur geringfügige instrumentelle unterstützende Hilfe benötigt hätten (Leerstelle in Tab. 1 rechts oben).

Wir beschlossen also, eine weitere Analyse auf einer Kombination der Indices IADL und BADL beruhen zu lassen. Für eine weitere Untersuchung und einen Vergleich haben wir eine dreigliedrige Typologie der Senioren je nach Pflegebedarf verwendet. Des Weiteren unterscheiden wir *drei Typen von Senioren* je nach dem Grad der Dringlichkeit und des Pflegebedarfs: a) ausreichend abgesichert durch

---

[7] Aus Gründen des komparativen Designs, das sich nicht auf eine Aussage als Ganzes konzentriert, sondern auf einen Vergleich relativ homogener Gruppen, arbeiten wir mit nicht gewichteten Daten.

**Tab. 1** Konstruktion dreier Grade der Dringlichkeit des Bedarfs: unterstützende Hilfe (53,1 %), bedeutende Hilfe und Pflege (26,9 %) und unabdingliche persönliche Pflege (20 %). (Quelle: Forschungsarbeit „Familiärer Zusammenhalt FSV UK 2006")

| Bedarf der unterstützender Hilfe | | Bedarf der notwendigen grundlegenden Pflege BADL | | Gesamt |
|---|---|---|---|---|
| | | gering | groß | |
| **IADL** gering | N | 231 | 1 | 232 |
| | % v. Ganzen | **Unterstützende Hilfe** 53,1% | 0,2% | |
| groß | N | 117 | 86 | 203 |
| | % v. Ganzen | **Bedeutende Hilfe u. partielle Pflege** 26,9% | **unabdingbare persönl. Pflege** 19,8% | |
| gesamt | N | 348 | 87 | 435 |

*unterstützende Hilfe (in unserer Gruppe 53,1 %)*, b) benötigen *bedeutende Hilfe und partielle Pflege (in unserer Gruppe 26,9 %)*, c) erfordern *unabdingbare persönliche Pflege (in unserer Gruppe 20 %)*.

Abbildung 1 bietet eine Übersicht über die Verteilung der Anzahl in einem zweidimensionalen Raum bestehend aus den Merkmalen BADL und IADL.[8] In unserer Gruppe traten keine Personen auf, bei denen wir gleichzeitig einen geringen Bedarf an instrumenteller Hilfe (niedriger IADL) und dabei gleichzeitig den dringenden Bedarf persönlicher Pflege (hoher Index BADL) festgestellt hätten.[9]

In der Graphik werden drei Gruppen von Senioren unterschieden, und ihre Verteilung zeigt auch die Grenzen der IADL-Werte, wo der „Bedarf unterstützender Hilfe" in einen „Bedarf bedeutender Hilfe und partieller Pflege" übergeht, und auch die Grenzen BADL, wo der „Bedarf bedeutender Hilfe und partieller Pflege" in den „Bedarf unabdingbarer persönlicher Pflege" übergeht. Die angeführte Klassifikation korrespondiert mit der Unterteilung typischer Tätigkeiten bei der Pflege eines Seniors im häuslichen Umfeld in a) unterstützende Pflege (subsidiary care), b) unpersönliche Pflege (impersonal care) und c) persönliche Pflege (personal care) (Jeřábek et al. 2005, S. 12, 31). In die erste Gruppe von Aktivitäten fielen finanzielle Hilfe, Organisation von Reparaturen im Haushalt, Arztbesuche, Behör-

---

[8] Beide Merkmale können Werte von 0 bis 18 aufweisen.

[9] Genauer gesagt, es tauchte nur eine Person mit dieser Charakteristik auf. Diese wurde bei den Senioren eingeordnet, die unabdingbare Pflege benötigen.

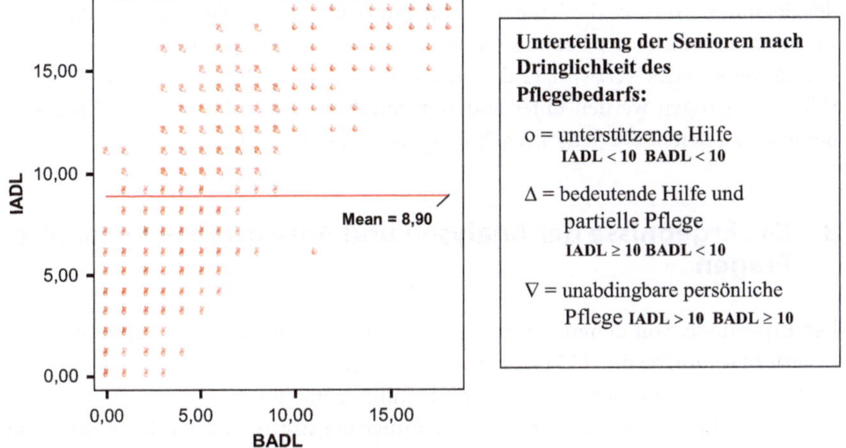



**Abb. 1** Beziehung der Indices BADL und IADL: Verteilung der Fälle, die „unterstützende Hilfe", „bedeutende Hilfe und partielle Pflege" und „unabdingbare persönliche Pflege" benötigen. (Quelle: Forschungsar ≥ beit „Familiärer Zusammenhalt FSV UK 2006")

dengänge u. ä. Die zweite Gruppe von Tätigkeiten der unpersönlichen Pflege umschließt zumeist die Besorgung des Haushalts, Kochen, Saubermachen, Waschen usw. und erfordert bereits Zyklizität und Regelmäßigkeit. Der dritte Bereich von Aktivitäten – die persönliche Pflege – erfordert im Grunde die ununterbrochene Anwesenheit einer pflegenden Person und umfasst persönliche Hygiene einschließich Toilettengänge, Füttern, Verabreichung von Medikamenten, Bewegung des Patienten (d. h. Anheben, Tragen, Zu-Bett-Bringen, Aufsetzen, Bewegung oder Fahren durch die Wohnung). Ein alter Mensch in der Familie ist auf diese Pflege unbedingt angewiesen.

Die Gruppe von Senioren und Seniorinnen, die wir als auf unterstützende Hilfe angewiesen bezeichnet haben, ist also vor allem Empfänger von Tätigkeiten unterstützender Hilfe. Für die zweite Gruppe, die bedeutende Hilfe und partielle Pflege benötigt, müssen vor allem unpersönliche Pflege und teilweise auch persönliche Pflege und Aushilfe sichergestellt werden. Die dritte Gruppe, die unabdingbare persönliche Pflege erfordert, kommt nicht ohne regelmäßige persönliche Pflege aus.

Zu ähnlichen Ergebnissen wie unsere Forschungen gelangte auch eine Studie von Carol Lewine (Levine 1999). Sie schlug eine Typologie der familiären Pflege aus der Sicht ihrer Effektivität vor. Dabei unterschied sie insbesondere zwischen „hoher Effektivität der familiären Pflege" und „hohem Bedarf des Pflegebedürftigen". Auf die hohe Effektivität der familiären Pflege hat dabei nach Carol Lewine die Anzahl der Personen Einfluss, die Hilfe und Unterstützung leisten, des Weiteren dann die Zusammenarbeit in der Familie, ein gemütliches und angepasstes Heim und auch ein starkes soziales Netzwerk und soziale Unterstützung. Die hohen Ansprüche des Pflegebedürftigen werden unter anderem durch die Anzahl der ADL-Tätigkeiten bedingt, bei denen der Senior regelmäßig jeden Tag Hilfe benötigt.

## 3    Die Ergebnisse der Analysen und Antworten auf gestellte Fragen

Die Ergebnisse, von denen wir berichten, gründen sich auf eine Analyse standardisierter Gespräche mit 435 pflegenden Personen zur Hilfe und Pflege, die sie und weitere Personen für Senioren aus ihrer Familie erbracht haben, zu diesen Familien und zu den Bedürfnissen ihrer Senioren. Einige der Ergebnisse wurden weiters von Aussagen Pflegender gestützt, die wir in Form von Tiefengesprächen erlangt haben.

Ein wichtiger Gesichtspunkt, den die Analyse verfolgte, war die Unterscheidung dreier Typen pflegender Haushalte je nach Intensität des Pflegebedarfs eines Seniors in der Familie. Damit meinen wir die Gruppe, die unterstützende Hilfe benötigt (231 Senioren), die bedeutende Hilfe und partielle Pflege benötigt (117 Senioren) und die unabdingbare persönliche Pflege benötigt (87 Senioren). Die vorgelegten Ergebnisse der Analysen dieser Gruppen von Senioren und ihrer pflegenden Familien konzentrieren sich auf die wichtigsten Umstände der familiären Altenpflege: 1) die Zeit, die für die familiäre Altenpflege aufgewendet wird; 2) die Anzahl der pflegenden Personen in den Familien in Anknüpfung an diese Anzahl und 3) die psychische, soziale und finanzielle Belastung der Altenpflege, wie sie von den Hauptpflegepersonen empfunden werden. Wir haben eine detaillierte Analyse durchgeführt, die sich mit den Mitgliedern der pflegenden Familien, ihrer Belastung in diesen unterschiedlichen Situationen und der gegenseitigen Hilfe der Familienmitglieder unter so unterschiedlichen Bedingungen befasst.

## 3.1    Zeit, die für die familiäre Altenpflege aufgewendet wird

Addiert man die Zeit, die alle Beteiligten in der pflegenden Familie aufwenden[10], um ihre Senioren zu unterstützen und zu pflegen, dann stellen wir fest, dass jede

---

[10] Auf den möglichen Einwand, dass die Zeit, die von weiteren Familienmitgliedern aufgewendet wird, von der/dem Hauptpflegenden geschätzt wurde, was zu Ungenauigkeiten führen kann, kann man antworten, dass eine Tabelle auszufüllen war, in der nicht nur eine Zeitangabe und eine Person angeführt werden musste, sondern auch die Tätigkeit, bei der diese

**Tab. 2** Unterteilung der Familien nach der Anzahl der aufgewendeten Pflegestunden. (Quelle: Forschungsarbeit „Familiärer Zusammenhalt FSV UK 2006")

| Anzahl der Stunden pro Woche für die gesamte Familie | Anzahl der Familien | Familien in Prozent |
| --- | --- | --- |
| 0–12 h[a] | 91 | 21 |
| 13–24 h | 94 | 22 |
| 25–36 h | 93 | 21 |
| 37–48 h | 58 | 13 |
| 49–72 h | 39 | 9 |
| 73 h und mehr | 60 | 14 |
| Gesamt | 435 | 100 |

[a] Wenngleich die Anweisung für die Befragenden lautete, „nur Familien zu befragen, die mehr als 12 h pro Woche pflegten, befinden sich in der Gruppe der Befragten auch 91 Pflegende mit einer weniger intensiven Pflege

dieser Familien im Durchschnitt 41 h wöchentlich aufbringt. Die Berechnungen stellen wir ausschließlich für Familien an, die ihre Senioren und Seniorinnen unter häuslichen Bedingungen pflegen. Die Angaben sagen nichts über die übrigen Familien und Senioren aus. Angesichts der großen Unterschiede zwischen den einzelnen Familien bieten die Angaben über die Familie, die im Mittelpunkt der statistischen Reihe steht – in der Medianfamilie – ein genaueres Bild über die Pflege: Insgesamt wendet eine „Median"familie für die Pflege ihrer Senioren 28 h wöchentlich auf. Aus diesen beiden Werten (Durchschnitt 41 h und Median 28 h) geht hervor, dass Familien existieren, deren „zeitliche Aufwendungen" die durchschnittlich aufgewendeten Pflegestunden deutlich überschreiten. Eine kürzere Zeit zu pflegen ist also „normal", eine große Anzahl Stunden zu pflegen ist „außergewöhnlich". Auch diese Fälle trifft man jedoch wiederholt an, diese haben ihren Grund vor allem in der hohen Intensität der Altenpflege.

Ein genaueres Bild, also die Unterteilung in Kategorien nach der Menge der aufgewendeten Zeit, bietet Tab. 2.

Zwei Drittel der Familien (genauer gesagt 64 % der Haushalte in den ersten drei Zeilen der Tabelle) wenden insgesamt maximal 36 h pro Woche auf. Nur knapp 100 Familien (23 % – die zwei am intensivsten pflegenden Gruppen) widmen der Altenpflege 49 und mehr Stunden wöchentlich. Es zeigt sich nicht nur, dass viele

---

behilflich war. Solch genau formulierte Fragen sind für den Befragten paradoxerweise nicht schwieriger. Und dabei führen sie zu genaueren Schätzungen. Das Autorenteam verwendete die zugänglichen Möglichkeiten des Datensammelns und kennt keine Forschungsarbeit zu Senioren, in der jede von mehreren pflegenden Personen selbst die Zeit, die sie auf die Pflege verwendet hat, aufgezeichnet hätte.

**Tab. 3** Pflegestunden pro Woche in den einzelnen Seniorengruppen nach Pflegebedürftigkeit. (Quelle: Forschungsarbeit „Familiärer Zusammenhalt FSV UK 2006")

| Der Senior benötigt von seiner Familie: | Anzahl der Pflegestunden | |
| --- | --- | --- |
| | Median | Durchschnitt |
| UNTERSTÜTZENDE HILFE | 22 | 31 |
| BEDEUTENDE HILFE UND PARTIELLE PFLEGE | 35 | 46 |
| UNABDINGBARE PERSÖNLICHE PFLEGE | 48 | 62 |
| GESAMT | 28 | 41 |

Familien nicht pflegen, sondern dass unter den pflegenden Familien die häusliche Altenpflege sehr ungleichmäßig verteilt ist. Ein relativ großer Anteil Haushalte hilft seinen Senioren in einem geringeren Maße. Die intensive Pflege hingegen, die zeitlich sehr aufwendig ist, ist nur für einen recht kleinen Anteil der pflegenden Familien charakteristisch.

Angesichts dessen, dass sich die Anzahl der Stunden der familiären Altenpflege sehr deutlich zwischen den einzelnen Familien unterscheidet, interessierte uns, worin die Ursache für diese Unterschiede besteht. Tabelle 3 zeigt, wie sich die Anzahl der Pflegestunden in Anknüpfung an den realen Pflegebedarf einzelner Seniorengruppen unterscheidet.

Die durchschnittliche Anzahl der Pflegestunden, die wir in der Gruppe aller pflegenden Familien festgestellt haben (41 h), und der Medianwert (28 h) sind Werte, die, wenn sie als „Standard" oder „Norm" der familiären Altenpflege dienen würden, problemlos nur die Bedürfnisse der Senioren sicherstellen würden, die lediglich unterstützende Hilfe benötigen, also zumeist Tätigkeiten unterstützender Hilfe. Die hohe Variabilität in den Bedürfnissen der Senioren und die flexible Reaktion der Familien auf diesen steigenden Pflegebedarf entsprechen also mehr der Gültigkeit der Hypothese von der „familiären Pflege" und sprechen für die Ablehnung der Hypothese der „Befreiung der Familie von der Pflege" als unrealistisch, als Varianten, die, zumindest in der Gruppe der pflegenden Familien, im Gegensatz zu den festgestellten Tatsachen stehen.

Die aufgedeckten Unterschiede in der Anzahl der Pflegestunden für die einzelnen Seniorengruppen nach ihrer Bedürftigkeit erwiesen sich als sehr markant. Familien, die sich um die erwähnten drei Seniorengruppen kümmern, also um eine Gruppe, die a) *unterstützende Hilfe,* b) *bedeutende Hilfe und partielle Pflege* und c) *unabdingbare persönliche Hilfe* benötigt, verwenden nachweislich eine unterschiedliche Menge Zeit für Hilfe und Pflege ihrer Senioren auf. Die Unterschiede zwischen den drei Gruppen belegen, dass die pflegenden Familien auf den höheren

Pflegebedarf für die zweite und dritte Gruppe von Senioren eine höhere Anzahl Pflegestunden aufwenden. Aufgrund des relativ geringen Vorkommens der dritten Gruppe und unter Berücksichtigung der großen Variabilität im Umfang der Pflege innerhalb der einzelnen Gruppen sind jedoch nur die Differenzen zwischen der durchschnittlichen Anzahl von Pflegestunden in der Gruppe „unterstützende Hilfe" und den beiden Gruppen „bedeutende Hilfe und partielle Pflege" und „unabdingbare persönliche Pflege" statistisch nachweisbar. Der Unterschied zwischen beiden anspruchsvolleren Pflegegruppen wird auf den ersten Blick deutlich, aus Gründen einer deutlichen inneren Variabilität ist er jedoch statistisch nicht nachzuweisen.

Während die Hilfe für die erste Gruppe von Senioren, die *unterstützende Hilfe* benötigt, im Durchschnitt mit 31 h wöchentlich ausgedrückt wird, erhält die zweite Gruppe von Senioren, die *bedeutende Hilfe und partielle Pflege benötigen,* Hilfe und Pflege in einem Umfang von durchschnittlich 46 h pro Woche, und die dritte Gruppe von Senioren, die *unabdingbare persönliche Hilfe* benötigt, wird im Durchschnitt 62 h pro Woche gepflegt. Die Analyse zeigte, dass die *familiäre Hilfe sensibel auf die Bedürfnisse der Senioren aus der Sicht des ungleichen Pflegebedarfs reagiert* und eine entsprechende Lösung für die hohe Veränderlichkeit ihrer unterschiedlichen Lebenssituationen darstellt. *Die Ergebnisse sprechen eindeutig zugunsten der Konzeption „familiärer Pflege als Arbeit aus Liebe".*

## 3.2 Anzahl der pflegenden Personen, Pflegebedarf und Intensität der familiären Altenpflege

Eine weitere Analyse war auf einen Test der Zusammenarbeit in den pflegenden Familien ausgerichtet. Bei einem Vergleich der Gruppen nach dem Pflegebedarf der Senioren und Seniorinnen zeigte die Analyse, dass *mit steigendem Pflegebedarf die Anzahl der pflegenden Personen nicht steigt.* Vereinfacht gesagt, die pflegenden Familien reagieren nicht mit einer erhöhten Solidarität ihrer Mitglieder auf die steigenden Bedürfnisse des Seniors. Dafür zeugt das Ergebnis der Berechnungen, das zeigt, dass in allen drei Gruppen von Familien übereinstimmend im Durchschnitt zwei Personen zu finden sind, die die Senioren pflegen. Steigt zusammen mit den steigenden Bedürfnissen der Senioren die Anzahl der aufgewendeten Pflegestunden und zeigt sich dies nicht in einer steigenden Anzahl pflegender Personen, steigt notwendigerweise *die Belastung der einzelnen, an der Pflege beteiligten Personen,* zumeist der (manchmal einzigen) Hauptpflegeperson.

*Die durchschnittliche Anzahl der Pflegestunden pro Person wöchentlich* für die Gesamtheit aller derzeit pflegenden Familien in unserer Gruppe beträgt *21,5 h pro*

**Tab. 4** Pflegestunden in den Gruppen von Familien nach der Anzahl der pflegenden Personen. (Quelle: Forschungsarbeit „Familiärer Zusammenhalt FSV UK 2006")

| Anzahl der pflegenden Personen | Gruppen von gepflegten Senioren nach Pflegebedarf | | |
| --- | --- | --- | --- |
| | Unterstützende Hilfe | Bedeutende Hilfe und partielle Pflege | Unabdingbare persönliche Pflege |
| 1 Pflegende Person | 17 h pro Person | 43 h pro Person | 42 h pro Person |
| 2 Pflegende Personen | 14 h pro Person | 19 h pro Person | 33 h pro Person |
| 3 Pflegende Personen | 20 h pro Person | 21 h pro Person | 22 h pro Person |
| 4 Pflegende Personen | 10 h pro Person | 20 h pro Person | 15 h pro Person |
| Gesamt – Durchschnitt | 15,5 h pro Person | 26 h pro Person | 31 h pro Person |

*Person.* Dabei widmet in der ersten – *unterstützenden* – Gruppe eine Person der Hilfe für den Senioren wöchentlich durchschnittlich *15,5 h.* In der zweiten Gruppe von Senioren, die *bedeutende Hilfe und partielle Pflege* benötigen, wendet eine Pflegeperson durchschnittlich *26 h* für die Pflege auf. In der dritten Gruppe, die *unabdingbare persönliche Pflege* benötigt, entfallen auf eine Person wöchentlich durchschnittlich *31 h Pflege.* Die pflegenden Familien reagieren auf den höheren Hilfsbedarf und auf die notwendige anspruchsvollere Pflege mit einem größeren Pflegeumfang. *Der erhöhte Pflegebedarf bei Senioren,* die eine stärkere Behinderung haben und mehr Pflege benötigen, wird jedoch *nicht durch eine größere Anzahl von Pflegepersonen sichergestellt, sondern durch eine höhere Anzahl von Stunden, die diese konkreten Pflegenden der Pflege ihres Familienangehörigen widmen.*

Analysiert man detaillierter in den Gruppen nach dem Pflegebedarf, so erhält man ein plastischeres Bild. In Tab. 4 sehen wir in den Spalten die Gruppen der pflegenden Haushalte nach dem steigenden Pflegebedarf der Senioren (unterstützende Hilfe, bedeutende Hilfe und partielle Pflege und unabdingbare persönliche Pflege) und in den Zeilen dann die Anzahl der pflegenden Personen (1 bis 4 pflegende Personen). Die einzelnen Felder der Tabelle enthalten Angaben zur Anzahl der Pflegestunden, die für die Senioren von denjenigen Personen geleistet werden, die für die entsprechende Pflegesituation zur Verfügung stehen.

Im Falle „unterstützender Hilfe" unterscheiden sich die Hilfsstunden nicht sonderlich unter Berücksichtigung der helfenden Personen. Die Anzahl der helfenden Personen und ihre Aktivität werden im Falle dieser Seniorengruppe eher von der „Freiwilligkeit" der Familienmitglieder als von der „Notwendigkeit" bestimmt, dass jemand eine „unabdingbare Pflegeleistung" vornimmt. Im Falle „wesentliche

**Tab. 5** Gruppe „*unabdingbare persönliche Pflege*" – Stundenverteilung auf Pflegepersonen. (Quelle: Forschungsarbeit „Familiärer Zusammenhalt FSV UK 2006")

| Tatsächliche Anzahl der pflegenden Personen | (*Durchschnittliche Stundenzahl/Ps.*) | Tatsächliche Anzahl der Pflegestunden |
|---|---|---|
| 1 Pflegende Person | 1 × 42 h pro Person | = 42 h gesamt |
| 2 Pflegende Personen | 2 × 33 h pro Person | = 66 h gesamt |
| 3 Pflegende Personen | 3 × 22 h pro Person | = 66 h gesamt |
| 4 Pflegende Personen | 4 × 15 h pro Person | = 60 h gesamt |

Hilfe und partielle Pflege" kommt es zu einer deutlichen Verringerung der durchschnittlichen Stundenbelastung pro Person in den Familien, wo mehr als eine Person pflegt. Wahrscheinlich kommt es zu einer Aufteilung der notwendigen Pflege unter den beteiligten Personen. Bei dieser Intensität ist bereits die Hilfe einer zweiten Person notwendig. Diese Hilfe verringert die durchschnittlich aufgewendete Zeit pro Person auf die Hälfte (von 43 h/Ps. auf ca. 20 h/Ps.). Als wesentlich kann die Feststellung angesehen werden, dass sich im Falle einer unabdingbaren persönlichen Pflege die erforderliche Pflege der Senioren proportional zur steigenden Anzahl der pflegenden Personen verteilt.

Eine detailliertere Sicht auf die Teilung der Pflege von Senioren, die *unabdingbare persönliche Pflege* benötigen, zeigt Tab. 5. In dieser Tabelle ist zuerst die letzte Spalte zu betrachten, in der in mehreren Zeilen wiederholt 60 bis 66 h Pflege auftauchen. Diese Stunden werden schrittweise unter zwei, drei oder vier Pflegepersonen aufgeteilt, wie das „Berechnungsmodell" zeigt (angeführt in Spalte 2 der Tabelle).

Das in Tab. 5 vorgestellte Modell gilt offensichtlich nur für die Gruppe von Familien, die für ihre Senioren anspruchsvollere, also unabdingbare persönliche Pflege erbringen. Diese Pflege ist nicht zu umgehen, der Senior benötigt sie unbedingt, kommt nicht ohne sie aus. Die Familienmitglieder sind sich dieser Tatsache gemeinsam bewusst, sie wissen, dass diese „Arbeit aus Liebe" für die Senioren geleistet werden muss. Erst in dieser Situation „erwacht Solidarität" unter den Familienmitgliedern. Die Arbeit kann unter mehreren Pflegenden aufgeteilt werden, manchmal wäre dies von einer oder auch zwei Pflegepersonen kaum zu bewältigen. *In dieser anspruchsvollen Lebenssituation akzeptiert die Familie, die sich um Senioren kümmert, die unabdingbare persönliche Pflege benötient, die Pflegesituation gemeinsam.* Und wie aus den durchgeführten Berechnungen hervorgeht, wird sie auch mit einer solchen Situation gemeinsam besser fertig. Das Ergebnis der „Modellberechnung" bietet „eine der möglichen Interpretationen", die die empirischen Zahlen mit Hilfe der angenommenen Hilfe von mehreren Mitgliedern der pflegenden Familienmitglieder erklärt. Es ist recht wahrscheinlich, dass es zu einer solidarischen

Zusammenarbeit in Familien, in denen ein Senior „unabdingbare persönliche Pflege" benötigt, wirkich kommt. Eine Person wendet, wenn sie allein pflegt, im Falle einer unabdingbaren persönlichen Pflege im Durchschnitt 42 h pro Woche auf. Zwei, drei oder vier Personen teilen sich dann in derselben Situation immer durchschnittlich 60 bis 66 h Pflege auf: d. h. idealer Weise $2 \times 33$ oder $3 \times 22$ oder $4 \times 15$ h pro Woche, zusammen also 66 bzw. 60 h gemeinsame Pflege.

Darüber hinaus gilt, dass die durchschnittliche „Stundenbelastung" an Pflege, die auf eine Pflegeperson entfällt, dort am höchsten ist, wo bei unabdingbarer persönlicher Pflege oder bei bedeutender Hilfe und partieller Pflege nur eine Person involviert ist (43 bzw. 42 h/Ps. pro Woche). Immer noch hoch ist diese dort, wo bei unabdingbarer Pflege zwei Personen pflegen (33 h/Ps. pro Woche). Bei einer aufwändigeren Pflege von Senioren, und hiermit ist insbesondere die unabdingbare persönliche Pflege gemeint, verringert erst eine höhere Anzahl an pflegenden Personen real die relative Belastung pro Pflegeperson auf ein erträgliches Maß. Diese Feststellung stützt unserer Ansicht nach die Hypothese von der Bedeutung der gemeinsamen Pflege der Senioren in der Familie durch mehrere Haushaltsmitglieder und erhöht somit auch die *wahrscheinliche Gültigkeit der Hypothese vom familiären Zusammenhalt der Familien, die eine besonders anspruchsvolle Pflege leisten.*

### 3.3 Psychische, soziale und finanzielle Belastung durch die Pflege eines Senioren: wie wird diese von den Hauptpflegepersonen empfunden?

Wir erwarten, dass sich bei einem höheren zeitlichen Pflegebedarf sehr wahrscheinlich auch eine höhere physische und psychische, ggf. auch finanzielle Belastung ergibt, die man bei der Pflege spürt. Diese gefühlte Belastung haben wir versucht, durch eine Frage an die Hauptpflegeperson zu ermitteln. Wir stellten drei Fragen: *„1. Wie bewältigen Sie die Pflege psychisch?" „2. Wie bewältigen Sie die Pflege sozial (also die Beziehungen zu anderen Menschen, die Klärung zwischenmenschlicher Konflikte u. ä.)?" „3. Wie bewältigen Sie die Pflege finanziell?"*
Jede Frage griff dann auf eine Kategorisierung der Antworten auf einer Vier-Punkte-Skala von 1 bis 4 zurück:

1   *bereitet mir keine Schwierigkeiten*
2   *ich bewältige sie mit Schwierigkeiten*
3   *das ist für mich schwierig; ich benötige Aufmunterung und Unterstützung (manchmal würde ich finanzielle Hilfe benötigen)*

*4 ich bewältige sie nicht; mit dem Zusatz psychisch, sozial: – oft muss mich jemand vertreten/abwechseln; mit dem Zusatz finanziell: – oft benötige ich dringend finanzielle Hilfe.*

Insgesamt im Durchschnitt betrachtet haben wir festgestellt, dass 3 % der Hauptpflegerinnen die Situation psychisch überhaupt nicht bewältigen (Code 4), und 15 % der Pflegenden benötigen Aufmunterung (Code 3). Ein weitaus bedeutenderes Ergebnis erbrachte dann ein *Vergleich der Situation in der Belastung von Pflegenden aus den einzelnen Gruppen nach dem Pflegebedarf.* Aus dieser Sicht bestehen in der Gruppe der Befragten *deutliche Unterschiede.*

Im Falle unterstützender Hilfe für eine Pflegeperson bewältigt diese *1 % der Pflegenden* nicht. Benötigt ein Senior bedeutende Hilfe und partielle Pflege, sind es schon *3 %.* Doch im Falle *unabdingbarer persönlicher Pflege* sind es ganze *9 % der Pflegepersonen, die die Situation oft psychisch nicht bewältigen.* In Gruppe eins benötigen weitere 7,5 % Aufmunterung, in der zweiten Gruppe sind es 21 % und in der Gruppe unabdingbare persönliche Pflege weitere 26 % der Pflegenden, die Aufmunterung benötigen.

*Die finanzielle Belastung* in Verbindung mit der intensiven Pflege eines Seniors in der Familie nehmen die einzelnen Gruppen von Pflegenden auch unterschiedlich in Abhängigkeit vom Pflegeaufwand wahr. Dies sieht man an der Differenz zwischen der ersten Gruppe von Personen, die nur unterstützende Hilfe leisten, und der dritten Gruppe, die einen Senior versorgen, der unabdingbare persönliche Pflege benötigt. Während dies in der ersten Gruppe finanziell 1 Person nicht schafft, d. h. 0,4 % und 7 % ab und an Hilfe benötigen würden, sind es in der Gruppe der *intensiv Pflegenden ganze 8 %,* die dies finanziell nicht bewältigen, und weitere *16 % der Familien* würden ab und an Hilfe benötigen.

Die dritte bewertete Dimension war die *Bewältigung der Pflegesituation aus sozialer Sicht (Druck, zwischenmenschliche Konflikte).* Während die erste Gruppe, die ihren Senioren unterstützende Hilfe zuteil weren lässt, die entstandene soziale Situation bewältigt (83 % ganz, 14 % mit geringen Schwierigkeiten, 2 % mit notwendiger Ermunterung und 0 % gar nicht), sieht es bei der dritten Gruppe persönlicher Pflege *(unabdingbare persönliche Pflege)* anders aus: sozial bewältigen diese nur 69 %, in 18,5 % mit geringen Schwierigkeiten, 9 % benötigen Ermunterung, und 3,5 % bewältigen die soziale Seite gar nicht.

Die einzelnen Gruppen von Pflegenden unterscheiden sich somit deutlich aus der Sicht der psychischen, sozialen und finanziellen Belastung proportional zum Pflegeaufwand, den der Senior benötigt. Vor allem die gefühlte psychische Belastung weist deutliche Unterschiede zwischen den drei Pflegegruppen auf. Die angeführte Feststellung *stützt die Gültigkeit der Hypothese von der „familiären Pflege", nach der die Pflegepersonen in den Familien unter großer Belastung, die sie auf sich nehmen, pflegen.*

Uns interessierte auch noch, ob sich die gefühlte psychische und finanzielle Belastung nach der Anzahl der Personen, die die Senioren in der Familie pflegen, verändert. (Die soziale Belastung ist in diesem Falle schwer vergleichbar.) Vergleicht man die Gesamtheit aller pflegenden Personen ohne Berücksichtigung des Pflegeaufwands, wird deutlich, dass die Anzahl der Pflegenden nicht an und für sich ein bedeutender Unterscheidungsfaktor ist. Beurteilen wir jedoch die psychische und die finanzielle Belastung durch die Pflege in den Familien, wo ein Senior unbedingt persönliche Pflege benötigt, bewerten wir die Situation einer eigenständigen Pflegeperson als deutlich belastend. Eigenständig empfindet eine Pflegeperson die psychische und finanzielle Belastung stärker. Pflegen mehrere Personen, vermindert sich die psychische Belastung. Diese Feststellung stützt die Hypothese vom positiven Einfluss einer größeren Anzahl pflegender Personen auf die Verminderung der Belastung der Hauptpflegeperson und erhöht somit auch die Wahrscheinlichkeit der Hypothese von einer gegenseitigen Unterstützung der pflegenden Personen in den Familien, deren Senioren sehr intensive Pflege benötigen. Damit erhöht sich auch die Wahrscheinlichkeit des *wachsenden Zusammenhaltes der Familien in Situationen einer intensiven Pflege eines Senioren.*

## 4 Zusammenfassung und Schlussfolgerungen

Die Ergebnisse der Analysen zeigen, dass die Bedürfnisse eines Seniors, der von seiner Familie gepflegt wird, einen bestimmenden Einflus auf den Umfang der geleisteten Pflege hat, ausgedrückt in Stunden einer solchen Pflege. Eine ebenso bedeutende Feststellung ist, dass mit steigendem Pflegebedarf nicht die durchschnittliche Anzahl der pflegenden Personen steigt, sondern sich die Anzahl der Pflegestunden verändert, die die Pflegenden im Durchschnitt bei der familiären Altenpflege leisten. Dabei aber teilen sich bei den anspruchsvollsten Pflegesituationen die Pflegepersonen in den Pflegebedarf. Unter Berücksichtigung der Anzahl der pflegenden Personen verteilt sich im Grunde der gleiche notwendige Umfang auf zwei, drei oder vier Pflegepersonen. Die psychische, soziale und finanzielle Belastung der pflegenden Personen, gefühlt von den Hauptpflegepersonen, steigt zusammen mit den realen Pflegeanforderungen, die sich je nach dem Bedarf der Senioren unterscheiden. Dabei wird die Verteilung der psychischen und finanziellen Belastung auf mehrere Personen als Verminderung dieser Belastung empfunden. Aus den angeführten Analyseergebnissen ergibt sich ein Schluss, der die Eingangsthese von Hilary Graham darüber stützt, dass Pflege „Arbeit aus Liebe" (a labour of love) ist. Formuliert man diese These in abgeänderter Form in analytischer Sprache, kann man konstatieren, dass *Umfang und Intensität der für Senioren geleisteten Pflege proportional zu den Bedürfnissen dieser Senioren sind.* Eben der unterschiedliche Umfang der Bedürfnisse dieser Senioren und Seniorinnen, gegeben durch die Menge an grundlegenden Aktivitäten des täglichen Lebens (BADL), in denen sie Hilfe benötigen und in denen sie nicht ohne Hilfe auskommen, ist für den Umfang der Pflege, der ihnen von der Familie zuteil wird, bestimmend. In dieser Hinsicht ist die familiäre Pflege als Arbeit aus Liebe, die sich flexibel an die sich verändernden (zumeist mit der Zeit steigenden) Bedürfnisse des Seniors anpasst, praktisch nicht durch die üblichen Einrichtungen institutioneller Pflege ersetzbar.[11] Prinzipiell vor allem deshalb, weil jede solche institutionelle Pflege bereits aufgrund ihres Wesens auf Normen, „Standards" basieren muss, in denen sich Aufwand und Umfang der Pflege jedes einzelnen Senioren ausdrücken lassen. Diese Standards können nicht flexibel reagieren wie eine liebende Familie, wenn der Pflegebedarf steigt, in der Regel mit schrittweise steigender Tendenz. Eine Familie pflegt so viel, wie es notwendig ist. Es ist eine Pflege aus Liebe, und gerade diese Charakteristik der familiären Pflege macht sie unersetzlich.

Die zweite Schlussfolgerung, zu der uns die Ergebnisse berechtigen, ist die durch mehrere Analysen fast unabhängig voneinander gestützte Feststellung, dass *in anspruchsvollen Situationen die Familien die Senioren gemeinsam pflegt.* Wahrscheinlich macht das Gefühl der gemeinsamen Verantwortung der beteiligten pflegenden Familienmitglieder die so anspruchsvolle Pflegesituation eines Seniors in der Familie lösbar. Mit dem höheren Pflegebedarf erhöht sich die Anzahl der Pflegestunden, die im Durchschnitt von einer Pflegeperson geleistet wird. Gleichzeitig aber verteilt sich im Falle der anspruchsvollsten Situationen der Gesamtumfang der notwendigen Pflege auf eine größere Anzahl pflegender Personen, die sich gegenseitig aushelfen. Auch die gefühlte psychische und finanzielle Belastung in Verbindung mit der familiären Altenpflege ist geringer und besser zu ertragen, wenn mehrere Personen in die Pflege eingebunden sind.

Eine gemeinsame Pflege eines Seniorsx in der Familie haben wir vor allem in besonders anspruchsvollen Pflegesituationen verzeichnet. In diesen Momenten sind die Familienmitglieder voneinander abhängig, es taucht dabei gegenseitige Hilfe auf, der Zusammenhalt der Familie steigt. Aus den angeführten Teilergebnissen der einzelnen Analysen kann man zu der synthetischen Feststellung gelangen, dass unter den Bedingungen einer anspruchsvollen persönlichen Pflege eines Seniors

---

[11] Außergewöhnliche Einrichtungen basierend auf dem Prinzip der Nächstenliebe wie von Ordensschwestern geführte Hospize oder ähnliche Einrichtungen zeigen nur, dass zu jeder Regel eine Ausnahme besteht.

die Familienmitglieder ihre Solidarität zeigen und die Familie ihren sozialen Zusammenhalt stärkt. Auch die Verminderung der psychischen und finanziellen Belastung in Verbindung mit einer Situation, in der der Senior von mehreren Personen gepflegt wird, ist ein Beleg für familiäre Solidarität und sozialen Zusammenhalt solcher Familien. Zusammenfassend kann man also den vorläufigen Schluss formulieren, dass wir genügend Argumente für die Behauptung gefunden haben, dass ein Begleitmerkmal einer hoch anspruchsvollen Pflege eine zusammenhaltende Familie darstellt. Die Richtung des kausalen Wirkens können wir derzeit noch nicht belegen. Dies erfordert eine detailliertere Untersuchung zur generationsübergreifenden Solidarität in Familien, die ihre Senioren pflegen. Die ersten Ergebnisse veröffentlicht die vor kurzem erschienene Monographie „Mezigenerační solidarita v péči o seniory" [Generationsübergreifende Solidarität in der Altenpflege, Jeřábek et al. 2013].

## Literatur


Cantor, M. H. (1979). Neighbors and friends: An overlooked resoursce in the informal support system. *Research on Aging, 1,* 434–463.

Finch, J., & Groves, D. (Hrsg.). (1983). *A labour of love: Women, work and caring.* London: Routledge (Kegan Paul).

Fine, M. D. (2007). *A caring society? Care and the dilemmas of human service in the 21st century.* New York: Palgrave Macmillan.

Fisher, B., & Tronto, J. (1990). Toward a feminist theory of caring. In K. A. Emily & K. N. Margaret (Hrsg.), *Circles of care. Work and identity in women's lives* (S. 35–62). Albany: State University of New York Press.

Glenn, E. N. (2000). Creating a caring society. *Contemporary Sociology* 29(1) Utopian visions: Engaged sociologies for the 21st century: 84–94.

Graham, H. (1983). Caring: A labour of love. In D. G. Janet Finch (Hrsg.), *A labour of love: Women, work and caring* (S. 13–30). London: Routledge (Kegan Paul).

Jeřábek, H. (2008). Familiäre Altenpflege als Beispiel des sozialen Zusammenhalts. In A. Amann & F. Kolland (Hrsg.), *Das erzwungene Paradies des Alters? Fragen an eine kritische Gerontologie* (S. 137–161). Wiesbaden: VS Verlag für Sozialwissenschaften.

Jeřábek, H. (2009). Rodinná péče o seniory jako „práce z lásky": Nové argumenty. (Family care for Seniors as a ‚Labour of Love' – New Arguments). *Sociologický časopis/Czech Sociological Review, 45*(2), 243–266.

Jeřábek, H., et al. (2005). *Rodinná péče o staré lidi.* Studie CESES/CESES Papers 11/2005. Praha: CESES, FSV UK.

Jeřábek, H., et al. (2013). *Mezigenerační solidarita v péči o seniory. (Intergenerational Solidarity in Elderly Care)* Praha, Sociologické nakladatelství.

Katz, S. (1983). Assessing self-maintenance: Activities of daily living mobility and instrumental activities of daily living. *Journal of the American Geriatrics Society, 31*(12), 721–727.

Keating, N., & Kerr, K., et al. (2003). Who's the family in family caregiving? In D. Cheal (Hrsg.), *Family: Critical concepts in sociology* (Bd. I, S. 103–123). London: Routledge.

Künemund, H., & Hollstein, B. (2000). Soziale Beziehungen und Unterstützungsnetzwerke. In M. Kohli & H. Künemund (Hrsg.), *Die zweite Lebenshälfte. Gesellschaftliche Lage und Partizipazion im Spiegel des Alters-Survey* (S. 212–276). Opladen: Leske + Burdich.

Lawton, M. P., & Brody, E. M. (1969). Assessment of older people: Self-maintaining and instrumental activities of daily living. *The Gerontologist, 9*(3), 179–186.

Levine, C. (1999). Home sweet hospital. The nature and limits of private responsibilities for home health care. *Journal of Aging and Health, 11*(3), 341–359.

Li, L. W. (2005). Longitudinal changes in the amount of informal care among publicly paid home care recipients. *The Gerontologist, 45*(4), 465–473.

Lindeboom, R., Vermeulen, M., Holman, R., & De Haan, R. J. (2003). Activities of daily living instruments: Optimizing scales for neurologic assessments. *Neurology, 60*(5), 738–742.

Manton, K. G., & Soldo, B. J. (1992). Disability and mortality among the oldest old: Implications for current and future health and long-term care service needs. In R. M. Suzman, et al. (Hrsg.), *The oldest old* (S. 199–250). New York: Oxford University Press.

Millward, C. (1999). Caring for elderly parents. *Family Matters, 52,* 26–30.

Tennstedt, S. L., McKinlay, J. B., & Sullivan, L. M. (1989). Informal care for frail elders: The role of secondary caregivers. *The Gerontologist, 29*(5), 667–683.

Zákon o sociálních službách č. 108/2006 Sbírky zákonů České republiky ze dne 14. 3. 2006. Praha: MPSV.

# Datenerhebung in totalen Institutionen als Forschungsgegenstand einer kritischen gerontologischen Sozialforschung

Udo Kelle, Brigitte Metje und Christiane Niggemann

## 1 Einleitung

In diesem Aufsatz wollen wir der Frage nachgehen, welchen Beitrag die empirische Sozialforschung zu einer kritisch orientierten Sozialgerontologie leisten kann. Als Anlass für unsere Reflektionen dient uns dabei ein konkretes messmethodisches Problem mit weit reichenden sozialpolitischen Implikationen: die Lebenszufriedenheit der Bewohner von Einrichtungen der stationären Altenpflege. Das Eindringen ingenieurs- und betriebswirtschaftlicher Diskurse über „Qualitätsentwicklung" und „Qualitätsmanagement" in die „Pflegeindustrie" (wie dieser Sektor in englischsprachigen sozialpolitischen und gesundheitswissenschaftlichen Publikationen zunehmend genannt wird) führt dazu, dass der stationär betreute hilfsbedürftige ältere Mensch als „Kunde" verstanden und angesprochen werden soll und seine „Kundenzufriedenheit" als Maßstab für die Qualität der dort erbrachten Leistungen dienen soll. Im Folgenden wollen wir untersuchen, inwieweit mit solchen Konzepten und rhetorischen Figuren ein verzerrtes Bild sozialer Problemlagen gezeichnet wird. Hierzu werden wir in einem ersten Schritt anknüpfen an die

U. Kelle (✉) · B. Metje
Hamburg, Deutschland
E-Mail: kelle@hsu-hh.de

B. Metje
E-Mail: metjeb@hsu-hh.de

C. Niggemann
Bad Lippspringe, Deutschland
E-Mail: info@jordanquelle.de

A. Amann, F. Kolland (Hrsg.), *Das erzwungene Paradies des Alters?*,
Alter(n) und Gesellschaft, DOI 10.1007/978-3-658-02306-5_8,
© Springer Fachmedien Wiesbaden 2014

von Theodor Adorno im Kontext des sog. „Positivismusstreits" angestellten Überlegungen über die Gefahr, dass empirische Sozialforschung und deren Ergebnisse zur Verschleierung gesellschaftspolitischer Missstände missbraucht werden. Im darauf folgenden Teil unseres Beitrags werden wir skizzieren, vor welchem sozialpolitischen Hintergrund empirische Untersuchungen zur Bewohnerzufriedenheit und Pflegequalität an Bedeutung gewinnen. Sowohl die Betrachtung dieses sozialpolitischen Kontexts als auch des gegenwärtigen Forschungs- und Diskussionsstandes zur Befragung älterer Menschen, den wir anschließend summarisch darstellen, macht deutlich, welche empirisch-methodischen und messtheoretischen Probleme denjenigen erwarten, der Befragungen zur Zufriedenheit von Pflegeheimbewohnern durchführen möchte. Den Schwerpunkt des Beitrags bilden dann Ergebnisse aus dem Methodenteil eines eigenen Forschungsprojektes (Kelle und Niggemann 2002, 2003), bei dem sowohl standardisierte Methoden der Datenerhebung als auch Verfahren der interpretativen Sozialforschung in einem „Mixed Methods Design" verwendet wurden, um die subjektive Zufriedenheit der Bewohner von Einrichtungen der stationären Altenpflege zu untersuchen. Anhand der qualitativen und quantitativen Teilergebnisse unserer Studie lassen sich eine Reihe von Methodenproblemen darstellen, die bei der Befragung von dauerhaft institutionalisierten älteren Menschen im Allgemeinen und bei der Untersuchung von deren subjektiver Zufriedenheit im Besonderen nahezu zwangsläufig entstehen. Diese Probleme, die aus spezifischen Deutungsmustern und Erwartungshaltungen resultieren, welche mit der sozialen Situation von Pflegeheimbewohnern verbunden sind, bleiben allerdings bei einer Beschränkung auf quantitative Verfahren der empirischen Sozialforschung, wie sie standardisierte Fragebögen darstellen, weitgehend unentdeckt. Es zeigt sich, dass dort, wo Befragte in Abhängigkeitsbeziehungen stehen und damit in besonderer Weise vulnerabel sind, eine unkritische und unreflektierte Verwendung quantitativer Methoden zu schwerwiegenden Methodenartefakten und damit direkt zu folgenschweren methodischen Kunstfehlern führen kann.

## 2    Empirische Sozialforschung – in kritischer Absicht?

Welchen Beitrag kann die empirische Sozialforschung für eine sich kritisch verstehende Sozialgerontologie leisten? Hierzu mag eine Erinnerung an eine bereits länger zurückliegende Debatte über die Grundlagen sozialwissenschaftlicher Methodologie hilfreich sein. Auf dem Höhepunkt des in polemischer Absicht[1] so genann-

---

[1] Keiner der Kontrahenten Adorno, Popper, Habermas, Albert hätte sich selber als „Positivist" verstanden oder die von ihm vertretene Position als Positivismus bezeichnet, zumal der „logische Positivismus" des Wiener Kreises in den 1960er Jahren bereits Geschichte war – der Begriff stellte damals wie heute einen philosophischen Kampfbegriff mit relativ unklarer Be-

ten „Positivismusstreites in der deutschen Soziologie" kritisierte Theodor Adorno eine Orientierung der empirischen Sozialforschung an der unmittelbaren Verwertbarkeit, ihre *„Affinität zu jeglicher Verwaltung"* (Adorno 1972). Die gängigen empirischen Methoden, wie Fragebogen und Interview würden die *„gesellschaftliche Objektivität, den Inbegriff all der Verhältnisse, Institutionen, Kräfte innerhalb dessen die Menschen agieren"* (Adorno 1972, S. 84) ignorieren. *„Das in der empirischen Technik allgemein gebräuchliche Verfahren der operationellen oder instrumentellen Definition (…) sanktioniert den Primat der Methode über die Sache, schließlich die Willkür der wissenschaftlichen Veranstaltung. Prätendiert wird, eine Sache durch ein Forschungsinstrument zu untersuchen, das durch die eigene Formulierung darüber entscheidet, was die Sache sei…"* (Adorno 1972, S. 86), so Adorno weiter. Sozialforschung nähme *„das Epiphänomen, das, was die Welt aus uns gemacht hat, fälschlich für die Sache selbst…"* (Adorno 1972, S. 88) und würde somit *„Ideologie (…) notwendiger Schein (…); notwendig, weil der Gegenstand, die Gesellschaft, nichts so sehr fürchtet, wie beim Namen gerufen zu werden, und darum unwillkürlich nur solche Erkenntnisse ihrer selbst fördert und duldet, die von ihr abgleiten"* (ebd., S. 90). Dennoch, so Adorno, besäße Sozialforschung auch das Potential, den Schleier der Ideologie, der über den Verhältnissen liegt, zu heben. Hierzu müsse sie aber berücksichtigen, *„daß alle von ihr untersuchten Gegebenheiten (…) durch die Gesellschaft vermittelt sind. (…) Sie darf daher nicht ihren Erkenntnisgrund – die Gegebenheit der Fakten, um welche ihre Methode sich müht – mit dem Realgrund verwechseln (…). Gegen diese Verwechslung kann sie insofern sich wehren, als sie durch Verfeinerung der Methoden die Unmittelbarkeit der Daten aufzulösen vermag"* (ebd., S. 99).

Da Adorno der empirischen Sozialforschung immerhin zutraute, faktische gesellschaftliche Verhältnisse aufzudecken und zwar durch „eine Verfeinerung von Methoden", werden sein Ansatz und seine Kritik interessant für die sozialwissenschaftliche Methodologie, auch wenn Vertreter der Frankfurter Schule nur wenige forschungspraktisch relevante Beiträge zur Methodik empirischer Sozialforschung vorgelegt haben. Und dass empirische Sozialforschung Ideologien reproduzieren und ihnen damit den Schein wissenschaftlicher Objektivität verleihen kann, werden auch solche sozialwissenschaftlichen Methodiker nicht bestreiten, die dem anderen Lager in der Debatte, der Tradition des „Kritischen Rationalismus", eher zuneigen als Adornos Kritischer Theorie.

Im Folgenden soll anhand eines empirischen Beispiels aufgezeigt werden, wie durch die von Adorno angemahnte „Verfeinerung von Methoden" eine falsche „Unmittelbarkeit von Daten" und deren Verwechslung mit realen sozialen Sachver-

---

deutung dar, mit dessen Hilfe in methodologischen Debatten gegnerische Positionen kompromittiert werden sollen. „It is only a slight exaggeration to say that all one can reasonably infer from unexplicated usage of the term 'positivism' in the social research literature is that the writer disapproves of whatever he or she is referring to." (Hammersley 1995, S. 2).

halten aufgedeckt werden kann. Empirische Sozialforschung, so soll das Beispiel deutlich machen, muss keinesfalls zur unreflektierten Reproduktion gesellschaftlicher Herrschafts- und Gewaltverhältnisse führen, sondern kann vielmehr nutzbar gemacht werden als Werkzeug zu deren Kritik.

## 3 Das Forschungsprojekt – sozialpolitische Kontextbedingungen

Im Zentrum der im Folgenden dargestellten Untersuchung (vgl. Kelle und Niggemann 2002, 2003) steht die Lebenssituation und speziell die Zufriedenheit älterer Menschen, die sich in dauernder institutioneller Betreuung befinden. Ein nennenswerter Teil von pflegebedürftigen älteren Menschen ist angewiesen auf die Hilfe von Einrichtungen der stationären Altenpflege. So befanden sich, um auf eine aktuell verfügbare Statistik (vgl. http://www.destatis.de/DE/ZahlenFakten/ GesellschaftStaat/Gesundheit/Pflege/Pflege.html vom 24.7.2013) zurückzugreifen, im Dezember 2011 etwas mehr als 743.000 Menschen in stationärer Pflege, 3,4 % aller über 60 jährigen. Dabei steigt mit wachsendem Lebensalter die Chance (oder das Risiko) für eine (fast immer dauerhafte) Institutionalisierung dramatisch: liegt der Anteil der in stationärer Pflege lebenden Menschen bei den 65–70 jährigen noch bei 0,7 %, so steigt sie bei den über 90 jährigen auf 26,6 %. Häufig ist die Statuspassage zwischen der selbstständigen Haushaltsführung in der eigenen Wohnung und dem Leben in einer stationären Pflegeeinrichtung ein schmerzhafter Prozess für die Betroffenen. Ältere Menschen halten oftmals trotz erheblicher Hilfebedürftigkeit an ihrer vertrauten Wohnumgebung fest, so dass der Schritt in eine Einrichtung der stationären Altenpflege, insbesondere in ein Pflegeheim, oft schlecht vorbereitet, vielfach unter mehr oder weniger sanftem Druck der Umgebung und nur bedingt freiwillig erfolgt. Insbesondere die ungeplante oder überstürzte Übersiedlung im höheren Alter kann aber schwerwiegende psychische Probleme, wie Angstzustände, Depressionen oder die bei beginnender Demenz gefürchteten schweren Verwirrtheitszustände zur Folge haben (vgl. hierzu auch Thiele et al. 2002; Thiele-Sauer et al. 2008).

Zudem gibt die Versorgung und Pflege in stationären Einrichtungen immer wieder Anlass zu Aufmerksamkeit und Kritik und in der öffentlichen Diskussion werden ein „Fachkräftemangel und Engpässe in der Altenpflege" beklagt (vgl. Bundesagentur für Arbeit 2011, S. 15). Das Bundesministerium für Gesundheit hat inzwischen die Auswirkungen eines Mangels an gut geschulten AltenpflegerInnen erkannt und versucht durch eine Qualifizierungsoffensive Engpässen zu begegnen (http://www.bmg.bund.de/pflege/pflegekraefte/pflegefachkraeftemangel.html) und die Attraktivität dieses Beschäftigungsfeldes zu steigern (Bundesministerium für Gesundheit 2011, S. 85). Von staatlicher und öffentlich-rechtlicher Seite sind verschiedene Sanktions- und Kontrollinstanzen zur Bearbeitung von Problemen in der

Pflege installiert worden, in Deutschland etwa der Medizinische Dienst der Krankenversicherung (MDK) oder die Heimaufsicht, die darüber wacht, dass die Vorgaben der föderalen Gesetze zur Wohn- und Betreuungsqualität in Heimen erfüllt werden. Nach der Einführung der Pflegeversicherung wurden eine ganze Reihe juristischer und administrativer Strukturen geschaffen und Prozesse in Gang gesetzt, um die Einhaltung von Qualitätsstandards in der Altenpflege zu kontrollieren und zu sichern und um die persönlichen Rechte älterer Menschen zu stärken. In Deutschland ist das Heimgesetz des Bundes in den letzten Jahren durch bundesländerspezifische „Pflege- und Wohnqualitätsgesetze" ersetzt worden, die in der Mehrzahl die Etablierung eines Qualitäts- und Beschwerdemanagementsystems in den Einrichtungen der Altenpflege verbindlich vorschreiben. Gefordert wird darin auch „die regelmäßige Messung der Lebensqualität der Nutzerinnen und Nutzer" (z. B. Hamburgisches Gesetz zur Förderung der Wohn- und Betreuungsqualität § 14 (1)[2]). Darüber hinaus befragt der Medizinische Dienst der Krankenversicherung im Rahmen seiner Qualitätsprüfungen in stationären Pflegeeinrichtungen die Bewohner regelmäßig nach ihrer Zufriedenheit mit der Pflege und den vorhandenen Versorgungsstrukturen und auch viele große Träger der Altenhilfe initiieren selbst eine Evaluation der Pflegequalität. In dieser Qualitätsdebatte werden nun klassische sozialpolitische und karitative Diskurse mit betriebswirtschaftlicher Rhetorik verbunden, etwa durch die Übernahme von Managementkonzepten, die „Kundenorientierung" als zentrales Ziel von Organisationshandeln definieren – die „Zufriedenheit" des „Kunden" Heimbewohner wird dann zu einem wichtigen Indikator für die Qualität der pflegerischen Versorgung. Zur Messung der Zufriedenheit von Bewohnern bieten etwa Unternehmensberatungen, die Dienstleistungen für das interne Qualitätsmanagement in Pflegeheimen offerieren, zahlreiche Befragungsinstrumente an (ein Beispiel unter vielen findet sich unter http://www.metrik.de/seniorenhilfe.html, 14.8.2013).

So ist in den letzten Jahren die Nachfrage nach sozialwissenschaftlichen Instrumenten zur Erfassung der Pflegequalität aus der Sicht von Heimbewohnern und zu deren subjektiver Zufriedenheit ständig gewachsen und eine Vielzahl entsprechender Fragebögen liegt inzwischen vor (eine Metaanalyse 50 gängiger Instrumente findet sich bei Castle 2007, der Fragebogen des MDK bei Hasseler et al. 2010, S. 311 ff.). Allerdings wird die Qualität der Instrumente sehr kontrovers diskutiert, und es ist fraglich, ob sich durch standardisierte Fragebögen Bewohnerzufriedenheit und die Qualität von Pflegedienstleistungen in objektiver und zuverlässiger Weise messen lassen. So stellt Castle (2007, S. 31 ff.) in seiner Metaanalyse fest, dass die entwickelten Fragebögen nur selten Reliabilitätsprüfungen unterzogen werden und dass die Auswahl der Befragten kaum ein repräsentatives Abbild der Bewohnerpopulation darstellt.

---

[2] Abrufbar unter http://www.biva.de/index.php?id=639.

Außerdem zeigen sich bei Bewohnerbefragungen in Heimen Tendenzen zu äußerst positiven Bewertungen, wie z.B. im Zuge von Qualitätsprüfungen des Medizinischen Dienstes der Krankenversicherung (MDK). Von den 928 Einrichtungen, die bspw. in einer statistischen Datenanalyse im Jahr 2010 berücksichtigt wurden, erhielten 94,8 % von ihren Bewohnern eine Note zwischen 1 und 1,4 und 4,7 % eine Note zwischen 1,5 und 2,4 (Medizinischer Dienst des Spitzenverbandes Bund der Krankenkassen 2010, S. 7 ff.). Der Mittelwert der Zufriedenheitsbewertungen lag bei einer Note von 1,13 (Hasseler et al. 2010, S. 320). Die Befunde zeigen also auf den ersten Blick eine hohe Zufriedenheit der Pflegebedürftigen in ihren Einrichtungen. Werden diese Ergebnisse aber mit den Qualitätsprüfungen des MDK in den Heimen kontrastiert, wird eine hohe Diskrepanz sichtbar, die für die Prüfer kaum nachvollziehbar und interpretierbar ist und die sie als methodisches Problem einstufen. Aufgrund der fehlenden Varianz in der Benotung von Einrichtungen wird in der Evaluation der Befunde deshalb angeregt, auf Bewohnerbefragungen entweder ganz zu verzichten oder deren Umfang deutlich zu reduzieren, weil das ursprüngliche Ziel, Pflegebedürftigen damit eine Entscheidungshilfe bei der Auswahl einer Einrichtung zur Verfügung zu stellen, verfehlt wird (Medizinischer Dienst des Spitzenverbandes Bund der Krankenkassen 2010, S. 41 ff.).

Auch Forschungsergebnisse verweisen darauf, dass die Zufriedenheit von Bewohnern nicht mit der Qualität der Pflege korreliert (Görres et al. 2009, S. 30). Items zur individuellen Lebensqualität sind möglicherweise besser als Zufriedenheitsbefragungen geeignet, die Qualität des Lebensraums Heim aus Nutzerperspektive verlässlich abzubilden und nicht nur Pflege- und Versorgungshandlungen zu erfassen. Die Qualität der Pflege ist dabei nur ein Aspekt der (Gesamt)Lebensqualität (Degenholtz et al. 2008) und in das Konstrukt fließt neben der Zufriedenheit auch das Wohlbefinden der Gepflegten ein, das u.a. auch wesentlich vom Schmerzerleben mitbestimmt wird (Holzhausen et al. 2009, S. 355). Allerdings gibt es noch keine systematischen Erkenntnisse, mit welchen Indikatoren die Lebensqualität von Heimbewohnern valide erfasst werden kann (Görres et al. 2009, S. 32). Saks et al. (2008, S. 212 ff.) haben Aspekte identifiziert, die zu einer hohen Lebensqualität im Heimleben beitragen: im Bereich der Pflege sind besonders das „Verständnis der Pflegekräfte für die Bewohner", „ein Ohr für die Belange der Gepflegten", „Dinge auf die Art zu verrichten, wie der Bewohner es wünscht" und „ausreichend Zeit" dazu geeignet, die Lebensqualität zu optimieren.

In den letzten Jahren wird zunehmend auch in der Politik und beim MDK Skepsis gegenüber den hohen Zufriedenheitswerten bei der Befragung von Altenheimbewohnern laut. War im Jahr 2006 noch auf der Internetseite des Bundesgesundheitsministeriums zu lesen, dass *„aufgrund von Fakten, die die Medizinischen Dienste bei Pflegediensten und Pflegeheimen festgestellt"* haben, *„über 90 % der Pfle-*

*gebedürftigen, die von ambulanten oder stationären Pflegeeinrichtungen versorgt werden, mit ihrer Pflege zufrieden"* seien[3], wird inzwischen in einem Bericht des Medizinischen Dienstes des Spitzenverbandes Bund der Krankenkassen (MDS) (2012, S. 62) darauf verwiesen, dass Zufriedenheitsbefragungen bei den Pflegebedürftigen in der Regel hohe Zustimmungswerte aufweisen und deshalb keine valide Interpretation der Auswertungsergebnisse möglich sei. Darüber hinaus kritisieren Vertreter des MDK Rheinland-Pfalz (vgl. Weibler-Villalobos und Röhrig 2010, S. 785), dass bei den derzeitigen Auswertungen der Bewohnerbefragungen der Mittelwert aller Pflegebedürftigen pro Item berechnet wird, aber keine Zufriedenheitsmittelwerte einzelner Bewohner bestimmt werden. Somit ist es nicht möglich, Zufriedenheitsverteilungen und deren Varianzen zu analysieren. Außerdem beklagt der MDK die fehlende Überprüfung der Reliabilität und Validität der eingesetzten Fragebögen und die Wahl einer Antwortskala, deren Ausprägungen nicht äquidistant sind, so dass die Berechnung von Mittelwerten statistisch nicht zulässig ist. Darüber hinaus repräsentieren die gestellten Fragen nach Castle (2007, S. 29) vorwiegend die Perspektive der Kostenträger und Leistungserbringer und vernachlässigen die für Bewohner zufriedenheitsrelevanten Lebensaspekte und Görres et al. (2009, S. 15 ff.) beklagen die ad hoc - Entwicklung von Fragebögen ohne Theoriefundierung, die in eine Fokussierung auf die Struktur- und Prozessqualität und in eine Vernachlässigung der Ergebnisqualität mündet. Grundsätzlich können nach dem Modell von Donabedian (1966) drei Dimensionen der Versorgung erhoben werden: die Struktur-, die Prozess- und die Ergebnisqualität. Dabei ist die Strukturqualität von Altenheimen relativ einfach zu ermitteln, allerdings sind die Indikatoren nicht unbedingt ein Indiz für eine hohe Pflegequalität. Für die Beurteilung der Prozessqualität werden Pflegehandlungen bilanziert; schwer zu beurteilen ist aber, ob die ausgeführten Handlungen wirklich angemessen waren und fachgerecht durchgeführt wurden (Castle und Ferguson 2010). In den letzten Jahren werden daher vermehrt Anstrengungen unternommen, Indikatoren für die Ergebnisqualität der Versorgung zu finden. So ist im Auftrag des Bundesministeriums für Gesundheit ein Forschungsprojekt zur Entwicklung eines verbesserten Befragungsinstruments vergeben worden, das primär die Ergebnisqualität der Pflege erhebt. Der daraus entwickelte Bewohnerfragebogen erfasst mit 60 Fragen verschiedene Aspekte des Heimlebens, von der hauswirtschaftlichen Versorgung, über die Betreuung in der Einrichtung bis zu sozialen Kontakten. Ausgewählt wurden die verschiedenen Indikatoren für das Konstrukt „Lebensqualität im Heim" unter anderem unter der Prämisse, dass sich damit eine ausreichend hohe Varianz zwischen Heimen abbil-

---

[3] http://www.bmg.bund.de/cln_040/nn_669444/DE/Presse/Pressemitteilungen/Archiv/Presse-BMGS-4-2004/PM-11-11-2004-6240,param=.html.

den lässt (BMG/BMFSFJ 2011, S. 320 ff.). In diesem Bereich werden also gegenwärtig auf Seiten administrativer Akteure erhebliche Anstrengungen zur Verbesserung des methodischen Instrumentariums unternommen.

## 4 Die Befragung dauerhaft institutionalisierter älterer Menschen – Diskussionsstand und Probleme

Bei Erhebungen gerät in der Regel ein Umstand aus dem Blick, den eine methodenkritische empirische Soziologie seit langem thematisiert und analysiert: bei einer sozialwissenschaftlichen Befragung werden nicht einfach Informationen von einem ansonsten passiven Datenlieferanten abgerufen. Vielmehr beteiligen sich Interviewer und Befragter an einem interaktiven Prozess, bei dem sie aufgrund ihrer jeweiligen Motive und Interessen handeln, das Handeln des jeweils anderen einschätzen, bewerten und ihre Handlungen aufeinander abstimmen. Wie in jeder sozialen Interaktion kann es dabei zu Missverständnissen und Koordinationsproblemen kommen. Weiterhin können die Akteure bei dem Versuch, ihre eigenen Ziele durchzusetzen, die Interaktionspartner über ihre Absichten im Unklaren halten, bestimmte Sachverhalte verschleiern oder verschweigen, Informationen zurückhalten oder falsche Informationen geben. Sowohl die im sozialen Alltagsleben verbreiteten unbeabsichtigten Missverständnisse als auch bewusste Täuschungen und Auslassungen stellen natürlich Bedrohungen der Zuverlässigkeit („Reliabilität") und Gültigkeit („Validität") sozialwissenschaftlicher Befragungsergebnisse dar. In einem sozialgerontologischen Untersuchungskontext ist darüber hinaus zu berücksichtigen, dass sich die soziale Interaktion zwischen Interviewer und Befragtem in einem Pflegeheim systematisch von anderen sozialen Befragungskontexten unterscheidet.

Der Begriff des „Kunden" für dauerhaft institutionalisierte, pflegebedürftige und manchmal raumzeitlich nur wenig oder gar nicht orientierte Personen wird in der Literatur seit langem kritisch diskutiert (vgl. hierzu z. B. Göpfert-Divivier und Robitzsch 1999; Wingenfeld 2003; Friesacher 2010). Die Autonomie der Kunden ist schließlich sehr eingeschränkt - die Struktur des Marktes für Pflegedienstleistungen wird stark von dem Handeln von Kostenträgern und Leistungsanbietern bestimmt, wobei der Pflegebedürftige ein quasi „stummer Konsument" von Leistungen bleibt. Hohe administrativ und rechtlich bestimmte Marktzutrittsbarrieren, die die Gründung und Erweiterung stationärer Pflegeeinrichtungen erschweren, erlauben es in vielen Regionen nicht, dass Pflegebedürftige oder deren Angehörige einen Heimplatz frei wählen. Anders als in den idealen oder auch realen Märkten, die den Ökonomen interessieren, hat der „Kunde" hier nur eingeschränkte Möglichkeiten, seine Bedürfnisse über ein entsprechendes Nachfrageverhalten zum Ausdruck zu bringen. Ob es sich bei Einrichtungen der stationären Altenpflege tatsächlich um „totale Institutionen" im Sinne Erving Goffmans (1981) handelt, wie in der Diskussion gelegentlich behauptet wird, wird seit vielen Jahren kontrovers diskutiert (vgl. etwa Heinzelmann 2004). Konsens besteht zumindest dahingehend, dass solche Einrichtungen bestimmte einzelne Merkmale totaler Institutionen aufweisen. Zumindest bei Insassen echter totaler Institutionen, wie geschlossener Psychiatrien oder Gefängnisse, wird man kaum mit dem Begriff „Kunde" operieren können.

Zu methodischen Problemen bei der Befragung älterer Menschen insgesamt liegt eine umfangreiche Literatur vor. Zum einen nimmt mit steigendem Alter allgemein die Bereitschaft ab, an Befragungen teilzunehmen (Schnauber und Daschmann 2008, S. 112; Herzog und Rogers 1992). Diese Neigung zu nonresponse bei alten Menschen und insbesondere bei Bewohnern stationärer Pflegeeinrichtungen kann man i.a. aber eher auf Nichtbefragbarkeit aus physischen oder psychischen Gründen als auf Verweigerung zurückführen (vgl. Salaske 1997). Auch Item-Nonresponse nimmt mit steigendem Alter besonders bei Faktfragen, wie der Frage zum allgemeinen Schulabschluss, zu. Dieser Nonresponse-Effekt lässt sich allerdings nur zum Teil auf abnehmende Gedächtnisleistungen zurückführen, auch bei statistischer Kontrolle der kognitiven Leistungsfähigkeit zeigt sich noch ein signifikanter Alterseffekt (vgl. Fuchs 2009, S. 333 ff.). Der Literatur zufolge ist die Teilnahmebereitschaft von älteren Menschen (soweit sie physisch und psychisch stabil genug sind, um an einer Befragung teilzunehmen) sogar höher als in der normalen Bevölkerung, weil solche Befragte das Interview als willkommenen Anlass zu sozialer Interaktion betrachten – ältere Menschen zeigen demnach häufig ein Verhalten, das der in der Bevölkerung in den letzten Jahrzehnten gewachsenen „Umfragemüdigkeit" (vgl. Porst 1996) entgegengesetzt ist. Insbesondere Heimbewohner betrachten eine sozialwissenschaftliche Befragung oft als einen willkommenen Anlass zu sozialer Interaktion und zu narrativer Selbstpräsentation. Dies mag ein Grund dafür sein, dass der Literatur zufolge die Teilnahmebereitschaft bei Bewohnern von Altenheimeinrichtungen, insbesondere bei Hochaltrigen, höher ist als in der Normalbevölkerung, so dass hier oftmals außerordentlich hohe Ausschöpfungsquoten erreicht werden können (Schnell 1997, S. 180; Salaske 1997). In der Praxis zeigt sich aber, dass die Befragten zwar gerne mit einem Interviewer sprechen möchten, aber über andere Themen und in anderer Form, als es standardisierte Fragebogeninstrumentarien mit ihrer strikten Abfolge von Fragen mit vorgegebenen Antwortalternativen festlegen. So weisen Klein und Gabler anhand ihrer Erfahrungen mit dem Altenheimsurvey darauf hin, dass ein starkes Redebedürfnis älterer Befragter und deren Tendenz, die ursprünglich vorgesehene Reihenfolge der Fragen zu ändern, zahlreiche Probleme mit sich bringen können (vgl. Klein und Gabler 1996;

ähnlich Parker et al. 1998). Interviewer empfinden die standardisierte Befragung älterer Menschen oft als besonders schwierig und anstrengend, weil diese häufig vom Thema der Befragung abweichen, direkte Fragen durch Abschweifungen umgehen und Antworten geben, die nicht den vorgeschlagenen Kategorien entsprechen (Rodgers und Herzog 1987; Jobe und Mingay 1989; Költringer 1992).

Hinzu kommt ein weiteres Problem: physiologische Abbauprozesse im Alter bedingen einen Verlust kognitiver Leistungsfähigkeit und sensorischer Fähigkeiten (vgl. Kühn und Porst 1999; Schwarz et al. 1998; Wahl et al. 2008). Hiervon sind natürlich Bewohner stationärer Einrichtungen der Altenhilfe besonders betroffen. Befragte mit einer mittleren oder fortgeschrittenen Demenz sind oftmals kaum in der Lage, ein Alltagsgespräch zu führen, geschweige denn, auf die komplexen Fragen zu antworten, aus denen ein standardisiertes Umfrageinstrument besteht. Zudem sind auch Bewohner, die an einer Befragung teilnehmen können, oftmals in ihrer Kommunikationsfähigkeit mehr oder weniger eingeschränkt: sie sind nicht nur häufig in ihrem Seh- und Hörvermögen beeinträchtigt, sondern können ebenso unter einer auch bei vielen nicht-dementen älteren Menschen vorhandenen Kapazitätseinschränkung des Arbeitsgedächtnisses leiden, die bspw. dazu führt, dass sie sich aufeinander folgende Fragen und die vorgelegten Antwortalternativen schlechter merken als jüngere Interviewpartner (Knäuper et al. 2002). Darüber hinaus findet Reuband (2006, S. 116) eine geringere Beantwortungskompetenz älterer Menschen, indem er die Korrelation einer identischen Frage am Anfang und Ende des Fragebogens berechnet, außerdem stellt er eine höhere Tendenz zur Akquieszenz bei unterschiedlicher Polung von Fragen fest.

Schließlich können auch dann, wenn Befragte zur Teilnahme uneingeschränkt bereit und fähig sind und alle gestellten Fragen richtig verstehen, die Ergebnisse eines sozialwissenschaftlichen Interviews stark verzerrt werden durch die Tendenz, sich dem Interviewer in einer Weise zu präsentieren, von der Befragte annehmen, dass sie hiermit ein positives Bild von sich selbst vermitteln. Diese bei vielen Umfrageteilnehmern vorhandene Tendenz zu *sozial erwünschtem Antwortverhalten* wird in der Methodenliteratur viel diskutiert. Ältere Menschen erzielen allgemein höhere Werte als jüngere in Skalen zu sozial erwünschtem Antwortverhalten und zeigen darüber hinaus eine starke Tendenz, negative und extreme Antwortmöglichkeiten zu meiden (Castle 2007; Ross et al. 1995; Kühn und Porst 1999; Dijkstra et al. 2001; BMFSFJ 2006). Dieser Umstand spielt insbesondere bei Fragen zur Lebenszufriedenheit eine Rolle. Die Stärke der sozial erwünschten Antworttendenz ist allerdings abhängig von der Art der Fragen und dem institutionellen Kontext, in dem diese gestellt werden. So betont etwa Laga (1999), dass insbesondere Heimbewohner bei Befragungen ausgesprochen angepasst, ängstlich und bescheiden reagieren und führt diesen Befund darauf zurück, dass die unnatürliche Interviewsituation die

Tendenz zu sozial erwünschtem Antwortverhalten erhöht. Auch wird in der Literatur gelegentlich die Vermutung geäußert, dass gerade dauerhaft institutionalisierte ältere Menschen, die ja in der Regel von der sie versorgenden Institution in hohem Maße abhängig sind, bei einer Evaluationsbefragung eher positive als negative Urteile über die Institution äußern werden, um Sanktionen zu vermeiden (Forbes und Neufeld 1997; Knäuper et al. 2002; für den Bereich der ambulanten Pflege kommen Wingenfeld und Schaeffer 2001 zu ähnlichen Überlegungen). Das Bundesministerium für Familie, Senioren, Frauen und Jugend (BMFSFJ 2006, S. 171 ff.) stellt fest, dass sich Kritik, wenn sie denn überhaupt geäußert wird, vorwiegend auf das Leistungsgeschehen, nicht aber direkt auf die Pflegekräfte bezieht. Ursächlich dafür könnte die enge Beziehung zwischen Pflegenden und Gepflegtem sein.

Wie wir in eigenen, bereits länger zurück liegenden Untersuchungen feststellen konnten, empfinden Hochaltrige bei einem Forschungsinterview oft auch einen starken Prüfungs- und Leistungsdruck, der für Interviewer in dieser Form kaum antizipierbar ist und erst durch intensive Explorationen und Tiefeninterviews zu Tage tritt (Kluge und Kelle 2001, S. 154 f.). Im Jahr 2000 wurde im Rahmen eines Lehrforschungsprojekts am Institut für Interdisziplinäre Gerontologie der Universität in Vechta ein Fragebogen zur Erfassung des Wohlbefindens älterer Menschen entwickelt, der in einer Einrichtung der ambulanten Altenhilfe einem Pretest unterzogen wurde. Beim anschließenden Debriefing berichteten die Interviewer über das distanzierte und betont vorsichtige Verhalten mehrerer Tagesstättenbesucher, die bei dem Pretest um Mithilfe gebeten worden waren. Obwohl die Interviewer Anonymität zugesichert und dafür geworben hatten, bei der Verbesserung des Fragebogens mitzuwirken, reagierten etliche Personen sehr reserviert, während eine andere Gruppe spontane Teilnahmebereitschaft zeigte.

In qualitativen Interviews mit einigen Tagesstättenbesuchern und Pflegekräften wurde daraufhin nach den persönlichen Gründen für diese unterschiedlichen Reaktionen gesucht. Während die Gruppe, die sich nicht am Pretest beteiligen wollte, Angst äußerte, die Anforderungen nicht erfüllen zu können und als „dumm" und inkompetent zu gelten, betrachtete die Gruppe der Teilnehmenden die Situation als Abwechslung und als Möglichkeit zur sozialen Interaktion. Der Situationsdefinition der Interviewer, die lediglich Unterstützung bei der Verbesserung des Fragebogens erbaten, stand die Situationsdefinition der Besucher entgegen, die sich einer *„Prüfungssituation"* ausgesetzt sahen und die befürchteten, ihre kognitiven Fähigkeiten unter Beweis stellen zu müssen. Selbst diejenigen, die sich an der Befragung beteiligten, sahen sich gefordert, eine Leistung erbringen zu müssen und verspürten nach dem Pretest Erleichterung, dieser Aufgabe gewachsen gewesen zu sein. Für diese Interviewpartner überwog aber der Nutzen der Teilnahme im Sinne einer Rational-Choice-Theorie (z. B. Esser 1986; Stocké 2004), weil sie Zuwendung erfuhren, Abwechslung vom eintönigen Alltag erlebten und über ihr Leben sprechen konnten, wobei sogar *„sensitive topics"* zum Thema gemacht wurden, die weit über den Befragungsgegenstand hinausgingen. Eine Frau vereinte in ihrer Aussage, sie fühle sich nach dem Pretest *„erleichtert, wie nach einer Beichte"* die beiden Definitionsoptionen der „Prüfung" und der „Offenbarung". In dieser Studie wurde das große Potential qualitativer Methoden deutlich: nur durch die zusätzlich zum Pretest erhobenen qualitativen Aussagen war es hier möglich, die Diskrepanzen zwischen den Situationsdefinitionen von Interviewern und Befragten zu erkennen.

## 5    Befragtenverhalten in Einrichtungen der stationären Altenpflege – eine empirische Untersuchung

Das Forschungsprojekt, dessen Ergebnisse wir im Folgenden präsentieren wollen (Kelle und Niggemann 2002, 2003), verfolgte zwei Ziele:

> Es sollten *Dimensionen der Zufriedenheit* von Pflegeheimbewohnern identifiziert werden. Einen wichtigen theoretischen Ausgangspunkt bildete dabei die Überlegung, dass Lebenswelten und subjektives Erleben älterer Menschen in institutioneller Betreuung zur Ausprägung von Bedürfnislagen und Konzepten von Zufriedenheit führen, die sich nicht aus vorhandenen Theorien deduktiv ableiten lassen, sondern in einer explorativen Studie auf der Grundlage qualitativen Datenmaterials entwickelt werden müssen.
> Es sollten typische *Methodenprobleme* bei der Befragung dauerhaft institutionalisierter älterer Menschen identifiziert werden. Diese Erkenntnisse sollten in die Konstruktion eines teilstandardisierten Erhebungsinstrumentes für diesen Bereich münden.

Hierzu wurden in einem ersten Schritt 40 qualitative Leitfadeninterviews mit Bewohnern vollstationärer Pflegeeinrichtungen im Alter von 52 bis 92 Jahren geführt. Diese Interviews fanden in Pflegeeinrichtungen Nordrhein-Westfalens, Bremens, Schleswig-Holsteins und Niedersachsens in unterschiedlicher Trägerschaft (kirchliche Träger und Träger der freien Wohlfahrtspflege, öffentlich-rechtlich und privat) statt, welche über Kapazitäten von 20 bis 150 Betten verfügten. Um eine ausreichende Heterogenität des Samples zu gewährleisten, zielte die Auswahl der Befragten darauf, dass Bewohner beiderlei Geschlechts mit verschiedenen Pflegestufen in kleinen, mittleren und großen Einrichtungen im qualitativen Sample enthalten waren (zu Prinzipien qualitativer Stichprobenziehung vgl. Kelle und Kluge 2010, S. 41 ff; zum genauen Aufbau des Samples Kelle und Niggemann 2002, S. 110).

Im zweiten Teil der Untersuchung, bei dem wir ein standardisiertes Instrument zur Messung von Bewohnerzufriedenheit in verschiedenen Einrichtungen erproben wollten, kamen zwei verschiedene Auswahlprinzipien zur Anwendung: einerseits wurde eine Stichprobe von Bewohnern von 13 vollstationären Pflegeheimen in ganz Deutschland nach dem Schneeballprinzip gezogen (n = 128), zu denen in Pflegeeinrichtungen oder deren Dachorganisationen beschäftigte Studierende der Universität in Vechta Kontakt hergestellt hatten. Andererseits wurde eine Vollerhebung in einer einzelnen Einrichtung in kirchlicher Trägerschaft ($n = 116$) in einer norddeutschen Kleinstadt durchgeführt, bei der jeder Heimbewohner durch einen Interviewer aufgesucht wurde (wobei das Interview dann natürlich in zahlreichen Fällen wegen der gesundheitlichen Situation des Befragten oder seiner mangelnden Kommunikationsfähigkeit gar nicht begonnen oder nach kurzer Zeit abgebrochen wurde). Thema der standardisierten Befragung war die Zufriedenheit der Bewohner mit den folgenden Aspekten des Heimlebens: Allgemeine Zufriedenheit mit dem Leben in der Pflegeeinrichtung, Beschäftigungs- und Freizeitangebot, Pflegeleistungen, Freundlichkeit und Kompetenz der Mitarbeiter.

Im Unterschied zu der üblichen Vorgehensweise im standardisierten Interview, in dem Äußerungen, die nicht unmittelbar in das Antwortkategorienraster passen, nicht aufgezeichnet werden, sind wir bei unserer Befragung dazu übergegangen, Kommentare der Befragten, zusätzliche Erzählungen usw. schriftlich zu protokollieren. Zusätzlich wurden 60 der Interviews auf Tonträger aufgezeichnet und anschließend teilweise transkribiert.

Eine wesentliche methodische Besonderheit unserer Studie bestand also in der Verfügbarkeit dreier verschiedener Datenquellen:

1. vollständig transkribierte *qualitative Leitfadeninterviews*, die mit Hilfe eines während der Auswertung sukzessive konstruierten Kategorienschemas EDV-gestützt verschlagwortet und einer thematisch vergleichenden, synoptischen Analyse unterzogen wurden
2. *quantitative Daten*, die mit Hilfe von standardisierten Fragebögen erhoben worden waren und mit Hilfe üblicher statistischer Methoden ausgewertet wurden
3. und *Interaktionsprotokolle* der standardisierten Befragung, die mit qualitativen Methoden analysiert wurden

Die *Triangulation* dieser Datenquellen, das heißt die Möglichkeit, Ergebnisse der Auswertung des quantitativen und qualitativen Datenmaterials aufeinander zu beziehen (zur Methodik und Methodologie vgl. auch Kelle und Erzberger 1999, 2000, 2001, 2004; Kelle 2004, 2007), erlaubte es nun, wichtige Validitätsbedrohungen und Methodenprobleme zu identifizieren, die bei der Befragung von älteren Menschen in stationären Pflegeeinrichtungen eine Rolle spielen und auf die wir im Folgenden ausführlich eingehen wollen:

1. In Einrichtungen der stationären Altenpflege ist die Ziehung einer echten Zufallsstichprobe schon allein aus forschungspraktischen Gründen sehr schwierig – die in solchen Befragungen oft geübte, vom Pflegepersonal unterstützte gezielte Auswahl von Befragten führt zu erheblichen *Stichprobenverzerrungen*, wobei Bewohner eine höhere Auswahlwahrscheinlichkeit aufweisen, die positive Urteile über die Einrichtung abgeben.
2. Viele Items in standardisierten Fragebögen zur Messung der Zufriedenheit von Heimbewohnern liefern keine validen Ergebnisse, weil die Befragten eine ausgesprochen starke Tendenz zu *sozial erwünschtem Antwortverhalten* zeigen.
3. Ältere Menschen in institutioneller Betreuung neigen zudem aus Angst vor Sanktionen sowohl zu offenen, als auch zu verdeckten Formen von *Verweigerung*.

Gleichzeitig wurde bei dieser Studie aber auch deutlich, dass die Durchführung *qualitativer Interviews* dabei helfen kann, ein Vertrauensverhältnis zwischen Interviewer und Befragtem aufzubauen. Hierdurch wird es für die Befragten leichter, sich auch kritisch oder negativ über die Einrichtung und deren Mitarbeiter zu äußern – die hier besprochenen Validitätsbedrohungen bei der Befragung dauerhaft institutionalisierter älterer Menschen werden geringer.

## 5.1  Gatekeeping und Stichprobenselektivität

Will man ältere Menschen in Pflegeheimen befragen, so muss man sich zuerst mit einflussreichen gatekeepern auseinandersetzen. Im Gegensatz zu allgemeinen Bevölkerungsumfragen kann hier nämlich nur in seltenen Fällen eine direkte Kontaktaufnahme erfolgen. Eine Pflegeeinrichtung kann man nicht wie ein Mietshaus betreten, um mit den Betroffenen deren Beteiligung an der Haustür auszuhandeln. Der Kontakt zum Interviewpartner kann nur auf den folgenden Wegen hergestellt werden:

- über Angehörige, Bekannte und Freunde der Bewohner, über die man ggfs. in einem Schneeballverfahren weitere Kontakte erhält
- über den Träger oder die Leitung der entsprechenden Einrichtung

Wir haben beide Möglichkeiten genutzt, wobei sich der erste Weg als schwierig erwies, denn wir mussten die Angehörigen selber und die Pflegebedürftigen für eine Teilnahme gewinnen – hierzu mussten wir oft mehrere Gespräche führen. In der überwiegenden Zahl der Fälle wurde deshalb (wie auch in anderen empirischen Studien in Einrichtungen der stationären Altenpflege, wie etwa dem „Altenheimsurvey", vgl. Klein und Gabler 1996) der Feldzugang über die Trägerverbände der Pflegeeinrichtungen bzw. über die Leitung des Pflegeheims selber hergestellt. Ein solches institutionelles gatekeeping stellt eine potenziell dreifache Zugangshürde zum Befragten dar: erstens durch den Träger, zweitens durch die Leitung der Einrichtung und drittens bei der Auswahl der befragbaren Bewohner durch die Mitarbeiter.

*Träger der Einrichtung* verweigern den Zugang oft mit dem Hinweis auf die hiermit verbundene zeitliche Belastung des Personals. Gelegentlich wird die Nichtteilnahme auch damit entschuldigt, dass der Träger zur selben Zeit eigene Untersuchungen durchführt. In einigen Fällen begründeten die Kontaktpersonen beim Träger ihre Nichtteilnahme schlicht mit Desinteresse an der Untersuchung.

Aber auch bei bestehender Kooperationsbereitschaft des Trägers kann die *Einrichtungsleitung* vor Ort die Zusammenarbeit geradezu boykottieren oder zumindest die Befragung vor Ort erheblich erschweren (etwa indem Angaben zu Merkmalen der Stichprobenauswahl und Kontextvariablen wie Größe der Einrichtung, Bewohnerstruktur usw. verweigert werden). Ein solches Verhalten ließ sich vor allem dann beobachten, wenn Pflegedienst- oder Heimleitungen sich in ihrer Entscheidungsautonomie und ihren Befugnissen eingeschränkt fühlten. Wurde der Kontakt von Anfang an nur auf der Ebene der Pflegeeinrichtung selber hergestellt (was bei kleineren privaten Häusern regelmäßig der Fall ist), wurde die Teilnahme oft mit ähnlichen Gründen wie bei den Trägern, oftmals aufgrund von Zeitmangel oder Desinteresse, verweigert. Die Herstellung des telefonischen Erstkontakts war hier besonders schwierig, manchmal war es kaum möglich, Bedenken der Einrichtungsleitung am Telefon durch eine detaillierte Darstellung des Ziels, der Inhalte und des Ablaufs der Untersuchung zu zerstreuen. Einrichtungen konnten vor allem telefonisch für eine Teilnahme gewonnen werden, wenn der Kontakt auf Empfehlung (beispielsweise eines Einrichtungsleiters, der im Hause bekannt war) zustande kam. Aber auch in solchen Konstellationen kam es nicht in jedem Fall zu einer Beteiligung der angesprochenen Institution: in einigen Fällen war die Einrichtungsleitung nicht erreichbar, angekündigte Rückrufe fanden nicht statt, oder die Teilnahme wurde offen verweigert. Dies führte letztendlich dazu, dass kleinere private Einrichtungen (d.h. Häuser mit weniger als 25 Plätzen) in unserem Sample deutlich unterrepräsentiert waren, weil deren Leitungen oft nur sehr geringes Interesse an einer Teilnahme hatten. Letztlich konnte nur die Leitung eines einzigen solchen kleinen Heims für eine Mitarbeit gewonnen werden.

Eine dritte wichtige Gruppe der *gatekeeper* stellt das Pflegepersonal dar. In jeder Einrichtung kann ein relativ hoher Anteil von Bewohnern aufgrund fortgeschrittener Demenz oder anderer physischer oder psychischer Beeinträchtigungen gar nicht befragt werden. Aus welchen Gründen Bewohner nicht an einer Befragung teilnehmen und wie hoch der Anteil dieser Nichtbefragbaren tatsächlich ist, lässt sich aber nur dann feststellen, wenn tatsächlich jeder Bewohner direkt aufgesucht und angesprochen wird. Wir hatten großes Glück, eine Einrichtung in kirchlicher Trägerschaft als Kooperationspartner gewinnen zu können, in der wir eine solche Vollerhebung machen konnten. Von den 116 Befragten dort war ein großer Teil nicht ansprechbar, oder die Interviewer konnten nicht sinnvoll mit ihnen kommunizieren (d.h. die Befragten konnten auch auf Ansprache hin keine sinnvollen und verständlichen Aussagen machen). 16 Personen brachen, aus verschiedenen Gründen, zum Teil, weil sie offensichtlich überfordert waren, das Interview ab. Obwohl es nur 17 echte Verweigerer gab, lag die Teilnahmequote bei weniger als 50 %. Bei Befragungen in stationären Einrichtungen ist eine nahezu routinemäßig geübte Praxis, befragungsfähige Interviewpartner anhand des Urteils von Pflegedienstleitungen oder Personal auf der betreffenden Wohneinheit oder Station auszuwählen. Sowohl Merkmale des Bewohners, die ihn aus Sicht des Personals befragungsfähig erscheinen lassen (wie das Fehlen sensorischer oder mentaler Einschränkungen, ein hoher Bildungsstatus usw.) als auch eine vorhandene Befragungsbereitschaft kann dann durchaus dazu führen, dass die Rolle eines „Dauerbefragten" kreiert wird:

B: Und was soll ich da vorne bei denen (*gemeint sind andere Bewohner*) sitzen? Nee, ich lese ein bisschen.

I: Ist das nicht so ihr Ding?

B: Nee. Die sind doch alle ganz durcheinander. Sonst wären Sie nicht zu mir gekommen. Mit den anderen … ich hab das schon öfter machen müssen. Auch Praktikantinnen, die sich was aufschreiben müssen. Da musste ich das denn auch so erzählen, ne? Das kenn ich schon, ich hab Lehrlinge ausgebildet, die mussten immer ihre Halbjahresberichte machen.

Interviews 12.04.01 A04, (453/464)

Eine Beurteilung der Befragbarkeit durch Pflegeheimpersonal ist nun von subjektiven Einflüssen keineswegs frei und stellt damit eine bedeutsame Quelle von Stichprobenselektivität dar. Diese Effekte zeigen sich deutlich beim Vergleich der Daten aus dem Schneeballsample (n = 128) und der Daten aus der Vollerhebung (n = 116). Die Teilnehmer der Vollerhebung waren kritischer eingestellt und gaben

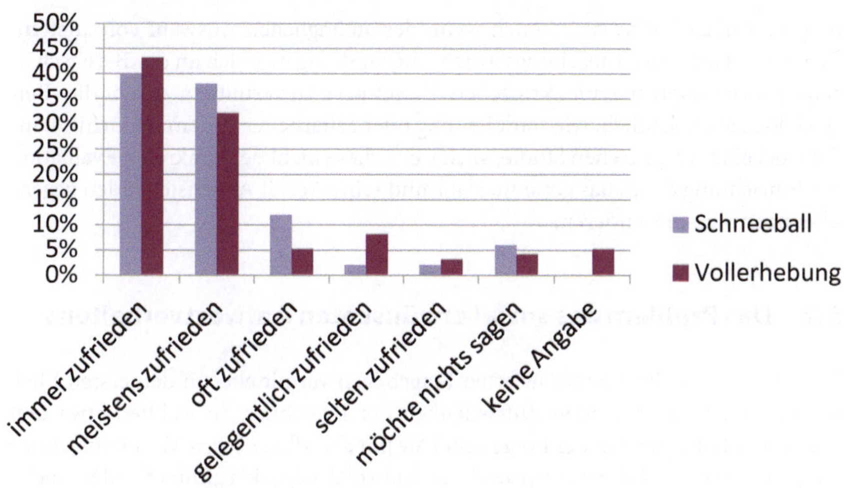


## Zufrieden mit der Pflege

**Abb. 1** Vergleich von Ergebnissen aus der Vollerhebung in einer Einrichtung mit der Befragung ausgewählter Heimbewohner eines Schneeballsamples (Zufrieden mit der Pflege)

häufiger negative Bewertungen über ihre Einrichtung ab als die Teilnehmer des „Schneeballsamples", bei denen eine Auswahl der Befragten durch das Pflegeheim vorgenommen wurde (vgl. Abb. 1).

Wie stark die Auswahl von Befragten durch die Einrichtung beeinflusst werden kann, wurde auch in einem (informellen) Gespräch mit einem Heimleiter deutlich, das im ersten, gänzlich qualitativ ausgelegten Teil der Untersuchung geführt wurde: nach der ersten Auswertung von drei Interviews mit Bewohnern seiner Einrichtung wurde er darüber informiert, dass die Interviewpartner das Haus mit seinen Mitarbeitern und der Ausstattung nahezu uneingeschränkt gelobt hatten. Auf die (eher scherzhaft gemeinte) Frage, ob nur die *freundlichsten und nettesten Bewohner*" für ein Interview ausgewählt worden waren, wurde sofort die Möglichkeit für einen zweiten Besuch angeboten, bei dem *„kritischere Bewohner"* zum Zuge kommen würden. Der Heimleiter räumte ein, für den ersten Termin *„erst einmal die netten und gut gestellten Bewohner"* ausgewählt zu haben, um ein positives Bild von der Einrichtung zu vermitteln. *„Man weiß ja schließlich als Einrichtungsleiter, welche Bewohner eher kritisch eingestellt sind, und welche Bewohner das Haus ausschließlich positiv sehen und darstellen"*. Für den kommenden Termin würde er dann nach Möglichkeit *„einige der Herren zur Verfügung stellen, die wären hier in der Einrich-*

*tung wesentlich kritischer…*". Auch wenn der anfänglichen Auswahl von „netten" Bewohnern keinerlei Täuschungsabsicht zugrunde lag, wie sich an der Bereitschaft zeigte, auch Gespräche mit „kritischen" Bewohnern zu vermitteln, macht dies Beispiel doch auch deutlich, wie stark Leitung oder Mitarbeiter in dem Bedürfnis handeln, bei einer empirischen Studie, auch wenn diese nicht der konkreten Evaluation der Einrichtung dient, das gesamte Haus und seine Arbeit Außenstehenden gegenüber positiv zu präsentieren.

## 5.2 Das Problem des sozial erwünschten Antwortverhaltens

Die Auswertung der standardisierten Fragebögen vermittelte auf den ersten Blick das Bild einer umfassenden Zufriedenheit der Bewohner. So wählten etwa drei Viertel der Befragten bei der Frage *„Sind Sie mit der pflegerischen Versorgung durch die Schwestern und Pfleger zufrieden?"* die Antwortkategorien „immer" oder „meistens". Nur eine sehr kleine Gruppe (etwa 5 % der vom Pflegepersonal ausgewählten Befragten und 12 % der Befragten der Vollerhebung) bezeichnete sich als nur „gelegentlich" oder „selten" zufrieden - kein Befragter antwortete mit „nie zufrieden". Dieses Bild entspricht einer in der Literatur seit längerem bekannten Tendenz von Krankenhauspatienten und Heimbewohnern, sich positiv über die Einrichtung zu äußern, in der sie sich aufhalten (vgl. Krentz und Olandt 1999; Andersen und Schwarze 1999; Hasseler et al. 2010, S. 216 ff. und S. 320).

Die große Mehrheit der Befragten, etwa 55 % der in dem „Schneeballsample" ausgewählten und ca. 42 % der in der Vollerhebung befragten Bewohner stimmten auch der Aussage „völlig" zu, dass sie mit dem Leben in der Pflegeeinrichtung rundum zufrieden seien, und eine weitere große Gruppe wählte hier die nächste Antwortkategorie „ziemlich zutreffend" (vgl. Abb. 2). Auch hier ist es nur eine kleine Gruppe, die der Aussage nur „teils-teils", „wenig" oder „gar nicht" zustimmt, nämlich 28% der Teilnehmer der Vollerhebung und 10 % der Befragten des Schneeballsamples. Eine mögliche Erklärung für die Unterschiede zwischen Vollerhebung und der Befragung mit ausgewählten Bewohnern wäre natürlich, dass in der Einrichtung, in der die Vollerhebung durchgeführt sind, die Bewohner im Durchschnitt unzufriedener sind als anderenorts. Die schon beschriebenen Feldbeobachtungen in der ersten Phase des Forschungsvorhabens legen jedoch einen anderen Schluss nahe: es ist sehr wahrscheinlich, dass die Unterschiede die Folge von Selektionsprozessen bei der Auswahl befragungsfähiger Heimbewohner darstellen. Diese Interpretation wird weiterhin gestützt durch die Tatsache, dass der Anteil der Antwortverweigerer an den Befragten in der Vollerhebung mit fast 15 % wesentlich höher lag als bei den von der Leitung und dem Pflegepersonal ausgewählten Befragten (wo er 2 % betrug).

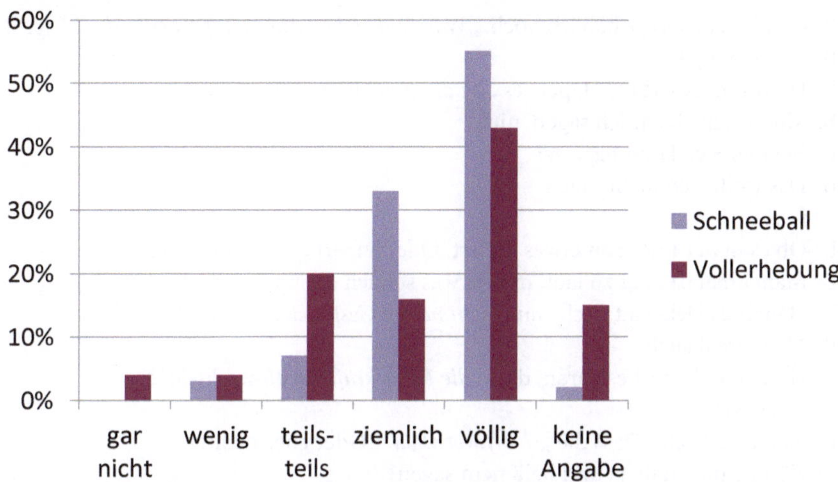


**Abb. 2** Zufriedenheit mit dem Leben in der Pflegeeinrichtung

Bei dem Item *„Die Pflege ist tadellos und die Schwestern sind stets ausgesprochen freundlich zu mir"* hatten wir eine absichtlich überzogene Formulierung gewählt (bei der wir zudem bewusst gegen die klassische Regel der Fragebogenkonstruktion verstoßen hatten, niemals zwei Dinge auf einmal zu erfragen), um auf diese Weise einen höheren Anteil negativer Antworten zu provozieren. Dieses Ziel wurde jedoch nicht erreicht: mehr als die Hälfte sowohl der ausgewählten Befragten als auch der Teilnehmer der Vollerhebung stimmten der Aussage zu -allerdings war bei diesem Item in der Vollerhebung der Anteil der Antwortverweigerer auch besonders hoch. Möglicherweise verweigern viele Befragte eine Antwort um nicht explizite Kritik an Angehörigen des Pflegepersonals zu äußern. Die in der Literatur (vgl. Kühn und Porst 1999; Ross et al. 1995) gelegentlich geäußerte Vermutung, dass dauerhaft institutionalisierte ältere Menschen dazu tendieren, auf Fragen zu ihrer Zufriedenheit im Sinne eines sozial erwünschten Antwortverhaltens zu reagieren, lässt sich aber bei der Verwendung standardisierter Instrumente, bei denen der Befragte sich zwischen mehreren vorgegebenen Antwortalternativen zu entscheiden hat und zusätzliche Informationen über das Gespräch in der Regel nicht erhoben werden, nicht erhärten. Verfügt man jedoch über exakt transkribierte Interaktionsprotokolle der standardisierten Befragung, wie wir sie aufgrund von Tonaufzeichnungen eines Teils der Interviews angefertigt hatten, gewinnt man empirische Hinweise darauf, wie stark sich viele Befragte um ein konformes und kooperatives Interviewverhalten bemühen:

I:  (…) So, eine Frage hab ich noch. *„Was denken Sie, woran hapert es in der Pflege"*?
B:  Was ich denke?
I:  Ja, woran hapert es? Hapert es *„an der Zeit"* in der Pflege?
B:  Müsste ich eigentlich sagen, nich.
I:  Meinen Sie, daran haperts?
B:  Das wollte ich nicht sagen.
      […]
I:  Ob es in der Pflege an etwas hapert. Oder hapert es *„an gar nichts"*?
B:  Manchmal ist alles zu laut, mal, ja was soll ich denn noch sagen?
I:  Hapert es vielleicht auch *„an einem netten Gespräch miteinander"*?
B:  Manchmal auch.
I:  Gut. Oder hapert es daran, dass *„die Pflegekräfte so oft wechseln"*?
B:  Gedeckt?
I:  Nein, wechseln. Dass die *„so oft wechseln"*? Oder eher nicht?
B:  Könnte man halb ja und halb nein sagen?
I:  Halb ja, halb nein?
B:  Ja, ich weiß auch nicht. (lacht) Wie die das sehen wollen, nich. Wie man das
      sagen soll.
Standardisiertes Interview 234, Transkript 320 - 353

Der Interviewpartner wird hier sichtlich verunsichert durch die Tatsache, dass der Interviewer streng den Regeln standardisierter Befragung folgt und die einzelnen Antwortalternativen in neutraler Weise nacheinander präsentiert. Der Befragte macht zahlreiche Andeutungen, dass er Hilfestellungen über die „angemessenen" und „richtigen" Antworten erwartet (*„…ja was soll ich denn noch sagen"* … *„könnte man halb ja und halb nein sagen?"*). Am Ende dieses Interviewausschnitts bringt er schließlich offen seinen Wunsch zum Ausdruck, dass sein Interaktionspartner genaue Rollenerwartungen konkretisiert, die sich mit dieser Situation verbinden und deren Befolgung ihn als guten, kooperationswilligen Interviewten ausweisen würde. Explizit macht er deutlich, dass er im Sinne sozialer Erwünschtheit antworten möchte: *„Wie die das sehen wollen, nich. Wie man das sagen soll."*

Gängige Rational Choice Theorien, mit denen das Verhalten von Befragten erklärt werden soll, (vgl. Esser 1986; Salaske 1997; Stocké 2004) gehen davon aus, dass Befragte den subjektiv erwarteten Nutzen einer Interviewteilnahme mit den von ihnen antizipierten Kosten abwägen. Falls solche Kosten-Nutzen-Abwägungen tatsächlich die Entscheidung für eine (mehr oder weniger sozial erwünschte) Antwort erklären können, so wird auf jeden Fall die subjektive Einschätzung des Pflegemarktes und der Situation in anderen Einrichtungen die Entscheidung über eine Antwort beeinflussen. Hier können Schwierigkeiten bei dem Finden eines Heimplatzes ein Abhängigkeitsgefühl der Einrichtung gegenüber erzeugen und verstärken, wie in dem folgenden Beispiel.

B: (...) Und die haben mir auch den Platz hier besorgt. Da war auch eine Verwandte von meiner Schwester hier gewesen, die ist auch hier gestorben, ich weiß aber nicht, wie die heißt. Und überall die Heime voll, die sind ja voll, man kann ja nicht von heute auf morgen sagen, ich will ins Heim. (...) Dann wollte ich vorne nach W., und da war alles belegt, auch. Und jetzt bin ich – habe ich hier den Platz gekriegt, ganz nett, wohl wahr. Ist eben nicht zu Hause, aber was soll man machen. Das ist nicht zu Hause (flüstert) Immer schön artig sein.
Interview 20.02.01 B05 (127/136)

Die Befragte bringt zum Ausdruck, dass sie mit der gegebenen Situation zufrieden sein muss, da sie ja gar keine Alternativen hat. Möglicherweise befürchtet sie Sanktionen, wenn sie die Einrichtung offen kritisiert. Die geflüsterten Worte sind offensichtlich nur für die Interviewerin und nicht für die Ohren der Heimleiterin, die sich zur Zeit des Interviews in der Nähe aufhielt, bestimmt.

## 5.3  Offene und verdeckte Verweigerung

Bewohner, welche von der Heimleitung oder dem Pflegepersonal für ein Interview ausgewählt wurden, verweigern nur sehr selten die Teilnahme offen. Dennoch finden sich oft im Gesprächsverlauf oder bei genauerem Nachfragen Hinweise auf eine „verdeckte Verweigerung". Einige der Befragten würden wohl selber gar nicht an der Befragung teilnehmen, kommen aber zu der Einschätzung, dass ihnen keine andere Wahl bleibt.

B: Gestern wurde ich noch mal darauf hingewiesen, dass ich heute Damenbesuch kriege, und da hab ich gesagt, lass sie bleiben wo sie ist.
I: Ja. Aber warum?
B: (Überlegt). Weil ich doch vor zwei Jahren schon einmal verhört... Mit meinem Arzt verhört worden bin. Unter denselben Bedingungen wie heute.
I: Ja?
B: So ziemlich.
Interviews.12.04.01 A01 (622/634)

Dieser Bewohner wirkte während des gesamten Interviews desinteressiert und man kann wohl davon ausgehen, dass seine Teilnahme nicht völlig freiwillig war. Der Situationsdefinition der Forscher (ein Interview zu Forschungszwecken) setzte er eine Situationsdefinition entgegen, wie sie Befragungen in „totalen Institutionen" entspricht: ein „Verhörter" hat kaum Möglichkeiten, sich für oder gegen seine Teilnahme bei dem Verhör zu entscheiden, und er muss stets damit rechnen, dass das, was er sagt, gegen ihn verwendet wird. Im besten Fall wird er nach dem Verhör wieder in Ruhe gelassen, im schlimmeren Fall muss er Sanktionen befürchten. Diese Situationsdefinition und die damit verbundene begrenzte Kooperationsbereitschaft und Offenheit des Interviewpartners, der die Funktion des Interviews und seine eigene Rolle darin ganz anders auffasst als der Forscher, kann man anhand solcher Textstellen aus qualitativen Interviews verstehen – bei einer standardisierten Befragung geraten solche Prozesse (auch wegen der Trennung zwischen Interviewer und Auswerter, so dass Letzterer oft kaum Informationen über den Gesprächsverlauf im Interview bekommt) routinemäßig aus dem Blick. Forschungsinterviews, deren Funktion und Ziel für Sozialforscher nahezu trivial sind, können bei älteren und dauerhaft institutionalisierten Befragten offensichtlich ganz andere Assoziationen wecken.

Doch führt dieser Umstand nur selten zur offenen Verweigerung, wie in einem Fall, in dem eine über 90 jährige Bewohnerin auf das Item *„Die Pflege ist tadellos und die Schwestern sind immer ausgesprochen freundlich zu mir“*, nachdem sie der Aussage zuerst *„völlig“* zugestimmt hatte, sagte *„Die Frage ist riskant, darüber spricht man nicht gern. Die Leute werden doch bestraft, die hier die Wahrheit sagen.“*

Insgesamt ist die Tendenz der Befragten, eine direkte Kritik am Pflegepersonal zu vermeiden, deutlich. Befürchtungen, dass Antwortverhalten negativ sanktioniert wird, können dabei durch die Anwesenheit von Mitgliedern der Heimleitung oder des Personals zusätzlich verstärkt werden. Hierzu eine weitere Feldbeobachtung: im Verlauf eines Interviews mit zwei Bewohnerinnen in einem privaten Kleinheim im ländlichen Raum stieß die Heimleiterin dazu mit der Bemerkung, dass *„sie sich gerne etwas beteiligen“* wolle. Umgehend leiteten die Interviewpartnerinnen das Gespräch um auf unverfängliche Themen, die kaum noch einen Bezug zu der Einrichtung und zu ihrer persönlichen Situation hatten. Das Interview wurde kurz darauf durch eine weitere Intervention des Pflegepersonals (mit dem Hinweis *„das Essen sei nun angerichtet“*) beendet. Ein von der Interviewerin angebotener weiterer Kontakt wurde von den Befragten abgelehnt und die Annahme einer Visitenkarte verweigert mit der Begründung, dass die Heimleitung dann misstrauisch werden könnte. Im weiteren Verlauf des Gespräches stellt sich die nun anwesende Heimleiterin dar als eine Person, die *„ein bisschen sehr pingelig“* ist, dass in ihrem Haus *„Sauberkeit herrscht, Ordnung und dass man Alten gegenüber höflich und nett zu sein hat. So wie es halt war“*. Sie betonte, dass sie *„noch zur alten Garde“*gehöre.

Dass die Erhebung valider Informationen zur subjektiven Situation von dauerhaft institutionalisierten älteren Menschen und zu Problemen in deren Lebenssituation sehr schwierig sein kann, wurde auch in einem Interview mit einem aktiven Mitglied des Heimparlaments deutlich. Auch solche Bewohnervertreter erhalten demnach oft keine zuverlässigen Informationen, wenn sie, um Beschwerden nachzugehen, Bewohner direkt aufsuchen: *„Wir gehen in die Zimmer auch, haben wir auch schon gemacht, ja. Das hat auch nichts gebracht. Die eine Frau, die bei uns am Tisch sitzt, die hat gesagt, wenn Sie* (gemeint ist: die Interviewpartnerin als Mitglied des Heimparlaments) *nicht dabei gewesen wären, dann hätte ich so 'ne Latte gehabt von Beschwerden. (…) Das ist, das geht ja auch so schnell, du stehst da null Komma nichts im Zimmer, die sind erst mal baff, bis die sich gesammelt haben hat er seine Pfeile losgeschossen* (gemeint ist: ein anderes Mitglied des Heimparlaments). *‚Haben sie irgendwelche Beschwerden oder Reklamationen oder Sorgen?' Dann sind die so baff und sagen ‚nein'. Und dann ist gut und dann geht er wieder raus. (…) Und, wenn wir unten in dem Konferenzzimmer da sind, dann haben wir da Sprechstunde, da kommt kein Mensch, nur höchstens eine, die nur aus Neugierde guckt und von sich selbst erzählt und das ist alles. Das bringt doch nichts."*

Selbst solche Akteure, die nach den formalen Regeln der Institution als Interessenvertreter agieren, haben offensichtlich Schwierigkeiten, Heimbewohner dazu zu motivieren, Beschwerden, Kritik oder negative Beurteilungen ihrer Situation zu äußern. Dies wird erklärbar, wenn man die Befürchtungen hinsichtlich einer möglichen Weitergabe von Informationen an Dritte in Rechnung stellt, die viele Heimbewohner offensichtlich haben. Bereits in einer empirischen Studie in den 1970er Jahren hatten Nehring und Geach darauf aufmerksam gemacht, dass ältere Personen Vertraulichkeitszusagen oft nur wenig Glauben schenken (Nehring und Geach 1973). Dieser Umstand wurde auch in einigen unserer qualitativen Interviews deutlich:

I:　(…) Denken die alten Menschen, dass ich hinterher mit dem Aufzeichnungsgerät irgendwo hin gehe? (…)

B.: Ja, die haben kein Vertrauen. Gibt es hier auch einige, die haben kein Vertrauen, überhaupt wo Sie jetzt das Dingen da haben, nech. Was könnte passieren? Vielleicht wird es dem Chef wieder vorgespielt, dann weiß der ganz genau was die gesagt haben, und so denken die. So ist es.

Interview 26.03.01 F01 (775/786)

## 5.4　Die Bedeutung qualitativer Methoden

Aus methodischer Sicht ist es für die Betrachtung solcher Phänomene unerheblich, ob die von den Interviewpartnern befürchteten negativen Folgen tatsächlich eintreten, wenn negative Bewertung und Kritik an der Einrichtung und ihrem Personal geäußert wird. Allein die Situationsdefinitionen der Befragten, die die Interviewsituation als bedrohlich erleben, hat einen Einfluss auf deren Antwortverhalten und damit einen potentiell verzerrenden Effekt auf die empirische Erfassung bzw. „Messung" von Bewohnerzufriedenheit. Hier zeigt sich aber nun auch, dass die empirische Sozialforschung ein Methodeninstrumentarium anbietet, mit dessen Hilfe Probleme im Heimalltag weit eher thematisiert und beschrieben werden können als mit standardisierten Interviews, wobei die Methodenprobleme solcher Befragungen zumindest teilweise auch aufgedeckt werden können. So sprechen viele Befragte im Laufe des Interviews nebenbei problematische Aspekte der Pflegesituation an, die mit Hilfe unserer ausführlichen Interaktionsprotokolle aufgezeichnet werden konnten: *„Ich kann nicht immer jemanden rufen zum Waschen, da mach ich halt so gut wie's geht…"* berichtet eine 94-jährige Bewohnerin, die sich bei der Frage nach der Zufriedenheit mit der pflegerischen Versorgung für die Antwortkategorie „völlig" entschieden hatte und im Kontext einer anderen Frage beklagt sie sich, das Pflegepersonal *„habe … halt immer wenig Zeit…"*. Befragte geben recht häufig positive Antworten, wenn sie mit einem standardisierten Fragebogen global nach ihrer Zufriedenheit gefragt werden, äußern aber gleichzeitig (sozusagen außerhalb des Protokolls) spezifische Kritik an der Einrichtung. In den eher informell angelegten Interviewsituationen qualitativer Leitfadeninterviews, bei denen Interviewer Erzählanreize geben, die einem bei älteren Menschen häufig gegebenen Wunsch nach narrativer Selbstpräsentation entgegen kommen, findet man dann auch eine stärkere Tendenz der Interviewten, sich kritisch zu äußern.

B:  Und wie gesagt, in keiner Weise, in keiner Beziehung habe ich irgendwie einen Grund, mich über irgendwas zu beschweren oder was weiß ich. Höchstens dass die Schwestern ein bisschen nervös sind, und dass sie mal ein bisschen laut sind mit einer, die wohl nur den ganzen Tag: Schwester ruft, Schwester, Schwester ruft die den ganzen Tag. Aber da hab' ich ja nu nichts mit zu tun, nicht. An sich sind sie – das Personal ist in Ordnung. Ja. Was nicht - wüsste auch nicht, was ich irgendwie – wo was klage sollte oder was weiß ich.
Interview 20.02.01 B05 (127/136)

Die qualitative Interviewmethode eröffnet Möglichkeiten, Kriterien und Standards für gute oder schlechte Pflege und Betreuung auf der Basis kurzer Narrationen der Befragten zu rekonstruieren. In qualitativen Interviews werden nämlich oft ad hoc die aus lebensgeschichtlich geprägten Bedürfnissen und den vorhandenen physischen, emotionalen und kognitiven Kompetenzen erwachsenden Relevanzsetzungen der Befragten durch Schilderungen kurzer Szenen expliziert. Die im folgenden Interviewabschnitt geschilderte Begebenheit verdeutlicht etwa die Bedeutung der individuellen Privatsphäre als Voraussetzung für Bewohnerzufriedenheit:

B:  (…) und der Herr K., auf den muss man immer aufpassen. Das ist ein lieber, netter alter Herr, aber der regt mich auf. Jeden Mittag, aber auch jeden Nachmittag, wenn ich mich hier eingemuddelt hab' in meiner Decke und lieg in meinem Sessel und es ist zwanzig Minuten nach eins, dann bin ich fest eingeschlafen, denn kommt er hier rein und will zur Toilette.
I.:  Hat der früher gewohnt in Ihrem Zimmer?

B:  Und denn schrei' ich ihn an und sag: Raus, raus!, und denn hat er auch seinen
    Gehwagen, und denn ist das auch schon passiert, dann ist er vor der Tür hinge-
    fallen, denn lag er da (...) nicht, er rief immer um Hilfe, und denn kam ich hier
    rausgestürzt, und mein Mann kam rausgestürzt, und dann haben wir schnell
    geklingelt, ich weiß Gott sei Dank, wie man den Alarm macht, hab ich gleich
    Alarm geklingelt, und denn war die Schwester grad am Ende, auf dem fünfziger
    Flur, das ist hier ganz durch und denn dann noch vorbei und denn so rüber ganz
    hinten ...
Interview 18.01.01 B01 (37 - 46)

In einer solchen Erzählung werden Wirkungen personeller Unterausstattung und
eine problematische architektonische Gestaltung der Einrichtung (extrem lange
Wege für das Pflegepersonal) wesentlich besser thematisiert, als dies in einem standardisierten Fragebogen möglich wäre. Hierbei sieht sich der Befragte auch nicht
durch das Format der Befragung und die Formulierung der Items gedrängt, Urteile
über das Haus, in dem er lebt, und die Menschen, mit denen er dort interagieren
muss, abzugeben. Interessanterweise werden in diesem Interview auch Elemente
totaler Institutionen angesprochen, die in der soziologischen Literatur seit langem
beschrieben wurden, wie die erzwungene Gemeinschaft mit anderen Menschen
und die fehlende Privat- und Intimsphäre (vgl. Goffman 1981).

## 6   Fazit

Mit unserer empirischen Untersuchung wollten wir erkunden, wie ältere Menschen
in dauerhafter institutioneller Betreuung sozialwissenschaftliche Befragungen erleben und auf dieser Grundlage Anforderungen an Messinstrumente explizieren, die
die Qualität der Pflege und der übrigen Versorgung valide erfassen können. Ganz
offensichtlich können Heimbewohner Befragungen zu ihrer Zufriedenheit mit
Pflege- und Versorgungsdienstleistungen als bedrohlich erleben und als „Ausfra-
gen" oder sogar als ein regelrechtes „Verhör" interpretieren und dann jede Form der
Kritik aus Angst vor negativen Sanktionen vermeiden. Aus diesem Grund müssen
statistische Aussagen zur Bewohnerzufriedenheit in Einrichtungen der stationären
Altenpflege sehr vorsichtig interpretiert werden, weil sie in der Regel in Richtung
auf ein zu positives Urteil verzerrt sind. Das bedeutet weiterhin, dass die beliebten,
weil kosten- und personalsparenden standardisierten Interviews, die ihre Schwächen oft schon in Befragungen von weniger problematischem Klientel und bei
weniger heiklen Themen zeigen, ganz offensichtlich keine brauchbaren Ergebnisse für die spezielle Population der besonders vulnerablen und abhängigen älteren

Menschen in institutioneller Dauerbetreuung liefern können. Hinzu kommt, dass die häufig routinemäßig eingesetzte Form der Befragtenauswahl durch das Pflegepersonal mit einem hohen Risiko verzerrter Ergebnisse verbunden ist.

Hiermit haben wir also in der Tat eine Form empirischer Sozialforschung identifiziert, die zur Reproduktion kritikwürdiger Verhältnisse beiträgt, wie sie Adorno in den 1960er Jahren im sog. „Positivismusstreit" moniert hat: es werden Missstände und Problemlagen (hier bei der Versorgung hilfsbedürftiger älterer Menschen in dauerhafter institutioneller Betreuung) durch das Bild einer umfassenden Zufriedenheit und des Einverständnisses der Betreuten verschleiert – es wird, mit anderen Worten, Sozialforschung als Affirmation bestehender problematischer gesellschaftlicher Verhältnisse betrieben. Aber auch die Möglichkeiten eines ideologiekritischen Einsatzes der Werkzeuge empirischer Sozialforschung, die den über den Verhältnissen liegenden Schleier der Ideologie aufdecken kann, liegen auf der Hand. Die von Adorno hierzu eingeforderte *„Verfeinerung der Methoden",* welche die*„Unmittelbarkeit der Daten aufzulösen vermag"* (Adorno 1972, S. 99, s.o.) bestehen in diesem Fall in Strategien der Stichprobenziehung, die zur unverzerrten Auswahl von Befragten führen und in Maßnahmen, die die Entwicklung eines Vertrauensverhältnisses zwischen den Interviewpartnern fördern. Allerdings zeigt hier bereits die Terminologie, die sozialwissenschaftliche Methodiker gerne benutzen, ihre Grenzen, weil hiermit Interviewpartner verdinglicht werden können. So weckt nicht nur der Begriff der „Stichprobenziehung" merkwürdige und unrealistische Assoziationen (als könne man Befragte wie Kugeln aus einer Urne entnehmen), auch lässt sich „Vertrauen" eben in der Regel nicht einfach methodisch durch von den Interviewern einzuübende Techniken und Tricks herstellen.

Jedoch bietet die Anwendung qualitativer Verfahren der empirischen Sozialforschung hier deutliche Vorteile, weil die Befragten im Rahmen von qualitativen Interviews besser ihre eigenen Relevanzsetzungen und Bedürfnisse entfalten können, ohne dass diese von Anfang an durch Forscherhypothesen quasi überblendet werden (Kelle 1998, S. 11; Kelle 2007). Darüber hinaus erfüllen qualitative Interviews weitaus eher als standardisierte Befragungen Bedürfnisse nach narrativer Selbstpräsentation und sozialer Interaktion und können deshalb wesentlich zum Aufbau eines Vertrauensverhältnisses zwischen Interviewer und Befragten beitragen. Die „Zugzwänge des Erzählens" (Schütze 1976) können dazu führen, dass, wie sich in unseren Interviews oftmals gezeigt hat, Interviewte im Laufe des Erzählens eine vorsichtige und defensive, von sozial erwünschtem Antwortverhalten gekennzeichnete Haltung tendenziell aufgeben und negative Bewertungen der Pflegeinstitution offen legen oder Kritik äußern. Hierbei kann eine Interviewführung, bei der an die Erzählungen der Befragten direkt angeknüpft wird, deutlich machen, dass deren Sichtweisen ernst genommen werden. Anders als in einem standardisierten

Interview können sich die Interviewpartner im Gesprächsverlauf in der Themenwahl und dem Sprachstil angleichen. Brisante Themen können dabei durch Umschreibungen und vorsichtige Formulierungen angesprochen werden, so dass dem Befragten die Erinnerung an und die Thematisierung von negativen und unangenehmen Erfahrungen erleichtert wird.

Trotzdem bieten natürlich qualitative Interviews nicht per se eine Garantie für validere Ergebnisse bei der Erhebung von Beurteilungen von Dienstleistungen in Einrichtungen der stationären Altenhilfe und –pflege. Sie ermöglichen allerdings mit größerer Wahrscheinlichkeit eine Identifikation von Problemfeldern und Schwierigkeiten. Gerade hierin liegt eine wesentliche Stärke dieser Methode im Rahmen etwa von Evaluationsstudien. Während global gemessene Zufriedenheitsindizes (insbesondere dann, wenn die Ergebnisse positiv für die Einrichtung ausfallen) nur „…*den Status Quo (bestätigen) und (…) recht wenige konkrete Anhaltspunkte zur Qualitätsentwicklung…*" (Wingenfeld und Schaeffer 2001) bieten, können qualitative Methoden konkrete Verbesserungen anregen. Insgesamt müssen bei Befragungen von dauerhaft institutionalisierten Menschen die folgenden Aspekte Berücksichtigung finden:

1. der Feldzugang und die Auswahl der Interviewpartner müssen mit besonderer Sorgfalt erfolgen,
2. während der Vorbereitung des Interviews, der Kontaktanbahnung zum Befragten und bei der Durchführung des Interviews sollte bei älteren Heimbewohnern darauf geachtet werden, dass alles getan wird, um die Entwicklung eines Vertrauensverhältnisses zwischen Interviewer und Interviewtem erleichtern,
3. die Fragen sollten so formuliert werden, dass den Befragten eine Beantwortung von Fragen zu heiklen Themen und sensitive topics erleichtert wird.

Berücksichtigt man diese Aspekte, wird man häufiger ehrliche und kritische, mithin validere, Antworten erhalten als bei einer standardmäßig durchgeführten Kurzbefragung mit Hilfe eines voll standardisierten Instruments. Zahlreiche Befragte werden jedoch auch bei einer äußerst sensiblen und geschickten Fragestrategie sehr vorsichtig und im Sinne sozialer Erwünschtheit antworten. Somit bleibt die „Messung" von Bewohnerzufriedenheit in Einrichtungen der stationären Altenhilfe, vor allem dann, wenn die Informationen im Aggregat, d.h. für eine größere Gruppe von Bewohnern präsentiert werden, mit einem mehr oder weniger großen systematischen Fehler in Richtung auf ein insgesamt zu positives Urteil belastet.

Diese Einsicht ist ernüchternd und möglicherweise auch frustrierend angesichts der Tatsache, dass Items und Skalen zur Messung von Zufriedenheit seit mehreren Jahrzehnten in zahlreichen Kontexten eingesetzt werden. Man fühlt sich erinnert an den Begriff der „Cargo-Kult-Wissenschaft"[4], den der Physiker Richard Feynman in polemischer Absicht geprägt hat für Bemühungen in den Erziehungs- und Sozialwissenschaften, die Methoden der experimentellen Naturwissenschaften zu kopieren und nachzuahmen, ohne sie tatsächlich anzuwenden, wobei eine Art magischer Pseudoforschung inszeniert wird (vgl. Feynman 2000, S. 448 ff.). Eine vorgeblich exakte „Messung" von „Bewohnerzufriedenheit", bei der die Kommunikationsprobleme, die bei einer Befragung dauerhaft institutionalisierter älterer Menschen entstehen können, gar nicht erst in den Blick genommen werden, scheint tatsächlich die Kriterien für eine solche Cargo-Kult-Wissenschaft zu erfüllen – hierbei werden Artefakte produziert, die in aktuellen sozialpolitischen Kontexten und Debatten ein völlig falsches Bild realer Verhältnisse liefern.

Was seriöse Wissenschaft von „Cargo-Kult-Wissenschaft" unterscheidet, ist, so Feynman, die Bereitschaft, auch solche Ergebnisse zu publizieren, die den eigenen Annahmen widersprechen. In diesem Zusammenhang kann die Methodenlehre der empirischen Sozialforschung die wichtige Aufgabe erfüllen, Methodenartefakte aufzudecken. Möglicherweise wird hierbei deutlich, dass bestimmte Items in standardisierten Fragebögen auch durch ausgefeilteste Fragetechniken nicht verbesserbar und mithin manche Konstrukte sozialwissenschaftlich kaum messbar sind. Umso wichtiger werden in diesem Zusammenhang methodisch kontrollierte Verfahren zur Aufdeckung von Validitätsbedrohungen. In unserem Forschungsprojekt erwiesen sich qualitative Interviews und schriftliche Interviewprotokolle als besonders geeignet, um Ergebnisse realistischer einschätzen zu können, die sich aus den Antworten auf bestimmte Fragen in standardisierten Fragebögen ergeben. Zusätzliche Informationen, wie sie nur mit qualitativen Interviews, kaum aber mit standardisierten Befragungsinstrumenten erhoben werden können, Informationen, die vielleicht nur von zwei oder drei der Befragten über bislang unbekannte Probleme im Verhältnis zwischen Pflegern und Gepflegten genannt werden, können zudem für eine an Intervention orientierte Sozialgerontologie von weit höherem Nutzen sein als quantitative Maßzahlen, deren Exaktheit nur Schein ist.

---

[4] „Cargo Kulte" sind religiöse Bewegungen, die auf Inseln im Südwestpazifik im 20. Jahrhundert entstanden sind. Die Begegnung mit den materiellen Gütern der westlichen Kultur, etwa auf Inseln, die im 2. Weltkrieg als Luftwaffen- oder Flottenstützpunkte für die US-Armee gedient hatten, führte zu der Entstehung einer Kultbewegung, bei der jener materielle Reichtum („Cargo" = Fracht), der bei den Angehörigen der westlichen Kultur beobachtet wurde, dadurch erreicht werden sollte, dass industrielle Hochtechnologie durch religiöse Rituale magisch imitiert wurde. So legten Anhänger von Cargo Kulten etwa Landebahnen mitten im Regenwald an, bauten Holzgerüste (als „Tower") und Funkgeräte aus Holz und Muscheln und versuchten hierdurch Kontakt zu erwarteten Frachtflugzeugen aufzunehmen.

## Literatur

Adorno, T. W. (1972). *Der Positivismusstreit in der deutschen Soziologie.* Neuwied: Luchterhand.

Andersen, H. H., & Schwarze, J. (1999). *Methodische und inhaltliche Aspekte einer standardisierten Versichertenbefragung. Die Novitas Befragung 1998. Der Versicherten-Report.* Berlin: Berliner Zentrum Public Health, 99–2.

BMFSFJ. (2006). *Erster Bericht des Bundesministeriums für Familie, Senioren, Frauen und Jugend über die Situation der Heime und die Betreuung der Bewohnerinnen und Bewohner.* http://www.bmfsfj.de/doku/Publikationen/heimbericht/root.html.

BMG/BMFSFJ- Bundesministerium für Gesundheit/ Bundesministerium für Familie, Senioren, Frauen und Jugend. (2011). Entwicklung und Erprobung von Instrumenten zur Beurteilung der Ergebnisqualität in der stationären Altenhilfe. Berlin. http://www.bmg. bund.de/fileadmin/dateien/Publikationen/Pflege/Berichte/Bericht_Entwicklung_und_ Erprobung_von_Instrumenten_zur_Beurteilung_der_Ergebnisqualitaet_in_der_stationaeren_Altenhilfe.pdf. Zugegriffen: 20. Aug. 2013.

Bundesagentur für Arbeit, Arbeitsmarktberichterstattung. (2011). Gesundheits- und Pflegeberufe in Deutschland. Nürnberg. http://statistik.arbeitsagentur.de/Statischer-Content/ Arbeitsmarktberichte/Berichte-Broschueren/Arbeitsmarkt/Generische-Publikationen/ Gesundheits-und-Pflegeberufe-Deutschland-2011.pdf. Zugegriffen: 20. Aug. 2013.

Bundesministerium für Gesundheit. (2011). Bericht der Bundesregierung über die Entwicklung der Pflegeversicherung und den Stand der pflegerischen Versorgung in der Bundesrepublik Deutschland. http://www.bmg.bund.de/fileadmin/dateien/Publikationen/ Pflege/Berichte/Bericht_der_Bundesregierung_ueber_die_Entwicklung_der_Pflegeversicherung_und_den_Stand_der_pflegerischen_Versorgung_in_der_Bundesrepublik_ Deutschland.pdf.

Castle, N. G. (2007). A review of satisfaction instruments used in long-term care settings. *Journal of Aging and Social Policy, 19*(2), 9–41.

Castle, N. G., & Ferguson, J. C. (2010). What is nursing home quality and how is it measured? *The Gerontologist, 50*(4), 426–442.

Degenholtz, H. B., Rosen, J., Castle, N., Mittal, V., & Liu, D. (2008). The association between changes in health status and nursing home resident quality of life. *The Gerontologist, 48*(5), 584–592.

Dijkstra, W., Smit, J. H., & Comijs, H. C. (2001). Using social desirability scales in research among the elderly. *Quality and Quantity, 35,* 107–115.

Donabedian, A. (1966). Evaluating the quality of medical care. *Milbank Memorial Fund Quarterly, 44*(3), 166–206.

Esser, H. (1986). Über die Teilnahme an Befragungen. *ZUMA-Nachrichten, 18,* 38–47.

Feynman, R. P. (2000). *„Sie belieben wohl zu scherzen, Mr. Feynman!": Abenteuer eines neugierigen Physikers.* München: Piper.

Forbes, D. A., & Neufeld, A. (1997). Strategies to address the methodological challenges of client-satisfaction research in home care. *Canadian Journal of Nursing Research, 29,* 69–77.

Friesacher, H. (2010). Nutzerorientierung- Zur Normativen Umcodierung des Patienten. In B. Paul & H. Schmidt-Semisch (Hrsg.), *Risiko Gesundheit: Über Risiken und Nebenwirkungen der Gesundheitsgesellschaft* (S. 55–72).Wiesbaden: VS Verlag für Sozialwissenschaften.

Fuchs, M. (2009). Item-Nonresponse in einer Befragung von Alten und Hochbetagten. Der Einfluss von Lebensalter und kognitiven Fähigkeiten. In M. Weichbold, J. Bacher, & C. Wolf (Hrsg.), *Umfrageforschung. Herausforderungen und Grenzen* (S. 333–352). Wiesbaden: VS Verlag für Sozialwissenschaften.

Göpfert-Divivier, W., & Robitzsch, M. (1999). Neue Qualitätsbegriffe. *Forum Sozialstation, 23*(101), 26–27.

Görres, S., Hasseler, M., & Mittnacht, B. (2009). Gutachten zu den MDK- Qualitätsprüfungen und den Qualitätsberichten im Auftrag der Hamburgischen Pflegegesellschaft e.V. Universität Bremen: IPP-Schriften 02. http://www.ipp.uni-bremen.de/pages/info/ippschriften.php. Zugegriffen: 12. Sept. 2013.

Goffman, E. (1981). *Asyle: über die soziale Situation psychiatrischer Patienten und anderer Insassen.* Frankfurt a. M.: Suhrkamp.

Hammersley, M. (1995). *The politics of social research.* London: Sage.

Hasseler, M., Wolf-Ostermann, K., Nagel, M., & Indefrey, S. (2010). Wissenschaftliche Evaluation zur Beurteilung der Pflege-Transparenzvereinbarungen für den ambulanten (PTVA) und stationären (PTVS) Bereich. http://www.pflegenoten.de/media/dokumente/weiterentwicklung/Pflegenoten_Endbericht_Beirat_u__WB_2010_07_21.pdf. Zugegriffen: 14. Aug. 2013.

Heinzelmann, M. (2004). *Das Altenheim – immer noch eine „Totale Institution". Eine Untersuchung des Binnenlebens zweier Altenheime.* Göttingen: Cuvillier.

Herzog, A. R., & Rodgers, W. L. (1992). The use of survey methods in research on older Americans. In R. B. Wallace & R. F. Woolson (Eds.), *The epidemiologic study of the elderly* (pp. 60–90). New York: Oxford University Press.

Holzhausen, M., Bornschlegel, U., & Fischer, T. (2009). Die Patientenperspektive in der Erfassung von Lebensqualität im Alter. *Zeitschrift für Gerontologie und Geriatrie, 42,* 355–359.

Jobe, J. B., & Mingay, D. J. (1989). Cognitive research improves questionnaires. *American Journal of Public Health, 79*(8), 1053–1055.

Kelle, U. (1998). *Empirisch begründete Theoriebildung. Zur Logik und Methodologie interpretativer Sozialforschung.* Weinheim: Deutscher Studien.

Kelle, U. (2004). Integration qualitativer und quantitativer Methoden. In U. Kuckartz, H. Grunenberg, & A. Lauterbach (Hrsg.), *Qualitative Datenanalyse: computergestützt. Methodische Hintergründe und Beispiele aus der Forschungspraxis* (S. 27–41). Wiesbaden: VS Verlag für Sozialwissenschaften.

Kelle, U. (2007). *Die Integration qualitativer und quantitativer Methoden in der empirischen Sozialforschung. Theoretische Grundlagen und methodologische Konzepte.* Wiesbaden: VS Verlag für Sozialwissenschaften.

Kelle, U., & Erzberger, C. (1999). Integration qualitativer und quantitativer Methoden. Methodologische Modelle und ihre Bedeutung für die Forschungspraxis. *Kölner Zeitschrift für Soziologie und Sozialpsychologie, 51,* 509–531.

Kelle, U., & Erzberger, C. (2000). Integration qualitativer und quantitativer Methoden. In U. Flick, E. von Kardorff, & I. Steinke (Hrsg.), *Handbuch qualitativer Sozialforschung* (S. 299–308). Reinbek bei Hamburg: Rowohlt.

Kelle, U., & Erzberger, C. (2001). Die Integration qualitativer und quantitativer Forschungsergebnisse. In S. Kluge & U. Kelle (Hrsg.), *Methodeninnovation in der Lebenslaufforschung: Integration qualitativer und quantitative Verfahren in der Lebenslauf- und Biographieforschung* (S. 89–133). Weinheim: Juventa.

Kelle, U., & Erzberger, C. (2004). Qualitative and quantitative methods—not in opposition. In U. Flick, E. von Kardorff, & I. Steinke (Hrsg.), *A companion to qualitative research* (S. 172–177). London: Sage.

Kelle, U., & Kluge, S. (2001): Validitätskonzepte und Validierungsstrategien bei der Integration qualitativer und quantitativer Forschungsmethoden. In S. Kluge & U. Kelle (Hrsg.), *Methodeninnovation in der Lebenslaufforschung: Integration qualitativer und quantitative Verfahren in der Lebenslauf- und Biographieforschung* (S. 135–166). Weinheim: Juventa.

Kelle, U., & Kluge, S. (2010). *Vom Einzelfall zum Typus. Fallvergleich und Fallkontrastierung in der qualitativen Sozialforschung.* 2., überarbeitete Aufl. Wiesbaden: VS Verlag für Sozialwissenschaften.

Kelle, U., & Niggemann, C. (2002). „Wo ich doch schon einmal vor zwei Jahren verhört worden bin…". Methodische Probleme bei der Befragung von Heimbewohnern. In A. Motel-Klingebiel & U. Kelle (Hrsg.), *Perspektiven der empirischen Alternssoziologie* (S. 99–132). Opladen: Leske und Budrich.

Kelle, U., & Niggemann, C. (2003). Datenerhebung als sozialer Prozess in der Evaluations- und Wirkungsforschung – das Beispiel „Pflegequalität". Hallesche Beitrage zu den Gesundheits- und Pflegewissenschaften 2 (13). http://www.medizin.uni-halle.de/fileadmin/Bereichsordner/Institute/GesundheitsPflegewissenschaften/Hallesche_Beitr%C3%A4ge_und_EBN/Halle-PfleGe-02-13.pdf. Zugegriffen: 19. Aug. 2013.

Klein, T., & Gabler, S. (1996). Der Altenheimsurvey: Durchführung und Repräsentativität einer Befragung in den Einrichtungen der stationären Altenhilfe. *ZUMA-Nachrichten, 38*(20), 112–134.

Kluge, S., & Kelle, U. (2001). *Methodeninnovation in der Lebenslaufforschung: Integration qualitativer und quantitativer Verfahren in der Lebenslauf- und Biographieforschung.* (Statuspassagen im Lebensverlauf, Bd. 4). Weinheim: Juventa.

Knäuper, B., Schwarz, N., & Park, D. (2002). Selbstberichte im Alter. In A. Motel-Klingebiel & U. Kelle (Hrsg.), *Perspektiven der empirischen Alter(n)ssoziologie* (S. 75–98). Opladen: Leske und Budrich.

Krentz, H., & Olandt, H. (1999). Zufriedenheit mit der Klinik steigt im Alter. *Gesundheit und Gesellschaft, 2*(12), 20–21.

Kühn, K., & Porst, R. (1999). *Befragung alter und sehr alter Menschen: Besonderheiten, Schwierigkeiten und methodische Konsequenzen. Ein Literaturbericht. ZUMA-Arbeitsberichte 99/03.* Mannheim: Zentrum für Umfragen, Methoden und Analysen.

Laga, G. (1999). Zur Befragbarkeit „alter" Menschen. *Soziale Arbeit, 48,* 302–306.

Medizinischer Dienst des Spitzenverbandes Bund der Krankenkassen e.V. (MDS) (2010). Evaluation der Transparenzvereinbarungen. Abschlussbericht: Quantitative und qualitative Auswertung der Transparenzergebnisse der Medizinischen Dienste für die stationäre und ambulante Pflege. http://www.mds-ev.de/media/pdf/100216_Abschlussbericht_Transparenz_FINAL.pdf. Zugegriffen: 20. Aug. 2013.

Medizinischer Dienst des Spitzenverbandes Bund der Krankenkassen e.V. (MDS). (2012). *3. Bericht des MDS nach § 114a Abs. 6 SGB XI: Qualität in der ambulanten und stationären Pflege.* Köln: Asmuth Druck. http://www.mds-ev.de/media/pdf/MDS_Dritter_Pflege_Qualitaetsbericht_Endfassung.pdf. Zugegriffen: 20. Aug. 2013.

Nehring, V., & Geach, B. (1973). Patients' evaluation of their care. Why they don't complain. *Nursing Outlook, 21,* 317–321.

Parker, S. G., Peet, S. M., Jagger, C., Farhan, M., & Castleden, C. M. (1998). Measuring health status in older patients. The SF-36 in practice. *Age and Aging, 27,* 13–18.

Porst, R. (1996). *Ausschöpfungen bei sozialwissenschaftlichen Umfragen. Die Sicht der Institute. ZUMA-Arbeitsbericht 1996/07.* Mannheim: Zentrum für Umfragen, Methoden und Analysen.

Reuband, K.-H. (2006). Postalische Befragung alter Menschen. Kooperationsverhalten, Beantwortungsstrategien und und Qualität der Antworten. *ZA Informationen, 59,* 100–127.

Rodgers, W., & Herzog, R. (1987). Interviewing older adults. The accuracy of factual information. *Journal of Gerontology, 42,* 387–394.

Ross, C. K., Steward, C. A., & Sinacore, J. M. (1995). A comparative study of seven measures of patient satisfaction. *Medical Care, 33,* 392–406.

Saks, K., Tiit, E.-M., Muurinen, S., Mukkila, S., Frommelt, M., & Hammond, M. (2008). Quality of life in institutional care. In M. Vaarama, R. Pieper, & Sixsmith A. (Hrsg.), *Care-related quality of life in old age. Concepts, models and empirical findings* (S. 196–216). New York: Springer.

Salaske, I. (1997). Die Befragbarkeit von Bewohnern stationärer Alteneinrichtungen unter besonderer Berücksichtigung des Verweigerungsverhaltens. *Kölner Zeitschrift für Soziologie und Sozialpsychologie, 49*(2), 291–305.

Schnauber, A., & Daschmann, G. (2008). States oder traits? Was beeinflusst die Teilnahmebereitschaft an telefonischen Interviews? *Methoden-Daten-Analysen, 2*(2), 97–123.

Schütze, F. (1976). *Zur soziologischen und linguistischen Analyse von Erzählungen. Internationales Jahrbuch für Wissens- und Religionssoziologie 10* (S. 7–41). Opladen: Westdeutscher.

Schwarz, N., Park, D., Knäuper, B., & Sudman, S. (1998). *Aging, cognition, and self-reports.* Washington DC: Psychology.

Stocké, V. (2004). Entstehungsbedingungen von Antwortverzerrungen durch soziale Erwünschtheit. Ein Vergleich der Prognosen der Rational-Choice Theorie und des Modells der Frame Selektion. *Zeitschrift für Soziologie, 33*(4), 303–320.

Thiele, C., Feichtinger, L., Baumann, U., Mitmansgruber, H., & Somweber, M. (2002). Der Umzug ins Seniorenheim – Erfahrungen von Senioren und Angehörigen. *Zeitschrift für Gerontologie und Geriatrie, 35*(6), 556–564.

Thiele-Sauer, C., Feichtinger, L., & Baumann, U. (2008). Der Umzug ins Seniorenheim. Erwartungen und Erfahrungen von Senioren und deren Angehörigen: Eine abschließende Zusammenschau. *Zeitschrift für Gerontopsychologie und -psychiatrie, 21*(1), 49–59.

Wahl, H. W., Diehl, M., Kruse, A., Lang, F. R., & Martin, M. (2008). Psychologische Alternsforschung: Beitrage und Perspektiven. *Psychologische Rundschau, 52*(1), 2–23.

Weibler-Villalobos, U., & Röhrig, B. (2010). Methodische Anforderungen an einrichtungsbezogene Qualitätsberichte in der Pflege. *Gesundheitswesen, 72,* 780–789.

Wingenfeld, K (2003). *Studien zur Nutzerperspektive in der Pflege. (Erweiterte Neuauflage des Papers P02-118).* Bielefeld: Veröffentlichungsreihe des Instituts für Pflegewissenschaften.

Wingenfeld, K., & Schaeffer, D. (2001). Nutzerperspektive und Qualitätsentwicklung in der ambulanten Pflege. *Zeitschrift für Gerontologie und Geriatrie, 34,* 140–146.

## Internet

http://www.biva.de/index.php?id=639 Zugegriffen: 12. Aug. 2013.

http://www.bmg.bund.de/cln_040/nn_669444/DE/Presse/Pressemitteilungen/Archiv/Presse-BMGS-4-2004/PM-11-11-2004-6240,param=.html. Zugegriffen: 8. Mai 2006.

http://www.bmg.bund.de/pflege/pflegekraefte/pflegefachkraeftemangel.html. Zugegriffen: 9. Aug. 2013.

http://www.destatis.de/DE/ZahlenFakten/GesellschaftStaat/Gesundheit/Pflege/Pflege.html. Zugegriffen: 24. Juli 2013.

http://www.metrik.de/seniorenhilfe.html. Zugegriffen: 14. Aug. 2013.

# Zur Befragung und Befragbarkeit von kognitiv eingeschränkten und demenziell veränderten Menschen in Alten- und Pflegeheimen

Gert Lang

## 1 Einleitung

Der Altersstrukturwandel bedingt eine quantitative Zunahme der betagten und hochbetagten Bevölkerungsgruppen (Statistik Austria 2013). Zu der wachsenden Zahl an BewohnerInnen in stationären Einrichtungen der Altenhilfe zählen häufig demenziell veränderte Menschen (Amann 2004). Letztere sind oft durch ein Defizit in kognitiven, emotionalen und sozialen Fähigkeiten gekennzeichnet. In der Demenz kommt es typischerweise zu einer Einschränkung des (Kurzzeit-) Gedächtnisses, des Denkens, der Orientierung, der Auffassung, der Lernfähigkeit, der Sprache, des Sprechens und des Urteils- bzw. Entscheidungsvermögens. Die im hohen Alter am häufigsten auftretende Form ist die Alzheimer-Krankheit, die längerfristig meist mit dem vollständigen Verlust der erworbenen Fähigkeiten und Fertigkeiten einhergeht (Maier et al. 2011).

Häufig werden in Einrichtungen der stationären Altenhilfe Zufriedenheitsbefragungen von PatientInnen eingesetzt und zwar als *„Maßstab zur Beurteilung von Leistungen, Innovationen und Reformprojekten"* (Strodtholz und Badura 2006, S. 459). Solche Bemühungen erfüllen jedoch nur selten den Anspruch, die Qualität der Umgebung und Pflege in medizinisch-pflegerischen Institutionen (Heimen) festzustellen, insbesondere aus konzeptuellen und methodischen Mängeln (Amann et al. 2010). Inhaltlich deshalb, weil ein solches Anliegen eine ganzheitliche Perspektive (Lebensqualität) erfordert, methodisch deshalb, weil ihre Messung auf erfahrungsbasierten und nicht einstellungsbasierten Merkmalen beruhen muss (Estermann und Kneubühler 2008). In Übersichtsarbeiten konnte gezeigt

G. Lang (⊠)
Wien, Österreich
E-Mail: Gert.Lang@w.roteskreuz.at

A. Amann, F. Kolland (Hrsg.), *Das erzwungene Paradies des Alters?*,
Alter(n) und Gesellschaft, DOI 10.1007/978-3-658-02306-5_9,
© Springer Fachmedien Wiesbaden 2014

werden, dass oft die trivialsten Anforderungen und Standards der quantitativen Methoden der empirischen Sozialforschung nicht eingehalten, spezifische Aspekte und Bedingungen der Befragung (hoch-)betagter Menschen oder jener von HeimbewohnerInnen zu wenig berücksichtigt werden (Gebert und Kneubühler 2003; Kühn und Porst 1999).

Aus der Sicht der Umfrageforschung stellt sich die Frage, wie man mit den geänderten Lebensbedingungen spezifischer Bevölkerungsgruppen methodisch umgehen muss. Auf Basis dieser Frage- bzw. Problemstellung geht dieser Beitrag zunächst methodologischen Aspekten und zentralen Begriffen der einschlägigen Methodenforschung nach. Darauf folgt eine umfassende Beschreibung des Frage-Antwort-Prozesses, weil dieser zentral für Überlegungen zur Befragung von „älteren" Menschen sein muss. Darüber hinaus wird gezeigt, dass die Befragung von älteren Menschen oder HeimbewohnerInnen mit dem gesamten Forschungsdesign in enger Verbindung steht, allem voran mit den Befragungsmethoden und den Erhebungstechniken bzw. -praktiken.[1]

Auf Basis dieser Überlegungen und mit besonderem Fokus auf ältere, (altersbedingt) potenziell kognitiv eingeschränkte und möglicherweise demenziell veränderte Personen werden die methodologischen Aspekte einer sozialwissenschaftlichen Befragung im Alten- bzw. Pflegeheim abgesteckt und zusammengefasst. In weiterer Folge wird vom Forschungsdesign und den Befragungsergebnissen einer empirischen Studie berichtet, die diese Methodologie angewendet hat. Die methodischen Grundlagen zur Befragung und die empirischen Befragungsergebnisse liefern die Inputs für eine kritische Diskussion und die Ableitung von Schlussfolgerungen, die für eine Befragung von kognitiv eingeschränkten bzw. demenziell veränderten Menschen in Alten- und Pflegeheimen berücksichtigt werden müssen.

## 2   Methodologie der Befragung älterer Menschen

### 2.1   Zentrale Begriffe und Definitionen

Der oben diskutierte Hintergrund erfordert einen Zugang der sozialwissenschaftlichen Methodologie. Methodologie, verstanden als die Lehre von den allgemeinen Prinzipien, Regeln und Methoden des sozialwissenschaftlichen Forschens, ist eine Metatheorie, die der grundlegenden Untersuchung wissenschaftlicher Methoden

---

[1] Anmerkung: Zur „Datenerhebung in totalen Institutionen als Forschungsgegenstand einer kritischen gerontologischen Sozialforschung" siehe den gleichlautenden Beitrag von Udo Kelle, Christiane Niggemann und Brigitte Metje in diesem Sammelband.

dient (Opp 2002) und nach der Verbesserung des wissenschaftlichen Arbeitens strebt (Hillmann 2007). Zu ihren grundlegenden Aufgaben zählen die Bewertung des Zustandekommens, die Kritik der Ergebnisse sowie Vorschläge zur Verbesserung der Forschungspraktiken, -techniken und -methoden (Zimmermann 2006).

Aus methodologischer Perspektive muss für die Befragbarkeit von kognitiv eingeschränkten, demenziell veränderten Personen (z. B. BewohnerInnen von Alten- und Pflegeheimen) zunächst nach den Kriterien gefragt werden, ob und welche Methoden für diese Absicht geeignet sind. Eine Methodologie der Befragung muss darüber hinaus begründen, warum eine bestimmte Methode angewandt werden muss (und keine andere), was eine spezifische Kenntnis der sozialwissenschaftlichen Methoden erfordert.

Das Ziel von Befragungen ist es, valide, reliable, unverzerrte und vollständige Ergebnisse zu einem bestimmten Thema zu erhalten (Collins 2003). Zu den Methoden zählen die mündliche und schriftliche Form, entweder das persönliche oder das telefonische Interview oder aber die postalische/webbasierte Befragung. Zur Erhebung kommt ein standardisiertes Instrument (Fragebogen) zur Anwendung. Bei mündlichen Befragungen kommen InterviewerInnen zum Einsatz (De Leeuw 2001). Fragen der Befragung und Befragbarkeit stellen sich deshalb, weil die Datenqualität und die Aussagekraft der Befragungsdaten davon tangiert sind bzw. spezifische Vor- und Nachteile damit verbunden sind. Die Gefahr besteht, dass mit den Daten keine Rückschlüsse gezogen werden können, weil zu viele Personen nicht befragt wurden (Kühn und Porst 1999). Ein großes Problem stellt die Nichtbeantwortung dar, bei der prinzipiell zwei Typen unterschieden werden können (sog. first and second-level nonresponse): Einerseits spricht man von *unit-nonresponse*, wenn zum/r Befragten überhaupt keine inhaltlich verwertbaren Angaben zur Verfügung stehen, andererseits von *item-nonresponse*, wenn Angaben zu einzelnen Fragen fehlen. Weil die Ursachen dafür vielfältig sind, können Befragungsausfälle nie völlig ausgeschlossen, jedoch maßgeblich reduziert werden (De Leeuw 2001).

Bei Personen im Pflegeheim handelt es sich in aller Regel um ältere Menschen und häufig (altersbedingt) um demenziell veränderte BewohnerInnen. Aus diesen Gründen müssen für die Befragbarkeit kognitive Aspekte der Befragung[2] im Zentrum der Überlegungen stehen. Insbesondere muss die Eignung von Befragungsmethoden und Erhebungstechniken systematisch und kritisch bewertet werden, zunächst der mit einer Befragung verbundenen Aufgaben und möglichen Befragungsfehlern (Collins 2003).

---

[2] Zur Entstehung und Geschichte der Bewegung der sog. cognitive aspects of survey methodology (CASM) siehe Tanur (1999) bzw. Aborn (1999).

## 2.2   Der Frage-Antwort-Prozess

Der Vorgang einer Befragung wurde durch verschiedene theoretische Modelle beschrieben. Im Grunde fassen die Modelle die Befragung als einen Frage-Antwort-Prozess auf, der mehrere aufeinanderfolgende Schritte beinhaltet und bei denen die befragte Person verschiedene Informationen sequentiell zu verarbeiten hat (Tourangeau 2003).

Der Frage-Antwort-Prozess beginnt mit der Exposition der Frage und endet mit einer Antwortabgabe. Das von Jobe (2003) vorgeschlagene Modell beschreibt den Vorgang folgendermaßen (Abb. 1): Aus der Sicht der befragten Person geht es zunächst darum, die gestellte Frage zu verstehen und mit einer Bedeutung zu versehen (*encoding, comprehension*). Insbesondere ist der Bedeutungsgehalt einer Frage kognitiv zu erfassen. Weiters muss je nach Fragetyp das Faktenwissen, die Meinungen bzw. Einstellungen oder das tatsächliche Verhalten aus dem Langzeit- oder Kurzzeitgedächtnis abgerufen werden (*recall, retrieval*). Dabei sind Such-, Wiederherstellungs- und Rückgewinnungsprozesse von relevanten Informationen notwendig. Darüber hinaus laufen (heuristische) Entscheidungsprozesse der Bewertung und Beurteilung (*estimation*) ab. Darauf aufbauend verarbeitet die befragte Person die Informationen zur Antwortschätzung und zu guter Letzt erfolgt eine Reaktion bzw. Rückmeldung auf die Fragestellung, was eine Einpassung in das vorgegebene Antwortformat erfordert (*editing, response*).

Das Modell hilft, die zu bewältigenden Anforderungen einer Befragung besser zu verstehen. Es kann in allen Schritten zu Problemen kommen oder gar Befragungsausfälle provozieren. Möglichkeiten und Grenzen der Befragung stellen sich unmittelbar im Zusammenhang mit den personalen Fähigkeiten oder dem gesundheitlichen Vermögen, beispielsweise von Personen in Alten- und Pflegeheimen. Benötigt werden psychisch-geistige Funktionen, wie beispielsweise die räumlich-zeitliche Orientierung, der gute/schnelle Ablauf kognitiver Vorgänge oder die psychische Belastbarkeit. Darüber hinaus zählen physische Fähigkeiten zu den Grundvoraussetzungen einer gelingenden Befragung, wobei vor allem die für die Kommunikation notwendigen Seh-, Hör-, Artikulationsvermögen vorliegen müssen. Nicht zuletzt aber erfordert es freilich eine vorliegende Kooperationsbereitschaft, ein Interesse am Befragungsthema und die Motivation zur Teilnahme (Kühn und Porst 1999).

Aus methodologischer Sicht ermöglichen es die Schritte des Frage-Antwort-Prozesses, methodische Fragen nach einem optimalem Ablauf einer Befragung zu stellen, insbesondere um die Befragungsqualität zu verbessern. Dazu ist die Optimierung des gesamten Forschungsdesigns erforderlich. Die Anwendbarkeit der Befragungstechniken und -praktiken ist kritisch zu durchleuchten, die auf einen erfolgsversprechenden Ansatz zur Befragung von Alten- bzw. PflegeheimbewohnerInnen hinzuweisen vermögen.

## 2.3   Befragungsmethoden: Techniken und Praktiken

Seit der Mitte der 1980er Jahre wurde in der Forschung den kognitiven und kommunikativen Aspekten der Befragung vermehrt Aufmerksamkeit zuteil (sog. *cognitive aspects of survey methodology*). Im Vordergrund stand meist die Frage, ob es sich bei den Befragungsergebnissen um tatsächliche Unterschiede in Wissen, Meinungen oder Verhalten handelt, oder aber um Methodeneffekte. Die Bemühungen haben zu einem höheren Problembewusstsein der eingesetzten quantitativen Befragungsmethoden und -techniken beigetragen.

Kritisch angemerkt sei, dass die diesbezüglichen Ergebnisse oft nicht eindeutig, manchmal sogar widersprüchlich ausfallen. Diese Studien beruhen nicht selten auf kleinen Stichproben, teilweise unter realitätsfernen „Laborbedingungen" erhoben, oder auf Basis problematischer Messungen, wie beispielsweise der kognitiven Fähigkeiten (Fuchs 2009). Es existieren jedoch hinsichtlich der Befragung von kognitiv eingeschränkten Personen kaum Befunde, weil beispielsweise hinsichtlich „*the measurmement of QoL* (Anm.: quality of life) *in dementia patients (…) has been largely ignored as a result of conceptual, logistical, and measurement difficulties inherent in actually assessing QoL directly from this population*" (Brod et al. 1999, S. 25). Die meisten Studien stützen sich lediglich auf den Vergleich von jüngeren und älteren Personen bzw. beruhen auf der einseitigen Annahme, dass es altersbedingt zu einem Rückgang kognitiver Fähigkeiten komme (Schwarz 2007; Schwarz und Knäuper 1999).[3]

Die Ergebnisse legen jedoch den Befund nahe, dass die Befragbarkeit nicht bloß vom individuellen Vermögen der Befragten abhängt, sondern maßgeblich durch methodische Kontexteffekte im Frage-Antwort-Prozess beeinflusst wird (Költringer 2013). Es hat sich die Meinung durchgesetzt, dass „*(…) the accuracy of factual self reported information is a function of the task or nature of information requested. The difficulty of this task, in turn, is determined by the recency, frequency, and saliency of the events reported on*" (Carsjö et al. 1994, S. 157). Die Befragung ist vom gesamten Forschungsdesign beeinflusst und eine Funktion der eingesetzten Erhebungstechniken und der Erhebungsmethode (De Leeuw 2001).

Es müssen Fehler seitens der InterviewerInnen ebenso vermieden werden, wie Befragungs- und Messfehler sowie Antwortverzerrungen auf Seiten der RespondentenInnen (sog. *reactivity effects*) (Dippo 1997; Schnell et al. 2008). Die Befragung kann daher zunächst unter formal-technischen Gesichtspunkten der Fragetechnik beurteilt werden, wie beispielsweise nach Fragereihung, Fragetypus (offen

---

[3] In einer Sonderauswertung der Berliner Altersstudie kam beispielsweise Fuchs (2009) zur Erkenntnis, dass mit zunehmendem Alter die Item-Nonresponse aufgrund der sinkenden kognitiven Fähigkeiten ansteigt aber trotz Kontrolle verschiedener kognitiver Dimensionen ein signifikanter Alterseffekt bestehen bleibt.

vs. geschlossene Frage), Schwierigkeit (Referenzzeitraum), Antwortformat (Antwortkategorien) (sog. *item positioning, halo effects*).

Damit Befragte den Sinn einer Frage verstehen können, haben nicht nur kognitive sondern auch kommunikative Aspekte eine Bedeutung. Ein eindeutiges Frageverständnis ist nur möglich, wenn für Befragte die Frageabsicht erschließbar ist. Fragen werden dann akkurater beantwortet, wenn Klarheit über die Fragen besteht. Das Frageverständnis wird damit unterstützt, wenn für Befragungsabschnitte kurze Einführungen zur Verfügung stehen, Fragen einfache Formulierungen aufweisen sowie geläufige Begriffe verwenden. Außerdem greifen Befragte beim Verstehen auf die formalen Charakteristika der Frage zurück (Schwarz 2007) und daher müssen nicht nur die Antwortkategorien verständlich sein, sondern auch die Antwortalternativen zur Frage passen sowie ausschließlich sein (De Leeuw 2001). Neben der standardisierten Formulierung sollten die in der Befragung gestellten Fragen auch für eine Standardisierung des Frageverständnisses sorgen, das durch die InterviewerInnen kommunikativ unterstützt werden kann (Schober und Conrad 2002; Suchman und Jordan 1990).

Wie die relevanten Informationen aus dem Gedächtnis abgerufen werden, hängt darüber hinaus vom Inhalt der Frage ab, ob es sich entweder um Fakten-, Einstellungs- oder Verhaltensfragen handelt. Bei Einstellungsfragen müssen entweder zuvor gebildete Meinungen und Bewertungen aus dem Gedächtnis rekonstruiert oder erst in der Befragung selbst neu gebildet werden. Bei Wissensfragen müssen die relevanten Fakten abgerufen und mit der Frage kombiniert werden. Bei Verhaltensfragen müssen Ereignisse aus der Vergangenheit rückerinnert und aus dem Gedächtnis abgerufen werden. Aus methodischer Sicht sind diesbezüglich mehrere Effekte bekannt: Erstens hat die Fragenreihung den negativen Effekt, dass zuvor gestellte Fragen auf später gestellte Fragen ausstrahlen können (*halo effect*). Mit fortschreitendem Alter scheint sich dieser Effekt jedoch abzuschwächen, weil zuvor gegebene Information aufgrund eines (altersbedingten) Rückgangs der Gedächtnis- bzw. Erinnerungsleistung kürzer bzw. schlechter zugänglich bleiben. Zweitens verwenden Befragte die zur Auswahl stehenden Antwortkategorien der Antwortskala, wobei die Antwortextreme als Ankerpunkte (*range effect*) und die Skalenmitte (*frequency effect*) als Informationsgrundlage zur Antworteinordnung dienen. Hier weisen die relevanten Forschungsergebnisse darauf hin, dass Ältere tendenziell über ein geringeres Vermögen verfügen, sich auf mehrere Stimuli gleichzeitig zu konzentrieren und weniger zwischen verschiedenen Antwortkategorien zu unterscheiden vermögen. Drittens ist, was die Anordnung der Altwortalternativen betrifft (*response order effect*), die Wahl der Antwortalternative wahrscheinlicher, die entweder früher visualisiert (*primary effect*) oder später akustisch präsentiert wird (*recency effect*). Da ältere Befragte tendenziell größere Schwierigkeiten damit haben, sich mehrere Antwortalternativen zu merken, orientieren sie sich mehr an verbalen Antwortkategorien. Daher verstärkt sich der Recency-Effekt tendenziell mit zunehmendem Alter (Schwarz und Knäuper 1999, 2013).

Auch hinsichtlich des Abrufens des vorhandenen Faktenwissens und des Verhaltens hat sich herausgestellt, dass diese Beantwortung nicht ausschließlich von der Erinnerungsfähigkeit des faktischen Wissens und des Verhaltens (bzw. Verhaltensabschätzung) abhängt, sondern auch von Kontextvariablen der Befragung beeinflusst wird, also beispielsweise, welche Informationen das Erhebungsinstrument bereitstellt (Schwarz 2007). Erstens werden die Antwortalternativen zum Referenz- bzw. Bezugsrahmen für die Antwortschätzung verwendet. Befragte tendieren dabei zur Skalenmitte, weil sie der Einstufung am Durchschnitt dient. Dieser Effekt kommt stärker zum Tragen, je weniger die Fakten oder das Verhalten im Gedächtnis verfügbar bzw. abrufbar sind. Zweitens können die Angaben dann systematisch verzerrt sein, wenn es sich um seltenes Verhalten, um weit zurückliegende Ereignisse und um wenig bedeutsame Sachverhalte handelt (Schwarz und Knäuper 2013). Hingegen kann die Erinnerungsfähigkeit unterstützt werden, wenn Fakten und Verhalten aus dem persönlichen und direkten Lebenskontext erfragt werden (De Leeuw 2001).

Weil es sich bei der Befragung um einen kommunikativen/interaktiven Prozess handelt, muss sie in der Gesamtheit betrachtet und bewertet werden. Was die mündliche Befragung betrifft, wird in der einschlägigen Literatur daher speziell auf die Rolle des/r Interviewers/-in eingegangen (Ongena und Dijkstra 2007). Die Situation des Interviews stellt kein tagtägliches Gespräch, sondern eine spezielle Form der Kommunikation dar (Kelle und Niggemann 2002), die für ältere Menschen eine anstrengende Situation darstellen kann mit der Gefahr der Ermüdung oder gar des Abbruchs des Interviews. Daher ist auf eine möglichst kurze Befragungszeit in einer gewohnten und vertrauten Umgebung zu achten (Kühn und Porst 1999).

Interviewende Personen führen aber nicht nur das Interview durch, sondern können beispielsweise auch Quelle zusätzlicher Befragungsprobleme sein. Bevor die Antwort der befragten Person an den/die Interviewer/-in kommuniziert wird, wird das gebildete Urteil editiert. Dabei können sogenannte Anwesenheitseffekte, wie beispielsweise das sozial erwünschte und kontextuell angepasste Antwortverhalten ein Problem darstellen (Schnell et al. 2008). Insbesondere bei heiklen und sensiblen Befragungsinhalten kann es dazu kommen, dass man sich besser bzw. positiver darstellt (Kühn und Porst 1999). Insgesamt weisen telefonische und persönliche Befragungen gegenüber der schriftlichen Befragung den Vorteil auf, dass weniger Befragungsausfälle und geringere *item-nonresponse* verzeichnet werden (De Leeuw 2001), insbesondere weil InterviewerInnen sich an die Situation anpassen und die Befragten unterstützen können.

Dafür ist für eine optimale Interviewführung, ein gutes Design und Layout des Fragbogens von essentieller Bedeutung, beispielsweise hinsichtlich der Anweisungen für die InterviewerInnen (z. B. für die Filterführung). Bei einer persönlichen Befragung können damit viele Befragungs- oder Dokumentationsfehler reduziert werden. Gute InterviewerInnen tragen durch ihr Einfühlungsvermögen, ihre Geduld, ihr Erklärungsvermögen außerdem zur Motivation der interviewten Person bei und können stimulierend auf die Befragung wirken (Kühn und Porst 1999). Die InterviewerInnen vermögen durch eine gestützte und geleitende Interviewführung zur Reduzierung von Ausfällen beizutragen, insbesondere was ein verbessertes Frageverständnis anbelangt, was nur durch eine gute Schulung, Interviewerfahrung bzw. eingehendes Training der Interviewenden gewährleistet werden kann. Darüber hinaus können InterviewerInnen eine wertvolle zusätzliche Quelle bei der Datensammlung darstellen, beispielsweise weil sie am besten Auffälligkeiten des Frage-Antwort-Prozesses beobachten und dokumentieren können (Snijkers 1997).

## 2.4 Zusammenführung

Die methodologische Diskussion hat für die sozialwissenschaftliche Befragung von älteren, demenziell veränderten BewohnerInnen von Pflegeheimen den Frage-Antwort-Prozess ins Zentrum der Überlegungen gestellt. Die Methodenliteratur hebt in diesem Zusammenhang die kognitiven Herausforderungen hervor bzw. hat auf eine Vielzahl an *response bias* und *reactivity effects* hingewiesen (Dippo 1997; Schnell et al. 2008). Folgt man den zentralen Studienergebnissen, dann fällt es kognitiv eingeschränkten Menschen tendenziell schwerer, die relevante Information abzurufen, im Kurzzeitgedächtnis zu halten bzw. gleichzeitig zu verarbeiten. Demenziell veränderte Personen sind weniger in der Lage, den Frage-Antwort-Prozess vollständig und optimal zu durchlaufen (Fuchs 2009; Krosnick 1991). Kühn und Porst (1999) stellen für die Befragung von älteren Menschen zusammenfassend fest, dass sie die Antwort zu bestimmten Fragen eher verweigern, eine teilweise höhere Fehlervarianz erzeugen, anfälliger für die Anwesenheit Dritter sowie für Akquieszenz sind (Ja-Sage-Tendenzen), häufiger zu Wiederholungen tendieren und bei den Antworten vorsichtiger agieren (Kühn und Porst 1999).

Das Antwortverhalten ist daher stets im Zusammenhang mit anderen Variablen zu bewerten. Die Befragung bzw. Befragbarkeit hängt nicht bloß von der Zielgruppe bzw. dem individuellen Vermögen ab, wie beispielsweise den kognitiven Leistungs- oder körperlichen Funktionsfähigkeiten, sondern auch vom gesamten Befragungsdesign und -kontext (Schwarz und Knäuper 2013). Dazu zählen sowohl das Umfragethema (Motivation), die Befragungsmethoden (Instrument), die eingesetzten Befragungstechniken (Fragen) und das gesamte Erhebungsdesign (Interviewer/-in). In ihrer Summe wird darüber die Befragung und die Antworten maßgeblich beeinflusst, im positiven Sinne fördern, aber auch potenziell zu verfälschten Ergebnissen bzw. falschen Schlussfolgerungen beitragen (De Leeuw 2001; Jobe 2003).

Diese Aspekte müssen für eine Befragung von älteren, (altersbedingt) potenziell kognitiv eingeschränkten und oft demenziell veränderten Personen berücksichtigt werden. Von essentieller Bedeutung für eine geeignete Methodologie ist, dass sie

1. die individuellen Ressourcen und strukturellen Charakteristiken der zu befragenden Population, insbesondere die psychisch-physischen Funktionen und Lebensbedingungen von HeimbewohnerInnen, ins methodische Zentrum der Überlegungen für
2. die Ableitung der Erhebungsmethoden, die Entwicklung des Erhebungsinstruments und den Einsatz von geschulten InterviewerInnen rücken müssen.

In Folge wird das Forschungsdesign einer österreichischen Untersuchung über die subjektive Lebensqualität im Alten- und Pflegeheim vorgestellt, unter dem Gesichtspunkt der Befragbarkeit von älteren, demenziell veränderten Personen analysiert bzw. werden die Ergebnisse kritisch reflektiert.

## 3　Untersuchungsdesign und -methoden

### 3.1　Studiendesign

Das Studiendesign wurde im Rahmen des von der Universität Wien geförderten, dreijährigen und im Jahr 2010 beendeten Forschungsprojekts *„An empirical investigation into the life world and life quality of nursing home residents"* (FS492001) entwickelt. Dabei handelte es sich um eine soziologische Untersuchung, die an der Frage orientiert war, wie die subjektive Lebensqualität der BewohnerInnen von Pflegeheimen konzeptuell begründet und gemessen werden kann.

Die Aufgabenstellung beinhaltete konzeptuelle und methodologische Bemühungen, die Qualität empirischer Erhebungen im Altenpflegebereich zu verbessern. Dies machte sowohl grundlagenorientierte wie auch anwendungsorientierte Forschung notwendig. Das Ziel bestand einerseits darin, empirisch gestützte Hinweise zum Wohlergehen, valide und reliable Daten zur subjektiven Befindlichkeit von BewohnerInnen stationärer Einrichtungen in Verbindung mit der Qualität von Pflege und Umwelt im Alten- und Pflegeheim zu erhalten (Amann et al. 2010).

Andererseits war die Entwicklung eines quantitativen Erhebungsinstruments auf Basis einer methodologischen Grundorientierung notwendig. Josef Estermann und Karl-Ulrich Kneubühler haben die argumentativen Begründungen für das Erhebungsinstrument vorgelegt und die Messgüte der *„subjektiven Lebensqualität im Altenheim"* (SLQA) dargelegt (Estermann und Kneubühler 2008), die für Österreich zuvor in mehreren kleineren Untersuchungen getestet und adaptiert wurde (Amann et al. 2005, 2010; Lang et al. 2007).

Da Zufriedenheitsmaße die Realität der BewohnerInnen nur unzureichend zu erfassen vermögen (Estermann und Kneubühler 2008), wurde auf eine Zufriedenheitsbefragung verzichtet und stattdessen die Lebensqualität der BewohnerInnen erhoben als *„an individual's perception of his* (her) *situation in life within the context of his (her) culture and values, as well as his* (her) *objectives, expectations, and interests"* (WHO 1993). Lebensqualität wird als multidimensionale Größe aufgefasst, bei der subjektive Faktoren zentral sind (Amann et al. 2010). Im Kern der Fragestellung stand die Überlegung, dass für die Reliabilität und Validität eine geeignete Methodologie der Befragung notwendig ist und ein methodischer Ansatz zur Messung (hier: der subjektiven Lebensqualität), die auch für kognitiv eingeschränkte BewohnerInnen geeignet ist und auf erfahrungsbasierten Merkmalen beruht. Konzeptuell wurde insbesondere Rücksicht darauf genommen, dass *„for people suffering from dementia, the unique characteristics of the disease lead to sometimes subtle and sometimes obvious differences in the importance and definition of specific QoL domains and subdomains"* (Brod et al. 1999, S. 25).

Da die Fähigkeit zu adäquaten Antworten unterstützt werden musste, war eine möglichst kurze standardisierte Befragung, ein geringes Maß an Differenzierung, der Verzicht auf einen schriftlichen Fragebogens zugunsten einer persönlichen Befragung (*face-to-face* Interviews) in Rahmen einer Gesamterhebung notwendig.

## 3.2 Datenquellen und Operationalisierung

Es wurden mehrere Datenquellen verwendet, die sich aus jenen zusammensetzten, die in der Befragung der BewohnerInnen gewonnen werden konnten, die die InterviewerInnen nach dem Interview vermerkt haben und jenen, die durch das Heim strukturell verfügbar waren.

Die empirisch-analytischen Leitfragen zur Entwicklung des Befragungsinstruments für die *„Subjektive Lebensqualität im Altenpflegeheim"* (SLQA) bildeten fünf Qualitätsdimensionen (vgl. Kane 2001), die als subjektive Kontextbedingungen (bzw. Handlungskontexte) für kognitiv kompetente als auch für inkompetente BewohnerInnen zentral sind. Dabei handelt es sich um die Qualitätsdimensionen

„Empathie", „Autonomie", „Privatheit", „Sicherheit" und „Akzeptanz", die jeweils in zentrale Handlungsfelder der Lebenswelt Heim bzw. zwei Subdimensionen, „Pflege und Betreuung" sowie „Essen und Umgebung", unterteilt wurden (Estermann und Kneubühler 2008). Die Dimensionen drücken sich insbesondere in den Handlungen und dem kommunikativ auf andere Personen bezogenen Verhalten aus (Anm.: und nicht in den Einstellungen und Werturteilen). Die Operationalisierung erfolgte nach dem Grundsatz, dass die zu stellenden Fragen die Erfahrungen der BewohnerInnen im Heimalltag abbilden und nur über multiple Indikatoren gemessen werden können. Je Dimension wurden zwischen 3 und 9 Fragen operationalisiert, wobei alle Fragen im Fragebogen als gleichwertig anzusehen sind, weil sie das darstellen, was mit den Qualitätsdimensionen gemeint ist (Amann et al. 2010). Die Regeln bei der Operationalisierung lauteten, dass die Fragen einfach und verständlich (d. h. ohne Konditional- bzw. Nebensätze), die Befragung möglichst kurz angelegt sein muss. Als unabdingbarer methodischer Bestandteil wurden die persönliche Befragung bzw. mündliche Einzelinterviews mit BewohnerInnen mittels standardisierten Erhebungsinstruments gewählt (Estermann und Kneubühler 2008). Weil bei der Population als Fragetechnik mehrstufige Antwortformate weniger geeignet sind, wurde für den gesamten Fragebogen das dichotome Antwortformat bzw. „*forced choice*"-Fragen verwendet, die jeweils bloß zwei sinnvolle Antwortmöglichkeiten zulassen: entweder „Ja" oder „Nein".

Da keine (aktuellen) Daten zum kognitiven Zustand der BewohnerInnen vorhanden waren, stellte dieser einen notwendigen Befragungsinhalt der Erhebung dar. Es wurde eine Kurzform des Mini-Mental-Status-Tests (MMST) mit insgesamt sechs Fragen zur räumlichen und zeitlichen Orientierung verwendet (Folstein et al. 1975). Da sie am Beginn gestellt wurden, stellten Sie die Basisinformationen über kognitive Defizite bzw. für die Befragbarkeit der BewohnerInnen überhaupt dar.[4]

Darüber hinaus wurde noch auf einige vorhandene Struktur- bzw. Kontextdaten der Einrichtung und ihrer BewohnerInnen zurückgegriffen, nicht nur weil diese Daten für die Lebensqualität relevant sind, sondern sonst auch die Befragung unnötig verlängert bzw. die Belastung der BewohnerInnen über die Maßen erhöht würde. Folgende objektive Strukturindikatoren zur Beschreibung der Lebenssituation der BewohnerInnen waren verfügbar: Name bzw. Typ der stationären Einrichtung (Alterswohnheim, Pflegeheim), Station; Pflegestufe (Stufen 1–7), Geburtsjahr (Alter), Geschlecht (männlich, weiblich).

Nach der Gesprächsaufnahme vermerkten die InterviewerInnen nicht nur die Antworten im Fragebogen, sondern führten zusätzlich ein Interviewprotokoll, Ver-

---

[4] Anmerkung: Zusätzlich wurden sechs Fragen zu den Heimeintrittsgründen und drei Fragen zum Hilfebedarf in das Erhebungsinstrument inkludiert.

merke über die direkten Eindrücke, Erfahrungen, Auffälligkeiten der Interviewsituation. Dabei handelte es sich um Angaben über das Datum, Beginn und Ende bzw. Abbruch/Wiederaufnahme des Interviews. Außerdem wurde die Befragbarkeit mit „gut", „eingeschränkt" bzw. „nicht möglich" kategorisiert und anhand eines Mehrfachantwortensets begründet.

## 3.3 Datenerhebung und Qualitätssicherung

Die Vorgehensweise bei der Erhebung wurde Schritt für Schritt auf Personen und Personengruppen abgestimmt, zeitlich und räumlich organisiert, im Detail festgelegt, ohne das Personal in den Häusern über Gebühr zu belasten. Eine sorgfältige Schulung der InterviewerInnen beinhaltete die Erklärung des Studien- und Erhebungsdesigns wie auch Basisinformationen über die kognitiven bzw. physiologischen Fähigkeiten von Alten- bzw. PflegeheimbewohnerInnen. Außerdem wurden ein angepasstes Tempo und eine klare und deutliche Ausdrucks- und Sprechweise mit Hilfe des Erhebungsinstruments trainiert. InterviewerInnen wurden zu einem Gespräch in die Einrichtungen (Häuser) eingeladen, damit sie die Einrichtung und das Personal persönlich kennen lernen bzw. mit ihnen die Befragungsabläufe besprechen konnten.

Die Grundorientierung bei der Befragung verfolgte das Ziel, die Mehrzahl der BewohnerInnen zu befragen. Daher war jede Person zu kontaktieren, außer jenen mit triftigen Ausschlussgründen, wie beispielswiese Personen im „Terminalstadium", „Todkranke". Die Auswahl der Befragten erfolgte ohne jede Beeinflussung. Die InterviewerInnen trafen die Auswahl anhand einer Liste an BewohnerInnen und erhielten zu jedem/r Bewohner/-in erste Informationen. Anweisung bzw. Empfehlung an die Interviewenden lautete: Erkundigung über die beste Befragungszeit beim Personal, persönliche Vorstellung durch das Personal, Einholung der Einverständniserklärung für das Interview, Betonung der Unabhängigkeit von der Einrichtung, Zusicherung der Vertraulichkeit und Anonymität. Es bestand striktes Befragungsverbot, wenn der/die Interviewer/in die befragte Person persönlich kannte. Die Interviews sollten prinzipiell ohne Nebengeräusche oder Störungen durchgeführt werden, wie beispielsweise durch das Personal, andere BewohnerInnen oder durch BesucherInnen.

Die Erhebungsphase fand zwischen November 2007 und Februar 2008 statt. Bei der Befragung der BewohnerInnen kamen insgesamt 23 InterviewerInnen zum Einsatz, wobei jede/r durchschnittlich 17,6 Interviews (SD = 9,34) zwischen 9 und 18 Uhr durchführte, die überwiegend 30 bis 45 min lang dauerten.

## 3.4   Struktur der Häuser und ihrer BewohnerInnen

Bei der Befragung wurden möglichst unterschiedliche Häuser berücksichtigt, wobei die Erhebung in fünf stationären Einrichtungen (Pflege- und Wohnheimen) in Wien stattfand (Haus A bis E). Das Auswahlprinzip der Häuser orientierte sich primär an der Größe der Einrichtungen und Anzahl der BewohnerInnen. Es handelte sich nicht um eine Vollerhebung der Heime, sondern um eine Auswahl von 11 Pflege-, jedoch keiner reinen Demenzstationen.

Zum Zeitpunkt der Erhebung befanden sich zwischen 24 und 141 BewohnerInnen in den fünf Häusern, insgesamt 380 Personen. Das Alter der BewohnerInnen variierte zwischen 58 und 105 Jahren, wies einen Mittelwert von $MW = 85,5$ Jahren bzw. einen Median von $MD = 86,0$ Jahren auf ($SD = 8,3$). Die Heimbewohner waren überwiegend weiblich, 81,0 % Frauen und bloß 19,0 % Männer. Die weiblichen Bewohner waren mit durchschnittlichen 85,5 Jahren signifikant um 3,9 Jahre älter als die männlichen ($MW = 81,9$ Jahre). Als zentrale Kontextvariable von Pflegeeinrichtungen bzw. -stationen gilt die Pflegestufe, die einen Indikator für den Pflege- und Betreuungsaufwand darstellt. Von den 380 BewohnerInnen fielen 34,1 % in die Pflegestufe 4, zirka ein Viertel (26,1 %) der BewohnerInnen wiesen eine Pflegestufe von 1–3 auf und zwei Fünftel (39,8 %) eine Stufe zwischen 5–7 ($MW = 4,27$; $SD = 1,16$).[5]

Die Struktur der BewohnerInnen der fünf untersuchten Häuser kann nach zentralen Indikatoren getrennt der nachfolgenden Tab. 1 entnommen werden.

## 3.5   Analysestrategien

Der Fragestellung der Befragbarkeit von BewohnerInnen in Alten- und Pflegeheimen wird in mehreren quantitativen Analyseschritten nachgegangen: Zuerst wird über die Ergebnisse der Feldphase und die erhaltene Stichprobe berichtet, also die tatsächlich befragten und nicht befragten BewohnerInnen (Grundgesamtheit – Befragungsausfälle = Stichprobe). Außerdem wird die Befragbarkeit deskriptiv nach Merkmalen der BewohnerInnen und Häuser beschrieben (Haus, Geschlecht, Alter, Pflegestufe, kognitive Einschränkung) und Gründe für eingeschränkte bzw. Nicht-Befragbarkeit dargestellt. In der Tabellenanalyse wird auf den $\chi^2$-Unabhängkeitstest ($p < 0,050$) und die Assoziationsmaße Eta ($\eta$) und Kappa ($\kappa$) zurückgegriffen.

Danach wird ein binär-logistisches Regressionsmodell der Befragbarkeit in SPSS 15 spezifiziert. Die abhängige Variable gliedert die BewohnerInnen dichotom in

---

[5] Anmerkung: In der Studie wurde auch die Personalstruktur der untersuchten Häuser erhoben. Die Personalkategorien, die Vollzeitäquivalente und der Personalschlüssel werden jedoch hier nicht dargestellt.

Befragbare (Wert 1) bzw. Nicht-Befragbare (Wert 0). Zwischen den unabhängigen Variablen (Einflussgrößen) liegen keine Hinweise auf Multikolinearität vor, weil die bivariaten Korrelationen (r < 0,40) und die Kolinearitätsstatistik (VIF < 1,20) gering ausfallen. Die Modellparameter werden mit Hilfe der Maximum-Likelihood-Methode geschätzt, wobei die berechneten Effektkoeffizienten (*odd ratios*) die Wahrscheinlichkeit der Befragbarkeit ausdrücken ($p < 0{,}050$), unter der gleichzeitigen Kontrolle der unabhängigen Merkmale auf struktureller und individueller Ebene.

Für die Prüfung des Gesamtmodells soll eruiert werden, wie gut die Parameter das Regressionsmodell abbilden. Die Bewertung der Modellanpassung erfolgt anhand mehrerer Gütemaße bzw. nach mehreren Kriterien: Der Gesamtfit testet, wie gut die unabhängigen Variablen bei der Schätzung der Befragbarkeit fungieren und wird mittels Log-Likelihood-Funktion (geringe Devianz, LR-Test < 0,050), Pseudo-$R^2$-Statistiken (McFadden $R^2 > 0{,}20$; Cox & Snell $R^2 > 0{,}10$; Nagelkerke-$R^2$) und durch Klassifikationsergebnisse (Trefferquote laut Klassifikationsmatrix > 0,50; Hosmer-Lemeshow-Test: $p > 0{,}050$) beurteilt (Backhaus et al. 2008).

## 4 Ergebnisse

Von den insgesamt $N = 380$ BewohnerInnen (Grundgesamtheit), die zum Befragungszeitpunkt in den Häusern lebten, konnten 135 Personen nicht und 245 BewohnerInnen befragt werden. Das stellt eine beträchtliche Ausschöpfungsquote bzw. Anteil von befragbaren Personen von 64,5 % dar.

Die Unterschiede der Befragbarkeit sind strukturell bedingt und nach den Häusern (bzw. Stationen) signifikant unterschiedlich. Im Haus A betrug die Rate der Befragbaren bloß 57,0 %, im Haus C hingegen 81,3 %. Nach dem Geschlecht waren 61,1 % der männlichen und 65,3 % der weiblichen BewohnerInnen befragbar, was jedoch keinen statistisch signifikanten Unterschied bedeutet. Nach Alterskategorien der BewohnerInnen variiert die Rate der Befragbarkeit zwischen 55,6 und 65,7 %, was wiederum nicht signifikant ist. Hingegen sind die Ausschöpfungsraten nach der Pflegestufe hochsignifikant: Am höchsten ist der Anteil Befragbarer bei Personen in den niedrigen bis mittleren Pflegestufen. Personen mit einer Pflegestufe 1 bis 2 konnten in 66,7 %, mit Pflegstufe 3 in 72,6 % und jene mit einer Pflegestufe 4 sogar in 76,7 % der Fälle befragt werden. Bei den höheren Pflegestufen fällt die Rate befragbarer Personen kontinuierlich ab (Pflegestufe 5: 57,7 %, Stufe 6: 42,9 %, Stufe 7: 10,5 %). Die Tab. 2 gliedert die Ausschöpfungsraten nach diesen Charakteristiken.

Diese Ergebnisse zeigen, dass die Befragbarkeit nicht mit dem Geschlecht und weniger mit dem Alter der BewohnerInnen zu tun hat, sondern vielmehr mit strukturellen Faktoren bzw. gesundheitsbezogenen Indikatoren. Das wird auch durch die Fragen zur kognitiven Fähigkeit der BewohnerInnen bestätigt: 35,3 % der BewohnerInnen konnten zu den Fragen des MMST überhaupt keine Angaben machen (sog. Gruppe der Nicht-Befragbaren) und zwischen 4,5 bis 31,1 % konnten entweder ihr Geburtsjahr, den Wohnbezirk, den Wochentag, die Jahreszeit oder einen Gegenstand nicht richtig benennen. Die Summe der Richtigantworten kann als Repräsentation der kognitiven Leistungsfähigkeit angesehen werden, wobei der größte Anteil über keinerlei kognitive Einschränkungen (Wert 5: 28,6 %) bzw. nur leichte kognitive Einschränkungen (Wert 4: 24,9 %) verfügte. Eine mittlere ist bei 28,6 % (Wert 3) und eine schwere kognitive Einschränkung ist bei 18,0 % (Werte 0–2) der Fall, die mit der Befragbarkeit eng zusammenhängt ($\eta = 0{,}44$).

Tendenziell wurde die Befragbarkeit der BewohnerInnen besser eingeschätzt als die, die sich tatsächlich herausstellte: Nach der Auskunft des Personals wären 51,3 % gut, 28,2 % eingeschränkt und 20,5 % gar nicht befragbar. Die InterviewerInnen hingegen gaben nach dem Interview bzw. Interviewversuch an, dass 42,4 % gut, 21,8 % eingeschränkt und 34,7 % nicht befragbar waren. Obwohl die Angaben in 69,6 % miteinander übereinstimmen, sind die Unterschiede hochsignifikant ($p < 0{,}001$). Die Unterschiede kamen in 23,7 % der Fälle aufgrund einer schlechten und nur in 6,7 % der Fälle aufgrund einer besseren Einschätzung des Personals zur Befragbarkeit der BewohnerInnen zustande.

Zu den hauptsächlichen Gründen der eingeschränkten Befragbarkeit bzw. ihrer Unmöglichkeit zählten in absteigender Reihenfolge eine geistige Verwirrtheit (26,1 %), ein schlechter Allgemeinzustand (16,3 %), eine Hörschwäche (15,3 %), eine Sehschwäche (11,6 %), eine fehlende Kooperationsbereitschaft (10,3 %) oder eine Artikulationsschwäche (9,7 %). Bis auf die Artikulationsschwäche stellten sie sich als ausschlaggebende Gründe für die Nicht-Befragbarkeit heraus. Insbesondere zu nennen sind die Verwirrtheit (38,5 %), der schlechte Allgemeinzustand (36,3 %) und die fehlende Kooperationsbereitschaft (25,2 %).

In einem Gesamtmodell zusammengenommen, bestätigen sich die Ergebnisse auch multivariat: Die Befragbarkeit ist statistisch nicht mit dem Alter oder dem Geschlecht in Zusammenhang zu bringen. Die Befragungswahrscheinlichkeiten werden durch das Modell für die Alterskategorien zwischen 52 und 66 %, für Männer mit 61 % und für Frauen mit 65 % geschätzt. Jedoch ist die Befragbarkeit mit steigender Pflegestufe zunehmend unwahrscheinlicher. Die geschätzte Wahrscheinlichkeit der Befragung liegt bei den Stufen 1–2 bei 83 %, bei den Stufen 3–4 bei 73 % und bei den Stufen 5–7 durchschnittlich bei 50 %. Darüber hinaus stellen die geistige Verwirrtheit, der schlechte Allgemeinzustand und die fehlende Kooperationsbereitschaft signifikante Prädiktoren für fehlende Befragbarkeit dar. Bei vorliegender Verwirrtheit konnten im Schnitt immerhin noch 48 %, bei schlechtem

Allgemeinzustand aber lediglich 21 % und bei fehlender Kooperationsbereitschaft überhaupt nur 13 % interviewt werden. Demgegenüber stellten eine Hör- oder Sehschwäche keine Hürden für eine Befragbarkeit dar. Die Wahrscheinlichkeit einer Befragung lag trotz dieser Einschränkungen bei hohen 85 bis 91 %. Hingegen stellt eine gegebenenfalls vorhandene Artikulationsschwäche keinen einschränkenden Faktor dar (Tab. 3).

Was den Modellfit anbelangt, so weist das Gesamtmodell eine gute Anpassungsgüte auf: Es herrscht gute Trennkraft für die Unterscheidung der Gruppen (Pearson $\chi^2(9) = 194{,}37 \mid p = 0{,}000$; Devianz $= 299{,}243$). Die Gesamtgüte wird durch die Klassifikationsergebnisse bestätigt, weil die beobachtete mit der vorhergesagten Klassenzugehörigkeit überwiegend übereinstimmt, d. h. weil 83,9 % der Beobachtungen durch das Modell korrekt klassifiziert werden. Der Hosmer-Lemeshow-Test attestiert, dass die Differenzen zwischen vorhergesagten und beobachteten Werten bloß zufällige Abweichungen darstellen ($\chi^2(1) = 14{,}327 \mid p = 0{,}074$). Weiters lässt sich ein Gutteil der Varianz der Gruppenzugehörigkeit (Nicht- vs. Befragte) auf die unabhängigen Variablen zurückführen. Als Quantifizierung des Anteils der erklärten Variation des logistischen Regressionsmodells weisen die Pseudo-$R^2$-Statistiken gute Kennwerte auf (Cox & Snell-$R^2 = 0{,}401$; Nagelkerkes-$R^2 = 0{,}551$).

Damit lässt sich schlussfolgern, dass sich das logistische Regressionsmodell zur Erklärung der Befragbarkeit bewährt hat und Kriterien dafür benannt werden können.

## 5 Diskussion und Schlussfolgerungen

Der Beitrag beleuchtet methodologische Aspekte der Befragung und Ergebnisse zur Befragbarkeit einer sehr speziellen Zielgruppe. Er liefert einige Hinweise darauf, wie die angewendete Methodologie der Befragung von älteren, kognitiv eingeschränkten bzw. demenziell veränderten BewohnerInnen sich bewährt bzw. Chancen und Machbares eröffnet. Damit verbunden sind potenzielle Schwierigkeiten und Fallen, Fragen also, die einer kritischen Behandlung bedürfen.

Für eine Befragungsstudie von BewohnerInnen von Alten- und Pflegeeinrichtungen wurde auf Basis einschlägiger Überlegungen eine geeignete Methodologie der Befragung abgeleitet. Zu den Grundprinzipien zählt die Messung von erfahrungsbasierten Merkmalen (Fakten, Verhalten, Wahrnehmungen) mittels Einzelinterviews und geeigneter Methoden bzw. Techniken. Die Methodologie der Befragung wurde für die Entwicklung eines Studiendesigns (Instrument, Befragung, Interview) verwendet und im Feld umgesetzt.

Zu den Hauptergebnissen der soziologischen Studie zählten, dass fast zwei Drittel der BewohnerInnen von fünf Alten- bzw. Pflegeheimen befragt werden konnten. Das stellt, angesichts der Charakteristik der Population, ein erstaunlich gutes Ergebnis dar. Die angewendeten Befragungsmethoden und -techniken eignen sich auch, um kognitiv eingeschränkte Personen erfolgreich zu befragen. Neben individuellen sind auch strukturelle Faktoren für die Befragbarkeit ausschlaggebend: Hier haben sich einige Variablen als erklärungskräftig herauskristallisiert, allen voran die Pflegestufe und die Orientiertheit als Grobindikatoren für die körperlich-geistigen Fähigkeiten der BewohnerInnen. Die Erklärung dafür liegt in den mit dem Frage-Antwort-Prozess verbunden Anforderungen und Aufgaben, die es BewohnerInnen im Falle vorhandener Ressourcen besser und im Falle fehlender Ressourcen schlechter möglich macht, an einer Befragung teilzunehmen. Das weist gleichzeitig auf offenkundige Grenzen sozialwissenschaftlicher Methoden hin, weil die Befragung im Falle stark eingeschränkter kognitiver Ressourcen (fortgeschrittene Demenz) zum Scheitern verurteilt sein muss. Die Befragung ist auch wenig aussichtsreich, wenn ein schlechter Allgemeinzustand und starke körperliche Defizite vorliegen. Eine Kooperationsbereitschaft ist obendrein Voraussetzung. Die Ergebnisse legen jedoch die begründete Vermutung nahe, dass einige der Defizite durch eine unterstützende Befragung ausgeglichen werden können (z. B. Hör- und Sehschwäche). Der Ausgleich kommt insbesondere zu tragen aufgrund der Kombination eines (auch) für die BewohnerInnen interessanten Untersuchungsthemas (z. B. aus dem direkten Lebensumfeld), einer kommunikativen Befragungsmethode (mündliches Interview) durch geschulte InterviewerInnen in einer vertrauten Umgebung der BewohnerInnen (z. B. im eigenen Zimmer) und mit Hilfe eines geeigneten Erhebungsinstruments bzw. adäquater Erhebungstechniken (Länge, Fragen, Antworten).

Die Betrachtung des Frage-Antwort-Prozesses bei der Befragung und der damit verbundenen kognitiven und körperlichen Anforderungen erweist sich als unumgänglich und gleichzeitig fruchtbar bei der Ableitung einer adäquaten Methodologie der Befragung von älteren, kognitiv eingeschränkten, demenziell veränderten Personen. Bei der Umsetzung stellte sich jedoch heraus, dass die Decke der diesbezüglichen Erkenntnislage dünn ist und man sich auf eingeschränkt aussagekräftige Studienergebnisse stützten muss bzw. mit nicht widerspruchsfreien Erkenntnissen konfrontiert wird. Hinsichtlich Methoden und Techniken gibt es zwar zahlreiche Erkenntnisse zu Altersunterschieden, jedoch kaum Ergebnisse über demenziell veränderte Personen. Auch war es im Rahmen der hier berichteten Umsetzung bei weitem nicht möglich, alle methodischen Fragen zu behandeln, wie sich beispielsweise sozio-kulturelle und sozio-demografische Merkmale der InterviewerInnen (z. B. Geschlecht, Alter, Bildung) in der Interaktion auswirken (sog. Anwesenheitseffekte).[6] Selbstkritisch angemerkt werden muss, dass die Messung des kognitiven Vermögens der BewohnerInnen (MMST) nur eingeschränkt, aber aufgrund methodischer Überlegungen (z. B. Befragungslänge) auch nicht anders ausfallen konnte. Fuchs (2009) hat beispielsweise darauf hingewiesen, dass nicht alleine die Wahrnehmungs- und Orientierungsfähigkeiten, sondern auch die Gedächtnisleistung, die Denkfähigkeit, die Wortflüssigkeit und die kristalline Intelligenz relevante kognitive Einzeldimensionen für die Befragbarkeit darstellen und nicht alle Phasen des Frage-Antwort-Prozesses im gleichen Ausmaß oder in gleicher Art und Weise tangieren.

Solchen Fragen und ähnlichen Überlegungen konnte hier nicht nachgegangen werden. Es muss daher immer ein kritischer und reflexiver Standpunkt eingenommen werden, insbesondere auch bei der Diskussion der Ergebnisse, der Ableitung von Schlussfolgerungen und von Konsequenzen aus methodologisch-inhaltlicher Perspektive: Dazu zählt *erstens*, dass mit geeigneten Befragungsmethoden auch kognitiv eingeschränkte und demenziell veränderte Personen erfolgreich interviewt werden können. Als unumstößliche methodische Grundvoraussetzung der Befragung gilt, dass das Instrument an die Population angepasst ist und die Befragung von einem/r kompetenten bzw. geschulten Interviewer/in durchgeführt (unterstützt) wird (Estermann und Kneubühler 2008).

Diese Aspekte sind als methodischer Kontext der Befragung anzusehen. Die Befragbarkeit wird *zweitens* durch einen kommunikativ hergestellten und gelingenden Frage-Antwort-Prozess gefördert. Insbesondere ist eine Befragung von der individuellen Kooperationsbereitschaft und vom physisch-psychischen Vermögen der interviewten Personen (Orientierung und Aktivitäten des täglichen Lebens) abhängig. Mit diesen Überlegungen eng verbunden sind inhaltliche Fragen des Handlungskontextes, vor allem jene der (Lebens-)Qualität, der Strukturen und Prozesse der Lebenswelt „Heim" der BewohnerInnen (Lang et al. 2007).

Es sind sowohl methodische als auch inhaltliche Aspekte für die Befragung von BewohnerInnen in Alten- und Pflegeheimen maßgeblich. Unter Wahrung ethisch-moralischer Aspekte ist unbedingt empfehlenswert, auch bei Hochaltrigen und Hochbetagten ein Interview zu versuchen. Aus der Sicht der Befragbarkeit ist die Einführung einer oberen Altersgrenze unbegründet (z. B. bis 85 Jahre), da diese sich angesichts dieser Ergebnisse als haltlos und nicht zielführend herausstellt bzw. da sich (erneut) zeigt, dass neben dem Geschlecht auch das chronologische Alter keinen guten Indikator für eine gelingende oder scheiternde Befragung darstellt. Ebenso sollte nicht ausschließlich den Auskünften des Betreuungs- und Pflegepersonals bei der Auswahl der interviewfähigen Personen gefolgt werden, weil sie – vermutlich eher nach medizinisch-pflegerischen als nach befragungstechni-

---

[6] Für die Berücksichtigung dieser Aspekte könnten beispielsweise Erhebungsskalen der sozialen Erwünschtheit eingesetzt werden (Crowne und Marlowe 1960).

schen Aspekten bewertet –, eher Gefahren für verzerrte Ergebnisse und einseitige Schlussfolgerungen darstellen.

Zur Testung und Verbesserung der Qualität von sozialwissenschaftlichen Befragungen empfiehlt es sich, vermehrt experimentelle und nicht-experimentelle Methoden einzusetzen. Die Erhebungsinstrumente, Fragebögen und ihre Fragen sollten eingehend getestet werden, beispielsweise mittels Fokusgruppen, Pilot- bzw. Feldtests. Insbesondere aber sollten erweiterte Pretestmethoden und -techniken eingesetzt werden, um mehr über den Frage-Antwort-Prozess in Erfahrung zu bringen, beispielsweise zur Identifikation der damit verbundenen kognitiven Anforderungen und Prozesse (Bischof und Müller 2013; Willis 2005).

## Anhang

**Abb. 1** Flexibles Ablaufmodell des Frage-Antwort-Prozesses bei einer Befragung. (Quelle: Adaptiert nach Jobe (2003, S. 220))

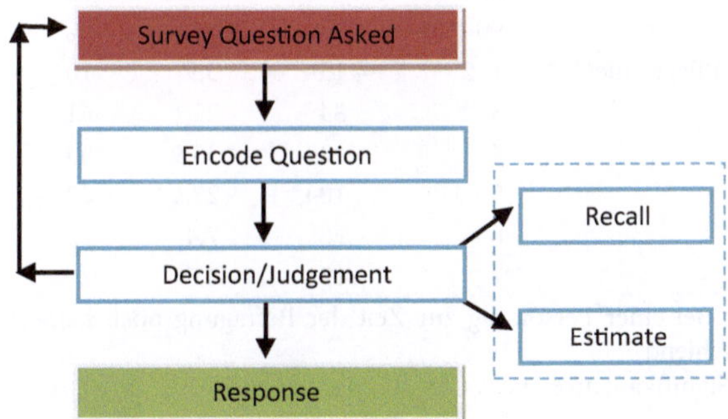


**Tab. 1** BewohnerInnen von 5 Häusern (von 11 Stationen)

| Indikatoren | | Insgesamt | Haus A | Haus B | Haus C | Haus D | Haus E |
|---|---|---|---|---|---|---|---|
| Anzahl | $N$ | 380 | 107 | 141 | 48 | 60 | 24 |
| | % | 100,0 | 28,2 | 37,1 | 12,6 | 15,8 | 6,3 |
| Geschlecht (%) (n. s.) | Männlich | 18,9 | 15,9 | 25,5 | 18,8 | 10,0 | 16,7 |
| | Weiblich | 81,1 | 84,1 | 74,5 | 81,3 | 90,0 | 83,3 |
| Alter [absolut, in Jahren]** | Min–Max | 58–105 | 58–105 | 59–102 | 76–98 | 66–98 | 71–97 |
| | MW | 85,8 | 85,3 | 84,1 | 89,8 | 87,6 | 85,0 |
| | SD | 8,3 | 9,5 | 8,5 | 5,2 | 6,7 | 7,1 |
| Pflegestufe [1–7]*** | MW | 4,27 | 4,83 | 3,99 | 4,15 | 4,23 | 3,79 |
| | SD | 1,16 | 1,13 | 1,06 | 1,35 | 0,98 | 1,02 |

Für den Signifikanztest wurde das Alter in Gruppen zusammengefasst
*MW* Mittelwert, *SD* Standardabweichung
Signifikanzniveau des Chi$^2$-Tests sind $*p < 0{,}050$, $**p < 0{,}010$, $***p < 0{,}001$, (n. s.) $p > 0{,}050$

**Tab. 2** Grundgesamtheit und Befragbarkeit nach individuellen und strukturellen Merkmalen

| Indikatoren | | Grundgesamtheit | | Stichprobe (Befragbare) | | Ausschöpfung |
|---|---|---|---|---|---|---|
| | | $N$ | % | $N$ | % | % |
| | Insgesamt | 380 | 100,0 | 245 | 64,5 | 64,5 |
| Haus (Stationen)* | A (4) | 107 | 28,2 | 61 | 24,9 | 57,0 |
| | B (3) | 141 | 37,1 | 84 | 34,3 | 59,6 |
| | C (1) | 48 | 12,6 | 39 | 15,9 | 81,3 |
| | D (2) | 60 | 15,8 | 44 | 18,0 | 73,3 |
| | E (1) | 24 | 6,3 | 17 | 6,9 | 70,8 |
| Geschlecht (n. s.) | Männlich | 72 | 18,9 | 44 | 18,0 | 61,1 |
| | Weiblich | 308 | 81,1 | 201 | 82,0 | 65,3 |
| Alter (n. s.) | 55–69 | 18 | 4,7 | 10 | 4,1 | 55,6 |
| | 70–79 | 58 | 15,3 | 38 | 15,5 | 65,5 |
| | 80–89 | 164 | 43,2 | 105 | 42,9 | 64,0 |
| | 90–109 | 140 | 36,8 | 92 | 37,6 | 65,7 |
| Pflegestufe[a],*** | 1–2 | 15 | 3,9 | 10 | 4,1 | 66,7 |
| | 3 | 84 | 22,1 | 61 | 24,9 | 72,6 |
| | 4 | 129 | 33,9 | 99 | 40,9 | 76,7 |
| | 5 | 104 | 27,4 | 60 | 24,5 | 57,7 |
| | 6 | 28 | 7,4 | 12 | 4,9 | 42,9 |
| | 7 | 17 | 4,5 | 2 | 0,8 | 10,5 |

[a] Bei einer Person lag zur Zeit der Befragung noch keine Einstufung vor und ist daher fehlend

Signifikanzniveau des Chi$^2$-Tests sind *$p < 0{,}050$, **$p < 0{,}010$, ***$p < 0{,}001$, (n. s.) $p > 0{,}050$

**Tab. 3** Geschätzte Koeffizienten und vorhergesagte Wahrscheinlichkeiten der Befragbarkeit ($n = 379$)

| | Koeffizienten | | Wahrscheinlichkeiten | | |
|---|---|---|---|---|---|
| | Exp(B) | $p$-Wert | Kategorien | MW | SD |
| Geschlecht [0 = m, 1 = w] | 1,696 | (n. s.) | Männlich | 0,61 | 0,32 |
| | | | Weiblich | 0,65 | 0,32 |
| Alter [58–105 Jahre] | 0,985 | (n. s.) | 55–69 | 0,52 | 0,35 |
| | | | 70–79 | 0,65 | 0,32 |
| | | | 80–89 | 0,66 | 0,31 |
| | | | 90+ | 0,64 | 0,34 |
| Pflegestufe [1–7] | 0,580 | *** | 1–2 | 0,83 | 0,26 |
| | | | 3–4 | 0,73 | 0,28 |
| | | | 5–7 | 0,50 | 0,34 |
| Verwirrtheit [ja] | 0,347 | *** | Nein | 0,70 | 0,34 |
| | | | Ja | 0,48 | 0,31 |

**Tab. 3**  (Fortsetzung)

| Hörschwäche [ja] | 11,126 | *** | Nein | 0,61 | 0,32 |
|---|---|---|---|---|---|
|  |  |  | Ja | 0,85 | 0,27 |
| Sehschwäche [ja] | 7,895 | ** | Nein | 0,61 | 0,32 |
|  |  |  | Ja | 0,91 | 0,20 |
| Artikulationsschwäche [ja] | 1,849 | (n. s.) | Nein | 0,65 | 0,32 |
|  |  |  | Ja | 0,62 | 0,33 |
| Schlechter Allgemein-zustand [ja] | 0,058 | *** | Nein | 0,73 | 0,26 |
|  |  |  | Ja | 0,21 | 0,25 |
| Fehlende Kooperations-bereitschaft [ja] | 0,010 | *** | Nein | 0,70 | 0,28 |
|  |  |  | Ja | 0,13 | 0,16 |

Ergebnisse der ML-Schätzung (nach 6 Iterationen)
*MW* Mittelwert, *SD* Standardabweichung Signifikanzniveau der logistischen Regression
$*p < 0{,}050$, $**p < 0{,}010$, $***p < 0{,}001$, (n. s.) $p > 0{,}050$

# Literatur

Aborn, M. (Hrsg.). (1999). *CASM revisited*. New York: Wiley.

Amann, A. (2004). Wandel der Altersstrukturen. Widersprüche und Zukunftsszenarien. *SWS-Rundschau, 44*(4), 415–436.

Amann, A., Löger, B., & Lang, G. (2005). *Lebensqualität im Altenpflegeheim* (gemeinsam mit A. Bodvay und A. Mahdavin). Schriftenreihe der NÖ Landesakademie. Serie des Zentrums für Alternswissenschaften und Sozialpolitikforschung (Bd. 30). St. Pölten: ZENTAS.

Amann, A., Lang, G., Ehgartner, G., Hausenbiegl, A., & Estermann, J. (2010). *Lebensqualität im Pflegeheim. „An empirical investigation into the life world and life quality of nursing home residents", Band II: Soziologische Untersuchungen*. Wien: Universität Wien.

Backhaus, K., Erichson, B., Plinke, W., & Weiber, R. (2008). *Multivariate Analysemethoden. Eine anwendungsorientierte Einführung* (12. Aufl.). Berlin: Springer.

Bischof, C., & Müller, K. H. (2013). Surveyforschung und Kognitionswissenschaften: Szenen einer Annäherung. In F. Kolland & K. H. Müller (Hrsg.), *Alter und Gesellschaft im Umbruch. Festschrift für Anton Amann* (S. 153–177). Wien: Edition Echoraum.

Brod, M., Stewart, A. L., Sands, L., & Walton, P. (1999). Conceptualization and measurement of quality of life in dementia: The Dementia Quality of Life Instrument (DQoL). *The Gerontologist, 39*(1), 25–35.

Carsjö, K., Thorslund, M., & Wärneryd, B. (1994). The validity of survey data on utilzation of health and social services amon the very old. *Journal of Gerontology, 49*(3), 156–164.

Collins, D. (2003). Pretesting survey instruments: An overview of cognitive methods. *Quality of Life Research, 12*(3), 229–238.

Crowne, D., & Marlowe, D. (1960). A new scale of social desirability independent of psychopathology. *Journal of Consulting Psychology, 24*, 349–354.

De Leeuw, E. (2001). Reduing missing data in surveys: An overview of methods. *Quality & Quantity, 35*, 147–160.

Dippo, C. S. (1997). Survey measurement and process improvement: Concepts and integration. In L. E. Lyberg (Hrsg.), *Survey measurement and process quality* (S. 457–474). New York: Wiley.

Estermann, J., & Kneubühler, H.-U. (2008). Warum Lebensqualität im Pflegeheim bedeutsam ist und wie sie gemessen werden kann. *Swiss Journal of Sociology, 34*(1), 187–210.

Folstein, M. F., Folstein, S. E., & McHugh, P. R. (1975). „Mini-mental state". A practical method for grading the state of patients for the clinician. *Journal of Psychiatric Research, 12*(3), 189–198.

Fuchs, M. (2009). Item-Nonresponse in einer Befragung von Alten und Hochbetagten. Der Einfluss von Lebensalter und kogntiven Fähigkeiten. In M. Weichbold, J. Bacher, & C. Wolf (Hrsg.), *Umfrageforschung. Herausforderungen und Grenzen* (S. 333–349). Wiesbaden: VS Verlag für Sozialwissenschaften.

Gebert, A. J., & Kneubühler, H.-U. (2003). *Qualitätsbeurteilung und Evaluation der Qualitätssicherung in Pflegeheimen. Plädoyer für gemeinsamens Lernen* (2. Aufl.). Bern: Hans Huber.

Hillmann, K.-H. (2007). *Wörterbuch der Soziologie* (5. Aufl.). Stuttgart: Kröner.

Jobe, J. B. (2003). Cognitive psychology and self-reports: Models and methods. *Quality of Life Research, 12*(3), 219–227.

Kane, R. A. (2001). Long-term care and a good quality of life: Binging them together. *The Gerontologist, 41*(3), 293–304.

Kelle, U., & Niggemann, C. (2002). „Weil ich doch vor zwei Jahren schon einmal verhört worden bin…" – Methodische Probleme bei der Befragung von Heimbewohnern. In A. Motel-Klingebiel & U. Kelle (Hrsg.), *Perspektiven der empirischen Alter(n)ssoziologie* (S. 99–131). Opladen: Leske + Budrich.

Költringer, R. (2013). Ein kleines Vademecum für Messungen und Messqualitäten in der Umfrageforschung. In F. Kolland & K. H. Müller (Hrsg.), *Alter und Gesellschaft im Umbruch. Festschrift für Anton Amann* (S. 192–212). Wien: Edition Echoraum.

Krosnick, J. A. (1991). Response strategies for coping with the cognitive demands of attitude measures in surveys. *Applied Cognitive Psychology, 5*, 213–236.

Kühn, K., & Porst, R. (1999). Befragung alter und sehr alter Menschen: Besonderheiten, Schwierigkeiten und methodische Konsequenzen. Ein Literaturbericht. *ZUMA-Arbeitsbericht, 99*(3), 1–40.

Lang, G., Löger, B., & Amann, A. (2007). Well-being in the nursing home – A methodological approach towards the quality of life. *Journal of Public Health, 15*(2), 109–120.

Maier, W., Schulz, J. B., & Weggen, S. (2011). *Alzheimer & Demenzen verstehen: Diagnose, Behandlung, Alltag, Betreuung* (2. Aufl.). Stuttgart: Trias-Verlag.

Ongena, Y. P., & Dijkstra, W. (2007). A model of cognitive processes and conversational principles in survey interview interaction. *Applied Cognitive Psychology, 21*(2), 145–163.

Opp, K.-D. (2002). *Methodologie der Sozialwissenschaften. Einführung in Probleme ihrer Theoriebildung und praktischen Anwendung* (5. Aufl.). Wiesbaden: Westdeutscher Verlag.

Schnell, R., Hill, P. B., & Esser, E. (2008). *Methoden der empirischen Sozialforschung* (8. Aufl.). München: Oldenbourg Verlag.

Schober, M. F., & Conrad, F. G. (2002). A collaborative view of standardized survey interviews. In D. Maynard, H. Houtkoop-Steenstra, N. C. Schaeffer, & J. van der Zouwen

(Hrsg.), *Standardization and tacit knowledge: Interaction and practice in the survey interview* (S. 67–94). New York: Wiley.

Schwarz, N. (2007). Cognitive aspects of survey methodology. *Applied Cognitive Psychology, 21*(2), 277–287.

Schwarz, N., & Knäuper, B. (1999). Cognition, aging, and self-reports. In D. C. Park & N. Schwarz (Hrsg.), *Aging and cognition. A primer* (S. 233–251). Philadelphia: Psychology Press.

Schwarz, N., & Knäuper, B. (2013). Cognition, aging, and self-reports. In D. C. Park & N. Schwarz (Hrsg.), *Aging and cognition. A primer* (2. Aufl., S. 233–252). Philadelphia: Psychology Press.

Snijkers, G. (1997). Computer-assisted qualitative interviewing: A method for cognitive pretesting of computerized questionnaires. *Bulletin of Sociological Methodology, 55*(1), 93–107.

Statistik Austria. (2013). Statistik Austria. Die Informationsmanager. http://www.statistik.at/. Zugegriffen: 3. Dez. 2013.

Strodtholz, P., & Badura, B. (Hrsg.). (2006). *Patientenorientierung im Gesundheitswesen durch Patientenbefragung*. Wiesbaden: VS Verlag für Sozialwissenschaften.

Suchman, L., & Jordan, B. (1990). Interactional troubles in face-to-face survey interviews. *Journal of the American Statistical Association, 85*(409), 232–253.

Tanur, J. M. (1999). Looking backwards and forwards at the CASM movement. In M. G. Sirken, D. J. Herrmann, S. Schechter, N. Schwarz, J. M. Tanur, & R. Tourangeau (Hrsg.), *Cognition and survey research* (S. 13–19). New York: Wiley.

Tourangeau, R. (2003). Cognitive aspects of survey measurement and mismeasurement. *International Journal of Public Opinion Research, 15*(1), 3–7.

WHO. (1993). Basic concepts, quality of life. CE138/15,5: Weltgesundheitsorganisation.

Willis, G. B. (2005). *Cognitive interviewing. A tool for improving questionnaire design*. London: Sage.

Zimmermann, G. E. (2006). Methodologie. In B. Schäfers (Hrsg.), *Grundbegriffe der Soziologie* (9. Aufl., S. 190–195). Wiesbaden: SV-Verlag.

# Bildungsaktivitäten im Alter: Lernkulturen und Lernbeteiligung auf dem Prüfstand

Franz Kolland

Die folgende Untersuchung von Bildungsaktivitäten im Alter bewegt sich im Schnittpunkt von gerontologischen, bildungswissenschaftlichen und soziologischen Erkenntnissen. Den Ausgangspunkt für die Analyse bildet der Begriff der Aktivität, denn Aktivität gilt aus gerontologischer Perspektive als wesentlich für erfolgreiches Altern (Rowe und Kahn 1997). Wer sich an Bildungsaktivitäten beteiligt und körperlich aktiv ist, weist einen besseren Gesundheitszustand und eine höhere Lebensqualität im Alter auf. Aus dem bildungswissenschaftlichen Kontext wird das Konzept der Subjektbildung und des selbstgesteuerten Lernens herangezogen. Über beide Konzepte kann die sozialgerontologische Aktivitätsorientierung mit einem Ziel versehen werden, nämlich Selbstbestimmung. Es geht nicht um Aktivität an sich, sondern um eine Aktivität, die ein selbstbestimmtes Leben im Alter gewährleistet. Schließlich soll der soziologische Bezug zeigen, dass Bildungsteilnahme und Bildungsaktivitäten statusbestimmend wirken und die soziale Teilhabe beeinflussen. In den Blick genommen werden über die soziologische Perspektive sozialstrukturelle Bedingungen und Wirkungen von Bildung im Alter.

## 1 Sozialgerontologische Bezugspunkte

Die in den 1950er Jahren von Alternsforschern entwickelte Aktivitätstheorie (Havighurst und Albrecht 1953) ist nicht nur als Gegenthese zur biologischen Vorstellung zu verstehen, wonach das Alter als defizitäre Lebensphase einzustufen ist, sondern sie ist auch als ein Theorieangebot zu verstehen, welches der Leistungsorientierung in der Gesellschaft entspricht. Sie folgt dem zentralen Projekt der Moderne,

F. Kolland (✉)
Wien, Österreich
E-Mail: franz.kolland@univie.ac.at

A. Amann, F. Kolland (Hrsg.), *Das erzwungene Paradies des Alters?*,
Alter(n) und Gesellschaft, DOI 10.1007/978-3-658-02306-5_10,
© Springer Fachmedien Wiesbaden 2014

nämlich der Arbeitsgesellschaft und den damit verbundenen sozialen Normen. Sie übernimmt das für die Erwerbsarbeit gültige Geschäftigkeitsgebot der „busy ethic" (Ekerdt 1986) für die Gestaltung der nachberuflichen Lebensphase. Aktivität in Form von Betriebsamkeit, Rastlosigkeit, Unternehmungslust ist Kennzeichen für eine okzidentale Lebensführung und wirtschaftlichen Erfolg in der Arbeitsgesellschaft. Und sie steht in einem Zusammenhang mit einer hohen Lebenserwartung. Die für das Alter lange gesellschaftlich vorgesehene und akzeptierte Ruhestandsorientierung gilt inzwischen als inadäquate Handlungsoption. Für die Praxis der Altersbildung ergibt sich daraus eine einfache Formel, sie heißt Aktivierung. Die Aktivitätstheorie hat dabei nicht nur eine akademische Fundierung über entsprechende empirische Forschung, sie hat darüber hinaus auch eine ethische Bestimmung, nämlich ein gelungenes Leben im Alter an Aktivität und Mobilität zu binden (Katz 1996). Altenarbeit und Politik haben diese Werte verstärkt. So hat die Aktivitätstheorie 2002 in ein Grundlagenpapier der WHO Eingang gefunden. Die WHO versteht unter aktivem Altern den Prozess der Optimierung der Möglichkeiten von Menschen, im zunehmenden Alter ihre Gesundheit zu wahren, am Leben ihrer sozialen Umgebung teilzunehmen und ihre persönliche Sicherheit zu gewährleisten, und derart ihre Lebensqualität zu verbessern (WHO 2002, S. 12). Und 2012 war das Europäische Jahr zum aktiven Altern auf die Förderung sozialer, physischer und kognitiver Aktivität ausgerichtet. Aktives Altern soll es den Menschen ermöglichen, ihre Potenziale auszuschöpfen und andauernde gesellschaftliche Teilnahme zu gewährleisten.

Die Aktivitätstheorie stellte von Anfang an das gestaltungsfähige Individuum heraus. Diese Gestaltungsfähigkeit wird zur Gestaltungsnotwendigkeit unter Bedingungen gesellschaftlicher Individualisierung. Der sozio-ökonomische Wandel ist begleitet von einer Erosion traditioneller sozialer Institutionen wie der Familie oder der Kirchen und führt zu neuen Unsicherheiten und Diversität. Daraus ergibt sich die Notwendigkeit für individuelle Lebensplanung und aktive Selbstgestaltung. Es entsteht ein Druck in Richtung personaler Kontrolle des eigenen Lebens und persönliche Verantwortung für Erfolg und Misserfolg in der Lebensführung (Jovic und McMullin 2011).

Aus der Sicht des Individuums bedeutet Aktivität, dass der Mensch die Möglichkeit hat, seine Fähigkeiten zu entfalten, sein jeweils persönliches Entwicklungsziel durch Anstrengung zu erreichen. Entwicklung ist nicht „programmiert", sie kann durch Willen und Anstrengung vorangetrieben werden. Dieser aus der empirischen Alternsforschung stammende Befund lässt sich gut mit bildungstheoretischen Überlegungen verknüpfen. So schreibt etwa Hans-Joachim Heydorn (1980), dass Bildung ein langer, steiniger Weg ist. Kein plötzlicher Sprung führt ins Reich der Freiheit. Bildung ist Arbeit, ist konkrete Auseinandersetzung mit den Bedingungen der individuellen und gesellschaftlichen Existenz.

Wenn hier von Auseinandersetzung die Rede ist, dann ist damit gemeint, dass Aktivität bzw. Bildungsaktivität als intentionales Handeln verstanden wird. Es geht vom Handelnden aus, es ist motiviert. Es unterscheidet sich dadurch von Erlebnissen und schlichten Erfahrungen, die von sich aus geschehen. Bildungshandeln im Alter steht demnach im Kontext von Lebenszielen und konkreten Handlungsergebnissen. Bildung und Lernen können aus dieser Sicht nicht beiläufig geschehen. Damit wird eine Grenze zu jenem Lernbegriff gezogen, der Lernen als eine beiläufige Aktivität bestimmt. Inzidentelles Lernen weist lediglich Lernpotential auf, ist aber selbst nicht Lernen oder gar Bildung. Wer im Rahmen eines Hobbys, einer Reise oder beim Fernsehen beiläufig neues Wissen oder neue Informationen aufnimmt, mag zwar angeben, „etwas gelernt zu haben", allerdings weist dieses Lernen kaum auf Selbstreflexivität, gesteigerte Urteilsfähigkeit oder die Erweiterung von Handlungsspielräumen (Kolland und Ahmadi 2010).

Für das vierte Lebensalter, welches durch zunehmende Gebrechlichkeit („Frailty") und Leistungseinschränkungen gekennzeichnet ist, wird eine andere Form von Aktivität vorgeschlagen. Im vierten Lebensalter stehen nicht mehr Arbeitstätigkeiten im Vordergrund, sondern die selbstbestimmte Organisation des Lebens, die so lange aufrecht erhalten wird, bis sie dann unter Bedingungen hoher Gebrechlichkeit in Fremdsorge mündet.

Das sozialgerontologische Aktivitätskonzept und der Policy-Ansatz „aktives Altern" haben eine bestimmte ideologische Ausrichtung. Gemeint ist damit, dass es nicht nur empirische Forschungsergebnisse und theoretische Überlegungen sind, die zu diesem Aufmerksamkeitsschub der Aktivitätstheorie bzw. des aktiven Alterns geführt haben, sondern Veränderungen im wohlfahrtsstaatlichen Sicherungssystem. Über das Konzept des aktiven Alterns können individuelle Ressourcen angesprochen und gesellschaftliche Leistungen eingeschränkt werden (Amann und Kolland 2008). Der aktivierende Sozialstaat zielt auf die Erschließung von Entlastungsressourcen und weniger auf die Bedürfnisse älterer Menschen. Der Aktivitätsanspruch richtet sich primär an das Individuum und nicht an institutionelle Strukturen, die eine wesentliche Bedingung für die Verwirklichung eines aktivitätsorientierten Lebens bilden. Der Aktivitätsanspruch kann zudem als eine neue Form der Kontrolle gesehen werden, wenn selbstbestimmte Aktivität mit der moralischen Verpflichtung verknüpft wird, diese in den Dienst der Gesellschaft zu stellen (Van Dyck et al. 2010). Praktisch sichtbar wird die Instrumentalisierung von Bildungsaktivitäten dort, wo sie sich etwa auf das Trainieren funktionaler Gedächtnisleistungen beschränken oder zu bürgerschaftlichem Engagement führen, welche sozialstaatliche Versorgungslücken schließen sollen.

In den 1990er Jahren wurde auf Basis zahlreicher empirischer Studien ein modifiziertes Aktivitätskonzept in die Gerontologie eingeführt, nämlich jenes des

„Erfolgreichen Alterns" (2004). Hier sind wesentliche Komponenten: niedriges Morbiditätsrisiko, hohe kognitive und physische funktionelle Kapazität. Es geht darum aufzuzeigen, wie Individuen durch einen adäquaten Lebensstil einen guten Gesundheitszustand und eine aktive gesellschaftliche Beteiligung erhalten können. Erfolgreiches, gutes Altern liegt demnach dann vor, wenn bei gleichzeitiger Geringhaltung von körperlicher, mentaler und sozialer Gebrechlichkeit, bzw. deren psychischer Bewältigung, immer länger gelebt wird. Das erfordert Maßnahmen, um die individuellen Fähigkeiten und personalen Ressourcen zu stärken.

Dem erfolgreichen Altern haftet so wie dem aktiven Altern ein Etikett der Nützlichkeit an (Schroeter 2004). Doch kann der biologische Alternsprozess überhaupt beeinflusst werden? Das individuelle biologische Altern kann nicht gestoppt werden, es kann sozial verzögert werden. Der Begriff des erfolgreichen Alterns ist daher irreführend. Diskutiert werden im Zusammenhang mit dem erfolgreichen Altern Normen, die „Erfolg" bestimmen. Als erfolgreich alternd können z. B. diejenigen gelten, die auf einem Kriterium zu den oberen Prozenträngen zählen (z. B. oberes Quartil) oder ein funktionales Kriterium (z. B. bestimmte Gehgeschwindigkeit) erreichen. In dieser Hinsicht ist das Modell stark biomedizinisch ausgerichtet und wenig geeignet für gebrechliche ältere Menschen. Es wäre günstiger, von einem Kontinuum auszugehen statt von einer simplifizierenden Dichotomie von Erfolg und Versagen (Bowling und Dieppe 2005).

## 2 Subjektorientierte Bildungskonzepte und die Altersbildung

Welche gesellschaftliche Aufgabe hat die Bildung bzw. Altersbildung in diesem Geschehen von Aktivierung und Selbstsorge und wie soll sie gestaltet sein? Bildung soll für späte Employability, Pflege- und Freiwilligenarbeit qualifizieren und Kompetenzen für die Alltagsgestaltung zu schaffen. Ziele sind Wettbewerbsfähigkeit, Beschäftigung und Anpassungskompetenz. Über Bildung sollen sowohl die biographische Planungsfreiheit als auch das soziale Engagement der Individuen gestärkt werden. Das bedeutet: Lebenslanges Lernen „instrumentalisiert" und „emanzipiert" zugleich (Alheit und Dausien 2002). Vom Lernformat her wird heute dem selbstgesteuerten Lernen in der Altersbildung der Vorzug gegeben (Bubolz-Lutz et al. 2010; Klingovsky 2009).

Die Altersbildung, wie wir sie in zahlreichen europäischen Ländern und den USA finden, hat in den letzten fünfzig Jahren zahlreiche Konjunkturen erfahren. Stand etwa in den 1960er Jahren noch die Betreuung von Bildungsbenachteiligten im Vordergrund, wird seit Ende der 1990er Jahre selbstbestimmtes und selbstorganisiertes Handeln von älteren Menschen gefördert (vgl. Kade 2009). Letztere Orientierung entspricht den neueren didaktischen und methodischen Ansätzen in der Erwachsenen- und Weiterbildung. Als neue Lernkultur werden jene Programme bezeichnet, die auf Selbstsorge, Selbstverständigung und Aneignung ausgerichtet sind. „Das Ziel ist es, die subjektiven Potentiale zu maximieren und das Selbst zu optimieren" (Klingovsky 2009, S. 142). In seiner normativen Ausrichtung steckt in der Selbstbestimmung aber nicht nur eine Kann-Erwartung, sondern deutlich eine Soll-Erwartung. Die Erwartung lautet: Sei selbstbestimmt aktiv im Alter, sorge Dich um Dich selbst und übernimm die Verantwortung für Dein Handeln.

Der ältere Mensch soll sich selbst definieren, eigene Ansprüche formulieren, Rechte beanspruchen und er ist in wesentlich größerem Maße als früher auf sich selbst angewiesen. Das reicht von selbstbestimmter Freizeitgestaltung über Selbständigkeit fördernde Strategien im Fall von Hilfe und Pflege bis zur selbstgestalteten Patientenverfügung für die terminale Phase des Lebens.

Wie kann nun dieses Ziel des selbstsorgenden Subjekts erreicht werden, können die subjektiven Potentiale maximiert werden? Dazu werden unterschiedliche methodische Ansätze vorgeschlagen, wie die Ermöglichungsdidaktik (Arnold und Schüßler 2003) oder selbstgesteuertes Lernen (z. B. Siebert 2001). Erwachsene lassen sich nach der Ermöglichungsdidaktik nicht belehren und es wird nichts anderes wahrgenommen, was nicht durch innere Bedürfnisse festgelegt ist. Im selbstgesteuerten Lernen wird die Entscheidungskompetenz über Ziele und Inhalte in die Verantwortung der Individuen gelegt. Bubolz-Lutz (1999) hat hier allerdings kritisch darauf hingewiesen, dass nicht alle alten Menschen zur Selbstbestimmung fähig sind, selbstgesteuertes Lernen einer Elite vorbehalten bleibt. Bildungsferne Personen empfinden selbstorganisierte Lernprozesse als Lernzumutung (Kolland und Ahmadi 2010). Dazu kommt, dass offene Zieldefinitionen Beliebigkeit bedeuten und die Revision der Lernumgebung nicht das vorrangige Ziel sein kann, sondern Lernen als Auseinandersetzung. Das autonom lernende Subjekt ist in bildungsfernen Schichten ein Mythos (Bremer 2004). Problematisch ist an konstruktivistischen Lerntheorien, die für das autonom lernende Subjekt eine Lernumgebung vorsehen, in der nicht belehrt, sondern ermöglicht wird, dass diese beim je Gegebenen stehen bleiben. Es wird der kritische Blick auf die sozialen Beziehungen von Lehrenden und Lernenden erschwert.

Im Lernen als Prozess der Selbstorganisation steckt eine gewisse Privilegierung jener gesellschaftlichen Gruppen, denen Selbständigkeit nicht fremd ist. Es werden damit Ungleichheitsverhältnisse stabilisiert, in denen jene, für die Fremdsteuerung die Normalität des Alltags prägt, von vornherein benachteiligt sind (Meyer-Drawe 2008). Dahinter steht der reformpädagogische Ansatz der Selbsttätigkeit. Dieser Ansatz kann auch als neue Form sozialer Kontrolle gesehen werden. Kontrolle wird nicht mehr von oben bzw. über den Frontalunterricht ausgeübt, Kontrolle wird als Selbstkontrolle wahrgenommen. Die Machtwirkung geht nicht von oben nach unten. Das Individuum wird in die Verantwortung genommen, es wird Manager seiner/ihrer selbst. Erwartet wird als Lernergebnis, dass ältere Menschen ihren Lebensalltag kompetent und selbstkontrolliert gestalten können. Subjektorientierte Ansätze der Erwachsenenbildung bewegen sich in einem Spannungsverhältnis von Selbstbefreiung und Selbstdisziplinierung. Damit kann Bildung als eine Technik der Regulation begriffen werden, die älteren Menschen das legitime Recht auf körperliche Dysfunktion und kulturelles Disengagement nimmt.

## 2.1 Bildung als Subjektbildung

Mit der Vorstellung von Bildung als Selbstbildung versucht Albert Scherr (2009) einen Bildungsbegriff zu entwerfen, der jenseits funktionalistischer Vorstellungen liegt und gleichzeitig auch das bildungsbürgerliche Verständnis von der Selbstzweckhaftigkeit von Bildung zu überwinden versucht.

Kritische Bildungstheorien, so Scherr (2009, S. 139) orientieren sich an einem für das Selbstverständnis moderner Gesellschaften grundlegenden Subjektmodell – dem Modell eines eigenverantwortlich handlungs-, entscheidungs- und urteilsfähigen Individuums. Sie beanspruchen dieses so weiterzuentwickeln, dass es sich als Bezugspunkt für die Formulierung von Kriterien eignet, die als Massstab für die Analyse sozialer Strukturen und pädagogischer Praktiken verwendet werden können. Die Leitfragen subjekttheoretisch fundierter Analysen lauten also:

- Welche Ermöglichungen, Formierungen und Begrenzungen von Subjektivität gehen mit je konkreten gesellschaftlichen Lebensbedingungen einher?
- Wie sind diese mit Strukturen sozialer Ungleichheit, mit Macht- und Herrschaftsverhältnissen, mit gesellschaftlichen Geschlechterverhältnissen sowie mit Fremd- und Selbstzuordnungen zu kollektiven Identitäten verknüpft?
- Wie kann Pädagogik Prozesse der Distanzierung und Überschreitung im Verhältnis zu gesellschaftlich auferlegten Subjektivitätsformen ermöglichen?

Der Begriff Subjektbildung verweist darauf, dass die Prozesse, in denen Individuen sich Wissensbestände sowie Wahrnehmungs-, Deutungs-, Handlungs- und Bewertungsmuster sozialisatorisch aneignen, nicht als einseitige Prägungs- und Beeinflussungsvorgänge verstanden werden können, sondern konstitutiv eine Eigenleistung des sich bildenden Individuums sind. Selbst-Bildung ist eine „komplizierte zukunftsoffene Konstruktionsleistung". Es ist deshalb systematisch zu unterscheiden zwischen der Absicht einer pädagogischen Vermittlung von Wissen, Kompetenzen, Werten, Normen usw. und dem durch pädagogische Programme (Didaktiken und Methoden) nicht determinierbaren Prozess der subjektiven Aneignung. Damit ist auch die Schule – auf welcher Stufe auch immer – nicht der privilegierte und einzige Ort von Bildungsprozessen.

Subjektbildung ist von Lernprozessen zur Veränderung von Verhalten zu unterscheiden. Von Subjektbildung sollte im Hinblick auf solche Lernprozesse gesprochen werden, in denen sich die Grundstrukturen des individuellen Selbst- und Weltverständnisses konturieren, verfestigen bzw. verändern. Bildungsprozesse haben demnach eine andere Qualität als solche Lernprozesse, die als Erwerb eines funktional abrufbaren Wissens und Könnens beschrieben werden können. Funktional abrufbares Wissen ist, so Scherr (2009, S. 141) für das identitätsstiftende Selbst- und Weltverständnis von Individuen irrelevant.

(Selbst-)Bildungsprozesse sind dadurch gekennzeichnet, dass Individuen in unterschiedlichen Dimensionen ein reflexives Selbstverhältnis entwickeln können, d. h. ihr Selbst(wert-)gefühl, ihr identitätsstiftendes Selbstbewusstsein, ihre ästhetischen, moralischen und politischen Überzeugungen, ihre aktuelle Lebenspraxis und ihren Lebensentwurf zum Gegenstand der Reflexion erheben. Dies setzt die Fähigkeit und Bereitschaft voraus, zu den eigenen subjektiv-selbstverständlichen lebensweltlichen Gewissheiten Distanz einzunehmen, sie gegen mögliche Alternativen abzuwägen sowie nach ihrer biografischen Genese und ihren sozialen Geltungsbedingungen zu fragen.

In der Tradition der Kritischen Theorie der Frankfurter Schule bezeichnet der Begriff Subjektivität nicht Losgelöstheit von sozialen Lebensbedingungen, sondern vielmehr den nicht zu bestreitenden Sachverhalt, dass menschliche Individuen in ihrem Erleben, Denken und Handeln nicht allein durch angeborene Instinkte oder sozialisatorische Prägungen determiniert sind, sondern vielmehr ein reflexives und offenes Verhältnis zu sich selbst und ihren sozialen Lebensbedingungen einnehmen können.

Eine kritische Bildungstheorie zieht sich nicht auf die quasi-anthropologische Postulierung individueller Subjektivität zurück. Sie basiert auch nicht auf einer bloss normativen Beanspruchung von Begriffen wie Selbstbestimmungsfähigkeit und Mündigkeit. Sie ist vielmehr darauf verwiesen, die sozialen Bedingungen und Formierungen zu analysieren, die den Möglichkeitsraum von Prozessen der Subjektbildung bestimmen. Gemeint sind damit vor allem Fragen sozialer Ungleichheit. Zu fragen ist: Wo sind Bedingungen gegeben, die den Individuen die Chance bieten, in eine Auseinandersetzung mit den für sie aktuell lebenspraktisch relevanten Problemen und Fragen einzutreten und dabei ihre Reflexionsfähigkeit und ihre Artikulationsmöglichkeiten weiterzuentwickeln?

## 3　Geragogik als Versuch der Institutionalisierung von Bildung im Alter

Die Debatte im wissenschaftlichen und gesellschaftspolitischen Kontext um Aktivität im Alter im weiteren und Bildungsaktivität im engeren Sinn hat dazu geführt, die Bildung im Alter institutionell neu zu verorten. Herausgebildet hat sich im angelsächsischen Raum „Educational Gerontology" (Glendenning 1985; Cusack 1999) und im deutschsprachigen Raum „Geragogik" (Bubolz-Lutz et al. 2010).

In ihrer interdisziplinären Ausrichtung ist die Geragogik einerseits ein Teilgebiet der Gerontologie und andererseits ein Teilgebiet der Pädagogik. Darüber hinaus bestehen Querverbindungen zur Soziologie, Sozialarbeit, Psychologie, Geriatrie, Theologie und Politikwissenschaft. Intendiert ist, durch professionell angeregte und begleitete Lernprozesse Ältere dabei zu unterstützen, ihre individuellen Ressourcen und Potenziale zu erkennen und weiterzuentwickeln sowie die eigenen Bedürfnisse zu artikulieren und ihnen verantwortlich Rechnung zu tragen (vgl. zur Diskussion Bubolz-Lutz et al. 2010). Zu verstehen ist unter Geragogik die Pädagogik des alternden und alten Menschen. Dörr (2006) definiert Geragogik sehr spezifisch als Lehren und Lernen, welche zu Anpassungen an die Veränderungen im Alternsverlauf führen: „Geragogy could be defined as the teaching towards older people accommodating the normal physical, cognitive and psychological changes".

Howard Y. McClusky (1973) bestimmt die Arbeitsweise und Ausrichtung der Geragogik (bei ihm Educational Gerontology) bedürfnisorientiert und unterscheidet in dieser Hinsicht fünf Bedürfnisse, die in der Bildungspraxis zu berücksichtigen sind: Coping Needs (1), dazu zählt die unmittelbare ökonomische Selbstversorgung und körperliche Fitness mittels Basisbildung; Expressive Needs (2), womit die Teilnahme an Aktivitäten gemeint ist, die um ihrer selbst willen ausgeübt werden; Contributive Needs (3) beziehen sich auf soziale Tätigkeiten, d. h. sind auf andere gerichtet; Bildung geschieht über soziales Engagement; Influence Needs (4) sind mit dem Wunsch verbunden, politisch aktiv zu sein und Weisheit zu erreichen und schließlich die Transcendence Needs (5), die die Gebrechlichkeit des Alters zu „überschreiten" suchen. Damit hat McClusky ein ganzheitliches Bildungskonzept vorgelegt und – wie Brian Findsen (2007) ausführt – ältere Menschen in ihren Lernbedürfnissen nicht auf die Rolle des Bildungskonsums reduziert, sondern ein Modell für die Bildungspraxis vorgelegt, welches in den contributive und influence needs die aktive und produktive Seite des Alters hervorhebt.

Die Ausgangsfragestellungen der Geragogik lauten: Was muss Bildung für Wissen und Einstellungen vermitteln, damit ältere Menschen in einer sich rasch wandelnden Gesellschaft zurechtkommen? Wie kann Bildung für die Suchbewegungen älterer Menschen Freiräume und Gelegenheiten schaffen, die Neues hervorbringen? Dabei ist nicht das Alter per se die Bildungskategorie, sondern erst der biographische Bezug auf Erfahrung ermöglicht Bildung, die im Kern das Lernen des Älterwerdens zum Inhalt hat. Die Geragogik verfolgt das Ziel, durch professionell angeregte und begleitete Lernprozesse Ältere dabei zu unterstützen, ihre individuellen Ressourcen und Potenziale zu erkennen und weiterzuentwickeln sowie die eigenen Bedürfnisse zu artikulieren und ihnen verantwortlich Rechnung zu tragen (vgl. Bubolz-Lutz et al. 2010).

Ein Prinzip in geragogischen Lernprozessen ist *dialogisches Handeln*, denn Geragogik ist konfrontiert mit wertbezogenen Fragen, die letztlich nicht allein zu klären sind, sondern nur durch Verständigung, durch den Dialog mit anderen (vgl. Veelken et al. 2005). Es geht darum, das Lernen als ein interaktionales Geschehen zu verstehen ist, als einen Austausch zwischen allen an den Lernprozessen beteiligten Personen. Es gilt deshalb, Möglichkeiten und Rahmenbedingungen zu schaffen, die die soziale Interaktion und den Austausch fördern. Dabei wird auch akzeptiert, dass es nicht nur um klar bestimmbares Wissen geht, welches Bestandteil des Lernens ist, sondern auch das Fragmentierte, das noch nicht Geklärte Teil dieses interaktiven Geschehens ist.

Eng verknüpft mit dem dialogischen Lernen ist ein zweites Prinzip, nämlich Multi- bzw. Intergenerationalität. *Intergenerationelles Lernen* gilt als ein Mittel zur Verbesserung der Kommunikation zwischen den Generationen. Intergenerationelle Bildungsprozesse bringen Jung und Alt zusammen, um Erfahrungen zu teilen, aus denen beide Bevölkerungsgruppen einen Nutzen ziehen können. Solche Lernformen regen einen generationsübergreifenden Aufbau von sozialen Beziehungen an, fördern kulturellen Austausch und bieten positive soziale Unterstützungssysteme. Die Bezeichnung „intergenerationell" bedeutet die Einbeziehung von Angehörigen zweier oder mehrerer Generationen an Lernaktivitäten, die ihnen verschiedene generationelle Perspektiven eröffnen. Intergenerationelles Lernen ermöglicht den beteiligten Altersgruppen, die Perspektiven anderer involvierter Altersgruppen zu verstehen. Einen Kern in intergenerationellen Bildungsprozessen bildet das *Erfahrungslernen*. Das über Deutungen sich artikulierende Erfahrungswissen hat seine spezifische Aufgabe in lebensweltlichen Praxiszusammenhängen. Die Plausibilität und Überzeugungskraft der Erfahrung resultiert aus ihrer Situationsgebundenheit. Sie hat sich bei der Bewältigung von lebenspraktischen Problemen „bewährt". Die Erfahrung ist in dieser Hinsicht wertvoll, weil die Person aus ihr etwas gelernt hat. Je älter die Lernenden sind, desto höher ist die Präsenz von Erfahrungen in Lernprozessen.

Erfahrungslernen verweist auf ein drittes Prinzip geragogischen Handelns, nämlich den *Biographie*- bzw. *Lebenslaufbezug*. Über den Biographiebezug als Element geragogischen Lernens wird die Zeit bzw. der Aspekt von Veränderung durch Bildung deutlich gemacht. Geragogik lässt sich in ihren Abläufen als linear bzw. konsekutiv, transformativ oder expansiv beschreiben und analysieren. Als linear sind Lernprozesse dann zu verstehen, wenn davon ausgegangen wird, dass Lernen zu einem Zuwachs an Kompetenzen führt und diese Kompetenzen konsekutiv erworben werden. Transformativ sind Lernprozesse insofern, als es dabei zu einer persönlichen und sozialen Veränderung kommt. Es geht um umfassende Wandlungsprozesse im Unterschied zu Lernprozessen, die situative Anpassungsleistungen an veränderte Lebenssituationen meinen. Dafür ist ein reflexives, d. h. kritisches, selbst-bewusstes Lernen eine entscheidende Voraussetzung. Expansives Lernen bezeichnet eine Form des selbstbestimmten Lernens, bei dem das Subjekt lernend seine Handlungsfähigkeit erweitert. Expansiv ist Lernen nur dann, wenn das Subjekt selbst dafür bestimmte Gründe hat. Es braucht immer ein praktisches Interesse, um Lernmotivation zu erzeugen. In diesem Zusammenhang könnte auch von lebensintegrierendem Lernen gesprochen werden, d. h. Lernen erfolgt nicht nur lebensbegleitend, sondern ist in die Lebenspraxis integriert.

Bildungsprozesse im Alter haben einen sozial-integrativen Charakter. Aber: Lernen im Alter ist nicht nur eine soziale Veranstaltung, die Kontaktmotive abdeckt, sie hat auch eine partizipative Latenz. Diese gilt es, in Richtung partizipatives Lernen zu führen. Damit ist ein viertes Prinzip geragogischen Handelns benannt. *Partizipatives Lernen* heißt, dass eigenverantwortliche und gemeinschaftsfähige Persönlichkeiten sich autonom und kompetent am gesellschaftlichen Leben beteiligen. Es geht um gesellschaftliche Mitgestaltung (vgl. Köster et al. 2007), wobei diese nicht nur auf Erwerbsarbeit, Pflegearbeit und Freiwilligenarbeit ausgerichtet ist, sondern auch „Active Citizenship" einschließt. Damit eine solche aktive Mitgestaltung gelingt, brauchen ältere Menschen Fähigkeiten und Kompetenzen (subjektive Grundlagen) und sie brauchen Strukturen (objektive Grundlagen), die Partizipation gewährleisten.

Geragogik unterstützt also bei der Klärung und Hierarchisierung von Handlungsmotiven, bei der sozialen Inklusion der Handelnden, der Entwicklung geeigneter sozialer Strukturen und Organisationsformen sowie bei der Vernetzung von Aktivitäten. Für die Umsetzung eines solchen Konzeptes braucht es eine umfassende Infrastruktur, in der Möglichkeiten der Selbstwahl und Selbstnutzung zur Verfügung gestellt werden. Neue Zugänge zur Umwelt, Ungewohntes, bisher noch nicht Vertrautes soll zugänglicher werden. Es geht also nicht nur um die Auffindung interessanter Rollen und Aktivitäten, sondern um Chancen des Lernens. Und es geht wohl auch nicht um Erziehung im traditionellen Verständnis der Erziehungswissenschaften, sondern um eine lebensbegleitende Aktivitätsform. Fokussiert wird in diesem Ansatz auf die Wichtigkeit der menschlichen Würde, auf die Erfüllung individueller Potenziale sowie auf den Einsatz für eine faire Behandlung eines jeden (Percy und Withnall 1996).

# 4 Soziologische Bedingungen der Bildungsbeteiligung im Alter

Das 20. Jahrhundert lässt sich im Hinblick auf Bildung durch einen mehrfachen Strukturwandel kennzeichnen. Erstens wurden Bildungszertifikate zu einem zentralen Element der Statusallokation und des intergenerationellen Aufstiegs. Das zweite Merkmal dieser Bildungsepoche ist die „kognitive Mobilisierung". Die Bildungsexpansion hat im Vergleich zum 19. Jahrhundert ein erhöhtes Maß an Bildsamkeit der Personen hervorgebracht und ermöglicht. Daraus entstanden neue Möglichkeiten der Emanzipation. Eng damit verknüpft ist ein drittes Attribut, nämlich, dass der Zugang zu Bildung auch sozialen Gruppen möglich wurde, die bis dahin weitgehend ausgeschlossen waren. Zu diesen Gruppen gehörten zuerst Arbeiter und dann – vor allem in Hinsicht auf höhere Bildung – Frauen.

Bildung ist in unserer Gesellschaft eine Schlüsselgröße. Sie prägt das soziale und politische Verhalten maßgeblich. „Bildung ist ein entscheidender Faktor, damit der Einzelne über Wissen, Kenntnisse, Fähigkeiten und Kompetenzen verfügt, um vollständig am gesellschaftlichen und wirtschaftlichen Leben teilnehmen zu können" (OECD 2014, S. 46). Dabei muss das Bildungssystem als ein Bereich der Sozialpolitik betrachtet werden, weil ein Zusammenhang von Bildung und sozialer Ungleichheit gegeben ist. In einer Wissensgesellschaft ist Bildung eine zentrale Ressource sozialer Teilhabe und damit zugleich eine entscheidende Variable sozialer Ungleichheit. Wenn man unter Sozialpolitik den Versuch versteht, allen Bürgern die Inklusion in alle sozialen Funktionssysteme zu ermöglichen, dann ist der Zugang zu Bildung eine ihrer wesentlichen Aufgabenstellungen. Bildung hat eine zentrale Bedeutung für die Verteilung von Lebenschancen und für gesellschaftliche Teilhabe.

Die zunehmende Bedeutung der Bildung für nahezu alle sozialen Positionen in modernen Gesellschaften hat dazu geführt, diese als Bildungsgesellschaften zu definieren. Damit wird vor allem der funktionale Aspekt von Bildung hervorgehoben. Und in der Begriffsbestimmung von Bildungsgesellschaft steckt auch, dass erworbene Merkmale wie Bildungskarrieren, Schulnoten und Bildungsabschlüsse den Zugang zu sozialen Positionen bestimmen. Zentral ist der Aspekt der Leistung – das meritokratische Prinzip. Wie hängen nun Bildungsgesellschaft und Meritokratie zusammen? Ist die Bildungsgesellschaft eine meritokratische Gesellschaft?

Nach Heike Solga (2005) können Bildungsgesellschaften meritokratisch sein, sie müssen es aber nicht. Sie sieht Bildung vor allem in der Allokations- und Zertifizierungsfunktion. Weil die (modernen) Bildungsgesellschaften primär Zeugnisgesellschaften und nicht Kompetenzgesellschaften sind, d. h. kredentialistisch orientiert sind, sind sie nicht meritokratisch. In der Bildungsgesellschaft geht es nicht primär um Kompetenz, sondern um Zertifikate. Und in Folge bleibt der Zusammenhang von sozialer Herkunft und erreichter sozialer Platzierung erhalten. Sie argumentiert, dass die Konsequenzen von Bildungszertifikaten auf dem Arbeitsmarkt nur adäquat betrachtet werden können, wenn Bildung als ein etablierter und historisch gewachsener Legitimationsmodus sozialer Ungleichheit begriffen wird (S. 29).

Von Interesse ist die Wahrnehmung und Bewertung des meritokratischen Prinzips in der Bevölkerung. Die Meritokratie gehört zu den ordnungsbezogenen Gerechtigkeitsprinzipien. Bildung hat aber auch eine normative Bedeutung. Sie ist nicht nur Statuszuweiser, sondern auch Sinngeber, dient der alltäglichen Sinnkonstruktion und individuellen Handlungsmotivation (Solga 2005, S. 32). Wie wird also das Leistungsprinzip wahrgenommen bzw. bewertet?

Für marktorientierte Industriegesellschaften ist eine ausgeprägte Akzeptanz des meritokratischen Prinzips zu vermuten. Ergebnisse einer empirischen Studie zur sozialen Mobilität in der Bundesrepublik Deutschland (Mayer 1975, S. 109; zit. n. Becker und Hadjar 2009) weisen auf eine überwiegend positive Wahrnehmung und Akzeptanz des meritokratischen Leistungsprinzips in Westdeutschland hin. Als wesentliche Erfolgsfaktoren werden persönliche Leistung (87 %), Ausbildung (77 %) und Intelligenz (70 %) gesehen, während askriptive Merkmale wie Vermögen (38 %), Herkunftsfamilie (21 %) oder Parteizugehörigkeit (8 %) nur von einer Minderheit als Wege zum Erfolg wahrgenommen wurden. In unteren sozialen Schichten wird das meritokratische Leistungsprinzip allerdings weniger akzeptiert als in den oberen Schichten.

Dieser Strukturwandel der Bildung hat neben anderen gesellschaftlichen Veränderungen Ulrich Beck (1983) dazu veranlasst, die Auflösung ungleichheitsrelevanter lebensweltlicher Gemeinsamkeiten zu prognostizieren. Der aus den Veränderungen des Bildungssystem entstandene Bildungsoptimismus ist allerdings nicht unwidersprochen geblieben. Pierre Bourdieu (2001) formulierte die These, dass sich im Medium von Bildung und Kultur die Reproduktion gesellschaftlicher Eigentums- und Herrschaftsverhältnisse vollziehe. Diese These wurde in der Folge von Blossfeld und Shavit (1993) auch empirisch untermauert, womit auf die Persistenz von Bildungsungleichheiten und Bildungsbenachteiligung bei gleichzeitiger Expansion der Bildung hingewiesen wird. In neueren Arbeiten wird in diesem Zusammenhang die Gruppe der *gering qualifizierten Personen* herausgehoben (Solga 2005), die in einer Bildungsgesellschaft eine sichtbare soziale Randstellung einnehmen. Kern der Kritik am Bildungsoptimismus ist die Feststellung einer „sozialen Verarmung" bzw. „Bildungsarmut" der gering Qualifizierten (Allmendinger und Leibfried 2003). Sie führe zu negativen Auswirkungen in den vielfältigen Situationen des Lebens (z. B. Gesundheitsprävention, zivilgesellschaftliches Handeln). Gültigkeit hat diese Annahme nicht nur für Menschen in der schulischen Ausbildung, sondern auch für Personen in der Fort- und Weiterbildung.

Damit kommen wir zu der Frage: Warum lohnt sich der Erwerb von Bildung für „bildungsferne" Milieus bzw. gering qualifizierte Personen nicht? Eine Antwort auf diese Frage geben neuere bildungssoziologische Untersuchungen (Grundmann et al. 2004; Solga 2005), wonach die Wahrscheinlichkeit des Erfolgs oder Scheiterns von Lernbemühungen mit den Zumutungen, Entbehrungen und Chancen aufgerechnet wird. Es ist das „Risiko des Scheiterns", welches verständlich werden lässt, warum entsprechende Schritte unterlassen werden. Formale Lernprozesse, d. h. vor allem Lernen durch Belehren, gestalten sich für viele Kinder, Jugendliche und Erwachsene als Wechselspiel von Feedback-loops des Scheiterns und von *Abkühlungsprozessen* (Clark 1960). In schulischen bzw. schulartigen Umwelten geht es nicht nur um Qualifizierung, sondern auch um Kategorisierung, wobei diese meist in Form einer vertikalen Lagerung vorgenommen wird. Die Kategorisierung erfolgt über Schulnoten und Leistungstests. Wer in diesem Wettbewerb erfolglos ist, sieht sich mit Zuschreibungen wie Begabungsmangel, Intelligenzdefizit, Verhaltens- und Lernprobleme konfrontiert. Daraus folgen sinkende Leistungsaspirationen und –anstrengungen. Die Lernmotivation „kühlt" sich ab und es kommt zu sozialem Disengagement. In diesem Zusammenhang wird auch von „negativer Lerngeschichte" gesprochen. Disengagement, d. h. Distanz zu institutionellem Lernen ist dabei nicht nur als passive Anpassung zu verstehen, sondern als Versuch der Bewahrung eines Stücks personaler Identität (Geulen 1988). Bildung und Lernen werden externalisiert. Unterprivilegierte bildungsferne Milieus produzieren einen Habitus, der sich in Distanz zu institutionell vermittelter Bildung bewegt. Er legt ihnen kaum Dispositionen zur bildungsmäßigen Karriereplanung oder entsprechende Weiterbildungsstrategien nahe (Grundmann et al. 2004). Bildungsferne ältere Menschen empfinden Bildungsinstitutionen als „closed shops", als Einrichtungen, in die Menschen gehen, zu denen sie nicht dazu gehören (Kolland 1996).

Bildungsferne Schichten, so das Ergebnis empirischer Forschungen, orientieren sich als Folge der Abkühlung von Bildungsaspirationen in formalen Lernprozessen an „eigensinnigen Bildungszielen, die auf die milieuspezifischen Existenzbedingungen und Erfahrungsräume abgestimmt sind" (Grundmann et al. 2004, S. 53). Kompensiert wird der Mangel an Humankapital bzw. Bildungstiteln, das in institutionellen Bildungsprozessen zu erwerbende kulturelle Kapital durch *soziales Kapital*, welches in den unmittelbaren Lebensvollzügen angeeignet wird. Verhaltensmodifikation und Anpassung an veränderte Bedingungen erfolgen über Austauschprogramme in den unmittelbaren Netzwerken. Vester (2004) geht soweit zu behaupten, dass Angehörige unterprivilegierter Milieus über besondere Kompetenzen verfügen, in der sie Angehörige anderer Milieus übertreffen. Er meint damit, den „praktischen Sinn dafür, soziale Beziehungen, das Körperliche, emotionale Befindlichkeiten und unvorhergesehene Situationen zuverlässig zu erkennen, kommunikabel zu machen und zu handhaben" (S. 50).

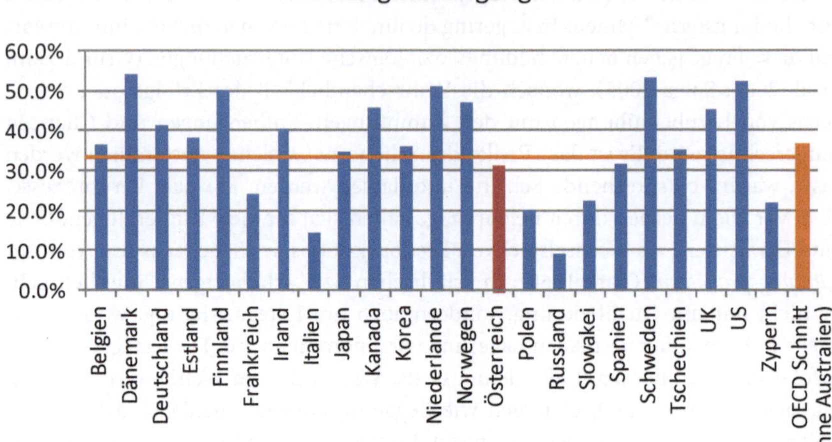


**Abb. 1** Bildungsbeteiligung im internationalen Vergleich. (*PIAAC 2013, Altersgruppe 50–65 Jahre*)

## 4.1 Bildungsbeteiligung im Alter

Das Bildungsverhalten älterer Menschen zeigt sich im internationalen Vergleich als sehr unterschiedlich (vgl. Abb. 1). Die Daten der PIAAC-Studie 2013 belegen höhere Beteiligungsquoten in der Altersgruppe 50–65 Jahre in den skandinavischen Ländern (z. B. Dänemark 53,9 %, Schweden 53,3 %) niedrigere Beteiligung in südeuropäischen Ländern (z. B. Italien 14,5 %) und im Durchschnitt liegende Quoten (z. B. Österreich 31,2 %).

Das Weiterbildungsverhalten ist sehr stark von der Erwerbsarbeit bestimmt. Das führt dazu, dass die non-formale Bildungsbeteiligung[1] ab der 5. Lebensdekade zurückgeht und nach der Pensionierung dann einen deutlichen Abschwung erfährt. Die kleine Zahl älterer Menschen in der sogenannten nicht-formalen Bildung verweist zunächst auf eine Diskrepanz zwischen Kompetenzpotenzial und Bildungsaktivität. Während die Forschung nachweist, dass die intellektuelle Leistungsfähigkeit im Alter nicht zurückgeht (Schaie et al. 2004), ist die Beteiligung an Formen organisierten Lernens stark alterskorreliert, d. h. nimmt mit zunehmendem Alter

---

[1] Nicht-formale Bildung meint organisierte und nachhaltige Lernaktivitäten, die in einem institutionalisierten Rahmen stattfinden. Dazu gehören Kurse, Vorträge, Fernunterricht, Workshops.

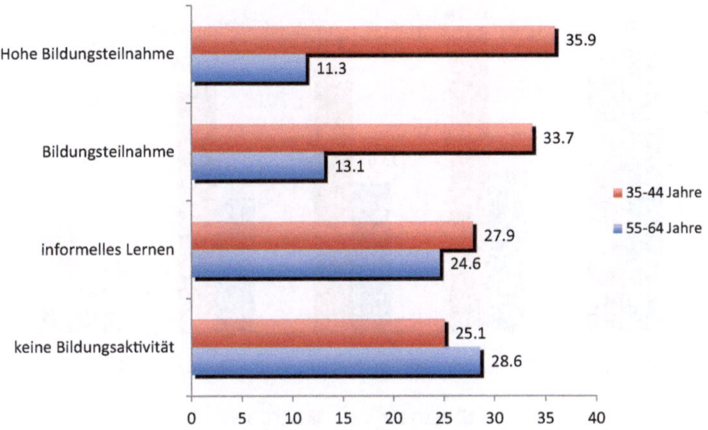


**Abb. 2** Bildungs-/Lerntypen im Altersgruppenvergleich. (Adult Education Survey, Österreich 2007)

ab. Wird jedoch der Faktor Erwerbsarbeit berücksichtigt und die Beteiligung an informellen Formen des Lernens, dann ergibt sich doch ein etwas anderes Bild. Die Teilnahme an institutionalisierter Weiterbildung sinkt zwar von 35,9 % bei den 35–44-Jährigen auf 11,3 % bei den 55–64-Jährigen, während die Beteiligung am informellen Lernen weitgehend konstant bleibt. Die oben dargestellte Grafik beruht auf einer von Salfinger-Pilz (2010) entwickelten Typologie, in der zwischen Personen mit hoher Weiterbildungsteilnahme (Teilnahme an mindestens zwei Bildungsaktivitäten in den letzten 12 Monaten), Personen mit Weiterbildungsteilnahme (Teilnahme an mindestens einer Bildungsaktivität in den letzten 12 Monaten), Personen, die informell lernen und Personen ohne Bildungsaktivitäten unterschieden wird (siehe Abb. 2).

Ein Blick auf die Bildungspolitik zeigt, dass in dieser kontinuierlichem Lernen und Erwachsenenbildung im dritten und vierten Lebensalter eine untergeordnete Rolle zukommt. Bildungs- und gesellschaftspolitisch richten sich Vorstellungen vom lebenslangen Lernen in erster Linie auf Personen im Erwerbsleben und damit auf Qualifizierung für berufliche Tätigkeiten. Bildung im Alter ist insgesamt gesellschaftlich wenig institutionalisiert.

Aus einer sozialgerontologischen Perspektive interessieren neben der Altersgruppenzugehörigkeit und der Erwerbsarbeit als Erklärungsfaktoren für unterschiedliche Bildungsbeteiligung die soziale Herkunft bzw. der Bildungsstatus. Damit geht es um die Frage sozialer Ungleichheit im Bildungsverhalten älterer Menschen. Das Ausbildungsniveau ist einer der wichtigsten Einflussfaktoren für die

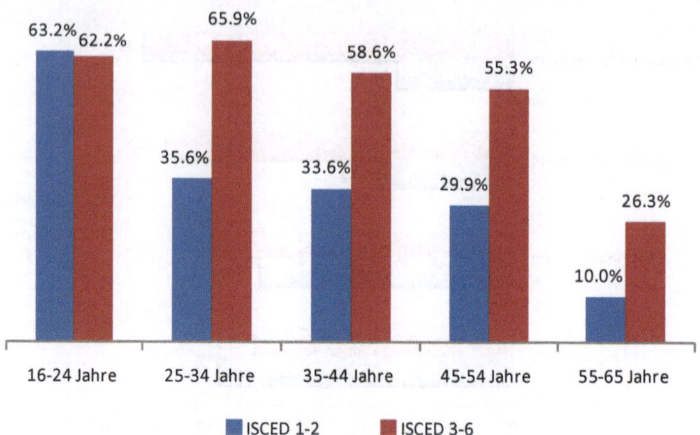


**Abb. 3** Aktuelle Bildungsbeteiligung nach Altersgruppen und Bildungsstatus. (*Österreich, PIAAC 2013, n = 5.130*)

Teilnahme an weiterführenden organisierten Lernaktivitäten (Salfinger und Sommer-Binder 2009). Je höher die abgeschlossene Ausbildung, desto ausgeprägter ist die Bereitschaft, Kurse und Schulungen zu besuchen. Während sich in Österreich von den Personen mit Matura/Abitur und höheren Bildungsabschlüssen 26,3 % an organisierter Bildung beteiligen, liegt dieser Anteil bei Personen mit niedrigeren Bildungsstatus bei 10 % (vgl. Abb. 3).

Vor diesem Hintergrund haben Träger von Bildungsveranstaltungen den Anspruch, die „bildungsfernen" Schichten zu erreichen, wobei zuweilen die Älteren schlechthin als bildungsfern gelten. Im Lebenslagenkonzept wird zwischen den Generationen um Bildungsgüter und Zugangschancen konkurriert. Dabei wird von der Überlegung ausgegangen, dass es normalerweise diejenigen mit niedrigen Bildungsabschlüssen sind, die am häufigsten und dauerhaftesten von sozialer Ausgrenzung betroffen sind, dass folglich Bildung ein wirksamer Schutz gegen soziale Ausgrenzung ist. Über eine Stimulation von Lernprozessen später im Leben könnten Chancen auch für jene gesellschaftlichen Gruppen eröffnet werden, die nicht zu den „Bildungsprivilegierten" gehören. Doch weisen Untersuchungen der Bildungsforschung darauf hin, dass die ungleiche Verteilung von „kulturellem Kapital" nicht durch bloße Wissensvermittlung, durch ein Mehr an Wissen und Können, zu kompensieren ist. Ein einfaches Mehr an Wissen von Unterprivilegierten führt nicht zwangsläufig zu einem Abbau von sozialer Ungleichheit. Dazu gehört etwa, dass die dem Bildungssystem zugehörigen Normen akzeptiert werden. Eine wesentliche Norm ist hier der *Bedürfnisaufschub*. Nur wer seine unmittelbaren Bedürfnisse aufzuschieben vermag, vermag sich fundiertes Wissen und Bildung zu erarbeiten.

Die geringe Bedeutung von Bildung nach der Pensionierung hat aber nicht nur mit der Verschränkung von Bildung und Ausbildungsniveau bzw. Berufstätigkeit zu tun, sie ist auch von den sozialen Konstruktionen des Alters beeinflusst (vgl. Walter et al. 2006). Es wirken dabei jene Altersbilder lernhemmend, die Älterwerden mit Abbau und Abhängigkeit assoziieren. Dazu gehört, dass ältere Beschäftigte weniger oft in Weiterbildung geschickt werden, weil sie als weniger lernfähig gelten (Brauer und Clemens 2010). Sie sind mit negativen Zuschreibungen konfrontiert. Ältere Menschen werden also nicht nur nicht ermutigt, an Bildungsveranstaltungen teilzunehmen, sie werden sogar entmutigt, indem ihnen geringere Lernfähigkeiten und Lernpotentiale zugeschrieben werden. In diesem Zusammenhang kann davon gesprochen werden, dass ältere Menschen einem „streotype threat" ausgesetzt sind. Steele und Aronson (1995) fanden solche Bedrohungen durch Stereotype hinsichtlich des Lernens von benachteiligten Gruppen in den USA.

Die geringe Beteiligung älterer Menschen an Bildung im Alter ist schließlich von bildungsbiographischen Erfahrungen beeinflusst. Wenn man sich mit dem Lernengagement im Alter beschäftigt, ist es wichtig, sich mit vorangegangenen Bildungserfahrungen zu befassen. Empirische Studien belegen einen Zusammenhang zwischen der eigenen Lerngeschichte und der im Alter vorhandenen oder nicht vorhandenen Lernbereitschaft (vgl. Becker und Rudolph 1994). In einer österreichischen Studie (Kolland et al. 2007) konnte nachgewiesen werden, dass ältere Personen mehrheitlich eine positive Erinnerung an die Schulzeit haben. Weniger gute Eindrücke verblieben von den Lehrenden und von der eigenen Schulleistung. Fast zwei Drittel der Befragten haben das Gefühl, dass man sie schulisch hätte mehr fördern müssen. Diese Einstellung hängt wohl zum Teil auch noch mit dem Führungsstil in den Schulen zusammen, den die heute alten Menschen in ihrer Kindheit und Jugend erlebt haben.

In der Bildungsbiographie folgen den schulischen Erfahrungen jene aus dem Besuch von Veranstaltungen, die der allgemeinen Erwachsenenbildung zugeordnet werden können. Diese Erfahrungen können sich auf das Erlernen einer Sprache beziehen, auf Angebote zur Persönlichkeitsbildung, auf das Nachholen eines Schulabschlusses oder auf wissensbasierte Kurse. Im Unterschied zum schulischen Lernen findet die Teilnahme an der allgemeinen Erwachsenenbildung auf freiwilliger Basis statt und ist deutlich von persönlichen Interessen bestimmt. Diese Form der Bildungsteilnahme weist eine hohe Ähnlichkeit zu jenen Interessen auf, die ältere Menschen als Lernmotive angeben (vgl. Schröder und Gilberg 2005). Neben den Erfahrungen aus schulischem Lernen und der Teilnahme an allgemeinen Angeboten der Erwachsenenbildung gehen der Bildung im Alter auch solche aus berufsbedingten Qualifizierungsprozessen voraus. Während die schulische Ausbildung von der überwiegenden Mehrheit der Bevölkerung absolviert wird, gilt dies in wesentlich geringerem Maße für berufliche Weiterbildung.

## 5 Bildungsgerechtigkeit im Lebenslauf

Die Anerkennung von Bildungsbedürfnissen bzw. –rechten im Alter beruht auf Konzepten von Gleichheit und Gerechtigkeit. Withnall und Percy (1994) verlangen eine Bildung für ältere Menschen, die verknüpft ist mit der menschlichen Würde, verknüpft ist mit der fairen Unterstützung jedes Menschen und der Ausschöpfung seines individuellen Potenzials. Bildung ist eine öffentliche, eine gesellschaftliche Aufgabe. Bildung wäre demnach Bestandteil einer Alterskultur, die an eine „Entprivatisierung des Alters" gekoppelt ist. Bildung ist nicht nur individuelles Konsumgut, sondern eine gesellschaftliche Herausforderung. Bildung wäre in diesem Sinn notwendig, um Selbstbehauptung auf einem alternsfeindlichen Arbeitsmarkt, Vorbereitung auf selbstgewählte Lebensformen oder die Verfolgung von bereits während der Erwerbsphase gewählten außerberuflichen Zielen zu ermöglichen.

Die Diskussion um Bildungsgerechtigkeit hat zur Zeit einen prominenten Platz in den bildungspolitischen Diskussionen und in der empirischen Bildungsforschung (vgl. Stojanov 2011). Der Anlass für diese Diskussion sind Studien, die die soziale Selektivität im Bildungssystem belegen und andererseits Forschungsergebnisse, die auf mangelnde Kompetenzen zur Bewältigung von Alltagsaufgaben von Menschen in allen Lebensphasen hinweisen. Stichwort ist hier etwa die digitale Spaltung. Aus der Sicht der Alterns- bzw. Lebenslaufforschung stellt sich die Frage, welche Auswirkungen unterschiedliche Bildungsabschlüsse und Weiterbildungsbeteiligung auf die Lebenschancen im Lebenslauf haben. In dem Zusammenhang geht es auch um die Finanzierung von Bildung über den Lebenslauf.

Den Ausgangspunkt für unsere Diskussion bilden die beiden Begriffe Bildungsgerechtigkeit und Bildungsarmut; diese wurden in die Diskussion gebracht, weil damit die sozialpolitische Komponente von Bildung hervorgehoben werden sollte. Eingeführt wurde der Begriff Bildungsarmut 1999 von Jutta Allmendinger mit dem Ziel, aufzuzeigen, dass fehlende Schulabschlüsse zu negativen langfristigen Folgen im Lebensverlauf führen. Eine wesentliche Ursache ist die soziale Herkunft („Vererbung von Bildungsarmut"). Zu einem ähnlichen Zeitpunkt ist der Begriff der Bildungsgerechtigkeit in die bildungspolitische Diskussion gekommen. Seit der ersten PISA-Studie 2001 wird in den deutschsprachigen Ländern eine starke Korrelation zwischen der sozialen Herkunft von Kindern und den Kompetenzniveaus festgestellt. Als ungerecht wird eingestuft, dass die Lebenslage der Eltern die schulischen Leistungen von Kindern beeinflusst. Von mangelnder Bildungsgerechtigkeit ist die

Rede bzw. als anstößig wird empfunden, wenn Menschen als elementar erachtete Bildungsziele nicht erreichen, nämlich nicht richtig lesen oder schreiben können.

Ungerechtigkeit wird empfunden in der Folge der bürgerlichen Revolutionen des 18. Jh. In Ablösung der Feudalgesellschaft war und ist die Sorge des Mittelstandes eine Sorge um die Orientierung des Proletariats. Bildungs- und Aufstiegschancen sind zentrale Elemente des Reformprojekts. Gerechtigkeit wie auch ihre Stabilität hängen wesentlich davon ab, dass sich die Kluft zwischen Mittelschicht und Arbeiterschicht nicht vergrößert. Bildungsferne Schichten, „Abgehängte", Exkludierte passen nicht in dieses Projekt. Es gehört zum Selbstverständnis einer liberalen Gesellschaft, dass sie Rechte gewährt und die materiellen wie institutionellen Voraussetzungen für ihre Wahrnehmung bereitstellt. Sie kann aber die Inanspruchnahme dieser Rechte erzwingen (Brenner 2010). Sie konfundiert das „Recht auf Bildung" mit der gesetzlichen Pflicht zur Bildung, die zumindest für die Schulpflicht kodifiziert ist.

Fehlende Kompetenzen schränken die Teilhabe am zentralen Projekt der Moderne ein, nämlich der „selbstbestimmten Lebensführung". Gehen wir von einer säkular orientierten Weltgestaltung aus, in der die Lebensführung nicht natural oder metaphysisch bestimmt ist, dann begründet sich Gerechtigkeit über als vom Menschen selbst geschaffene Lebensformen (Dux 2009). Gehen wir also von einer selbstbestimmten und nicht natural bestimmten Lebensführung des Menschen aus, dann bedeutet Gerechtigkeit gesellschaftliche Ordnungsformen zu schaffen, die eine selbstbestimmte Lebensführung ermöglichen. Günter Dux bestimmt für eine humane Lebensform nicht nur die Selbstbestimmtheit als wesentlich, sondern eine durch Sinn bestimmte Lebensführung. Sinn meint den Fluchtpunkt einer Lebensführung des Subjekts, die über den Tag hinausweist. Damit wird Leben dann nicht nur sinnhaft sondern sinnvoll geführt.

Wie kann nun Bildungsgerechtigkeit hergestellt werden? Wird von allgemeinen Gerechtigkeitstheorien ausgegangen, dann geht es primär um Verteilungsgerechtigkeit, d. h. jeder/jede erhält den Anteil an materiellen Gütern und jene Aufstiegsmöglichkeiten, die er/sie durch seine/ihre Leistungen verdient hat. Dagegen setzt Stojanov (2011) die Vorstellung von Anerkennungsgerechtigkeit, d. h. Bildung ist von der Qualität der lebensweltlichen und geragogisch-institutionell arrangierten Sozialbeziehungen abhängig. Bildungsgerechtigkeit ist eine Frage, inwiefern die Kultivierung von Subjektautonomie Ziel der Bildungsinstitutionen ist und wie die Institutionen beschaffen sein sollen, um diese Autonomie zu gewährleisten. Bedürfnisse, Fähigkeiten und Kompetenzen, so Stojanov, können nur dann zureichend vom Einzelnen entwickelt werden, wenn sie von den Bezugspersonen und Interaktionspartnern anerkannt werden. Die zentrale Erscheinungsform von Ungerechtigkeit im Bildungswesen ist emotionale Vernachlässigung, Missachtung der Subjektivität sowie Geringschätzung der Fähigkeitspotentiale der Einzelnen.

Es sind genau diese spezifischen normativen Thematiken, die die Konzeptualisierung von Bildungsgerechtigkeit als eine eigenständige Kategorie begründen. (Stojanov 2011) In der Terminologie gegenwärtiger Gerechtigkeitstheorien wie die von Amartya Sen und Martha Nussbaum heißt das, dass es bei Bildung nicht primär um Verteilung von goods geht, sondern um Entwicklung von capabilities, welche eine „truly human functioning" gewährleisten (vgl. Sen 2010; Nussbaum 2006).

Gemessen wird demnach der „Erfolg" von Bildung nicht primär an Leistung. Bei einem meritokratischen Gerechtigkeitsverständnis wird die Verantwortung für den Bildungsprozess des Individuums und für das in diesem Prozess erreichte Niveau der Lebenschancen ausschließlich an das Individuum selbst delegiert. Wenn Bildungsprozesse als determiniert durch biologisch-genetische Prädispositionen und durch frühkindlich-familiäre und „kulturelle" sozialisatorische „Prägungen" betrachtet und behandelt werden, dann wird das Autonomiepotenzial missachtet, das sich unter anderem in der Grundfähigkeit äußert, über derartige „Prägungen" hinauszuwachsen bzw. sie zu überformen, Durch die Ignorierung dieses offensichtlichen Widerspruchs werden Bildungsinstitutionen von einem tiefgreifenden Reformdruck entlastet, und die Frage, wie diese Institutionen umgestaltet werden sollen, damit sie insgesamt Bildungsmotivation kultivieren und fördern können, wird aus der bildungspolitischen Diskussion verdrängt. Aus anerkennungstheoretischer Sicht behindert die Missachtung der Entwicklung des Autonomiepotenzials des Einzelnen eine Entwicklung, die wir als „Bildung" im eigentlichen Sinne des Wortes bezeichnen können.

Der anerkennungstheoretische Diskurs (Schäffter 2009) begründet über den Zusammenhang zwischen sozialer Anerkennung und Selbstachtung die Notwendigkeit einer „wertschätzenden Erkundung" der sozialräumlichen Umwelt von Bildungsadressaten. Er bietet einer geragogischen Organisationstheorie die Anregung, die Lernkultur von Weiterbildungseinrichtungen und ihrer Programmformate als „Anerkennungsort" unterschiedlicher Gruppen und sozialer Milieus zu deuten, für die in reflexiven Lernarrangements lernhaltige und lernförderliche „Anerkennungsordnungen" mit entsprechenden „Anerkennungsfigurationen" konzipiert und realisiert werden. Dieser Ansatz begründet auch eine lernförderliche Praxisforschung, in der ein ko-produktiver Forschungsprozess zum reflexiven Bestandteil der untersuchten sozialen Wirklichkeit wird.

## 6  Ausblick

Weiterbildung ist eine wesentliche Komponente für Erwerbsbeteiligung, Einkommen, soziale Mobilität sowie persönliches als auch soziales Wohlbefinden. Demgemäß werden mit dem lebenslangen Lernen sowohl auf gesellschaftlicher als auch individueller Ebene starke Hoffnungen in Richtung sozialer Besserstellung und sozialer Inklusion verknüpft. Allerdings finden sich in diesem Bildungsoptimismus auch Schwachstellen. Eine dieser Schwachstellen besteht in der Vorstellung von Bildung als einem Stufenprozess. Die Bildung des Individuums wird immer vor dem Hintergrund der höchsten erreichbaren Bildungsstufe analysiert und bewertet. Damit werden ganz entscheidend informelle Formen der Bildung und des Lernens unterschätzt und ausgeblendet. Wenn auch das informelle Lernen in internationalen Tests wie PIAAC geprüft und untersucht wird, so hat es im Zusammenhang mit dem Zugang zu Arbeitsmärkten oder im Zusammenhang mit der Einschätzung des sozialen Status einer Person nur eine randständige Bedeutung. Wenn an Bildung gedacht wird und an Weiterentwicklung in der eigenen Bildungsbiographie, dann wird an höhere (akademische) Abschlüsse gedacht, werden diese etwa auch herangezogen, um gesundheitliche Veränderungen und Mobilität im Alter erklären zu können. Die Rolle von Zertifikaten und Credits wird, so Emily Jovic und Julie McMullin (2011), durch Regierungspolitiken in den Vordergrund gestellt, weil Bildung und Lernen vorwiegend unter ökonomischen Gesichtspunkten gesehen werden. Es geht primär um eine produktive und flexible Erwerbsbeteiligung. Verloren geht mit einer solchen ökonomisierten und zertifikatsorientierten Bildung eine Perspektive, die über das Erwerbsleben hinausreicht und Bildung sowohl als eine Aktivität über den gesamten Lebenslauf begreift als auch als eine Aktivität, die alle Lebensbereiche tangiert und nicht nur die Erwerbsaktivität.

Bildung und Lernen im Alter verlangen Lernformate, die stärker informell angesetzt sind und auf alltägliche Aktivitäten und Herausforderungen ausgerichtet sind. Dabei spielen die neuen Technologien, die Vernetzung und Austausch erlauben, eine bedeutsame Rolle. Ältere Männer gelten als besonders schwierig zu erreichende Zielgruppe in der Altersbildung. Für sie könnte etwa das Geocaching[2] eine gute Option sein, sowohl eigenen Bewegungsbedürfnissen nachzukommen als auch die kognitive Leistungsfähigkeit unter Beweis zu stellen.

## Literatur

Alheit, P., & Dausien, B. (2002). In R. Tippelt (Hrsg.), Bildungsprozesse über die Lebensspanne und lebenslanges Lernen. *Handbuch Bildungsforschung* (S. 565–585). Opladen: Leske & Budrich.

---

[2] Ein Geocacher versteckt an einem interessanten Ort eine Box mit Tauschgegenständen und einem Logbuch und veröffentlicht die GPS-Koordinaten im Internet. Mittels der Koordinaten kann nun jeder die Box suchen, einen Gegenstand tauschen, sich ins Logbuch eintragen und so auch zum Geocacher werden. (Z. B. http://www.geocache.at)

Allmendinger, J., & Leibfried, S. (2003). *Bildungsarmut*. In Aus Politik und Zeitgeschichte, B21–22: 12–18

Amann, A., & Kolland, F. (Hrsg.). (2008). *Das erzwungene Paradies des Alters? Fragen an eine Kritische Gerontologie*. Wiesbaden: VS Verlag für Sozialwissenschaften.

Arnold, R., & Schüßler, I. (Hrsg.). (2003). *Ermöglichungsdidaktik. Erwachsenenpädagogische Grundlagen und Erfahrungen*. Baltmannsweiler: Schneider.

Beck, U. (1983). *Risikogesellschaft*. Frankfurt a.M.: Suhrkamp.

Becker, R., & Hadjar, A. (2009). Meritokratie: Zur gesellschaftlichen Legitimation ungleicher Bildungs-, Erwerbs- und Einkommenschancen in modernen Gesellschaften. In R. Becker (Hrsg.), *Lehrbuch der Bildungssoziologie* (S. 35–59). Wiesbaden: VS Verlag für Sozialwissenschaften.

Becker, S., & Rudolph, W. (1994). *Handlungsorientierte Seniorenbildung*. Opladen: Leske & Budrich.

Blossfeld, H.-P., & Shavit, Y. (1993). *Persistent inequality – Changing educational attainment in thirteen countries*. Boulder: Westview Press.

Bourdieu, P. (2001). Meditationen. *Zur Kritik der scholastischen Vernunft*. Frankfurt a. M.: Suhrkamp.

Bowling, A., & Dieppe, P. (2005). What is successful ageing and who should define it? *BMJ (Clinical research ed.), 331*, 1548–1551.

Brauer, K., & Clemens, W. (Hrsg.) (2010). Zu alt? *„Ageism" und Altersdiskriminierung auf Arbeitsmärkten. Wiesbaden:* VS Verlag.

Bremer, H. (2004). Der Mythos vom autonom lernenden Subjekt. Zur sozialen Verortung aktueller Konzepte des Selbstlernens und zur Bildungspraxis unterschiedlicher Milieus. In Engler, S., & Krais, B. (Hrsg.) (2004). *Das kulturelle Kapital und die Macht der Klassenstrukturen. Sozialstrukturelle Verschiebungen und Wandlungsprozesse des Habitus*. München: Juventa, 189–213.

Brenner, P. J. (2010). *Bildungsgerechtigkeit*. Stuttgart: Kohlhammer.

Bubolz-Lutz, E. (1999). Autonomie statt Didaktik?. In R. Bergold, D. Knopf, & A. Mörchen (Hrsg.). *Altersbildung an der Schwelle des neuen Jahrhunderts. Würzburg:* Echer, 57–66.

Bubolz-Lutz, E., Gösken, E., Kricheldorff, C., & Schramek, R. (2010). *Geragogik. Bildung und Lernen im Prozess des Alterns*. Stuttgart: Kohlhammer.

Clark, B. (1960). The cooling out function in higher education. *American Journal of Sociology, 65*(6): 569–576.

Cusack, S. (1999). Critical educational gerontology and the imperative to empower. *Education and Ageing, 14*(1), 21–37.

Dörr, K. (2006). *The situation of geragogic- pedagogy for senior citizens in European countries*. Cham: Volkshochschule im Lankreis Cham.

Dux, G. (2009). *Von allem Anfang an: Macht, nicht Gerechtigkeit*. Weilerswist: Velbrück Wissenschaft.

Ekerdt, D. (1986). The busy ethic: Moral continuity from work to retirement. *The Gerontologist, 26*(3), 239–244.

Findsen, B. (2007). Freirean philosophy and pedagogy in the adult education context: The case of older adults learning. *Studies in Philosophy and Education, 26*(4), 545–559.

Geulen, D. (1988). *Das vergesellschaftete Subjekt*. Frankfurt a. M.: Suhrkamp.

Glendenning, F. (1985). *Educational gerontology. International perspectives*. New York: St. Martins Press.

Grundmann, M., Bittlingmayer, U.H., Dravenau, D., & Groh-Samberg, O. (2004). Bildung als Privileg und Fluch – zum Zusammenhang zwischen lebensweltlichen und institutionalisierten Bildungsprozessen. In Becker, R., & Lauterbach, W. (Hrsg.) (2004). *Bildung als Privileg. Erklärungen und Befunde zu den Ursachen der Bildungsungleichheit.* Wiesbaden: Verlag für Sozialwissenschaften: 9–40.

Havighurst, R. J., & Albrecht, R. (1953). *Older people.* New York: Longmans Green.

Heydorn, H.-J. (1980). *Ungleichheit für alle – Zur Neufassung des Bildungsbegriffs* (Bd. 3). Frankfurt a. M.: Syndikat.

Jovic, E., & McMullin, J. (2011). Learning and aging. In R. A. Settersten & J. L. Angel (Hrsg.), *Handbook of sociology of aging* (S. 229–244). New York: Springer.

Kade, S. (2009). *Altern und Bildung.* Bielefeld: Bertelsmann.

Katz, S. (1996). *Disciplining old age.* Charlottsville: University of Virginia Press.

Klingovsky, U. (2009). *Schöne neue Lernkultur.* Bielefeld: transcript.

Kolland, F. (1996): *Kulturstile älterer Menschen.* Wien: Böhlau.

Kolland, F., & Ahmadi, P. (2010). *Bildung und aktives Altern.* Bielefeld: Bertelsmann.

Kolland, F., Ahmadi, P., Neururer, M., Kranzl, V., & Kahri, S. (2007). *Lernbedürfnisse und Lernarrangements von älteren Menschen.* Wien: Forschungsbericht.

Köster, D., Schramek, R., & Dorn, S. (2007). *Qualitätsziele moderner SeniorInnenarbeit und Altersbildung. Das Handbuch.* Oberhausen: Athena.

McClusky, H. Y. (1973). Education and aging. In A. Hendrickson (Hrsg.). *A manual on planning educational programs for older adults.* Tallahassee: Dept. of Adult Education, 142–158.

Meyer-Drawe, K. (2008). *Diskurse des Lernens.* München: Fink.

Nussbaum, M. (2006). *Frontiers of justice.* Harvard: Harvard University Press.

OECD (2014). *Society at a Glance.* Paris: OECD.

Percy, K., & Withnall, A. (1996). *Good practice in the education and training of older adults.* Aldershot: Ashgate Publishing Ltd.

Rowe, J. W., & Kahn, R. L. (1997). Successful aging. *The Gerontologist, 37*(4), 433–440.

Salfinger-Pilz, B. (2010). Bildungsverhalten Erwachsener im sozialen Kontext – Erwachsenenbildungserhebung 2007 (AES). *Statistische Nachrichten, 2,* 124–134.

Salfinger, B., & Sommer-Binder, G. (2009). Erwachsenenbildung, Hauptergebnisse der Erhebung über Erwachsenenbildung (AES ) 2007. *Statistische Nachrichten, 1,* 35–49.

Schäffter, O. (2009). *Lernfeld Gemeinde.* Bielfeld: Bertelsmann.

Schaie, K. W. (2004). The Seattle Longitudinal Study: Relationship between personality and cognition. In: *Aging, Neuropsychology and Cognition,* 11, 304–234.

Scherr, A. (2009). Subjekt- und Identitätsbildung. In T. Coelen & H.-U. Otto (Hrsg.). *Grundbegriffe der Ganztagsbildung.* Wiesbaden: VS-Verlag, 137–145.

Schröder, H., & Gilberg, R. (2005). *Weiterbildung Älterer im Demographischen Wandel. Empirische Bestandsaufnahme und Prognose.* Bielefeld: wbw.

Schroeter, K. R. (2004). Zur Doxa des sozialgerontologischen Feldes: Erfolgreiches und produktives Altern – Orthodoxie, Heterodoxie oder Allodoxie? *Zeitschrift für Gerontologie und Geriatrie, 37*(1), 51–55.

Sen, A. (2010). *Die Idee der Gerechtigkeit.* München: Beck.

Siebert, H. (2001). *Selbstgesteuertes Lernen und Lernberatung.* Neuwied: Luchterhand.

Solga, H. (2005). *Ohne Abschluss in die Bildungsgesellschaft. Die Erwerbschancen gering qualifizierter Personen aus ökonomischer und soziologischer Perspektive.* Opladen: Verlag Barbara Budrich.

Steele, C. M., & Aronson, J. (1995). Stereotype threat and the intellectual test performance of African-Americans. *Journal of Personality and Social Psychology, 69*, 797–811.

Stojanov, K. (2011). *Bildungsgerechtigkeit. Rekonstruktionen eines umkämpften Begriffs.* Wiesbaden: VS Verlag für Sozialwissenschaften.

Tippelt, R. (Hrsg.). (2002). *Handbuch Bildungsforschung.* Opladen: Leske & Budrich.

Van Dyck, S., Lessenich, S., Denninger, T., & Richter, A. (2010). Die „Aufwertung" des Alters als gesellschaftliche Farce. *Mittelweg, 26,* 15–33.

Veelken, L., Gregarek, S., & de VRIESries, B. (2005). *Altern, Alter, Leben lernen. Geragogik kann man lehren.* Oberhausen: ATHENA.

Vester, M. (2004): Die Illusion der Bildungsexpansion. Bildungsöffnungen und soziale Segregation in der Bundesrepublik Deutschland. In Engler, S., & Krais, B. (Hrsg.) (2004): *Das kulturelle Kapital und die Macht der Klassenstrukturen. Sozialstrukturelle Verschiebungen und Wandlungsprozesse des Habitus.* München: Juventa, 13–53.

Walter, U., Flick, U., Neuber, A., Fischer, C., & Schwartz, F.-W. (2006). *Alt und gesund? Altersbilder und Präventionskonzepte in der ärztlichen und pflegerischen Praxis.* Wiesbaden: Verlag für Sozialwissenschaften.

WHO. (2002). *Aktiv Altern.* Genf: WHO. http://www.whqlibdoc.who.int/hq/2002/WHO_NMH_NPH_02.8_ger.pdf. Zugegriffen: 7. Feb. 2014.

# Macht, Recht, Ökonomie und Kontrolle im Kontext der Pflegevorsorge bei betagten Personen

Josef Estermann

## 1 Einleitung

In diesem Beitrag geht es um Pflegevorsorge und Pflegeleistung für ältere Personen und um die Bedeutung des früher Vormundschaftsrecht genannten Rechtsgebietes und dessen rechtstatsächliche Ausgestaltung für ältere Personen. Aufzuzeigen ist vorab der Zusammenhang von ökonomischen Interessen, geschlechtsspezifischen Asymmetrien und den dazugehörigen allgemeinen gesellschaftlichen Entwicklungen. Der zweite Teil besteht in einer Analyse der Rechtsgrundlage und deren Entwicklung in Österreich, Deutschland und der Schweiz. Ausgangspunkt ist hier das römische Recht, welches die aktuellen Diskurse zu erhellen in der Lage ist.

Der empirische Teil zeigt die rechtstatsächlichen Veränderungen auf, welche mit den Revisionen der hier angesprochenen Gesetze einhergehen. Generell geht es um einen umfassenden Ansatz, über die Care-Ökonomie bzw. die Pflegevorsorge und die Pflegeleistungen innerhalb des rechtlichen, sozialen und ökonomischen Umfeldes nachzudenken und aktuelle Tendenzen festzuhalten.

## 2 Änderung der Lebenswelt

Die gesellschaftliche Entwicklung zeigt eine zunehmende Verschiebung der Pflege von familiären zu gesetzlich normierten öffentlichen Kontexten. Es handelt sich um einen säkularen Trend, der einhergeht mit der Industrialisierung und dem Übergang der politischen Macht von den feudalen zu den bürgerlichen Klassen und der damit verbundenen Änderung von Wesen und Ausformung der Familie

J. Estermann (✉)
Zürich, Schweiz
E-Mail: josef.estermann@uzh.ch

A. Amann, F. Kolland (Hrsg.), *Das erzwungene Paradies des Alters?*,
Alter(n) und Gesellschaft, DOI 10.1007/978-3-658-02306-5_11,
© Springer Fachmedien Wiesbaden 2014

als gesellschaftlicher Nukleus, welcher zunehmend an Bedeutung verliert. Zentrale Mechanismen und Auswirkungen dieses säkularen Trends sind vor allem in den Arbeiten von Michel Foucault (1973, 1976a, b) und Norbert Elias (1969) ausführlich beschrieben. Mit der Konsolidierung des bürgerlichen Staates wird die Pflegevorsorge Gegenstand des Zentral- oder Föderalstaates, die familialen, kommunalen oder caritativen Komponenten verlieren an Bedeutung, gewinnorientierte Strukturen erhalten einen stetig größeren Anteil an der Pflegevorsorge. Der direkte Kontakt mit Pflegebedürftigen wird professionalisiert, was die emotionalen Komponenten des Verhältnisses zwischen Gepflegten und Pflegenden beeinflusst. Die direkte Sichtbarkeit von Krankheit oder Normabweichung verringert sich im Sinne einer „zivilisatorischen Verfeinerung", deren institutionalisierte Bearbeitung in Heimen und Kliniken wird zum Regelfall.

„Pflegevorsorge" lässt sich definieren als „die gesetzlich geregelte und institutionell organisierte Gesamtheit an Angebotsformen für betreuungs- und pflegebedürftige Ältere, die sich in den europäischen Wohlfahrtsstaaten herausgebildet hat und von unterschiedlichen Berufsgruppen realisiert wird. Den Begriff Pflegevorsorge verwenden wir als Generalbegriff, auch wenn er sonst, wie z. B. in Deutschland, eher mit Blick auf die Versicherungsstrategien innerhalb des Systems der Sozialen Sicherheit eingesetzt wird" (Amann und Estermann 2013, S. 199). „Pflegeleistung" hingegen umfasst zusätzlich zur Pflegevorsorge auch die unbezahlten, in der Regel durch den Familienverband erbrachten Leistungen.

Die Pflegevorsorge teilt sich in einen ambulanten und einen stationären Bereich. Der stationäre Bereich ist mit Goffman (1973) als „Totale Institution" zu fassen (siehe auch den Beitrag von Kelle/Niggemann/Metja in diesem Buch). Hier stehen – neben der materiellen Pflege – Machtausübung und Kontrollhandlungen der Institution versus Autonomie der Gepflegten im Zentrum der Betrachtung (Kneubühler und Estermann 2008). Im ambulanten Bereich der Heimhilfe und Heimpflege bis hin zur 24-Stunden-Pflege hingegen bleibt die Autonomie der Gepflegten weitgehend erhalten. Die neueren Entwicklungen fördern die ambulanten Dienste, nicht zuletzt auch aus Kostengründen.

## 3  Ökonomie

Pflegevorsorge als wirtschaftlicher Gegenstand lässt sich als Sorgeökonomie oder Care-Ökonomie bezeichnen (Baumann et al. 2013), welche zunehmend auch Opportunitäten zur Erwirtschaftung von Profiten bietet. Wegen der geringen Produktivität (im Sinne der Kapitalschöpfung, siehe unten) kann die Sorgeökonomie, von der Kapitalseite her gesehen, nur mit Niedriglöhnen und/oder Luxusgüterpreisen profitabel betrieben werden. Da nur ein kleinerer Teil der Bevölkerung in der Lage ist, bei andauernder Pflegebedürftigkeit aus eigenen Mitteln die notwendige bezahlte Arbeitskraft auf dem Markt zu besorgen, ist die allgemeine Pflegevorsorge immer auf staatliche Transferzahlungen angewiesen, soweit die notwendige Pflegeleistung nicht unbezahlt und meist durch weibliche Nachkommen und Anverwandte geleistet wird. Aus dem Blick der Profitschöpfung bleibt die Pflegevorsorge als nicht-produktive Arbeit dem Bereich der Reproduktion zugeordnet, wie beispielsweise auch die Arbeit im Bildungssektor. Profitorientierte privatwirtschaftliche Unternehmen richten sich also entweder an eine besonders zahlungskräftige Kundschaft oder lassen sich staatliche Transferzahlungen garantieren, sei es über das System von Steuererleichterungen, von Pflegeversicherungen, von direkten Ergänzungsleistungen an die zu Pflegenden oder von Subventionen an die Pflege anbietenden Wirtschaftsbetriebe. Nicht nur in Deutschland, Italien, Österreich, Frankreich und der Schweiz wird ein nicht kleiner Teil der Pflegeleistung auf interindividueller privater Basis von mehr oder weniger legalen Wanderarbeiterinnen aus dem osteuropäischen, asiatischen, lateinamerikanischen und nordafrikanischen Raum geleistet.

Die ökonomische Betrachtung der Pflegevorsorge und der Pflegeleistung zeigt auch die Größenordnung der nach wie vor unentgeltlich erbrachten Pflegearbeit. Vorläufige Schätzungen für die Schweiz weisen einen monetarisierten Wert der unentgeltlichen Arbeit für pflegebedürftige Erwachsene von ca. 2 % des Bruttoinlandproduktes (BIP) oder ca. 3 % der regulär ausgewiesenen Arbeitsentgelte aus (Baumann et al. 2013, S. 89). Insgesamt übertrifft nach diesen Berechnungen der monetarisierte Wert unentgeltlicher Arbeit (vor allem im Bereich der Reproduktion, also in erster Linie Haushaltsarbeit und Kinderversorgung), welcher im Sinne der Kapitalschöpfung als „unproduktive" Arbeit nicht in die Berechnung des BIP eingeht, die regulär ausgewiesenen Arbeitsentgelte (Samol 2013, S. 79). Hier öffnet sich die alte, seit einem halben Jahrhundert durch den Feminismus aktualisierte und zentral motivierte Debatte über die in erster Linie weibliche, unentgeltlich geleistete notwendige Reproduktionsarbeit versus der klassischen Betrachtungsweise produktiver Arbeit (Madörin 2010). Vor allem durch die Ausweitung der kommunalen und privatwirtschaftlichen spitalexternen Dienste (in der Schweiz unter dem Namen Spitex bekannt, Heimpflege oder Heimhilfe in Österreich und Deutschland) wächst der Anteil der entgeltlichen Arbeit in der Pflegevorsorge stetig, ohne dass damit notwendigerweise ein Anstieg der Summe der gesamten Pflegeleistungen und Pflegearbeit verbunden sein muss. Dies führt insgesamt zu einer Ausweitung des tertiären Sektors und einer relativen Erhöhung des BIP. In Bezug auf die Qualität der Arbeit in der Pflegevorsorge muss unterschieden werden zwischen „notwendiger", direkt die Bedürfnisse der Gepflegten befriedigender Arbeit und der Arbeit, die nur (aber immerhin) der Verwaltung, Kontrolle und Organisation dieser Arbeit dient (Schatz 2013, S. 217). Hier zeigt sich im Zeitverlauf tendenziell eine relative Abnahme der „notwendigen" Arbeit zu Gunsten der Verwaltungs-, Kontroll- und Organisationsarbeit.

Wie bereits erwähnt, ist der Anteil der Wanderarbeiterinnen in diesem Niedriglohnsektor außerordentlich groß. Was die autochthone Bevölkerung angeht, lässt sich gerade bezüglich der „jüngeren Alten" (Baltes 1994) eine doppelte Ausbeutung feststellen. Während die Lebenseinkommenskurve in früheren Jahren regelmäßig bis zur Verrentung anstieg, sinkt nun das durchschnittliche Einkommen der Lohnabhängigen schon vor der Verrentung. Dies hängt sicher auch mit der zunehmend dynamischen Entwicklung der Produktionsweisen, insbesondere der Kybernetisierung immer weiterer Produktionsbereiche zusammen. Ältere Arbeitskräfte werden immer schwerer vermittelbar und vor allem in der Schweiz haben die Regelungen der beruflichen Vorsorge (BVG) dazu geführt, dass die Nebenkosten der Arbeit bei älteren Arbeitskräften bedeutend höher liegen als bei jüngeren. So können ältere Arbeitskräfte in die Niedriglohnsektoren abgedrängt oder sogar verstärkt zu unentgeltlicher Arbeit in der Pflegevorsorge motiviert werden, was den Lohndruck noch weiter erhöht. Fixes Rentenalter, weitere arbeits- und sozialversicherungsrechtliche Normierungen und arbeitsvertragliche „Altersguillotinen" bewirken ihr Übriges. Unter diesen Bedingungen sind im Bereich der Pflegevorsorge inklusive der Versicherungsbranche Profiterwartungen und entsprechende Investitionsentscheidungen kleinerer und größerer Unternehmen durchaus begründet, zumal staatliche Transferleistungen garantiert werden. Dies umso mehr, wenn in ausreichendem Maße oder sogar im Überfluss billige Arbeitskraft (Jugendliche, ältere Personen, Migrantinnen) zur Verfügung steht.

## 4    Recht, historisch

Ein Komplement zu den staatlichen Transferleistungen und dem steigenden relativen Anteil von Verwaltung und Organisation der Pflegevorsorge ist die Rechtsförmigkeit des Verhältnisses der Pflegenden zu den Gepflegten. Die historische Entwicklung des Normativen und dessen aktueller Stand lassen sich sowohl als Instrumentarium zur Beschreibung gesellschaftlicher Prozesse wie auch als resultierende Variable dieser gesellschaftlichen Prozesse betrachten. Jedenfalls ist der staatlich vermittelten Rechtsförmigkeit eine staatlich-institutionelle Kontrolle des rechtlich geregelten Verhältnisses immanent. An Stelle der freien Vereinbarungen zwischen Individuen treten zunehmend zwingendes Recht und behördliche Aufsicht.

Die angesprochene „Verrechtlichung" lässt sich anhand der normativen Entwicklung und dem Umfang behördlicher Tätigkeit in dem Rechtsbereich darstellen, der historisch in allen germanischen Rechten, abgeleitet vom Begriff der „Munt" (römischrechtlich *tutela*[1], angelsächsisch *guardianship*) als Vormundschaftsrecht bezeichnet wurde.

Im klassischen römischen Recht des *Corpus Iuris Civilis* dienten die Regelungen dieses Rechtskreises in erster Linie der Sicherstellung des Zugangs zum Recht für nicht handlungsfähige „freie" Individuen, also als prozessuales Instrument in einer Gesellschaft, in welcher sich der weitaus größte Teil der Bevölkerung (Frauen und Sklaven) sowieso nicht im Status der selbständigen Rechtsfähigkeit befand. Im *Corpus Iuris Civilis* war das Institut der *tutela* für Minderjährige vorgesehen, bei Volljährigen kam das Institut der *capitis deminutio* bei einem freien Bürger *sui iuris* zur Anwendung, im mindesten Fall als Auflösung der Zugehörigkeit zum Familienverband (z. B. Heirat der Frau) oder als Wechsel zur Person *alieni iuris*, im mittleren Fall als Verlust des Bürgerrechts, im schwersten Fall als Verlust der Freiheit. „*Capitis deminutio* ist die Zerstörung der rechtlichen Persönlichkeit (des *caput*). Nach der *capitis deminutio* ist der alte Mensch nicht mehr da, sondern ein anderer Mensch, welcher mit dem vorigen Menschen nichts gemein hat" (Sohm 1949, S. 175). Der Verlust des Bürgerrechts oder der Freiheit hatte in der Regel einen deliktischen oder einen kriegerischen Hintergrund (Gefangennahme). Dieser historische Hintergrund bedingt, dass die Vormundschaft immer nur als *ultima ratio* in Frage kam, da sie mit einer Herabsetzung der Person oder gar mit der Auflösung der Rechtspersönlichkeit und damit in den nachfeudalen Gesellschaften mit dem „bürgerlichen Tod" verbunden ist. Das römische Recht kennt für Volljährige als mildere Form die *cura*. Deren Anwendungsbereich deckt sich weitgehend mit den aktuellen und altrechtlichen Institutionen: *cura prodigi* für den Verschwendungssüchtigen, *cura furiosi* für den Wahnsinnigen, *cura debilium personarum* für den Gebrechlichen oder Behinderten. Außer bei der *cura furiosi* bezieht sich das Sorgerecht bzw. die Sorgepflicht nur auf Sachen (*res*) und nicht auf die Person. Entscheidend ist immer die Eingriffstiefe in die persönliche Autonomie.

---

[1] *Tutela est [...]* **vis** *ac potestas in capite libero ad tuendum eum, qui propter aetatem sua sponte se defendere nequit, iure civili data ac permissa.* (Dig. 26,1,1 pr): „Die Vormundschaft ist [...] die **Gewalt** und die Macht über einen freien Menschen, um den zu schützen, der sich wegen seines Alters aus eigener Kraft nicht verteidigen kann, gegeben und eingeräumt durch das *ius civile*."

*Est autem tutela [...]* **ius** *ac potestas in capite libero ad tuendum eum qui propter aetatem se defendere nequit, iure civili data ac permissa.* (Gai Inst. 1,13,1): „Die Vormundschaft ist [...] das **Recht** und die Macht über einen freien Menschen, um den zu schützen, der sich wegen seines Alters nicht verteidigen kann, gegeben und eingeräumt durch das *ius civile*."

## 5  Recht, aktuell

Im aktuellen Recht, nach der Emergenz der historisch nicht so alten „doppelt freien Arbeiter" und der „emanzipierten Frauen", sind die zentralen Begriffe für die Mündigkeit „Handlungsfähigkeit", „Geschäftsfähigkeit", „Vertragsfähigkeit" und „Rechtsfähigkeit", welche etwa bei Kindern und kognitiv beeinträchtigten Menschen im Rechtssinne unter Umständen nicht gegeben sind. Sogenannte „höchstpersönliche Rechte", die Zustimmung zu einer Eheschließung oder Organentnahme beispielsweise, sind von Einschränkungen ausgenommen.

Seit etwa den sechziger und siebziger Jahren des vergangenen Jahrhunderts entstand ein Diskurs über die vormundschaftlichen Regelungen, insbesondere bezüglich Heimeinweisungen und Psychiatrisierungen, welcher ein Ungenügen, eine Nicht-Zeitgemäßheit der Regelungen der noch aus der Kaiserzeit (Österreich: ABGB von 1812 und Entmündigungsordnung von 1916; Deutschland: BGB von 1900), bzw. in der Schweiz aus der Zeit der Inkraftsetzung des Zivilgesetzbuches (1911) stammenden Formulierungen feststellte. Alle Revisionen hatten im Vorfeld des Gesetzgebungsprozesses das explizite Ziel, die alten paternalistischen Ansätze des Vormundschaftsrechts durch neue emanzipatorische Ansätze zu ersetzen, welche die Subsidiarität und die Eigenkompetenz der Betroffenen stärkt.

Die aktuellste Revision des Vormundschaftsrechts in der Schweiz[2], welches 2013 in Kraft gesetzt wurde und jetzt Kindes- und Erwachsenenschutzrecht heißt, setzt

---

[2] Art. 390 ZGB

(1) Die Erwachsenenschutzbehörde errichtet eine Beistandschaft, wenn eine volljährige Person:

1. wegen einer geistigen Behinderung, einer psychischen Störung oder eines ähnlichen in der Person liegenden Schwächezustands ihre Angelegenheiten nur teilweise oder gar nicht besorgen kann;

2. wegen vorübergehender Urteilsunfähigkeit oder Abwesenheit in Angelegenheiten, die erledigt werden müssen, weder selber handeln kann noch eine zur Stellvertretung berechtigte Person bezeichnet hat.

Art. 393 ZGB

(1) Eine Begleitbeistandschaft wird mit Zustimmung der hilfsbedürftigen Person errichtet, wenn diese für die Erledigung bestimmter Angelegenheiten begleitende Unterstützung braucht.

(2) Die Begleitbeistandschaft schränkt die Handlungsfähigkeit der betroffenen Person nicht ein.

Art. 398 ZGB

(1) Eine umfassende Beistandschaft wird errichtet, wenn eine Person, namentlich wegen dauernder Urteilsunfähigkeit, besonders hilfsbedürftig ist.

(2) Sie bezieht sich auf alle Angelegenheiten der Personensorge, der Vermögenssorge und des Rechtsverkehrs.

(3) Die Handlungsfähigkeit der betroffenen Person entfällt von Gesetzes wegen.

in seinen Zielvorgaben (*ratio legis*: Sinn des Gesetzes) klar auf eine Zurückdrängung des paternalistischen Kontroll- und Herrschaftsprinzips zugunsten eines subsidiären Hilfe- und Unterstützungsprinzips (Botschaft des Bundesrates 2006). Das Subsidiaritätsprinzip, nämlich die Anweisung, nur so tief in die Rechtsfähigkeit der betroffenen Person einzugreifen, wie es unbedingt notwendig erscheint, steht auch hinter den Revisionen in den anderen Ländern. Die schweizerische Gesetzesrevision greift stark in die organisatorische Gestaltung der Behörden ein, lässt eine große Gestaltungsfreiheit bezüglich des Inhalts der Maßnahmen, streicht den Begriff der Vormundschaft, ändert aber am materiellen Recht selbst nur wenig. Die wesentlichste Änderung besteht darin, dass die vormundschaftlichen Kompetenzen von den Kommunen zu professionellen Fachbehörden verschoben und die gerichtlichen Überprüfungsmöglichkeiten verstärkt werden.

In Deutschland existiert die Vormundschaft nur noch für Minderjährige. Seit 1992 ist für Volljährige an deren Stelle die „rechtliche Betreuung"[3] getreten. Für einzelne zu besorgende Angelegenheiten kann eine Pflegschaft eingerichtet werden. Das revidierte Gesetz wurde 1992 eingeführt und bereits 1999 und 2005 wieder reformiert.

In Österreich wurde 1984 die Vormundschaft durch die Sachwalterschaft ersetzt.[4] Dem österreichischen und dem schweizerisches Recht gemeinsam ist die

---

[3] § 1896 BGB

(1) Kann ein Volljähriger auf Grund einer psychischen Krankheit oder einer körperlichen, geistigen oder seelischen Behinderung seine Angelegenheiten ganz oder teilweise nicht besorgen, so bestellt das Betreuungsgericht auf seinen Antrag oder von Amts wegen für ihn einen Betreuer. Den Antrag kann auch ein Geschäftsunfähiger stellen. Soweit der Volljährige auf Grund einer körperlichen Behinderung seine Angelegenheiten nicht besorgen kann, darf der Betreuer nur auf Antrag des Volljährigen bestellt werden, es sei denn, dass dieser seinen Willen nicht kundtun kann.

(1a) Gegen den freien Willen des Volljährigen darf ein Betreuer nicht bestellt werden.

(2) Ein Betreuer darf nur für Aufgabenkreise bestellt werden, in denen die Betreuung erforderlich ist. Die Betreuung ist nicht erforderlich, soweit die Angelegenheiten des Volljährigen durch einen Bevollmächtigten, der nicht zu den in § 1897 Abs. 3 bezeichneten Personen gehört, oder durch andere Hilfen, bei denen kein gesetzlicher Vertreter bestellt wird, ebenso gut wie durch einen Betreuer besorgt werden können.

[4] § 268 AGBG

(1) Vermag eine volljährige Person, die an einer psychischen Krankheit leidet oder geistig behindert ist (behinderte Person), alle oder einzelne ihrer Angelegenheiten nicht ohne Gefahr eines Nachteils für sich selbst zu besorgen, so ist ihr auf ihren Antrag oder von Amts wegen dazu ein Sachwalter zu bestellen.

(2) Die Bestellung eines Sachwalters ist unzulässig, soweit Angelegenheiten der behinderten Person durch einen anderen gesetzlichen Vertreter oder im Rahmen einer anderen Hilfe, besonders in der Familie, in Pflegeeinrichtungen, in Einrichtungen der Behindertenhilfe oder im Rahmen sozialer oder psychosozialer Dienste, im erforderlichen Ausmaß besorgt werden.

Möglichkeit, der betroffenen Person die rechtliche Handlungsfähigkeit bis auf die höchstpersönlichen Rechte vollkommen zu entziehen, eine Möglichkeit, die es im deutschen Gesetz nicht gibt. In der Schweiz tangiert die altrechtliche Vormundschaft und die neurechtliche weitgehend inhaltsgleiche „umfassende Beistandschaft" einen besonders gemeinschafts- und identitätsstiftenden Bereich: Sie sind verbunden mit dem Verlust des aktiven und passiven Wahlrechts sowie des Stimmrechts – ein konstituierendes kulturelles Merkmal des Freien Schweizers (seit über 40 Jahren Frauen inklusive) ist sein Recht, mindestens viermal im Jahr an der Urne seine Meinung zu verschiedensten wichtigen und weniger wichtigen Fragen kund zu tun und regelmäßig direkt oder indirekt die Personen zu bestimmen, welche politisch verantwortlich Herrschaft ausüben sollen. Die umfassende Beistandschaft führt also zu einem Untergang der Rechtsperson. Im Falle der Heimunterbringung entspricht dies regelmäßig dem schwersten Fall der römischrechtlichen *capitis deminutio*.

Im folgenden bezeichne ich den hier interessierenden Rechtskreis dem schweizerischen Gesetzestext entsprechend als „Erwachsenenschutzrecht". Die Begrifflichkeiten sind, wie wir gesehen haben, im deutschen und im österreichischen Recht unterschiedlich. Mit den neuen Begrifflichkeiten wird ein wesentlicher Kerngehalt des Erwachsenenschutzrechtes, nämlich die Herabsetzung der Person in ihrer Handlungsfähigkeit verschleiert. Es wird nicht mehr bevormundet, sondern geschützt und beigestanden (Schweiz), betreut und gepflegt (Deutschland) oder besachwaltet (Österreich). Das Erwachsenenschutzrecht enthält Merkmale, die durchaus diskriminierend wirken können. Auf die politische oder arbeitsweltliche Dimension zurückbezogen entspricht dies den Diskriminierungen, welche hervorgerufen werden durch eine Zwangspensionierung oder durch die kommunikative Verdrängung von älteren Personen aus politischen Gremien, in denen nun bei supponiertem Effizienzverlust der Alten endlich den jüngeren und aufstrebenden interessierten Personen Platz gemacht werden soll. Diese Diskriminierung wird nicht

---

Ein Sachwalter darf auch dann nicht bestellt werden, soweit durch eine Vollmacht, besonders eine Vorsorgevollmacht, oder eine verbindliche Patientenverfügung für die Besorgung der Angelegenheiten der behinderten Person im erforderlichen Ausmaß vorgesorgt ist. Ein Sachwalter darf nicht nur deshalb bestellt werden, um einen Dritten vor der Verfolgung eines, wenn auch bloß vermeintlichen, Anspruchs zu schützen.

(3) Je nach Ausmaß der Behinderung sowie Art und Umfang der zu besorgenden Angelegenheiten ist der Sachwalter zu betrauen

1. mit der Besorgung einzelner Angelegenheiten, etwa der Durchsetzung oder der Abwehr eines Anspruchs oder der Eingehung und der Abwicklung eines Rechtsgeschäfts

2. mit der Besorgung eines bestimmten Kreises von Angelegenheiten, etwa der Verwaltung eines Teiles oder des gesamten Vermögens, oder,

3. soweit dies unvermeidlich ist, mit der Besorgung aller Angelegenheiten der behinderten Person.

durch Begriffsverschiebungen aufgehoben, sondern ganz im Gegenteil dem Diskurs entzogen. Wenn eine dunkelhäutige Person gezielt und wegen der Hautfarbe Benachteiligungen ausgesetzt und *politically correct* als „*ethnical subsaharan*" bezeichnet wird und nicht als „Neger", ändert sich an dieser Benachteiligung nichts. Genausowenig, wenn aus der „Alten" eine „Betagte" oder eine „Seniorin" wird. Im Gegenteil, die Verschleierung erschwert die materielle Bearbeitung der zugrundeliegenden Problemlagen. Andere, weniger materialistische und eher kommunikativ orientierte Positionen weisen allerdings darauf hin, dass eine diskriminierende Sprache die Diskrimination verstärke.

## 6 Recht, empirisch

Empirisch lässt sich in den letzten 20 Jahren sowohl in Österreich, wie auch in Deutschland und in der Schweiz ein bedeutender Anstieg der absoluten Zahl der Maßnahmen des Erwachsenenschutzes feststellen (Abb. 1).

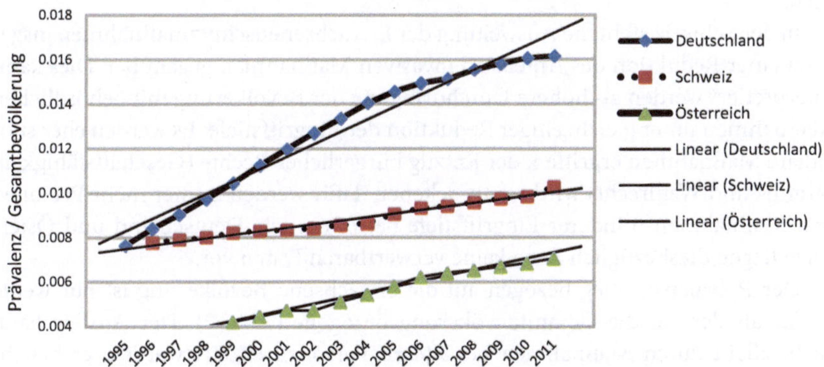


**Abb. 1** Prävalenz von Maßnahmen des Erwachsenenschutzes in Deutschland, Österreich und der Schweiz[5]

---

[5] Daten: Schweiz: Kokes, 1996 ff, Estermann, 2013; Österreich: Pilgram et al., 2009 sowie Fuchs, p. M.; Deutschland: Köller, 2011:7, sowie http://www.bundesanzeiger-verlag.de/fileadmin/BT-Prax/downloads/Statistik_Betreungszahlen/Betreuungszahlen_2012.pdf [Zugriff 20.7.2014], eigene Prävalenzberechnung für Deutschland und die Schweiz. Bezüglich Deutschland werden die durch das Statistische Bundesamt veröffentlichten und nicht aufgrund des Zensus 2011 revidierten Bevölkerungszahlen verwendet. Mit dem Zensus 2011 verlor die Bundesrepublik eine gute Million Einwohner, eine Größenordnung, die auch schon bei vorangehenden Zensi auftrat. Die Prävalenzen müssen aufgrund von Erhebungs

Den steilsten Anstieg der Prävalenz (definiert als Anzahl der Maßnahmen geteilt durch Anzahl der ständigen Wohnbevölkerung) zeigt Deutschland, gefolgt von Österreich und der Schweiz, wobei der Ausgangspunkt Mitte der neunziger Jahre in Deutschland und der Schweiz ungefähr doppelt so hoch liegt wie in Österreich. Die in den Beobachtungszeitraum fallenden kleinen Revisionen des deutschen (1999, 2005) und des österreichischen (2006[6]) Rechts hinterlassen in den gemessenen Prävalenzen keine deutlichen Spuren. Immerhin scheint sich der Anstieg der Fallzahlen in Deutschland seit 2005 zu verringern. Offensichtlich handelt es sich in allen drei Ländern um einen kontinuierlichen Prozess verstärkter Durchdringung der Gesamtpopulation mit erwachsenenschutzrechtlichen Maßnahmen. Leider liegen auf nationaler Basis keine Daten über das Alter der einzelnen Betroffenen vor (für Österreich siehe Pilgram et al. 2009).

Für die Schweiz haben wir Informationen über die verschiedenen Typen von Maßnahmen des Erwachsenenschutzes (Abb. 2). Analysiert wird der Anteil der maximal invasiven, also der allgemeinen Beistandschaft mit weitgehender Auflösung der Rechtspersönlichkeit der Betroffenen an der Gesamtzahl der Maßnahmen.

In der Schweiz steht die Ausweitung der Erwachsenenschutzmaßnahmen insgesamt einer Reduktion des Anteils an invasiven Maßnahmen gegenüber. Dies kann interpretiert werden als höhere Durchdringung der Bevölkerung mit behördlichen Maßnahmen unter gleichzeitiger Reduktion der Eingriffstiefe: Es werden eher subsidiäre Maßnahmen ergriffen, der Entzug bürgerlicher Rechte (Geschäftsfähigkeit, Stimm- und Wahlrecht) wird relativ seltener, dafür werden immer mehr Personen von Maßnahmen minderer Eingriffstiefe betroffen. Für Deutschland und Österreich liegen diesbezüglich noch keine verwertbaren Daten vor.

Der Prävalenzanstieg bezogen auf die erwachsene Bevölkerung ist nur wenig steiler als der auf die Gesamtbevökerung bezogene (Abb. 2). Der Anstieg kann nicht allein durch Maßnahmen bei älteren Personen erklärt werden, er betrifft sämtliche Altersgruppen, stellt also einen generellen gesellschaftlichen Trend dar, von dem allerdings ältere Personen stark betroffen sind. Zu vergleichbaren Ergebnissen für Österreich kommt Fuchs (2010).

---

inkonsistenzen, Rechtsänderungen und in den Ländern unterschiedlichen Zuordnung von Fällen mit einem Fehlerwahrscheinlichkeitsbereich von mindestens 10 % interpretiert werden. Die Unterschiede in der Steigung der Prävalenzen Deutschland versus Österreich versus Schweiz und in ihrer absoluten Größe am Ausgangspunkt (Schweiz und Deutschland versus Österreich) sind dennoch signifikant.

[6] Sachwalterrechtsänderungsgesetz 2006.

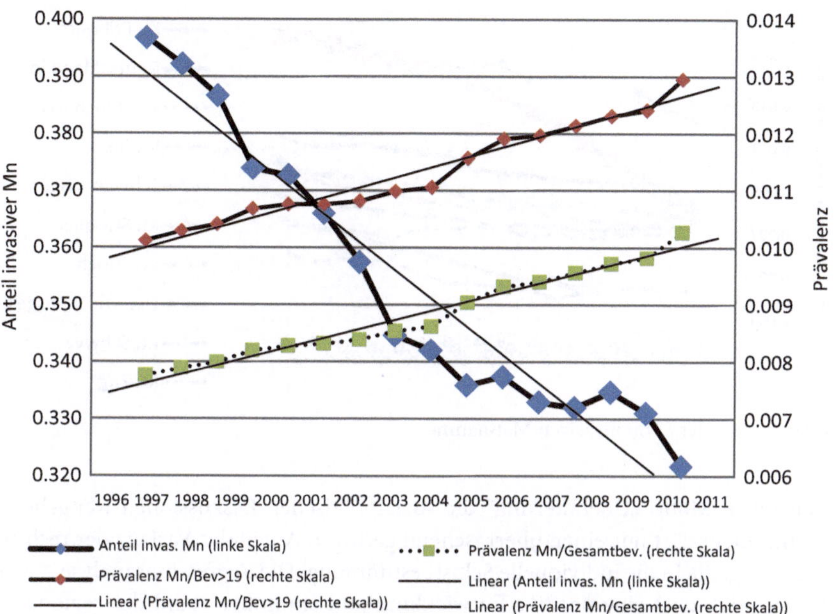


**Abb. 2** Prävalenzen und Anteile invasiver Maßnahmen in der Schweiz

Es ist aber nicht so, dass sich in den vergangenen Jahren ein in allen drei Ländern gleichförmiger und in allen Landesteilen gleichmäßiger Trend zur verstärkten rechtlichen Betreuung und Einschränkung der Handlungsfähigkeit feststellen ließe. Vielmehr zeigt sich zwischen den und innerhalb der Länder eine erhebliche Differenz in der Dichte der Maßnahmen, in der Eingriffstiefe und selbst im Trend, welche sich weder durch das Recht allein noch durch bestimmte sozioökonomische und soziodemografische Merkmale erklären lässt. Vielmehr bleibt ein großer Teil von Varianz übrig, welche sich nur durch nicht gemessene und auch nur schwer messbare Unterschiede in der Rechtskultur erklären lässt. Zwar ist die durchschnittliche Prävalenz in Deutschland doppelt so hoch wie in Österreich (Abb. 1), aber es gibt in der Schweiz Kantone, in denen sie über der deutschen (z. B. Fribourg mit 0.0160 im Jahre 2010, 0.0172 im Jahre 2012) oder unter der österreichischen (z. B. Zug mit 0.0057 im Jahre 2010) liegt. Die lokale Rechtsübung wie auch die lokalen Strukturen der Pflegevorsorge und der Pflegeleistungen variieren stärker innerhalb der Staaten als zwischen den Staaten. Es bleibt zu analysieren, welche lokalen Praktiken, man kann auch den altmodischen Begriff der Sitten verwenden, die Differenzen erklären könnten. Die demografische Verschiebung, welche

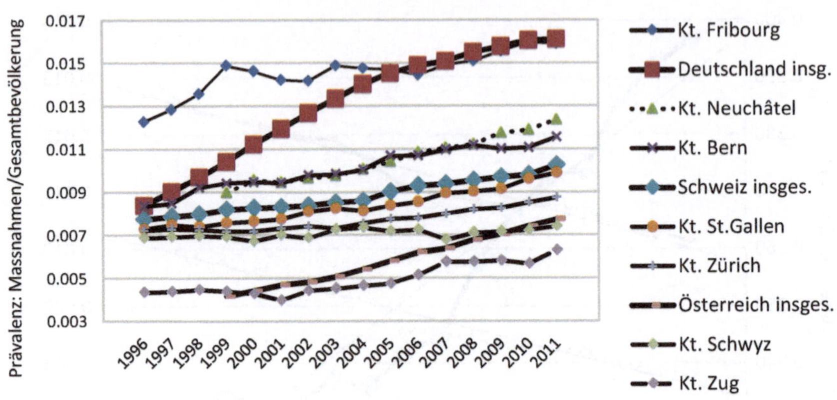


**Abb. 3** Prävalenz von invasiven Maßnahmen

unter dem Motto „Überalterung" die sozialpolitischen Diskussionen weitgehend bestimmt, erklärt nur einen überraschend geringen Anteil der Varianz der rechtlichen Eingriffe in die individuelle Selbstbestimmung. Die Regressionsanalyse dieser Daten zeigt, dass eine positive Entwicklung und ein hoher Stand der regionalen Bruttosozialprodukte einhergeht mit einer relativen Verringerung der Anzahl der erwachsenenschutzrechtlichen Maßnahmen. Dies würde vermuten lassen können, dass der im Vergleich zu Österreich und der Schweiz steilere Anstieg der Prävalenz in Deutschland etwas mit der relativen Verarmung der unteren und mittleren Schichten in den vergangenen zwanzig Jahren zu tun haben könnte.

Die Gesetzesrevisionen in allen drei Ländern zielen auf eine Verbesserung und eine „Professionalisierung" der Erwachsenenschutzmaßnahmen, was in der Praxis bedeutet, dass die Massnahmen vermehrt durch in sozialer Arbeit ausgebildete Personen, etwa Sozialpädagogen, sowie durch Juristinnen betreut und beurteilt werden. Neben einer Sicherstellung qualitativ prüfbarer Dienstleistungen bedeutet dies auch immer, dass die Interessen eines Berufsstandes involviert sind. Bei Juristen dürften Interessen an Vermögensbetreuung im Vordergrund stehen, bei Sozialpädagoginnen die optimale Auslastung und Legitimation ihres Tätigkeitsfeldes. Unter der These der Tertiarisierung der gesamtgesellschaftlichen Arbeitsleistung dürfte selbst unter den aktuellen Restriktionen der Finanzierung öffentlicher Leistungen ein Zuwachs an entsprechenden Tätigkeiten zu prognostizieren sein, zumal, vor allem in Deutschland, das Vermögen der Betreuten und eventuell auch dasjenige der Anverwandten zur Finanzierung dieser Leistungen herangezogen wird.

## 7 Fazit

Es lässt sich zeigen, dass Pflegevorsorge und Pflegeleistungen zunehmend vom familialen in den öffentlich-staatlichen Sektor verschoben werden. Dies betrifft neben der Rechtsentwicklung auch die absolute und relative Zahl (Prävalenz) der Maßnahmen, welche von amtlichen Stellen ergriffen werden. Es handelt sich dabei nur teilweise um einen durch die demografische Verschiebung (sogenannte Überalterung) induzierten Prozess. Jedenfalls erklärt entgegen dem allgemeinen Diskurs die „Überalterung" den Anstieg der Prävalenz der Maßnahmen nicht ausreichend. Vielmehr sind lokale Rechtskulturen, professionelle Partialinteressen, Veränderungen in der Familienstruktur und der allgemeine gesellschaftliche Trend zur Tertiarisierung (Dienstleistungsgesellschaft) für die aufgezeigten Veränderungen verantwortlich, welche generell die Fremdbestimmtheit älterer Personen verstärken. Es steht zu vermuten, dass die *ratio legis* der aktuellen Gesetzesrevisionen, nämlich die Subsidiarität und die Stärkung der Autonomie der Betroffenen, nicht erreicht werden.

## Literatur


Amann, A., & Estermann, J. (2013). Pflegevorsorge für die Älteren – Probleme der Systemintegration. In J. Estermann, J. Page, & U. Streckeisen (Hrsg.), *Alte und neue Gesundheitsberufe* (S. 199–217). Münster: LIT.

Baltes, P. (Hrsg.). (1994). *Alter und altern: ein interdisziplinärer Studientext zur Gerontologie.* Berlin: de Gruyter.

Baumann, H., Bischel, I., Gemperle, M., Knobloch, U., Ringger, B., & Schatz, H. (Hrsg.). (2013). *Care statt Cash. Sorgeökonomie und die Überwindung des Kapitalismus, Jahrbuch 2013.* Zürich: Denknetz.

Botschaft des Bundesrates. (2006). Botschaft zur Änderung des Schweizerischen Zivilgesetzbuches (Erwachsenenschutz, Personenrecht und Kindesrecht) vom 28. Juni 2006, BBl 2006: 7001–7138, Bern.

Deinert, H. Betreuungspraxis 2012. BtPrax 2013, S. 242 ff.

Elias, N. (1969). *Über den Prozess der Zivilisation. Soziogenetische und psychogenetische Untersuchungen.* Bern: Francke.

Engels, D., Köller, R., Pilgram, A., Fuchs, W., Lipp, V., Winn, J., Ganner, M., Hansen, E.G., Ketscher, K., Koldinska, K., Ivanova, K., Aiguabella, J., Rimbau, C., & Vidal, A. (2009). *ADEL – Advocacies for frail and incompetent elderly in Europe.* Interim Report, Volkswagen Stiftung, Dez. 2009.

Estermann, J. (2013). Reanalyse der Fallzahlen im Erwachsenenschutzrecht. *Zeitschrift für Kindes- und Erwachsenenschutz, 68*(2), 71–78.

Foucault, M. (1973). *Die Geburt der Klinik: Eine Archäologie des ärztlichen Blicks.* München: Hanser.

Foucault, M. (1976a). *Überwachen und Strafen. Die Geburt des Gefängnisses.* Frankfurt a. M.: Suhrkamp.

Foucault, M. (1976b). *Mikrophysik der Macht: Über Strafjustiz, Psychiatrie und Medizin.* Berlin: Merve.

Fuchs, W. (2010). Lokale Rechtskulturen im Sachwalterrecht – Eine multivariate Analyse. *Interdisziplinäre Zeitschrift für Familienrecht, 5*(6), 318–323.

Gebert, A., & Kneubühler, H.-U. (2001). *Qualitätsbeurteilung und Evaluation der Qualitätssicherung in Pflegeheimen. Plädoyer für ein gemeinsames Lernen.* Bern: Hans Huber.

Goffman, E. (1973). *Asyle. Über die soziale Situation psychiatrischer Patienten und anderer Insassen.* Frankfurt a. M.: Suhrkamp.

Kneubühler, H.-U., & Estermann, J. (2008). Warum Lebensqualität im Pflegeheim bedeutsam ist und wie sie gemessen werden kann. *Schweizerische Zeitschrift für Soziologie, 34*(1), 187–210.

KOKES. (1996). Schweizerische Vormundschaftsstatistik 1996 und fortfolgende Jahre. http://www.kokes.ch/de/04-dokumentation/01-fruehere-jahre.php?navid=15. Zugegriffen: 29. Jan. 2014.

Köller, R., & Engels, D. (2011). Ausgabenmonitoring und Expertisen zum Betreuungsrecht. *BtPrax Sonderheft,* 4–18.

Kreissl, R. (Hrsg.). (2009). *Citizen by Proxy und Individualrechte. Über das Rechtssubjekt und seine Stellvertreter.* Wien: LIT.

Kreissl, R., Pilgram, A., Hanak, G., & Neumann, A. (2009). Auswirkungen des Sachwalteränderungsgesetzes 2006 (SWRÄG) unter Berücksichtigung der neueren Alternativen zur Sachwalterschaft auf die Betroffenen und ihr Umfeld, auf die Praxis der Gerichte und den Bedarf an Sachwalterschaft. Abschlussbericht, Institut für Rechts- und Kriminalsoziologie, Wien.

Madörin, M. (2010). Care Ökonomie – eine Herausforderung für die Wirtschaftswissenschaften. In C. Bauhardt, et al. (Hrsg.), *Gender and Economics. Feministische Kritik der politischen Ökonomie* (S. 81–104). Wiesbaden: VS Verlag für Sozialwissenschaften.

Manthe, U. (2004). *Gai Institutiones, Hrsg., übers. und kommentiert.* Darmstadt: Wiss. Buchges.

Mommsen, T. (1872). *Dig. Iustiniani Digesta recognovit Theodorus Mommsen.* Berlin: Weidmann.

Ofner, H. (2005). Gesetzliche Vertretung für psychisch Kranke und geistig Behinderte im internationalen Vergleich. Eine Modellanalyse. *Österreichische Juristen-Zeitung, 60*(20), 775–785.

Pilgram, A., Hanak, G., Kreissl, R., Neumann, A. (2009). Entwicklung von Kennzahlen für die gerichtliche Sachwalterrechtspraxis als Grundlage für die Abschätzung des Bedarfs an Sachwalterschaft. Abschlussbericht, Institut für Rechts- und Krimnalsoziologie, Wien.

Samol, P. (2013). Care und Warenform – eine Mesalliance. In H. Baumann, et al. (Hrsg.), *Care statt Cash. Sorgeökonomie und die Überwindung des Kapitalismus, Jahrbuch 2013.* Zürich: Denknetz.

Schatz, H. (2013). Die Erwerbsarbeitsblase. Marktprozesse und die Grenzen der „guten Arbeit". In R. Gurny & U. Tecklenburg (Hrsg.), *Arbeit ohne Knechtschaft. Bestandesaufnahme und Forderungen rund ums Thema Arbeit.* Zürich: edition 8.

Sohm, R. (1949). *Institutionen.* Berlin: Duncker & Humblot.

# „Granny-dumping" – die Zukunft des Alters?

Harald Künemund

## 1  Einleitung

Paradiese des Alters mag es historisch schon immer gegeben haben, wahrscheinlich aber eher als Ausnahme denn als Regelfall. Wie die historische und ethnologische Forschung zeigt, haben Würde, Weisheit und Produktivität, oft aber auch Altersstarrsinn, Verkalkung und Nutzlosigkeit das Bild des Alters dominieren können (vgl. ausführlicher hierzu z. B. Borscheid 1987, 1992; Göckenjan 2000). Mit dem Altern der Gesellschaft – der Zunahme der Anzahl wie auch des Anteils Älterer – stellen sich Fragen nach dem zukünftigen Leben im Alter und der gesellschaftlichen Stellung und Funktion älterer Menschen mit besonderer Dringlichkeit.

Wenn es zutrifft, dass die Zunahme der Scheidungen und die höheren Quoten von Alleinlebenden und Unverheirateten sowie der Rückgang der Zahl der Kinder und die steigende Kinderlosigkeit zu Engpässen im Unterstützungspotenzial der zukünftigen Älteren fuhren wird, und zusätzlich eine geringere Verlässlichkeit der verbleibenden potentiellen Unterstützungspersonen etwa aufgrund der steigenden Erwerbsbeteiligung der Frauen, dem späteren Ausscheiden aus dem Erwerbsleben, der vielfach geforderten höheren Mobilität und Flexibilität der Erwerbstätigen oder aber einer geringeren Verbindlichkeit familialer Unterstützungsnormen die Verlässlichkeit dieser ohnehin kleineren Unterstützungsnetzwerke einschränkt, muss der Eindruck entstehen, die Zukunft bringe für die Älteren wenig Gutes. Szenarien zukünftigen Alters in zahlreichen Sachbüchern zum Thema bestätigen dies – von der „Entfernung vom Wolfsrudel" (Gronemeyer 1989) bis zum Methusalem-Komplott (Schirrmacher 2004).

H. Künemund (✉)
Vechta, Deutschland
E-Mail: harald.kuenemund@uni-vechta.de

A. Amann, F. Kolland (Hrsg.), *Das erzwungene Paradies des Alters?*,
Alter(n) und Gesellschaft, DOI 10.1007/978-3-658-02306-5_12,
© Springer Fachmedien Wiesbaden 2014

Ein in dieser Literatur seit gut 15 Jahren wiederholt auftauchendes Szenario ist jenes des „granny-dumping", was man wohl mit „Oma wegwerfen" übersetzen kann. Gemeint ist das Abschieben der Älteren durch ihre Kinder, wenn es letzteren zuviel wird – analog gedacht etwa zur Praxis des Aussetzens von Hunden am Straßenrand zur Urlaubszeit oder vielleicht auch zu der Geschichte des Aussetzens Älterer auf dem Berg Obasuteyama im Japan früherer Tage, was es in ähnlicher Form auch an anderen Orten zu anderen Zeiten gegeben haben soll – wenn auch wahrscheinlich nur in Einzelfallen (vgl. Prahl und Schröter 1996, S. 42 f.). Handelt es sich dabei um ein realistisches Szenario? Oder geht die Entwicklung zumindest in eine solche Richtung?

## 2   „Granny-dumping"

Das moderne Szenario des „granny-dumping" wird zumeist an drastischen Einzelfällen fest- und anschließend als genereller Trend für die Zukunft ausgemacht, gelegentlich aber auch bereits für die Gegenwart als übliche Praxis dargestellt: Angeblich gab es z. B. in den USA bereits im Jahr 1991 knapp 70.000 solcher Fälle. Gewissermaßen die Initialzündung für diese Konjunktur des Themas „granny-dumping" war der Fall des J. C. Kingery, einem 82jährigen Alzheimer-Patienten, der von seiner Tochter an einem Samstagnachmittag in Post Falls, Idaho, 320 Meilen entfernt vom Zuhause, mit einer Tüte Windeln in seinem Rollstuhl an einer Hunderennstrecke ausgesetzt wurde. In diesem Bundesstaat seinerzeit nicht ungesetzlich – im Gegensatz zum Aussetzen von Kindern oder Hunden (Egan 1992). Etiketten an Kleidung und Rollstuhl waren entfernt worden, und auch ein Zettel mit dem falschen Namen J. King sollte Herkunft und Identität verschleiern. Ein auf den ersten Blick schlagender Beleg für die Relevanz der „Sandwich"-Problematik, und als solcher fand er auch in der Öffentlichkeit breite Beachtung.

Richtig ins Rollen brachte den Stein dann die New York Times am 26. März 1992 im Zusammenhang mit der Berichterstattung zum Fall Kingery: „Although precise numbers are not available, the American College of Emergency Physicians surveyed hospitals and concluded that up to 70,000 elderly parents were abandoned last year by family members who were unable or unwilling to care for them any longer" (Egan 1992). Diese kaum fassbare Größenordnung war es, die der Problematik nun die nötige Dramatik und Dringlichkeit verlieh, und die dann z. B. über H. Mohl (1993) auch in der Bundesrepublik das „granny-dumping" bekannt machte.

Aber die Zahl war im doppelten Sinne kaum fassbar. Wie L. Bennets (1992) kurze Zeit später recherchierte, hatte ein Journalist das aktuelle Ereignis mit Daten unterflittern wollen, und zu diesem Zweck aus einer nicht-wissenschaftlichen und nicht-repräsentativen Umfrage unter 900 Notärzten – von diesen hatten 169 geantwortet – einen angeblichen Mittelwert von acht einschlägigen Fällen in der letzten Woche zum Anlass für eine eigenwillige Hochrechnung genommen: „Some of the doctors said they had never encountered parent-dumping at all; some said they saw it frequently. The average came out to eight victims ‚abandoned' each week. Looking for an annual total, Egan thereupon multiplied I 69 by 8, and multiplied the results by 52 weeks in a year, coming up with rough figure of 70,000 elderly people abandoned annually" (ebd.). Leider wurde nun alternativ nicht noch gleich auf alle Notärzte in den USA hochgerechnet, sonst wäre vielleicht auch L. Bennets aufgefallen, dass hier noch etwas anderes nicht stimmen kann. Aber wohl zurecht moniert wird weiterhin eine ausgesprochen vage Frageformulierung, die eine solche Interpretation ohnehin nicht zulässt: „the survey's definition of parent-dumping was so broad that it included any patient who lived by hirnself and turned to an emergency room for assistance" (ebd.). Der Redakteur entschuldigte sich später damit, dass die Zeit knapp war – aber die Lawine war sozusagen losgetreten.

Freilich zeigt die Existenz einer solchen Studie wie wissenschaftlich sie auch immer angelegt gewesen sein mag vor dem Fall des J. C. Kingery, dass eine entsprechende Aufmerksamkeit bereits bestanden haben muss. Tatsächlich waren die Ergebnisse schon mindestens ein Jahr zuvor bekannt, ebenso das Schlagwort des „granny-dumping", z. B. aus dem Magazin „Newsweek". Hier jedoch wesentlich vorsichtiger formuliert, ohne fehlerhafte Hochrechnung und wie erst in diesem früheren Text deutlich wird auch ohne die schwerwiegende Fehlinterpretation des Maximalwerts als einem Mittelwert: „No hard statistics have been collected, but in a recent survey by the Senate Aging Committee, 38 % of the hospitals responding said they had received reports of such ‚elder abandonments'. An informal survey by the American College of Emergency Physicians last May found similar figures; some doctors reported as many as eight elderly patients dumped on their emergency wards every week" (Beck und Gordon 1991, S. 64). Erst in diesem Licht erscheint die genannte Hochrechnung von 70.0000 Fällen im Jahr in vollem Glanz.

Zu allem Überfluss wurde dieser Fall wahrscheinlich ohnehin in einen ganz falschen Kontext gestellt es ging hier wohl gar nicht um die Belastung der pflegenden Tochter durch die Pflege selbst: J. C. Kingery wurde nämlich aus einem Pflegeheim entführt und dann ausgesetzt. Offenbar handelt es sich „nur" um einen Fall von persönlicher Bereicherung. Die Tochter wurde später in 22 Anklagepunkten für schuldig befunden, u. a. weil sie Rentenzahlungen an ihren Vater verheimlicht hatte. Die Entführung aus dem Heim und das Aussetzen erfolgten offenbar in Reaktion auf eine Nachfrage des Heimes nach dem Verbleib dieser Versicherungsbeträge

in Höhe von knapp $ 10.000 (vgl. die New York Times vom 4.11.92). Auch dramatisch, ohne Frage, aber offenbar ein etwas anders gelagerter Fall. Dennoch wurde diesem als Symbol für das Unheil, das den zukünftigen Älteren droht, enorme
Aufmerksamkeit geschenkt. Bereits z. B. H. Mohl (1993) und H. Schreiber (1996)
nahmen diesen Faden in ihren Büchern auf, und R. Gronemeyer (2004, S. 139) hält
dieses Modell der „Vermüllung des Alters" weiterhin für „zukunftsträchtig", auch
wenn er sich auf einen aktuelleren Fall bezieht – hier waren es dann gleich 12 Kinder, die sich nicht hinsichtlich der Pflege ihrer Mutter einigen konnten und diese in
Sizilien am Straßenrand aussetzten.

Fast möchte man den zukünftigen Älteren der geburtenstarken Jahrgänge raten, auszuwandern oder wenigstens zu pendeln, wie uns dies manche unserer
türkischen Mitbürger schon vormachen (Krumme 2004). Im sonnigen Süden zu
überwintern, wie dies z. B. H. Schreiber (1996) den heutigen Älteren schon vorwirft; sich in die soziale Hängematte fallen lassen und vielleicht auch den Jungen
viele Schulden und eine ruinierte Umwelt hinterlassen. Aber auch dann sind die
Negativ-Szenarien schon ausgemalt – wie z. B. eben jenes des „granny-dumping".
K. Baker z. B., an Alzheimer erkrankt, wurde aus einem solchen Idyll, bei Alicante
in Spanien, von seiner Frau nach England gebracht und dort vor einem Hospital
ausgesetzt, mit einem Schild „we can't cope" (BBC News 2004). Offenbar waren
öffentliche und nachbarschaftliche Unterstützungsangebote unzureichend, die Familie mit der Bereuung überfordert. Die Schlagzeile lautet folgerichtig: „Don't let
the costas cost you your health – or your wealth", oder auch: „The pain in spain"
(MacErlean 2005). Und selbst zu Hause ist man wohl nicht sicher – wohlmöglich
wird man in technisch aufgerüstete smart-homes abgeschoben, nur noch von Apparaten versorgt (Beck-Gernsheim 1993). Und die Heime sind ja auch „Mülltonnen" (Gronemeyer 2004, S. 138).

Im Lichte einer etwas gründlicheren Recherche erscheinen all diese Szenarien
vielleicht doch arg überzogen. Ohne dies z. B. mit einer quantitativen Inhaltsanalyse belegen zu können, würde ich aber die These wagen, dass abgewogenere Entwürfe und Schilderungen (z. B. Niejahr 2004) oder gar Gegenstimmen (z. B. Amann
2004) deutlich in der Minderzahl sind. Auch in der wissenschaftlichen Literatur
lassen sich Beispiele für Dramatisierungen finden, insbesondere hinsichtlich der
oben skizzierten Veränderungen im familialen Unterstützungspotential (kritisch
hierzu: Künemund 2000). Die grundsätzliche Problemlage ist natürlich nicht von
der Hand zu weisen: Wenn das familiale Unterstützungspotential rückläufig ist,
könnten Be- und Überlastungen zunehmen, und zwar höchstwahrscheinlich insbesondere für die (Schwieger-)Töchter der geburtenstarken Jahrgänge. Die Frage
aber ist, ob es wirklich so schlecht um die familialen Generationenbeziehungen
bestellt ist, und ob nicht auch vielleicht entlastende Faktoren hinzukommen.

# 3  Die Qualität familialer Generationenbeziehungen

Zur Familie selbst wie auch den intergenerationellen Beziehungen innerhalb der Familien liegen seit längerem zahlreiche Krisendiagnosen vor (z. B. Berger und Berger 1984; Hoffmann-Nowotny 1988; Miegel und Wahl 1993). Als empirischer Beleg dienen häufig Daten zur Haushaltszusammensetzung – die Zahl der Einpersonenhaushalte steigt, und insbesondere der Anteil der Haushalte mit mehr als drei Generationen ist rückläufig. Diese Entwicklung verläuft gegen den demografischen Trend, denn die gemeinsame Lebenszeit der Generationen hat sich stark verlängert (Uhlenberg 1980).

Die Anteile von Mehrgenerationenfamilien, die räumlich sehr nahe beieinander leben, liegen aber wesentlich höher. Beispielsweise zeigen die Daten des Alters-Survey eine ganz erstaunliche räumliche Nähe der Generationen: Interpretieren wir das Zusammenwohnen im gleichen Haus, aber in getrennten Haushalten, als „Beinahe-Koresidenz", so liegt der Anteil der über 69jährigen, die zusammen mit mindestens einem ihrer Kinder „unter einem Dach" leben, bei 27 % (vgl. Kohli et al. 1997). Mit anderen Worten: Mehr als jede vierte über 70jährige Person, die noch mindestens ein lebendes Kind hat, wohnt mit einem ihrer Kinder zusammen im gleichen Haus oder Haushalt. Betrachten wir zusätzlich noch jene, die mindestens ein Kind in der unmittelbaren Nachbarschaft haben, so ergibt sich sogar ein Anteil von fast 45 %.

Im europäischen Vergleich konnten diese überraschenden Befunde inzwischen erhärtet werden.[1] Dabei zeigt sich auch, dass speziell das Zusammenwohnen „unter einem Dach", aber in getrennten Haushalten, insbesondere in Deutschland und Österreich verbreitet ist – deutlich häufiger als z. B. in Frankreich oder den Niederlanden (vgl. Abb. 1). In den südeuropäischen Ländern ziehen die Kinder oftmals später aus, das Zusammenleben in einem Haushalt ist daher hier deutlich häufiger. Häufig dürfte es sich dabei aber um eine Form der Unterstützung der Kinder handeln – das sprichwörtliche „Hotel Mama" – seltener um eine Unterstützung der alten Eltern durch die Kinder. Dies zeigt sich auch daran, dass eine Koresidenz dort bei den Ältesten – sofern überhaupt Kinder vorhanden sind – nicht häufiger vorfindbar ist, dies ist nur bei den "jungen" Alten der Fall. In jedem Fall aber sprechen diese Ergebnisse gegen die Annahme, die Generationen hätten sich derart ausein-

---

[1] Datengrundlage für die folgenden internationalen Vergleiche ist der Survey of Health, Ageing and Retirement in Europe (SHARE), der im Jahr 2004 erstmals erhoben wurde (vgl. Börsch-Supan et al. 2005). Befragt wurden Personen über 50 Jahre. Für die familialen intergenerationellen Beziehungen wurde dabei ein dem Alters-Survey ähnliches Konzept in der Befragung verwendet, so dass die Vergleichbarkeit der Ergebnisse für Deutschland in diesem Bereich nur wenig durch die Verschiedenartigkeit der Instrumente beeinträchtigt wird.

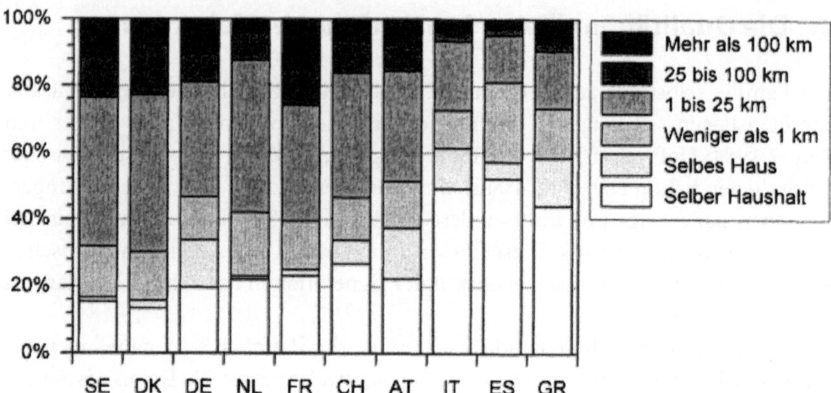



**Abb. 1** Wohnentfernung zum nächstwohnenden Kind. (Quelle: SHARE 2002, release 1)

ander gelebt, wie dies die Daten zur Verbreitung von Mehrgenerationenhaushalten in Deutschland vermuten ließen.

Hinsichtlich der Generationenkonflikte innerhalb der Familien kann wohl plausibel vermutet werden, dass diese eher häufiger wären, wenn Eltern und ihre erwachsenen Kinder in der gleichen Wohnung leben würden. Die Einkommens- und Vermögenssituation der Älteren – hauptsächlich über die wohlfahrtsstaatliehe Umverteilung gesichert – trägt daher sicher eher zu einer Verbesserung der Qualität familialer intergenerationeller Beziehungen bei (vgl. Künemund und Rein 1999; Kohli 1999; Künemund 2002).

Auch die Daten zur emotionalen Verbundenheit sprechen für diese Interpretation. Drei Viertel der 40- bis 85jährigen haben dem Alters-Survey zu Folge mindestens eine enge Beziehung zu einem Elternteil, und bei mehr als 90 % der Befragten mit erwachsenen Kindern außerhalb des Haushalts zeigt sich ein mindestens enges Verhältnis zu mindestens einem von diesen. Dabei stufen die 70- bis 85jährigen ihre intergenerationellen Beziehungen im Wesentlichen genauso ein wie die jüngeren Altersgruppen, d. h. die Querschnittanalyse ergibt keinen Hinweis auf anstehende Veränderungen in dieser Hinsicht. Die Kontakthäufigkeit ist – entsprechend der eher geringen durchschnittlichen Wohnentfernung und der emotionalen Verbundenheit – ebenfalls hoch (vgl. Abb. 2): Mehr als die Hälfte der 40- bis 85jährigen haben mehrmals pro Woche Kontakt mit mindestens einem Kind, mehr als zwei Drittel mit einem Elternteil. Sehen wir einmal von der auch durch die hohen Anteile an Koresidenz bedingten höheren Kontakthäufigkeit in den südeuropäischen Ländern ab, zeigt der internationale Vergleich ebenfalls keine Indizien dafür, dass die vergleichsweise gute soziale Sicherung im Alter in Deutschland zu schlech-

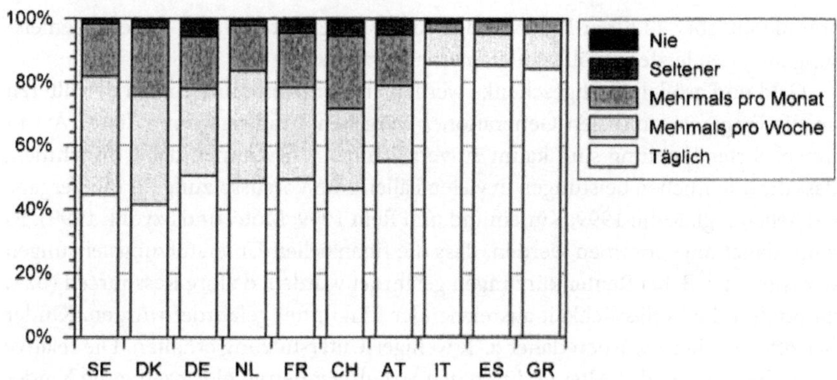


**Abb. 2** Kontakthäufigkeit zu Kindern. (Quelle: SHARE 2002, release 1)

teren familialen Generationenbeziehungen geführt hat – mehr als drei Viertel der über 50jährigen haben mehrmals pro Woche Kontakt mit mindestens einem ihrer Kinder.

Noch eindrücklicher verweisen die familialen intergenerationellen Transfers und Unterstützungsleistungen auf weitgehend intakte Generationenbeziehungen. Rund 27 % der Ruheständler – gemeint sind hier Personen ab 55 Jahre, die eine Altersrente oder Pension beziehen – gaben im Alters-Survey 1996 in den letzten zwölf Monaten vor der Befragung Geld- und Sachleistungen an ihre erwachsenen Kinder (vgl. Künemund und Motel 2000). Die Transfers der Kinder an die Älteren fallen dagegen kaum ins Gewicht – nur drei Prozent der Ruheständler erhalten private Geld- oder Sachleistungen von ihren Kindern. Weniger als ein Prozent der Ruheständler erhalten diese ohne Gegenleistungen, zwei Prozent helfen sich in dieser Hinsicht wechselseitig. Der Sozialstaat ist insofern offenbar sehr erfolgreich – die Kinder müssen nur in Ausnahmefallen ihre Eltern finanziell unterstützen, und die Älteren können im Gegenteil aus ihren laufenden Einkünften oder ihrem Ersparten den Kindern unter die Arme greifen.

Ganz anders sieht es bei den instrumentellen Hilfen aus – hier sind die Ruheständler überwiegend in der Empfängerposition: 22 % erhalten solche Leistungen von den Kindern. Nur zehn Prozent unterstützen ihre Kinder bei Arbeiten im Haushaltskontext, in der Hälfte dieser Fälle handelt es sich um wechselseitige instrumentelle Unterstützung. Fassen wir beide Unterstützungsformen zusammen, erweisen sich die Ruheständler in den privaten Generationenbeziehungen vor allem als Geber – nur zwölf Prozent von ihnen erhalten ausschließlich Hilfen von den Kindern, elf Prozent unterstützen ihre Kinder und erhalten auch Unterstützung von diesen, aber 22 % der Ruheständler unterstützen ihre Kinder, ohne Gegenleistungen in den letzten zwölf Monaten erhalten zu haben.

Geld und größere Sachgeschenke werden also im Wesentlichen von den älteren an die jüngeren familialen Generationen vergeben, Transferströme dieser Art in umgekehrter Richtung sind kaum zu verzeichnen. Wir können dabei annehmen, dass die öffentlichen Leistungen in vielen Fällen eine Voraussetzung für die Vergabe darstellen (vgl. Kohli 1999; Künemund und Rein 1999; Motel und Szydlik 1999). Es kann daher angenommen werden, dass die finanziellen Unterstützungsleistungen der Älteren z. B. bei Rentenkürzungen gefährdet würden, da ihre Ressourcen (bzw. zumindest die Verlässlichkeit ausreichender Einkünfte) gefährdet würden. Kinder betroffener Eltern würden daher z. T. weniger Unterstützung erhalten. Die relative gute Absicherung der Älteren durch den Sozialstaat befreit gleichzeitig die Kinder weitgehend von der Notwendigkeit, ihre Eltern im Alter finanziell unterstützen zu müssen – sie versetzt die Älteren sogar umgekehrt in die Lage, im Bedarfsfall ihren Kindern unter die Arme zu greifen. Daraus ergeben sich Konsequenzen für die Qualität der familialen intergenerationellen Beziehungen und die Unterstützungsleistungen, welche die Älteren von ihren Kindern erhalten.[2] Es lässt sich also sagen, dass der Wohlfahrtsstaat über seine Alterssicherung (auch) die Rolle der Familie im Wohlfahrtsmix moderner Gesellschaften stärkt.

Der europäische Vergleich weist in die gleiche Richtung. Es lässt sich vermuten, dass die private finanzielle Unterstützung der Ältesten dort verbreiteter ist, wo der Bedarf höher ist. Allerdings bedeutet dies nicht, dass solche Unterstützungen auch bei einem gut ausgebauten Sicherungssystem generell ausbleiben – in Deutschland beispielsweise sind solche Transfers sogar in vergleichsweise hohem Maße auszumachen (vgl. Abb. 3). Deutlich häufiger aber sind monetäre Transfers an die Kinder (vgl. Abb. 4), bei erkennbarem Nord-Süd-Gefälle. Geringere Ressourcen der Älteren resultieren also auch in selteneren privaten Transfers.

Ein Indiz für die Wirkungen dieser öffentlichen und privaten Transfers ist das Ausmaß der instrumentellen Unterstützungsleistungen von Kindern außerhalb des Haushalts an die Älteren: Einmal unterstellt, die vergleichsweise gute Absicherung und die Qualität z. B. kommunaler Serviceleistungen in den nördlichen Ländern

---

[2] Es sei hier nur erwähnt, dass private intergenerationelle Transfers zu Lebzeiten – anders als Erbschaften – oftmals auch an den Bedarfslagen der Empfänger orientiert sind (vgl. Motel und Szydlik 1999; Künemund und Motel 2000; Künemund et al. 2005). Diese – in ökonomischer Terminologie – altruistischen Vergaben sind aber dennoch keinesfalls – zumindest in soziologischer oder psychologischer Perspektive – allein altruistisch motiviert: Prozesse der Reziprozität werden erwidert oder neu in Gang gesetzt, und auch Zuneigung sowie Verpflichtung spielen zugleich eine Rolle. Entsprechend ist hier aus dem Vorliegen im ökonomischen Sinne altruistischer Transfers kein „crowding out" zu erwarten, im Gegenteil (vgl. Künemund und Rein 1999).

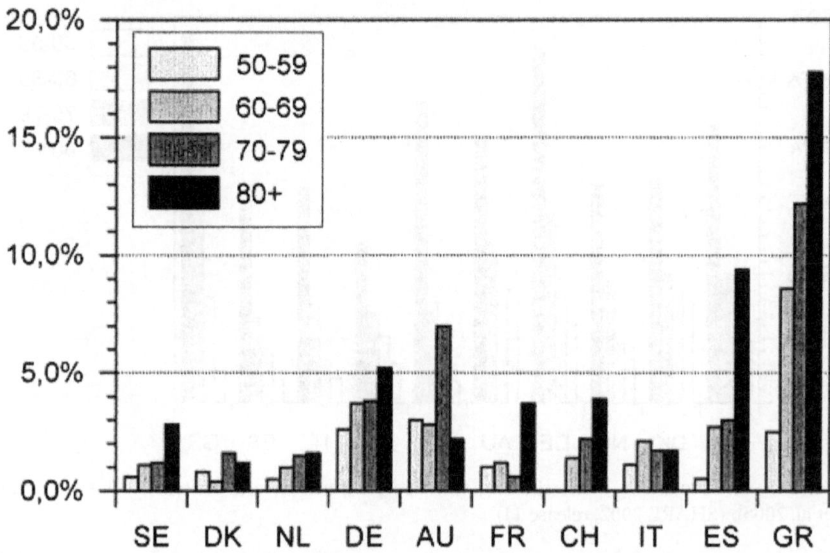


**Abb. 3** Finanzielle Transfers von den Kindern (sofern existent). (Quelle: SHARE 2002, release 1)

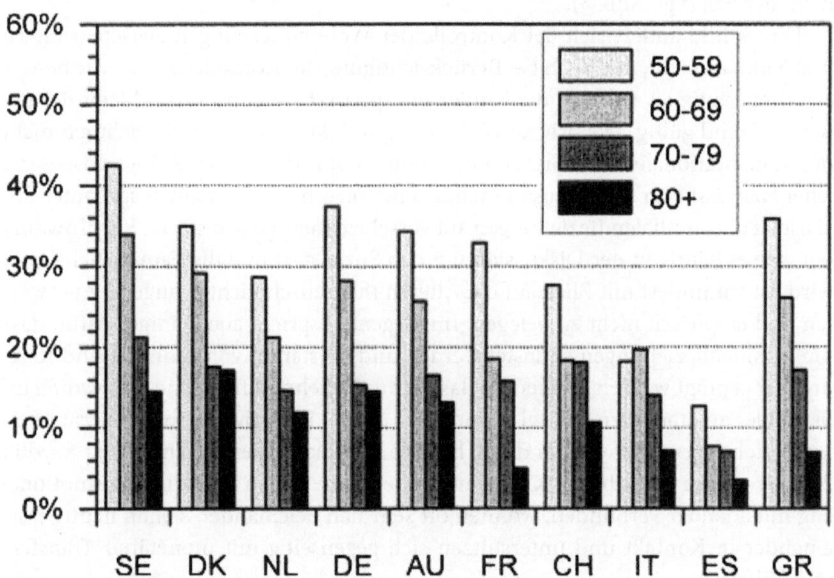


**Abb. 4** Finanzielle Transfers an die Kinder (sofern existent). (Quelle: Kohli et al. 2005b (SHARE 2002, release 1))

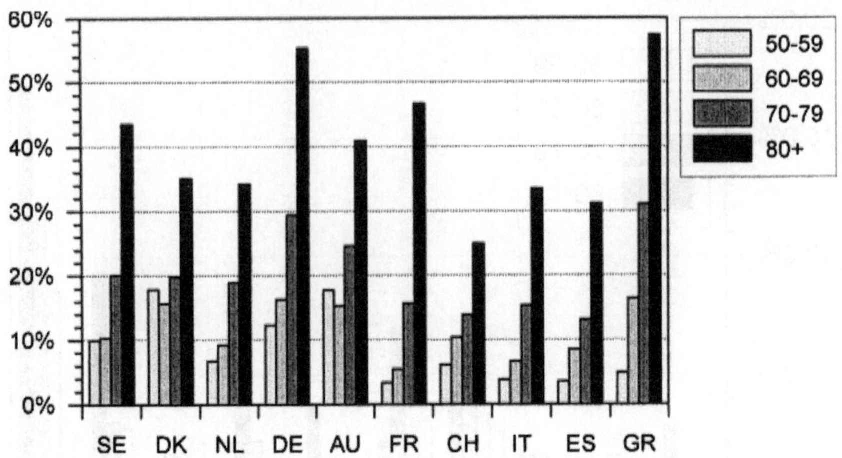



**Abb. 5** Instrumentelle Unterstützung von den Kindern (sofern existent). (Quelle: Kohli et al. 2005b (SHARE 2002, release 1))

führt auch dazu, dass die Älteren seltener von ihren erwachsenen Kindern unterstützt würden, müsste sich ein gleichartiges Nord-Süd-Gefälle zeigen. Dies ist aber nicht der Fall (vgl. Abb. 5).

Dieses Bild ändert sich bei Kontrolle der Wohnentfernungen zwischen Eltern und Kindern nicht, und auch bei Berücksichtigung der Koresidenz – die wie bereits erwähnt häufig als Hilfe an die Kinder interpretiert werden muss – bleibt der generelle Trend gültig. Die private Wohlfahrtsproduktion wurde offensichtlieh nicht durch institutionalisierte Formen der Wohlfahrtsproduktion verdrängt. Insgesamt jedenfalls lässt sich soweit zusammenfassend folgern, dass ein gut ausgebauter Sozialstaat die familialen Beziehungen auf verschiedenen Wegen stärkt. Ein crowding out, wie es häufig in der Diskussion um den Sozialstaat und die Familie behauptet wird, ist zumindest mit Blick auf die Älteren theoretisch nicht zwingend zu erwarten und empirisch nicht zu belegen. Im Gegenteil spricht auch einiges dafür, dass die Familienbeziehungen entlastet werden und sie stärker von Intimität und Reziprozität geprägt werden können, so dass der umgekehrte Effekt eines „crowding in" plausibler anzunehmen ist (vgl. Künemund 2002). Die privaten intergenerationellen Beziehungen sind weniger durch häufige Konflikte gekennzeichnet (vgl. Szydlik 2002), sondern erwachsene Kinder und ihre Eltern fühlen sich zumeist emotional eng miteinander verbunden, wohnen oft sehr nah beieinander, stehen häufig miteinander in Kontakt und unterstützen sich gegenseitig mit monetären Transfers und Hilfeleistungen.

# 4  Ausblick

Es ist somit keinesfalls ausgemacht, dass Szenarien wie das „granny-dumping" quantitativ an Bedeutung gewinnen werden, im Gegenteil. Hinsichtlich der Kinderlosigkeit bleibt weiterhin zu bedenken, dass in den nächsten etwa 20 bis 30 Jahren nicht mit einem dramatischen Rückgang der durchschnittlichen Zahl der Kinder der dann Älteren im Vergleich zu den heute Älteren zu rechnen ist. Ohne Zweifel wird die Anzahl der Älteren wie auch ihr Anteil an der Gesamtbevölkerung zunehmen, und damit auch die Anzahl der älteren Alleinlebenden und Pflegebedürftigen. Diese Situation wird aber kaum durch einen zusätzlichen Anstieg der Partner-, Kinder- oder Geschwisterlosigkeit verschärft; dies steht erst in 30 bis 40 Jahren an. Bezüglich der (Ehe-)Partner lässt sich dies zwar nur schwer abschätzen, aber es spricht auch einiges dafür, dass der Anteil der älteren Alleinlebenden in näherer Zukunft eher etwas zurückgehen wird (vgl. Bengtson und Schütze 1992). Über die behauptete „zunehmende Tendenz des ‚Alleinlebens' im Alter" (Schneekloth 1996, S. 16) ist jedenfalls nicht endgültig entschieden.

Schließlich ist auch die Ausstattung der Älteren mit Einkommen und Bildung immer besser geworden, und zumindest mit Blick auf die Bildung wird dieser Trend weiter anhalten. Daher könnten die Kompetenzen und Ressourcen der zukünftigen Älteren zu einer Entdramatisierung des geschilderten Szenarios beitragen. Auch der Einsatz von Technik zur Unterstützung eines selbstbestimmten Lebens im Alter dürfte noch an Bedeutung gewinnen und zu Entlastungseffekten führen (z. B. Mollenkopf und Kaspar 2005). Und wo all dies nicht greift, könnten im Einzelfall bestehende Belastungen sicher sozialstaatlich abgefedert werden. K. U. Mayer hat vor mehr als 20 Jahren in Anbetracht der Prognosen zum Anstieg der Zahl der Hochbetagten pointiert gefragt: „eine solch wohlhabende Gesellschaft sollte sich im Verlauf von 40 Jahren nicht auf einen solchen Zuwachs einstellen können?" (Mayer 1989, S. 71). Hinsichtlich des Ausmaßes dieses Wohlstands mag man inzwischen zu eher skeptischen Einschätzungen neigen, aber auch in dieser Hinsicht dürfte der internationale Vergleich keinen Anlass zu übermäßigen Dramatisierungen geben. Den heutigen Älteren geht es wahrscheinlich so gut nie wie zuvor in der Geschichte, und auch die privaten familialen Generationenbeziehungen dürften historisch betrachtet ausgesprochen positiv bewertet werden können. Relativ betrachtet wird ersteres vielleicht nicht so bleiben, und vor allem werden die sozialen Ungleichheiten im Alter eher zunehmen. Dass die Belastungen nicht so groß werden, dass das „granny-dumping" tatsächlich „zukunftsträchtig" wird, setzt allerdings – ebenso wie „produktive" Tätigkeiten und private intergenerationelle Unterstützungsleistungen – entsprechende Ressourcen voraus, diese wiederum einen gut ausgebauten Sozialstaat.

## Literatur


Amann, A. (2004). *Die großen Alterslügen*. Wien: Böhlau.

BBC News. (2004). Family abandon pensioner in A & E. http://news.bbc.co.ukl/1/hi/england/essex/4013663.stm. Zugegriffen: 11. Nov. 2004.

Beck-Gernsheim, E. (1993). Apparate pflegen nicht. Zur Zukunft des Alters. In: H.-U. Klose (Hrsg.), *Altern der Gesellschaft. Antworten auf den demographischen Wandel* (S. 258–279). Köln: Bund-Verlag.

Beck, M., & Gordon, J. (1991). A dumping ground for granny. *Newsweek, 118*(26), 64.

Bengtson, V. L., & Schütze, Y. (1992). Altern und Generationenbeziehungen: Aussichten für das kommende Jahrhundert. In P. B. Baltes & J. Mittelstraß (Hrsg.), *Zukunft des Alterns und gesellschaftliche Entwicklung* (S. 492–517). Berlin: de Gruyter.

Bennetts, L. (1992). Apparent dumping: Anatomy of a trend that wasn't. Columbia Journalism Review, September/October 1992 http://archives.cjr.org/year/92/5/dumping.asp.

Berger, B., & Berger, P. L. (1984). *In Verteidigung der bürgerlichen Familie*. Frankfurt a. M.: Fischer.

Börsch-Supan, A., Agar B., Jürges, H., Mackenbach, J., Siegrist, J., & Weber, G. (Hrsg.). (2005). *Health, ageing and retirement in Europe. First results from the survey of health, ageing and retirement in Europe*. Mannheim: Mannheim Research Institute for the Economics of Aging.

Borscheid, P. (1987). *Geschichte des Alters. Vom Spätmittelalter zum 18. Jahrhundert*. Münster: Coppenrath.

Borscheid, P. (1992). Der alte Mensch in der Vergangenheit. In P. B. Baltes & J. Mittelstraß (Hrsg.), *Zukunft des Alterns und gesellschaftliche Entwicklung* (S. 35–61). Berlin: de Gruyter.

Bremer, H (2004). Der Mythos vom autonom lernenden Subjekt. Zur sozialen Verortung aktueller Konzepte des Selbstlernens und zur Bildungspraxis unterschiedlicher Milieus. In: Engler, S., & Krais, B (Hrsg.) (2004): *Das kulturelle Kapital und die Macht der Klassenstrukturen. Sozialstrukturelle Verschiebungen und Wandlungsprozesse des Habitus*. München: Juventa, 189–213.

Egan, T. (26. Marz 1992). Old, ailing and finally a burden abandoned. *The New York Times*, http://query.nytimes.com/gst/fullpage.html?sec=health&res=9FOCE6D9133CF935A157 50COA964958260.

Göckenjan, G. (2000). *Das Alter würdigen. Altersbilder und Bedeutungswandel des Alters*. Frankfurt a. M.: Suhrkamp.

Gronemeyer, R. (1989). *Die Entfernung vom Wolfsrudel. Über den drohenden Krieg der Jungen gegen die Alten*. Düsseldorf: Claassen.

Gronemeyer, R. (2004). *Kampf der Generationen*. München: Deutsche Verlags-Anstalt.

Hoffmann-Nowotny, H.-J. (1988). Ehe und Familie in der modernen Gesellschaft. *Aus Politik und Zeitgeschichte, B13/88*, 3–13.

Kohli, M. (1999). Private and public transfers between generations: Linking the family and the state. *European Societies, 1*, 81–104.

Kohli, M., Künemund, H., Motel, A., & Szydlik, M. (1997). Generationenkonstellationen, Haushaltsstrukturen und Wohnentfernungen in der zweiten Lebenshälfte. Erste Befunde des Alters-Survey. In R. Becker (Hrsg.), *Generationen und sozialer Wandel. Generationendynamik, Generationenbeziehungen und Differenzierung von Generationen* (S. 157–175). Opladen: Leske + Budrich.

Krumme, H. (2004). Fortwährende Remigration: Das transnationale Pendeln türkischer Arbeitsmigrantinnen und Arbeitsmigranten im Ruhestand. *Zeitschrift für Soziologie, 33,* 138–153.

Künemund, H. (2000). Pflegetätigkeiten in der zweiten Lebenshälfte – Verbreitung und Perspektiven. In G. M. Backes & W. Clemens (Hrsg.), *Lebenslagen im Alter. Gesellschaftliche Bedingungen und Grenzen* (S. 215–229). Opladen: Leske + Budrich.

Künemund, H. (2002). Sozialstaatliche Leistungen und Familienbeziehungen im Alter – Verdrängung oder Ergänzung? In G. M. Backes & W. Clemens (Hrsg.), *Zukunft der Soziologie des Alter(n)s* (S. 167–181). Opladen: Leske + Budrich.

Künemund, H., & Motel, A. (2000). Verbreitung, Motivation und Entwicklungsperspektiven privater intergenerationeller Hilfeleistungen und Transfers. In M. Kohli & M. Szydlik (Hrsg.), *Generationen in Familie und Gesellschaft* (S. 122–137). Opladen: Leske + Budrich.

Künemund, H., & Rein, M. (1999): There is more to receiving than needing: Theoretical arguments and empirical explorations of crowding in and crowding out. *Ageing and Society, 19,* 93–121.

Künemund, H., Motel-Klingebiel, A., & Kohli, M. (2005). Do intergenerational transfers from elderly parents increase social inequality among their middle-aged children? Evidence from the German Aging Survey. *The Journals of Gerontology: Social Sciences, 60,* 30–36.

MacErlean, N. (16. Jan. 2005). Don't let the costas cost you your health – or your wealth. The Observer. http://money.guardian.co.uk/movingoverseas/story/O,,139241O,OO.html.

Mayer, K. U. (1989). Das Altem der Gesellschaft: Theorie- und methodenkritische Anmerkungen. In M. B. Margret, M. Kohli, & K. Sames (Hrsg.), *Erfolgreiches Altern* (S. 67–74). Bern: Huber.

Miegel, M., & Wahl, S. (1993). *Das Ende des Individualismus: Die Kultur des Westens zerstört sich selbst.* München: Bonn Aktuell.

Mohl, H. (1993). *Die Altersexplosion. Droht uns ein Krieg der Generationen?* Stuttgart: Kreuz-Verlag.

Mollenkopf, H., & Kaspar, R. (2005). Technisierte Umwelten als Handlungs- und Erlebensräume älterer Menschen. In G. M. Backes, W. Clemens, & H. Künemund (Hrsg.), *Lebensformen und Lebensführung im Alter* (S. 193–221). Wiesbaden: VS-Verlag für Sozialwissenschaften.

Motel, A., & Szydlik, M. (1999). Private Transfers zwischen den Generationen. *Zeitschrift für Soziologie, 28,* 3–22.

Niejahr, E. (2004). *Alt sind nur die anderen. So werden wir leben, lieben und arbeiten.* Frankfurt a. M.: Fischer.

Prahl, H.-W., & Schröter, K. R. (1996). *Soziologie des Alters. Eine Einführung.* Paderborn: Schöningh.

Schirrmacher, F. (2004). *Das Methusalem-Komplott.* München: Blessing.

Schneekloth, U. (1996). Entwicklung von Pflegebedürftigkeit im Alter. *Zeitschrift für Gerontologie und Geriatrie, 29,* 11–17.

Schreiber, H. (1996). *Das gute Ende. Wider die Abschaffung des Todes.* Reinbek: Rowohlt.

Szydlik, M. (2002). Wenn sich Generationen auseinanderleben. *Zeitschrift für Soziologie der Erziehung und Sozialisation, 22,* 362–373.

Uhlenberg, P. (1980). Death and the family. *Journal of Family History, 5,* 313–320.

# Verwirklichungen des Alterns

Klaus R. Schroeter

> *Ich schwöre Ihnen (…), dass weder ich noch irgendjemand
> weiß, was der, die, das Wahre ist; aber ich kann Ihnen
> versichern, dass es im Begriff steht, verwirklicht zu werden!*
> Robert Musil, Der Mann ohne Eigenschaften

## 1 Einleitung: Zum „dunkel bewußten Horizont unbestimmter Wirklichkeit"

Die reine Wirklichkeit gibt es nicht. Wirklichkeit ist immer schon symbolisch und sozial vermittelt und nur als solche wahrnehmbar. Das gilt auch für die Wirklichkeit des Alterns[1] und der Sozialen Gerontologie, die sich als interdisziplinäre Wissenschaft eben mit dem Altern befasst. Was wir auch immer unter Alter, Altern, Altsein oder Altwerden verstehen, ist in irgendeiner Form sozial konstruiert (Schroeter und Künemund 2010). Insofern ist Alter nicht nur eine sozial transformierte „biologische Grundbefindlichkeit" (Schelsky [1959] 1965), sondern ein durch und durch soziales Produkt. Die Wirklichkeit befindet sich in einem andauernden Herstellungsprozess – und damit auch das Altern sowie die Theorien und Diskurse über das Altern als Teile der Wirklichkeit. Alltags- und Altersrealitäten entstehen in der ständigen Auseinandersetzung mit der sozialen und physischen

---

[1] Mit „Altern" wird hier und im Folgenden sowohl die Strukturkategorie *Alter* als auch die Prozesskategorie *Altern* gemeint. Damit wird auf den Bedeutungsgehalt verwiesen, der in der Alternsforschung auch oftmals mit dem eingeklammerten (n) zum Ausdruck gebracht wird, auf das hier jedoch aus Gründen der Lesefreundlichkeit verzichtet wird.

---

K. R. Schroeter (✉)
Olten, Schweiz
E-Mail: klaus.schroeter@fhnw.ch

A. Amann, F. Kolland (Hrsg.), *Das erzwungene Paradies des Alters?*,
Alter(n) und Gesellschaft, DOI 10.1007/978-3-658-02306-5_13,
© Springer Fachmedien Wiesbaden 2014

„Natur" und werden damit zu für uns bedeutsamen „Objekten", die wir uns symbolisch erschießen.

Vorstellungen über Alter und Altsein gibt es zu Haufe – vermeintlich richtige oder falsche, alltägliche, wissenschaftliche, wissenschaftlich veralltäglichte usw. Dementsprechend mangelt es auch nicht an Kommentaren, Berichten und Forschungen zu diesen und über diese Vorstellungen. In einer endlosen Schleife werden die dann von der Wissenschaft neu beforscht und – medial gefiltert – im Alltag neu interpretiert. So entsteht nicht nur eine ständige Anschlussfähigkeit an den Alternsdiskurs, es werden auch stets neue Altersbilder konturiert, die nun ihrerseits nicht nur Abbildungen alltäglicher, medial inszenierter oder wissenschaftlicher Altersvorstellungen sind, sondern gleichsam Wirklichkeit erzeugen, weil sie als angenommene oder abgelehnte Deutungsmuster in die alltägliche Praxis greifen: so z. B., wenn eine neue Doxa eines aktiven, erfolgreichen oder produktiven Alterns auf die sozialpolitische Agenda gehoben wird (Schroeter 2004a; van Dyk 2009) oder wenn wir uns gegen Altersstereotype wenden, nicht uns selber, sondern oftmals nur die anderen als alt begreifen und definieren, wenn wir für ein gutes, erfolgreiches und produktives Altern eintreten, wenn wir für uns festlegen, was wir für ein gelungenes Alter halten und das Unsrige dazutun, ein solches zu erreichen oder auch nicht.

Dieser Beitrag zielt auf die *relationale Figur des Alterns* und auf die *Relationalität des Alternsbegriffs*. Ausgangspunkt der folgenden Überlegungen ist, dass ein jeder Organismus nur in Relation zu der ihm spezifischen Umwelt gedacht und beurteilt werden kann. Das heißt zugleich, dass der Mensch seine Umwelt stets vermittelt wahrnimmt und dass Beobachtungs- und Wahrnehmungsprozesse selber auch immer Formungsprozesse sind. Das heißt auch, dass das Alter immer erst durch den Beobachter seine Form erhält und dass ein wie auch immer gefasster Begriff (nicht nur der des Alters) stets mehr bedeutet als das, was er zu sein scheint.

So wie alle Menschen auf ihre Umwelten ausgerichtet sind und diese für sich einrichten, ist auch der Alternsforscher als „exzentrisches Wesen" gewissermaßen „ortlos, zeitlos im Nichts stehend, konstitutiv heimatlos" und muss erst etwas werden und sich ein Gleichgewicht schaffen. Das gelingt ihm nur mit Hilfe „der außernatürlichen Dinge, die aus seinem Schaffen entspringen" (Plessner [1928] 1975, S. 310 f.). So entsteht Kultur – auch die Kultur des Alters. Der Mensch muss sich seine „zweite Natur" – nämlich Kultur und Orientierung – erst schaffen. Er muss *Symbole* entstehen lassen, „an denen das einsetzen kann, was Erkenntnis zu nennen ist" (Gehlen [1940] 1986, S. 51).

Das gilt im Alltag wie auch in der Wissenschaft. Wer von Umwelten, Kulturen oder vom Alter spricht, der *konstruiert*. Er beschreibt nicht einfach eine vorhandene Wirklichkeit, sondern nur das, was er beobachtet und wahrnimmt. Er mag seine Umwelt oder das Alter erahnen und diese Ahnung mit Begriffen und Symbolen belegen. Aber bereits im Moment der begrifflich-symbolischen Bearbeitung des Beobachters wechselt das Beobachtete seine Form. Das dynamische Geschehen gerinnt zur vergegenständlichten Form und wird nicht als das Ganze, sondern allenfalls als die Summe seiner Teile wahrgenommen und weiter bearbeitet. Damit bleiben ‚blinde Flecken‘, die nur aus einer Beobachtung höherer Ordnung erkennbar sind, aber wiederum ihre eigenen blinden Flecken hinterlassen (vgl. Voss 2006). Das hat entsprechende Konsequenzen für die Begriffsbildung. Auch wenn man von konkreten Erscheinungen abstrahiert und Substanzbegriffe durch Kunstbegriffe (z. B. Lebensphasen, Altersklassen, Altersformen) ersetzt, so laufen sie doch Gefahr, durch ihre ständige Verwendung verdinglicht und als identische und real existierende Phänomene betrachtet zu werden. Doch Wissenschaft kommt ohne Begriffe nicht aus, auch wenn man mit ihnen nicht das ganze Geschehen einfangen kann. So gilt auch für das Altern, dass man noch so klug definieren und noch so sorgfältig operationalisieren mag, sich dessen Bedeutung aber weder durch Begriffe noch durch Zahlen vollständig einfangen lässt. So lassen sich relationale Wechselwirkungen zwischen Menschen und ihren Umwelten zwar durch mehr oder weniger statische Begriffsfestlegungen (z. B. Lebenslauf, Generation, Hochaltrigkeit, Ruhestand) substantialisieren und als objektive und invariante Tatbestände suggerieren, aber das begrifflich Fixierte und/oder empirisch Gemessene hinterlässt einen *Bedeutungsüberschuss*, insofern das aktuell Wahrgenommene stets „von einem *dunkel bewußten Horizont unbestimmter Wirklichkeit*" (Husserl 1985, S. 132) durchsetzt und umgeben ist.

Nun sind weder Begriffe noch Zahlen, weder Definitionen noch Theorien bedeutungslos. Sie verweisen ja geradezu auf etwas für bedeutend Erachtetes, über das dann weiter kommuniziert und das auch weiter beobachtet wird. Und so entsteht ein wissenschaftlicher Diskurs, in dem wissenschaftliche Beobachter über ihre wissenschaftlichen Beobachtungen kommunizieren und dabei gleichsam ein wissenschaftliches Artefakt konstruieren, das für die Beteiligten durchaus real erscheint. Doch diese „künstliche Realität" ist eine reduzierte Realität mit „blinden Flecken", geschaffen aus der verengten Perspektive eigener Beobachtungen. Das Beobachtete wird durch Erfahrungsakte – also *empirisch* – und Begriffsbildungen – also *symbolisch* – geformt und von anderen Formen abgegrenzt. Das Ergebnis ist dann der wissenschaftlich vermittelte Eindruck von Formen mit real existierender Konstanz – so auch beim Altern.

Wenn Lebenslauf und Alter immer auch soziale Konstruktionen sind, so wird im Folgenden – in Analogie zu den von Setzwein (2004) modellierten körper- und leibbezogenen Aspekten der sozialen Konstruktion von Geschlecht – davon ausgegangen, dass Altern a) in einem umfassenden symbolischen Verweisungszusammenhang konstruiert wird, sich b) in der sozialen Organisation gesellschaftlichen Handelns als objektive Struktur realisiert, sich c) in der Somatisierung gesellschaftlicher Machtverhältnisse materialisiert und d) zugleich in seiner sinnlich empfundenen Qualität konstitutiver Bestandteil subjektiver Identitäten ist (vgl. Schroeter 2009, 2012). Hintergrund dieser Überlegungen sind die Vorstellungen von der *gesellschaftlichen Konstruktion der Wirklichkeit* (Berger und Luckmann 1969) und die Erkenntnis, dass alle sozialen Strukturen aus individuellen Handlungen entstehen, die dann wiederum auf das individuelle Handeln ein*wirken* und dass diese Strukturen von den Individuen aber als äußerliche Phänomene wahrgenommen werden. Damit rückt zugleich der als *Objektivation* bezeichnete Prozess der Umwandlung von subjektiv geteiltem Wissen zur von den Akteuren als objektiv gegeben erscheinenden gesellschaftlichen Wirklichkeit in den Focus. Eine zentrale Rolle fällt dabei vor allem der Sprache, der Institutionalisierung, der Legitimation und der Sozialisation zu. Jedes dieser Objektivationsmedien übernimmt gewissermaßen eine Doppelfunktion: Auf der einen Seite wird durch eine derartige Objektivierung die soziale Wirklichkeit stabilisiert und Wissen gespeichert. Auf der anderen Seite können diese Medien oder Mechanismen von den einzelnen Akteuren auch zur Neuproduktion gesellschaftlicher Wirklichkeit genutzt werden. Das wird von Berger und Luckmann (1969, S. 71) als „*Verwirklichung* im doppelten Sinne des Wortes" gefasst: „Erfassen der objektivierten gesellschaftlichen Wirklichkeit und das ständige Produzieren eben dieser Wirklichkeit in einem". Das verweist gleichermaßen auf die hochgradige Gestaltbarkeit und Interpretierbarkeit des Alternsbegriffs und darauf, dass es weder die Alten oder das Alter und folglich auch nicht die eine Wirklichkeit über das Alter gibt. Vielmehr hat das Alter „viele Gesichter" (Amann 1989) bzw. viele Wirklichkeiten. Es ist eingebunden in soziale und gesellschaftliche Strukturen und realisiert sich auf den unterschiedlichen Ebenen (s. o.) in dem komplexen Gefüge von objektivierten Strukturen (Lebenslagen) und subjektiven Handlungsentwürfen (Lebensführungen, Lebensstile), von symbolischen Alternsordnungen, korporal-sozialen Performanzen, somatischen Differenzen und „gespürten" Realitäten. Vor diesem Hintergrund ist die Verwirklichung des Alterns idealtypisch auf vier Ebenen in den Blick zu nehmen (vgl. Abb. 1):

*symbolische Ebene:* allgemeine Alternssemantiken, Alternsdefinitionen, Altersgrenzen, Altersstufen/-phasen, symbolische Alternsordnungen

*interaktive Ebene:* Doing Age, Ausdruck, Darstellung, Vorstellung/Vorführung, Performanz, Inszenierung

*materiell-/somatische Ebene:* Soziosomatik der Altersdifferenzen, Formierung der Körper, Körperpolitik und Körperstrategien

*leiblich-affektive Ebene:* Altern als gespürte Realität, Spüren des Leibes, subjektiv empfundenes Alter

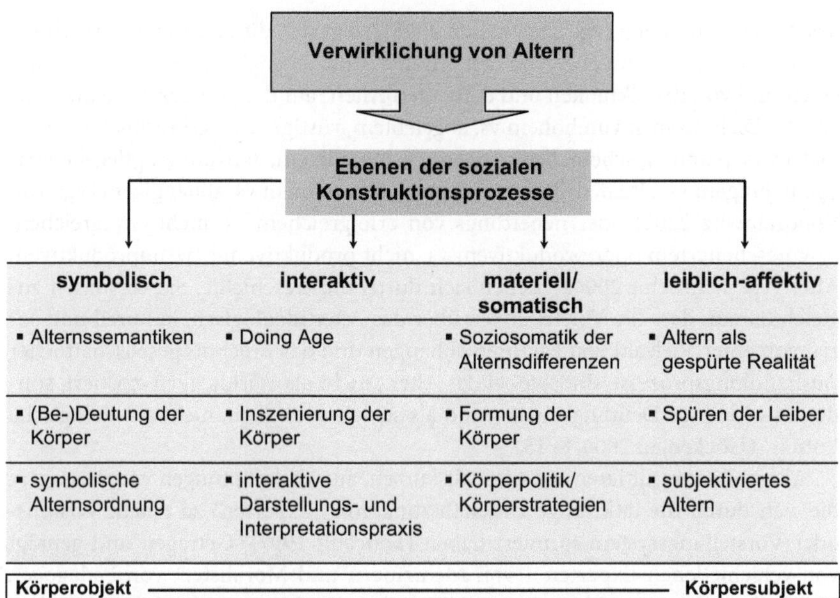


**Abb. 1** Körper-/leibbezogene Aspekte der sozialen Konstruktion von Altern (in Anlehnung an Setzwein 2004, S. 54)

## 2  Die symbolische Verwirklichung des Alterns

### 2.1  Alternsbilder und Alternssemantiken

Auch wenn das Alter als eigenständige Lebensphase vergleichsweise jungen historischen Datums ist, hat es von jeher auch Vorstellungen von Alter und Altsein gegeben. Die kulturhistorischen und philosophischen Forschungen haben hierzu eine Menge an Informationen und Deutungen ans Tageslicht gebracht. Und sie weisen darauf hin, dass die Altersbilder Ausdruck der jeweiligen gesellschaftlichen Strukturen und ihrer Deutungsmuster sind und dass es historisch bedingt ist, ob in einer Gesellschaft das Bild der weisen, gerechten und politisch mächtigen Greise oder das Bild der gebrechlichen, verwirrten und hilfebedürftigen Alten dominiert.

Altersbilder sind kulturhistorisch jeweils neu zu vermessende Kommunikationskonzepte. Verfolgt man den Altersdiskurs über die historische Zeit, erscheint das Altern als Januskopf. Wenn einst Solon und Mimnermos ihren Disput über das Alter austrugen und darüber stritten, in welchem Lebensjahrzehnt die Ärgernisse des Alterns einsetzten (vgl. Theunissen 2008), zeigt sich die Ambivalenz des Alters heute z. B. darin, wenn etwa von den „vitalen" und „engagierten Senioren" auf der einen und von den „kranken und dementen Alten" auf der anderen Seite die Rede ist. Die Dichotomien von hohem vs. abgelebtem, rüstigem vs. gebrechlichem, normalem vs. pathologischem, bedürftigem vs. hinfälligem, aktivem vs. pflegebedürftigem, jungem vs. altem, drittem vs. viertem, autonomem vs. abhängigem (vgl. von Kondratowitz 2002) oder neuerdings von erfolgreichem vs. nicht erfolgreichem bzw. gescheitertem oder produktivem vs. nicht produktivem bzw. unproduktivem Alter (vgl. Schroeter 2004a) ziehen sich durch die Geschichte. Sie verweisen zugleich darauf, dass die Vorstellungen über das Alter ideologisch, kulturell und sozial von einer Vielzahl von Faktoren abhängen und das Ergebnis gesellschaftlicher Aushandlungsprozesse sind, wobei das Alter „nicht als Wirklichkeit existiert, sondern als Idee, als Deutungsmuster und als soziale Praktiken, nicht als biologische Entität" (Göckenjan 2000, S. 15).

Altersbilder resultieren aus Altersdiskursen, aus Verknüpfungen von Aussagen, die sich durch die tatkräftige Unterstützung von „Experten" zu einem Wissens- oder Vorstellungssystem formiert haben (Foucault 1997). Getragen und geprägt von verschiedenen Experten – von Medizinern und Moralisten, von Pädagogen und Philosophen, von Ökonomen und Politikern bis hin zu den modernen Experten der Gerontologie – werden Altersbilder in der Einschätzung von Göckenjan (2000) vor allem in einem Moraldiskurs auf den Ebenen der menschlichen Endlichkeit, des Humanitätsstatus und der Sozialpolitik geführt.

Spätestens seit Mitte des 20. Jahrhunderts wird das Alter (insbesondere im Zuge prosperierender Wohlfahrtsstaaten) zunehmend im Kontext der gesellschaftlichen Ansprüche jener Personen thematisiert, die länger leben als sie zur Wohlfahrt der Gesellschaft beitragen können. So wird über die ökonomische Moral des Ruhestands, über Generationengerechtigkeit oder über die Verpflichtung älterer Menschen zum aktiven Engagement diskutiert. Es werden politische Programme und wissenschaftliche Konzepte zur Förderung des flexiblen und gesellschaftlich verantwortungsvollen aktiven älteren Menschen generiert und implementiert (Schroeter 2013a). Im Schulterschluss von Medizin, Politik, Gesundheits- und Sozialwissenschaften werden Programme eines hegemonialen Diskurses (Laclau und Mouffe 2012) entworfen, auf deren Grundlage Aktivität, Gesundheit und Fitness zu gesellschaftlichen Imperativen des Alters werden (Brunnett 2009; Schroeter 2006, 2013b).

## 2.2 Altersdefinitionen

Dass Alter und Altern keine eindeutig definierten und wohl auch nicht definierbaren Begriffe sind, zeigt ein Blick in verschiedene Lexika und Wörterbücher. Doch beginnen wir etymologisch: Das mhd. *alter* gehört zu der Wortgruppe von alt, die auf der indogermanischen Sprachwurzel *al-* beruht. Das mhd. und ahd. *alt* bedeuten eigentlich „aufgewachsen". Es ist das zweite Partizip zu einem im Deutschen untergegangenen Verb (got. *alan*, aengl. *alan*, aisl. *ala*) mit der Bedeutung „wachsen, wachsen machen, aufziehen, ernähren". Die Bedeutung des Altersbegriffs hat sich dabei offensichtlich über die Jahrhunderte hinweg von „heranwachsen" und den „Altersstufen des Unmündigen" zu den Altersstufen des Menschen allgemein und in neuerer Zeit zum „hohen Alter" hin entwickelt (Duden 2001, S. 30 f.; Kluge 2002, S. 35). Daneben gab es mit dem mhd. *grise* als substantivierte Form zum mhd., ahd. und altsächs. *grīs* (grau) eine Bezeichnung für den alten Mann oder Greis, deren Bedeutung sich offenbar von den grauen Haaren herleitet (Kluge 2002, S. 372).

Nach dem Deutschen Wörterbuch von Jacob und Wilhelm Grimm (GDW 1854, S. 268) bedeutet Alter zum einen „aevum, zeitalter, weltalter", weit häufiger jedoch „aetas, lebensalter, auf jeder Stufe, zumal aber das höhere alter, senectus". Und wenn man die einschlägigen allgemeinen Wörterbücher zur Begriffserklärung heranzieht, so wird mit dem Alter neben der Bedeutung von Zeitraum, Zeitalter und Epoche im Allgemeinen eine seit der Entstehung eines Lebewesens oder Gegenstands verstrichene Zeitdauer verstanden, eine Lebenszeit oder eine Zeit des Bestehens bzw. Vorhandenseins, auch ein Lebensabschnitt, eine Altersstufe, eine höhere Anzahl von Lebensjahren im Sinne von Bejahrtheit (vgl. exemplarisch The Oxford English Dictionary 1989, S. 245 f.; Shock 1979).

Alter und Altern werden je nach disziplinärer Perspektive unterschiedlich akzentuiert und somatisch verschieden gefasst (vgl. Künemund und Schroeter 2014, S. 17 f.), wenn z. B. der körperliche Zustand des Menschen aufgrund der biologischen Vorgänge von Wachstum, Reife, Abbau und Zerfall als *biologisches* oder *physisches Alter*, die Anzahl der gelebten Jahre als *kalendarisches* oder *chronologsches Alter* oder die auf Einschränkungen bzw. Kompetenzen im Vergleich zu Durchschnittswerten abhebende soziale Kategorie als *funktionales Alter* bezeichnet werden. Darüber hinaus finden sich noch weitere begriffliche Einengungen (bzw. Definitionen), wenn Altersgruppen für Verwaltung und Statistik zusammengefasst werden (*administratives Alter*), wenn auf kulturell festgelegte Rechte und Pflichten verwiesen wird (*rechtliches Alter*), wenn auf kognitive Leistungsfähigkeit und Intelligenz, auf Alltagskompetenz, Weisheit und Erfahrung rekurriert und psychische und kognitive Verfassungen angesprochen werden (*psychologisches Alter*). Derartige Definitionen sind zwangsläufig immer auch einengende, letztlich gesellschaftlich zugeschriebene, diskursiv erschlossene und wissenschaftlich durchgesetzte Festlegungen, mithin also Formen gesellschaftlich konstruierter Wirklichkeiten des Alters.

Max Bürger, der Gründungsvater der deutschen Gerontologie, hat das Altern als „jede irreversible Veränderung der lebenden Substanz als Funktion der Zeit" definiert (Bürger 1960, S. 2). Aber sowohl die „lebende Substanz" als auch die Zeit unterliegen kulturellen Interpretationen, sind also selber soziale Konstruktionen. Gleichwohl es für uns heute selbstverständlich ist, Altern immer auch chronologisch zu denken und z. B. in der Anzahl der gelebten Jahre zu messen, wird die Zeit auf ganz verschiedenen Eben wahrgenommen: Als *körpergebundene innere Zeit* strukturiert sie passiv und unbewusst unser Erleben und Wahrnehmen, als *intersubjektive Zeit* synchronisiert sie die Interaktionen zwischen Menschen und objektiviert sich in Zeitkategorien (Sekunden, Minuten, Stunden, Tage, Jahre), die unseren Alltagsrhythmus diktieren. Als *biografische Zeit* konstruiert und rekonstruiert sie unseren Lebenslauf und verbindet ihn mit externen Sinnvorgaben, und als *historische Zeit* ordnet sie die Menschen in den Ablauf gesellschaftlicher Ereignisse ein (vgl. Prahl und Schroeter 1996, S. 245 ff.).

Wenn Altern mehr sein soll als das bloße Vergehen von Zeit, dann müssen damit zugleich auch Veränderungsprozesse einsetzen, die einen typischen Verlauf nehmen. Für die Humanbiologen ist die Sache einfach, für sie ist das Altern „eine bei allen Menschen mit zunehmendem Lebensalter (…) sich schleichend entwickelnde, progressiv verlaufende und nicht umkehrbare (irreversible) Verminderung der Leistungsfähigkeit von Geweben und Organen des Organismus (körperliche und geistige Einschränkungen)" (Schachtschabel 2005, S. 53 f.). Doch eine explizite Altersgrenze können auch Biologen und Mediziner nicht angeben. Gleichwohl es Gene gibt, die sich im Alter negativ auswirken, scheint es weder spezifische, aktiv alternsfördernde Gene noch eine festgelegte maximale menschliche Lebensspanne zu geben (Kirkwood und Austad 2000).

Doch Alter und Altern als bloße bio-physische Erscheinungen zu verstehen, wäre unterkomplex und deshalb ein reduziertes Altersverständnis. Die biologische Rhythmik ist lediglich der Ausgangspunkt des Alterns. Alter ist ein Produkt von Kultur und Zivilisation. Es sind biologisch exogene Faktoren, welche die „Natürlichkeit" dieses Tatbestandes bedingen. Insofern sind die Versuche, Gesellschaft nach Alter bzw. Altersstufen zu ordnen und Altersgrenzen festzulegen, zunächst einmal Versuche, die Gesellschaft zu „naturalisieren" und die von Menschen geschaffenen Ordnungsmuster als *natürlich* erscheinen zu lassen (Kohli und Künemund 2000, S. 37 f.).

Mit der heuristischen Trennung von biologischem und sozialem Altern wird das Augenmerk von den „natürlichen" auf die sozialen und gesellschaftlichen Unterschiede des Alterns gelenkt. Aber auch hier gilt, dass das Beobachtete immer erst durch den Beobachtenden seine Form erhält. Doch wenn man den Menschen als ein weltoffenes und exzentrisch positioniertes Wesen begreift, dann gehören nicht nur die sozial hervorgebrachten und kulturell geformten Lebenspraxen, sondern eben auch die im Alltag eingelagerten wissenschaftlichen Erkenntnisse – auch die aus Biologie und Naturwissenschaften – zu seiner „zweiten Natur". Insofern sind auch Körper und Alter die symbolisch vermittelten Ergebnisse kultureller (Erkenntnis-)Prozesse. Alter und Altern sind also keine natürlichen, quasi präkulturellen Erscheinungen. Das biologisch Vorgegebene und das gesellschaftlich Konstruierte lassen sich nicht voneinander trennen. Auch biologisches, medizinisches, naturwissenschaftliches Wissen ist fabrizierte Erkenntnis. Und die Erkenntnis über den „natürlichen Alterungsprozess" kann nicht mit dem wahrgenommenen oder dem mit Bedeutung versehenen „biologischen Altern" gleichgesetzt werden. Auch die biologischen Theorieangebote zum Altern (u. a. Freie-Radikale-Theorie, Mutationstheorie, Autoimmun-Theorie) und die biologischen Erklärungen zu den organischen Veränderungen sind zunächst einmal Konstruktionen. Das Altern ist nichts natürlich Vorgegebenes. Vielmehr ist auch die für seine biologische Verwirklichung erforderliche alltägliche, wie auch wissenschaftlich-methodische Wahrnehmung kulturell geformt. Auch die Lebens- und Naturwissenschaften bilden die (Alterns-)Wirklichkeit in Form von symbolischer Repräsentanz ab. Denn auch Humanbiologie und Humangenetik arbeiten mit Begriffen und Symbolen als Bedeutungsträger. Wenn man die naturwissenschaftliche Bestimmung des Alterns selbst als soziale Konstruktion begreift, fällt auch die logische Trennung zwischen biologisch-natürlichem und sozial-kulturellem Altern in sich zusammen und bleibt lediglich als idealtypische Trennung für spezifische Konnotationen bestehen.

## 2.3 Altersstufen

Fast jede Kultur hat den Lebensprozess in abgrenzbare Abschnitte unterteilt oder zyklisch gedacht. Derartige Unterteilungen sind soziale Ordnungsmuster, die Erwartungen an den Lebensverlauf formulieren und Altersabschnitte mit Wertungen versehen. Nimmt man z. B. die in der antiken Kultur bekannten Stufenmodelle der Lebensalter, so ist daraus nicht auf eine im heutigen Sinne verstandene eigenständige Lebensphase Alter zu schließen. Sowohl die verschiedentlich gezeichneten Lebensaltersstufen als auch die literarisch geformten Alterselegien und Alterstraktate spiegeln eher die idealtypisch gedachten Erwartungscodes an die Lebensalter als eine faktische Alterseinteilung. So ist z. B. Hesiods Weltaltersstufenmodell mit den Lebensphasen des goldenen (Kindheit), silbernen (Jugend), bronzenen (Erwachsenenalter) und eisernen Geschlechts (Greisenalter) als Hinweis darauf zu nehmen, wie ein schlecht geführtes Leben den Verlust der Lebensmitte und eine rasante Beschleunigung des Alterns fordert (Wolkenhauer 2012, S. 229).

Von Aristoteles (1995, S. 1389a–1390b) wissen wir, dass er das menschliche Leben in Jugend, mittleres Lebensalter und Alter eingeteilt hat. Altern wurde als Abfolge von Wachstum, Stillstand und Niedergang gesehen, wobei der mittleren Phase die höchste Wertschätzung zuteil wurde. Während die älteren Lebensabschnittsaufteilungen, wie z. B. die von Aristoteles oder Tullus, zumeist nur die drei Phasen der Kindheit (*pueritia*), Jugend (*iuventa*) und Alter (*senecta*) kennen, nehmen spätere Autoren wie Cicero und Flaccus eine Vierteilung des Lebensverlaufs vor, wenn sie zwischen Kindheit (*pueritia*), Jugend (*iuves* bzw. *adolescentia*), Mannesalter (*aetas constans* bzw. *aetas virilis*) und Alter *(senectus)* unterscheiden (Eyben 1973; Wagner-Hasel 2012, S. 73). Marcus Terentius Varro spricht gar von fünf Lebensstufen, wenn er zwischen den Lebensphasen *puer* (bis 15 Jahre), *adulescens* (bis 30 Jahre), *iuvenis* (bis 45 Jahre), *senior* (bis 60 Jahre) und *senex* (bis zum Tode) unterscheidet (Eyben 1973, S. 172 ff.).

Die Einteilung in vier Lebensalter steht in Analogie zu den vier Jahreszeiten (Frühling – Sommer – Herbst – Winter), den vier Elementen (Erde – Feuer – Luft – Wasser) oder zu den vier Lebenssäften, wobei das *Blut* für Kindheit und Frühling, die *gelbe Galle* für Jugend und Sommer, die *schwarze Galle* für die Blüte und den Herbst des Lebens und der *Schleim* für Alter und Winter stand (vgl. Hippokrates I/III 1933–1940a, S. 51 f.).[2]

Zuvor bereits hatte Solon ein sich auf den Bürger der Polis beziehendes Modell von zehn Lebensaltersstufen von je sieben Jahren entworfen (Falkner 1995). Die Zahl sieben (vgl.u. a. die 7 Weisen, 7 Weltwunder, 7 Sakramente, 7 Todsünden, 7 Wochentage) erfährt ihre Magie wohl aus den sieben angeblich das Schicksal bestimmenden Planeten. Die Menschen wurden als in eine allumfassende kosmische Ordnung eingebettet gedacht. Das zeigt sich u. a. in der ptolomäischen Lebensalterslehre, nach der die sieben Lebensalter den damals bekannten Himmelskörpern zugeordnet wurden (0–4 Jahre: wandelbarer Mond; 5–14 Jahre: geschäftiger Merkur; 15–22 Jahre: lustvolle Venus; 23–41 Jahre: herrschende Sonne; 42–56 Jahre: Unruhe stiftender Mars; 57–68 Jahre: segensreicher Jupiter; 69 + n Jahre: langsamer Saturn) (Ptolomaios 1980, S. 436 ff.). Die Siebenteilung der Welt (Kälte [Nebel, Hagel], Sterne, Mond, Sonne, Erde, Luft, Wasser) findet sich auch in den hippokratischen Schriften, in denen es nicht nur sieben Jahreszeiten (Saatzeit, Winter, Pflanzzeit, Frühling, Sommer, Herbst, Spätherbst) gibt, sondern auch sieben Lebensalter von jeweils sieben Jahren:

---

[2] Wohl nur die wenigsten der im *Corpus Hippocraticum* (ca. 460–375 v. Chr.) gesammelten antiken medizinischen Texte werden dem berühmten *Hippokrates von Kós* zuzuschreiben sein. Wahrscheinlicher ist, dass die hier vereinigten Texte auf unterschiedliche Autoren aus verschiedenen Schulen und Lehren (z. B. der Knidischen oder Koischen) zurückgehen.

> Kind ist man bis zu 7 Jahren, bis zum Zahnwechsel, Knabe bis zum (ersten) Samenerguß, (also) bis zu 2×7 (Jahren), Jüngling bis zum Sprossen des Bartes, (also) bis zu 3×7 (Jahren), Jungmann bis zum (vollendeten) Wachstum des gesamten Körpers, (also) bis zu 4×7 (Jahren), Mann bis zu 49, (also) bis zu 7×7 (Jahren), bejahrter Mann bis zu 56, (also) bis 8×7 (Jahren), von da an ein Greis [bis zu 14 Hebdomaden]. (Hippokrates IV/XX 1933–1940b, S. 86)

Derartige Altersstufeneinteilungen hatten vor allem Verhaltenscodices für die männliche Elite des klassischen Altertums im Blick und ließen die Lebensverläufe von Frauen weitgehend außer Acht. Aber auch, wenn für Frauen in der Antike keine Ämterkarrieren vorgesehen waren, so erlebten sie doch verschiedene Zäsuren im Lebensverlauf (Wagner-Hasel 2012, S. 79 ff.), die sich zuweilen auch in der symbolischen Semantik niederschlugen. So wurden in der griechischen Polis Jungen und Mädchen bis zur Geschlechtsreife als *paides* bezeichnet. Das geschlechtsreife Mädchen hieß sodann *kórê* oder *parthénos*, ehe es mit der Hochzeit in den Status der *nýmphê* überführt wurde. Nach der Geburt des ersten Kindes wurde sie dann zur erwachsenen Frau, zur *gynê*, ehe sie anschließend nach der Menopause den mit vermehrter Autorität versehenen Status der *maia* (Mütterchen) verliehen bekam (Bremmer 1987; Henderson 1987). Im antiken Rom gab es ähnliche Differenzierungen, wenn ein Mädchen in der Phase zwischen Pubertät und Mutterschaft als *puella* bezeichnet wurde und mit der Heirat der Status der *virgo* (Jungfrau) abgelegt und der der *uxor* (Ehefrau) bzw. der *matrona* angenommen wurde (Kunst 2000).

Die Vorstellung von sieben Altersstufen hielt sich noch bis ins Zeitalter des Barock. Dann entstanden auch die ersten Darstellungen der Lebenstreppe, wie sie beispielsweise eindrücklich von Jacob Grimm ([1863] 1984, S. 218) in seiner „Rede über das Alter" beschrieben wurde. Auch in der Wissenschaft wurde der Gedanke einer steten Aufeinanderfolge der Altersstufen frühzeitig eingebracht. So wurde insbesondere in den ethnologischen und kulturanthropologischen Studien (u. a. Bernardi 1985; Elwert et al. 1990; Fosbrooke 1978; Schurtz 1902) der Blick auf die verschiedenen Formen der Altersdifferenzierung in den sog. „primitiven Gesellschaften" und rezenten Kulturen gerichtet.

Die bereits bei Dilthey ([1875] 1924) und Durkheim ([1893] 1988, S. 355 ff.) angelegte Vorstellung, dass Gesellschaft immer auch ein Generationengefüge darstellt, das einer steten Aufeinanderfolge von Generationen unterworfen ist, wurde später vor allem von Mannheim ([1928] 1964) weiter entfaltet und von Eisenstadt (1966) zu einem systematischen Altersstufenkonzept ausgeweitet. Spätestens seitdem wissen wir, dass der biologische Alterungsprozess in jeder Gesellschaft durch kulturelle Dimensionen überformt wird und jedem Lebensalter zugleich auch immer spezifische Rollen und ein spezifischer Altersstatus zugeordnet werden.[3] Damit wird der Lebenslauf zu einer normierenden Zeittafel und „Statusbiographie", die eine bestimmte Ordnung und Vorhersagbarkeit des Verhaltens über die Zeit erlaubt (Levy 1977, S. 27; Neugarten und Datan 1978, S. 167). Die Altersstufen werden zu „sozialen Tatsachen" und der Lebenslauf gerinnt zur Institution und zum Vergesellschaftungsprogramm (Kohli 1985), in dessen Verlauf sich im Zuge der prosperierenden Wohlfahrtsstaaten auch die „Lebensphase Alter" in Gestalt des Ruhestandes institutionalisierte (Conrad 1988).

Der institutionalisierte Lebenslauf mit seiner idealtypischen Dreiteilung von Bildungs-, Erwerbs- und Ruhestandsphase (Kohli 1985) mag in den vergangenen Jahren durch die Verwischung der Grenzen dieser Dreiteilung zwar in Teilen entstrukturiert oder de-standardisiert worden sein, doch bei genauerer Betrachtung zeigt sich, dass diese Trends im Wesentlichen für die jeweiligen Übergangsphasen gelten und vor allem die Pfade des Übergangs in Rente und Ruhestand (u. a. Vorruhestand, gleitender Übergang, Altersteilzeit, Arbeitslosigkeit) vielfältiger geworden sind (Kohli et al. 1991).

Hinzu kommt, dass die Altersphase zeitlich immer stärker ausgedehnt wurde und bisweilen mehrere Jahrzehnte umfassen kann. Das macht eine weitere Differenzierung erforderlich, wenn man nicht alle älteren Menschen im Schmelztiegel des Ruhestands vereinnahmen will. So wurden immer wieder neue Konstruktionen geschaffen, wie z. B. die Unterteilungen von „jungen Alten", „alten Alten" bzw. von „Hochaltrigen", „Höchstbetagten" und „Langlebigen". Derartige Einteilungen werden aber nicht immer klar voneinander abgegrenzt.

Die von Neugarten (1974, S. 191) eingeführte Unterscheidung von „jungen Alten" und „alten Alten" zielte zwar zunächst darauf, eine zusätzliche Altersphase zwischen dem mittleren und dem späten Erwachsenenalter einzuziehen, aber durch die Anbindung dieser Differenzierung an kalendarische Maßeinheiten (junge Alte: 55–75 Jahre; alte Alte: 75 + n Jahre) wurde gleichsam auch die Chance verspielt, mit dieser grundlegenden Differenz auf qualitative Unterschiede hinzuweisen, die sich quer zum kalendarischen Alter entfalten. Die Erfindung und der mediale und politische Ruf nach den neuen und jungen Alten, nach den aktiven, mobilen, sport-

---

[3] Dabei wurden in archaischen Kulturen die Übergänge von einer Altersstufe in die nächste mitunter von mehr oder weniger schmerzhaften Initiationsriten begleitet (van Gennep [1909] 1986). Ritualisierte Übergänge im Lebenslauf gibt es – wenngleich i. d. R. deutlich weniger schmerzhaft – auch in modernen und säkularisierten Gesellschaften, wenn z. B. Ein- und Austritt in/aus Schule, Studium, Militär, Beruf, Ruhestand, Partnerschaft/Ehe nicht selten performativ inszeniert werden (Schroeter 2004b). Solche Übergänge sind Grenzüberschreitungen, die einen Wechsel von Raum, Zustand oder Zeit markieren und deshalb als *Statuspassagen* (Glaser und Strauss 1971) bezeichnet werden.

lichen und gesunden Alten entpuppte sich als der „Versuch, neue gesellschaftliche Anforderungen und Bedeutungszuweisungen" (Göckenjan und von Kondratowitz 1988, S. 9) auf das Alter zu formulieren.

Ähnlich diffus wie die Kategorie der jungen Alten erscheint auch der Versuch, die Langlebigkeit definitiv zu erfassen. So unterscheidet z. B. Franke (1991, S. 31) zwischen *absoluter* und *relativer Langlebigkeit*. Zu den „absolut Langlebigen" werden die über Hundertjährigen gezählt, während mit dem Begriff der „relativ Langlebigen" all jene Personen bezeichnet werden, die die durchschnittliche Lebenserwartung um zwanzig Jahre und mehr überschreiten. Eine solche Zuschreibung wird jedoch in dem Moment fraglich, wenn die durchschnittliche Lebenserwartung bei 80 Lebensjahren liegt und eine zwanzigjährige Überschreitung dieses Durchschnittswertes – die zur Conditio sine qua non der „relativen Langlebigkeit" erhoben wird – bereits zum Erreichen des 100. Lebensjahres führt, was wiederum qua Definition als Eintritt in die „absolute Langlebigkeit" gelten soll.

Unschärfe findet sich auch im Begriff der *Hochaltrigkeit*. Mit den Hochbetagten wird in Deutschland die Gruppe der über 80-Jährigen oder in den USA die Gruppe der über 85-Jährigen bezeichnet (Wahl und Rott 2002). Synonym wird oftmals auch von den „alten Alten" oder von den „oldest old" gesprochen. Dabei wird Hochaltrigkeit unter einem demografischen Aspekt als das Lebensalter definiert, zu dem 50 % der Angehörigen eines Geburtsjahrgangs gestorben sind. Das liegt in den entwickelten Ländern um 75 bis 80 Jahre. Wenn man noch all diejenigen ausschließt, die bereits in jüngeren Jahren verstorben sind, dann wird der Beginn der Hochaltrigkeit mit dem Lebensjahr fortgeschrieben, zu dem 50 % eines Geburtsjahrgangs, die ein Alter von 50 oder 60 Lebensjahren erreicht haben, verstorben sind und läge dann durchschnittlich bei 80 bis 85 Lebensjahren. Angesichts der Vielfältigkeit des individuellen Alterungsprozesses erscheint eine am kalendarischen Alter orientierte Festlegung der Hochaltrigkeit jedoch als fragwürdig. Hochaltrigkeit ist Ausdruck gesellschaftlicher Selektivität (Höpflinger 2003) und wird immer auch durch soziale und gesundheitliche Ungleichheitsbedingungen über den gesamten Lebensverlauf bestimmt und nur von einer – wenngleich auch immer größer werdenden – Minderheit erreicht.

Wenn das Alter kalendarisch so schwer zu fassen ist, dann muss die Verwirklichung des Alters begrifflich anders geordnet werden. Ein möglicher Weg liegt in der Konzeption von idealtypischen Altersphasen. Dieses bereits bei Neugarten (1974) angelegte Vorhaben findet sich auch in der gegenwärtigen Sozialen Gerontologie. Dort wird (neben dem *ersten Alter* als eine Phase der Abhängigkeit, Unreife und Erziehung und dem *zweiten Alter* als eine Phase der Unabhängigkeit, Reife und Verantwortung) auch zwischen dem *dritten Alter* als eine Phase der persönlichen Errungenschaften und Erfüllung und dem *vierten Alter* als eine Phase der unabänderlichen Abhängigkeit, Altersschwäche und des Todes unterschieden (Laslett 1995, S. 31 ff.). Dem hat Rosenmayr (1996, S. 35) noch eine weitere Differenzierung hinzugefügt, als er neben dem „chancenreichen" dritten und dem „eingeschränkten" vierten Alter noch ein „abhängiges" *fünftes Alter* unterschied. Als gedanklicher Pate zur Phaseneinteilung des Ruhestandes ist aber vor allem Robert Atchley (1976) zu nennen, der in seiner Soziologie des Ruhestandes ein Modell von sieben Phasen konstruierte, von denen sich zwei *(remote, near)* auf die Zeit vor und fünf (*retirement [honeymoon, immediate retirement routine, rest and relaxation], disenchantment, reorientation, retirementee routine, termination of retirement*) auf die Zeit nach dem Eintritt in den Ruhestand beziehen.

Solche Unterscheidungen und Phaseneinteilungen sind, wie oben dargestellt, nicht neu. Sie sind jedoch – und darauf muss man immer wieder hinweisen – keine Realklassifikationen, die sich aus grundlegenden Axiomen ableiten lassen, sondern lediglich gedanklich aus der beobachteten Wirklichkeit konstruierte Idealtypen. Sie bleiben ein heuristisches Mittel, mit dem „durch einseitige Steigerung eines oder einiger Gesichtspunkte und durch Zusammenschluß einer Fülle von diffus und diskret (…) vorhandenen Einzelerscheinungen" aus der empirisch beobachteten Wirklichkeit Alternsbilder konstruiert werden, die zwar so „nirgends in der Wirklichkeit empirisch vorfindbar" sind, die aber zum Zwecke der Veranschaulichung, „vorsichtig angewendet" ihre „spezifischen Dienste (leiste[n])" (Weber [1904] 1991, S. 73 f.).

## 3 Die interaktive und korporal-somatisch Verwirklichung des Alterns

### 3.1 Doing Age als „visuelle Empirie" des Alterns

Nach alter Binsenweisheit ist man bekanntlich so alt, wie man sich fühlt. Diese Redewendung lässt sich leicht handlungstheoretisch in ein ‚*man ist so alt, wie man sich darstellt und wie man handelt*' wenden. Alter und Altern sind *soziale Praxis* und Ausdruck sozialer Handlungen, die sich in Strukturen niederschlagen. Wenn sich die *Verwirklichung des Alterns* in einem andauernden Herstellungsprozess befindet, so umspannt das gleichermaßen einen diskursiven wie auch praxeologischen Konstitutionsprozess. Diskurs und Praxis gehören zusammen, sie bedingen einander und konstituieren sich wechselseitig. Foucault (1997, S. 74) spricht davon, dass Diskurse „als Praktiken zu behandeln" sind, „die systematisch die Gegenstände bilden, von denen sie sprechen." Das mag auf das Alter bezogen vordergründig so verstanden werden, als sei das Alter als soziales Ordnungsmuster vor allem in und durch Diskurse produziert. Das ist aber nur die halbe Wahrheit, denn auch die nicht-diskursiven Praktiken und Dinge haben hier ihren Anteil.[4] Insofern erweist sich das *Doing Age* als eine Praktik des Alterns im „nexus of doing and sayings" (Schatzki 1996, S. 89). Es steht für ein „Prinzip des Handelns", das sich zum einen in den verschiedenen Spielräumen des alltäglichen Lebens sowohl in den korporalen Aktionen als auch in den mentalen Deutungs- und Sinnmustern empirisch konkret entfaltet, das zum anderen zugleich aber auch als Mechanismus wirkt, durch den situative Handlungen zur Reproduktion sozialer Strukturen beitragen (vgl. Bourdieu 2001, S. 193).

Sozialkonstruktivistisch betrachtet, zeigen wir uns gegenseitig durch signifikante Symbole unser „wahres" oder „vermeintliches" Alter an und geben uns durch alternstypisch codiertes Aussehen und Handeln, durch Kleidung, Körperhaltungen, Statur oder Gesichtszüge als Alte, Junge, als jung Gebliebene, alt Gewordene oder irgendwo zwischen Jung und Alt zu Verortende zu erkennen. Die dabei zum Einsatz gebrachten Praktiken und Strategien sind nicht zwingend intentional gesteuert, sondern vor allem habituell eingelagert. Das *Doing* ist also nicht zwangsläufig an einen subjektiv gemeinten Sinn im Weber'schen Verständnis, sondern oftmals an einen *praktischen Sinn* gekoppelt, der die Praktiken und Strategien „mit Alltagsverstand" ausstattet und Handlungsstrategien ohne rationales Kalkül erzeugt (Bourdieu 1987, S. 127). Doing Age steht für eine „visualisierte Empirie" (Hirschauer 1994) des sozialen Sinns alternder Menschen und ihrer habituell gesteuerten strategischen Praxis im Altershandeln. Dieser praktische Sinn umspannt auch das unbewusste *Empfinden, Spüren* und *Erleben* des Altseins und Älterwerdens. Als sozialer Orientierungs- und Unterscheidungssinn ermöglicht er auch den Umgang mit Unterschieden und Andersartigkeiten. Er lässt erahnen, spüren und wissen, was als situativ passend und altersangemessen, aber auch was als eigenwillig, abweichend, widerspenstig und subversiv erscheint. Das zeigt sich u. a. in den habituell verankerten und reflexiv nicht erfassten mimetischen Prozessen,[5] Ausdrucksbewegungen (vgl. Kap. 3.2) und Verhaltensweisen (z. B. sich altersgerecht zu präsentieren und zu positionieren, als kindlich naiv, jugendlich herausfordernd, erwachsen abgeklärt, altersbesonnen o. Ä.).

Das Altern atmet aus der sozialen Vermittlung und ist das Ergebnis sozialer Praxis. Als fortlaufender Prozess interaktiver Darstellungen ist das *Altershandeln* (Degele 2008), das *ausgeführte Alter* (age-as-accomplished) (Laz 1998), das *(Un-) Doing Age* (Schroeter 2005, 2009, 2012; Schroeter und Zimmermann 2012; Haller 2010) oder das *Doing Old* (Gildemeister 2008) eine soziale Konstruktion von Al-

---

[4] Das versuchte Foucault ([1977] 2003, S. 392) später mit dem Begriff des Dispositivs einzufangen, als ein Bündel von Machtbeziehungen, das neben den Diskursen eben auch Praktiken/Handlungen, Institutionen und Gegenstände umfasst.

[5] Zum mimetisch gelernten sozialen Handeln vgl. ausführlich Wulf (2005).

ternsdifferenz. In Analogie zu der klassischen Definition des Doing Gender von West und Zimmerman (1987) lässt sich das *Doing Age* als „die Herstellung (Konstruktion) von Alternsdifferenzen (Altersgrenzen, -stufen, -phasen) bezeichnen, die nicht natürlich oder biologisch sind, die jedoch, sobald sie erst einmal konstruiert sind, wie real existierende Tatbestände behandelt werden" (Schroeter 2009, S. 360; 2012, S. 160).

Wenn das Doing Age in struktureller Homologie zum Dong Gender steht, dann kann die Alternsforschung auch von der konstruktivistischen Genderforschung lernen. Hilfreich könnte hier der Ansatz von Hirschauer (1994) sein, der von einer Diskontinuität der Geschlechtskonstruktion ausgeht. Auf das Alter übertragen, hieße das, dass die soziale Konstruktion des Alterns ereignishaft geschieht. Die Altersdifferenzierung kann dann in signifikanten sozialen Interaktionen aktualisiert, fortgesetzt oder aufrechterhalten, oder aber auch in den Hintergrund treten. Hirschauers Überlegungen zur „situativen Geschlechtskonstruktion" gehen davon aus, dass Geschlecht durch eine institutionelle Infrastruktur katalysiert wird, die sich auf vier grundlegende Stabilitäten stützt (Hirschauer 1994, S. 680 ff.), die sich aber nur zum Teil auf das Alter projizieren lassen, weil das Alter im Unterschied zum Geschlecht keine statische, sondern eine sich im Laufe des Lebens verändernde Größe ist:

Da wäre zum einen die *kognitive Stabilität* des Wissenssystems, die das Alter gewissermaßen naturalisiert und universalisiert, insofern das alltägliche Altersverständnis durch (natur)wissenschaftliche Konstruktionen abgesichert wird (s. o.). Zum Zweiten würde die Alterszugehörigkeit individualgeschichtlich durch *verschiedene Gedächtnisformen* verankert. Das *biografische Gedächtnis* wäre demnach eine Art Alternshabitus, der die im Sozialisationsprozess an das Alter geknüpften Erwartungen, Neigungen, Erlebnisse und Erfahrungen als Wahrnehmungs- und Bewertungsmatrix abspeichert. *Das korporale Gedächtnis* verkörpert die in der *Hexis*[6] eingeschriebenen Sozialisationserfahrungen von der ersten körperlichen Zuwendung durch die Eltern über die Geschlechtsreife bis hin zur körperlichen Vulnerabilität im Alter. Das *Gedächtnis der Mitwisser* (Angehörige, Freunde, Be-

---

[6] Nach Bourdieu wirkt der Habitus unmittelbar in den Körper hinein und wird zur *leiblichen Hexis*. Sowohl der griechische Begriff der „Hexis" als auch der lateinische Ausdruck des „Habitus" bezeichnen zunächst einmal eine Haltung bzw. ein Gehabe. Bourdieu verwendet die beiden Begriffe jedoch in einem unterschiedlichen Kontext. Der Habitus steht dabei für die (nicht zwangsläufig bewusst) verinnerlichten Wahrnehmungs- und Deutungsschemata, während die Hexis die „eingefleischten" (inkorporierten) Gesten und Posituren, ein „Haltungsschema" (*schème postural*) darstellt, z. B. „ein bestimmtes Gehen, eine spezifische Kopfhaltung, ein Verziehen des Gesichtes" oder „die jeweiligen Arten, sich zu setzen, mit Instrumenten umzugehen" (Bourdieu 1976, S. 190).

kannte) stellt die sich verändernde Alternspräsentation z. B. durch Umgangsformen und Erwartungshaltungen gewissermaßen auf Dauer. Durch das *Gedächtnis der Akten* wird die Alterszugehörigkeit u. a. in Geburtsurkunde, Familienbuch und Personalausweis, sodann (vielleicht später) auch in Kundendateien und Patientenbriefen usw. dokumentiert.

Als ein weiterer auch das Alter konstituierender Faktor wäre die *semiotische Stabilität* (Hirschauer 1994) eines Verweisungszusammenhanges von Zeichen zu nennen. Dazu gehören sowohl die sprachlichen Zeichen (etwa generationentypische Vornamen), stereotype Verhaltens- und Darstellungscodes (etwa Haltungen, Gesten, Sprechweisen) als auch materielle Artefakte (etwa alternstypisch codierte Kleidung, Konsumgüter und Statussymbole usw.) und korporale Indizien wie Körperstatur, Körperhaltung, Gesichtszüge, Haare, Haut usw.

Fernerhin bedarf es zur dauerhaften Verstetigung der Altersdifferenzen vor allem einer das Alter strukturell reproduzierenden Sozial- und Gesellschaftsordnung. Auch wenn in der postmodernen Gesellschaft die ehemals klar markierten Altersstufen und die damit verbundenen Erwartungshaltungen zunehmend verwischen, so gibt es eine ganze Reihe von mehr oder weniger institutionalisierten Ordnungsmustern, die altersdifferenzierte Interaktionen generieren: vom altersdifferenzierten Bildungssystem bis hin zu altersgruppenspezifischen Partizipationsstrukturen in Sport, Kultur und Freizeit. Das *Doing Age* materialisiert und institutionalisiert sich in den sozialen und kulturellen Unterschieden, die Menschen verschiedenen Alters jeweils definieren. Insofern ist das Alter gleichermaßen soziale Institution als auch individueller Status.

## 3.2 Doing Age als Ausdruck zwischen natürlicher Mimik und gewollter Gestik

Die Vorstellung des Doing Age speist sich zum einen aus der in der Philosophischen Anthropologie verankerten Annahme der „Darstellung im Material der eigenen Existenz" (Plessner [1948] 1982, S. 407) und zum anderen aus dem dramatologischen Ansatz Erving Goffmans, nach dem die Menschen ihr Handeln wechselseitig darstellen und mit entsprechenden Deutungsanweisungen versehen.

Das eigene Älterwerden wird im Wechselspiel und im Vergleich mit anderen erfahren. Dabei ist es nicht nur der ‚konkrete Andere' in der unmittelbaren face-to-face-Interaktion, der hier Zeichen setzt. Auch der ‚verallgemeinerte Andere' stellt Ansprüche, weckt Erwartungen und hält dem Einzelnen einen Spiegel vor. Die Handlungen und Kommentare der Mitmenschen, die Reaktionen der Anderen spiegeln die eigene Wirkung auf andere und stellen zugleich auch Anforderungen und Herausforderungen an eigene Handlungsmuster. Der Mensch muss sich handelnd seine Umwelt erschließen. „Er muß tun, um zu sein", heißt es bei Plessner ([1928] 1975, S. 317), *Being by Doing*, mag man reformulieren. Und dieses Doing ist notwendigerweise körper- und leibbezogen, denn „[w]o auch immer ein Individuum sich befindet und wohin auch immer es geht, es muß seinen Körper dabeihaben" (Goffman 2001, S. 152).

Ausgangspunkt dieser Sichtweise ist, dass jegliche durch Tat, Sprache oder Mimik fassbare Lebensregung etwas „zum *Ausdruck* (bringt), ob sie den Ausdruck will oder nicht." Es gibt also eine den „Ausdrucksweisen vorgelagerte Notwendigkeit des Ausdrückens überhaupt" (Plessner [1928] 1975, S. 337, 323). Der Begriff des Ausdrucks weist damit auf zweierlei hin: zum einen auf ein bewusstes *Ausdruckshandeln*, um etwas nach außen abzubilden und zum anderen auf eine *Ausdrucksbewegung*, die keiner kommunikativen Absicht folgt (Schütz [1932] 1981. S. 162 f.). Die Expressivität im Sinne einer Ausdrucksfähigkeit ist dem Menschen also wesentlich, sodass der „Ausdruck als Übergang vom Inneren zum Äußeren" zugleich „ein Spiegel, ja eine Offenbarung des Wissens des Menschen ist" (Plessner [1941] 1982, S. 217, 214). Damit ist die *Doppelaspektivität* von Innen (Leibsein, Seele, Erleben) und Außen (Körperhaben, Leib, Körperding) angesprochen (Plessner [1928] 1975, S. 80 ff.). Durch verschiedene Arten der Äußerung – z. B. Mimik, Gestik, Haltung, Sprache wird Inneres (z. B. Angst, Schreck, (Un-)Behagen, Freude, Leid, Schmerz, Trauer, (Un-)Ruhe, Wut – nach außen getragen. Als „natürliche Resonanzböden des Ausdrucks" (Plessner [1941] 1982, S. 250) fungieren vor allem Leibesfläche und Stimme, wobei dem Gesicht als ‚Fenster der Seele' eine besondere Bedeutung zufällt, wenn hier bestimmte Ausdrucksweisen (wie z. B. Erröten, Erblassen, Lachen, Weinen) unmittelbar auf eine seelische Erregung verweisen und damit zu leiblich-affektiven Begleitern einer Störung des „exzentrischen Schauspiels" (Hitzler 1992, S. 452) werden.[7]

Bereits mit seinem Ausdruck als unmittelbare Lebensäußerung und „in seinem Wesen nach auf nichts zweckmäßig eingestellt" (Plessner [1925] 1982, S. 90) stellt sich der ältere Mensch dar, wenn z. B. durch äußerlich sichtbare Zeichen – u. a. durch dünne, graue oder ausfallende Haare, durch Alterspigmente, trockene oder faltige Haut, zittrige Hände oder verlangsamte Handlungsabläufe – alterssignifikante und über konkrete Situationen hinausweisende Symbole gesendet werden. Eine derartige „Darstellung im Material der eigenen Existenz" (Plessner [1948]

---

[7] Hitzler (1992, S. 453) hat im Rahmen seiner Überlegungen zur „dramatologischen Anthropologie" des „Goffmenschen" auf die „anthropologischen Implikationen" von Goffmans Soziologie hingewiesen und aufgezeigt, wie der Mensch „sich die Welt (einigermaßen) verständlich und sich der Welt verstehbar machen" und dabei „Inszenierungen vornehmen" muss.

1982, S. 407) veranschaulicht unwillkürlich einen Teil des eigenen Selbst. Gleichwohl die *natürliche Mimik* nicht mit der *gewollten Gestik* zu verwechseln ist, sind die Übergänge oftmals fließend, wenn mimische Ausdrücke als Gesten eingesetzt werden, um Eindrücke zu erzeugen. Schmerzverzerrte Gesichter, Trauer ausdrückende Augen, Kraft und Dynamik suggerierende Bewegungen, stakende, stechende, schleppende oder tänzerische Schritte sind nur einige Beispiele dafür, wie mit einem bewussten Ausdruckshandeln eine andere oder künstliche Haltung angenommen werden kann, um durch überzeugende Symbolik das eigentlich Innere durch ein artifizielles Äußeres zu verbergen.

Andererseits mag ein unwillkürlicher Darstellungsakt auch ungewollt täuschen, wenn etwa das individuelle Innere zum Gefangenen des Äußeren wird, wenn die äußere körperliche Hülle dem inneren Leibsein nicht mehr entspricht und die wahre Identität nicht länger physisch zum Ausdruck gebracht werden kann. Dann können die Falten des alternden Körpers oder andere korporale Alterssignifikanten als biologisch oder kulturell auferlegte *Masken* erscheinen, die das wahre Selbst verdecken (Hepworth 1991; Featherstone und Hepworth 1991).

Wenn hingegen eine solche Darstellung willkürlich – also mit gewähltem Willen – zum Ausdruck und zur Erscheinung gebracht wird, dann wird aus der Maske eine *Maskerade* (Woodward 1988; Biggs 1997, 2004). Sie wird zu einer dramaturgischen Darstellung und zu einer *performance* (Performanz) bzw. zu einer Auf- und Vorführung im Sinne Goffmans ([1959] 1996, S. 18). Sie erscheint als *soziale Fassade*, hinter der die physischen Erscheinungsformen des Alterns verborgen oder vertuscht werden, als eine Identitätsstrategie, um z. B. durch die Vortäuschung eines jugendlichen Erscheinungsbildes auch als älterer Mensch in einer jugendzentrierten Welt soziale Anerkennung zu finden (Biggs 2004, S. 52).

Je nachdem, ob der ältere Mensch seinem Publikum seine Dynamik, Fitness oder Jugendhaftigkeit nur vortäuscht oder ob er vollends davon überzeugt ist, dass der von ihm inszenierte Eindruck „wirkliche Realität" sei, tritt er als „zynischer" oder als „aufrichtiger Darsteller" in Erscheinung (Goffman [1959] 1996, S. 19). In beiden Fällen ist die Maskerade als *performance* das Resultat einer *Inszenierung*, einer absichtsvoll ‚in Szene' gesetzten Darbietung (Präsentation). Insofern umspannt das Doing Age sowohl die Performanz als auch die Inszenierung. Beide gehören zum Phänomen der Theatralität: *Performanz* bezeichnet dabei den vor körperlich anwesenden Zuschauern bewusst oder unbewusst vollzogenen Darstellungsakt „durch Körper und Stimme", *Inszenierung* hingegen umreißt den „spezifischen Modus der Zeichenverwendung" (z. B. durch Ausdrucksweisen, Kleidung, Mode, Kosmetik) und damit all jene „Kulturtechniken und Praktiken, mit denen etwas zur Erscheinung gebracht wird" (Fischer-Lichte 2000, S. 20).

Ein solches Verständnis von Doing Age beschränkt sich keineswegs, wie zuweilen angenommen (Haller 2010, S. 217) auf die Vorspielung und Nachahmung sozial normierter Altersbilder. Es schließt vielmehr die eingeforderte Perspektive des Undoing Age, des „Othering Age" und des „Queering Age" mit ein. Es ist weit mehr als bloße Reproduktion stereotyper altersloser „uni-age-behavioral-style[s]" (Powell und Longino 2001, S. 203), es nimmt das Alter auch in seinem Bezug zu dem Anderen wahr. Doing Age ist nicht einzig Darstellung und Inszenierung, sondern es hat auch die Kraft und Wirkung, das Alter mit Andersheit zu verbinden. Es geht nicht um bloße Wiederholung, sondern auch um Veränderlichkeit in der Wiederholbarkeit (Derrida 2001). Es kann damit ‚subversiv' werden, wenn zwischen Norm und Praxis, Ausdruck, Darstellungen und Performanzen eingezogen werden, die sich der herkömmlichen binären Codierung von aktiv/inaktiv entziehen (Schroeter und Zimmermann 2012, S. 78 ff.).

## 3.3 Doing Age by Bodyfication: Die Formierung der Körper

Die moderne Gesellschaft erscheint uns heute mehr denn je als eine *somatische Gesellschaft* (Boltanski 1976), in der die Symbolhaftigkeit des Körpers zunehmend an Bedeutung gewinnt. Als „unverfälschtes Anzeigeinstrument" (Goffman [1969] 1981, S. 110) hilft der Körper den Stellenwert eines Einzelnen innerhalb der Gesellschaft zu bestimmen. Dabei ist keineswegs nur an oberflächliche Kosmetik oder an mühsames Trainieren der äußeren Gestalt zu denken, sondern auch an das in der körperlichen *Hexis* eingelagerte „Haltungsschema" mit seinen eingefleischten Gesten und Posituren (Bourdieu 1976, S. 189 f.).

In der modernen, auf Flexibilität, Konkurrenz und Austauschbarkeit gerichteten Gesellschaft sind Körper und Formen des Doing Age gefragt, die zur Präsentation und Inszenierung dessen taugen, was im Duktus der Sozialen Gerontologie als „erfolgreiches Altern" bezeichnet wird (vgl. Schroeter 2004a). Dieses Credo verlangt auch nach erfolgreich gealterten Körpern, denn „the body is the passport to all that is good in life. Health, youth, beauty, sex, fitness are the positive attributes that body care can achieve and preserve" (Featherstone 1982, S. 26). Folglich wird auch der alternde Körper nicht einfach schicksalhaft hingenommen, sondern als zu bewältigende Aufgabe und als zu gestaltendes Projekt anerkannt. Unter dem Diktum der sozialpolitischen Altersaktivierung (Schroeter 2013b) erscheint es geradezu als Pflicht, den Körper im Sinne von Gesundheit und Fitness zu regulieren und zu bearbeiten, um ihn dann als Belohnung für harte Körperarbeit im Sinne von Wellness zu konsumieren und zu genießen. Das Doing Age wird somit zur

Präsentations- und Repräsentierungsarbeit, der alternde Körper wird als *soziales Layout* zum Distinktionsmedium der sozialen Positionierung.

Das impliziert zugleich auch, den Körper als physisches oder *korporales Kapital* (Shilling 1997; Schroeter 2009) zu betrachten und ihn als „Körperding" und als objektivierbares Maß zu sehen. Als solches ist auch der Körper Ausdruck akkumulierter Arbeit. Durch Training, Ernährung, Hygiene, Kosmetik, Pflege usw. wird viel Arbeit in ihn investiert, um ihn funktionstüchtig und ansehnlich zu erhalten und zu gestalten. Auch im Alter wird der Körper durch seine symbolisch wahrgenommene Gestalt (z. B. als schön, kräftig, makellos, gepflegt, gesund oder vice versa als unansehnlich, schwach, krank, behindert oder gebrechlich) sozial bewertet. Da verwundert es nicht, wenn – über Gesundheits-, Fitness- und Schönheitsprogramme gesteuert – kräftig in den Körper investiert und das korporale Kapital in seiner Wertigkeit zu erhalten, wiederherzustellen oder gar zu steigern versucht wird, um gesellschaftlich präferierten Fitnessfantasien, Schlankheitsidealen und Gesundheitsvorstellungen gerecht zu werden. Auch im Alter ist der Wert des Körpers auf dem „freien Markt" der Möglichkeiten auszutarieren. Die Gesetze des Schönheitshandelns sind auch hier nicht außer Kraft gesetzt (Degele 2008; Höppner 2011; Mehlmann und Ruby 2010). Das gilt für Frauen immer noch mehr als für Männer (Öberg 2003; Twigg 2004; Fairhurst 1998; Gergen und Gergen 1993).

Der Körper bleibt auch im Alter sichtbarer Ausdruck einer aktiven und gesunden Lebensführung. Und so zielen die Botschaften von Mode und Werbung wie auch die von Lebenshilfe und Gesundheitsförderung auf eine Korrektur der erschlaffenden Körper (Falk 1994; Featherstone 1982), wenn Altersanzeichen als von der Norm abweichende Makel vermittelt werden. Auf diesem normativen Fundament setzt die werbende Körperindustrie an, wenn sie „Scham- und Peinlichkeitsängste" schürt und einen „optimalen Resonanzboden" schafft, um Produkte und Techniken anzupreisen, die Altersmakel zu beheben versprechen (Willems und Kautt 2002, S. 96). So werden mit Hilfe von Massenmedien gewaltige Anstrengungen für einen endlosen Kampf gegen das Alt-Aussehen unternommen. Als Referenzgröße dient das mittlere Lebensalter mit seinem positiven und jugendlichen Image, so dass der Kampf gegen das Altern bereits in der Lebensmitte zur sozialen Pflicht wird (Hepworth und Featherstone 1982). Da ist es wenig überraschend, dass der uns in den Medien – vor allem in der Werbung und z. T. auch in der Ratgeberliteratur (vgl. Femers 2007; Otto 2011) – „zur Schau gestellte" alte Körper nicht alt, sondern Ausdruck von Perfektionismus und eines unsichtbar gemachten Alters ist. Die werbenden Botschaften wirken ermunternd und manipulierend auf die distinktiven Lebensstile älterer Menschen. Die zu vermittelnde Kunde verspricht, Altern ließe sich durch ‚richtige Pflege' und ‚schonende Therapie' vermeiden oder zumindest aufhalten, flankiert von dem Leitbild des aktiven Alterns, das dazu auffordert, „viel, möglichst alles zu tun, um das Alter nicht zuzulassen. Denn das Alter ist auch hier der (indirekt erklärte) Feind, der beispielsweise die Ausstrahlung einsperrt, der Haut die Jahre nimmt, die Abwehr, die Kraft, die Jugend, die Schönheit" (Femers 2007, S. 116).

Körperliches Altern wird als kalkulierbares und minimierbares Risiko kommuniziert und die angepriesenen Produkte, Therapien und Techniken als strategisch einsetzbare Instrumente zur Erhaltung, Steigerung oder Wiederherstellung des Selbst. Der alternde Körper wird zu einer Fiktion der Chancen und Optionen. Und die zahlreichen Programme der Diäten, Schlankheitskuren und kosmetischen Chirurgie sind ebenso wie die Angebote der Fitnesszentren, Beauty-Farms und Wellness-Oasen Offerten an den Körper, seinen Symbolwert in der Gesellschaft zu steigern. Doch mit der Wahlmöglichkeit ist zugleich auch eine Pflicht verbunden, den Körper nach den gesellschaftlich präferierten Normvorstellungen zu modellieren. Körperkult und Bodystyling sind ebenso wenig Erfindungen unserer Zeit wie die Versuchungen des Anti-Ageing, die bereits Anfang des 20. Jahrhunderts unter den Begriffen der „natürlichen" und „unnatürlichen Verjüngung" diskutiert wurden (Stoff 2004).[8]

In einer Gesellschaft, in der die spezifische Denkweise der Ökonomie zunehmend Einzug in die alltägliche und private Lebensführung erhält und in der der Einzelne immer mehr zum Gestalter seines eigenen Körpers und Lebens wird, haben Körper und Gesundheit unter dem ‚neoliberalen Diktat' eine sichtbare Aufmerksamkeit erfahren. Körperertüchtigung und Gesundheitsförderung werden zu existenziellen Anforderungen an den älteren flexiblen Menschen.

Als Sorge um das Wohlergehen der Gesamtbevölkerung und jedes Einzelnen legitimiert, rückt die von Foucault unter dem Begriff der *Bio-Politik* gefasste Regulierung und Normierung von Gesellschaft und Individuen ins Visier einer auf das Leben bzw. auf die „Maximalisierung des Lebens" und auf die „Verantwortung für das Leben" zielenden Gouvernementalität, die das „Lebende in einen Bereich von Wert und Nutzen zu organisieren" hat (Foucault 1983, S. 148, 170 f.). Dabei haben sich Gesundheits*diskurse* und Gesundheits*praktiken* zu einem strategischen Gesundheits*dispositiv* verdichtet, das auf das gesamte Leben – und damit auch auf das Alter – zielt. So ist zwischenzeitlich eine Vielzahl von Experten damit befasst, Erwartungen und Verpflichtungen zu konstruieren, alternde Menschen zu fördern und zu formen und ihre Ressourcen und Widerstandskräfte zu stärken. Dabei entstand (zumindest in den modernen Wohlfahrtsstaaten) eine generalpräventive

---

[8] Die „natürliche Verjüngung" setzte auf die Stärkung „natürlicher" Kräfte durch diätische, gymnastische oder abstinente Körperkultur, während die „künstliche Verjüngung" auf modische, kosmetische und chirurgische Interventionen setzte (vgl. zusammenfassend Stoff 2004).

*Therapeutokratie* (Habermas 1981, S. 534), die den Körper zur Zielscheibe gouvernementaler Praktiken kürte. Der ältere Mensch wird in die Rolle des „Unternehmers seiner selbst" (Foucault 2004, S. 314) und zum Gestalter seines eigenen Körpers lanciert. Im diskursiven Schulterschluss von Gerontologie. Medizin und Gesundheitswissenschaften werden Theorien und Programme zu Körpereingriffen entworfen, um älter werdende Menschen unter dem Label von Fitness, Wellness, Anti-Ageing und Empowerment flexibel zu halten.

Der fitte und trainierte Körper gilt als Ausweis des *flexiblen Menschen* und als *korporales Kapital*, das in einer „ungeduldigen Gesellschaft" (Sennett 2009, S. 12) einzubringen ist, um sich als gesund und tauglich auszuweisen, zu legitimieren und zu behaupten. Gesundheit, Fitness und Sportlichkeit stehen nicht nur für Beweglichkeit und Flexibilität, sie stehen auch als Symbol für Körperdisziplin und Attraktivität. Sie zeugen von Ausdauer, Beharrungsvermögen und Selbstbeherrschung. So ist der Mensch auch im Alter – wenn seine Flexibilität zunehmend in Frage gestellt wird – dazu aufgefordert, kräftig in seinen Körper zu investieren. Denn nur derjenige, der den Gesundheits-, Fitness-, Ernährungs-, Schönheits- oder auch Anti-Ageing-Programmen folgt – so wird suggeriert – kann im Alter auch das eigene Attraktivitäts- und Beobachtungskapital (Koppetsch 2000, S. 101) erhalten oder gar steigern. Infolge dessen ist die Inszenierung eines *busy body* (Katz 2000) auch im Alter zu einer Strategie höchsten Wertes aufgestiegen. Die lange Zeit mit der Jugend assoziierten Eigenschaften der Flexibilität, Spontaneität und Expressivität sind längst in die Altersphase diffundiert. Und so sind die ehemals jüngeren Generationen vorbehaltenen Kultur-, Sport- und Gesundheitsrequisiten mittlerweile auch zu (aufdringlichen) Angeboten für Ältere geworden, mit dem Versprechen, dass durch ihre Nutzung Gesundheit und Wohlbefinden, jugendliche Frische und Flexibilität bis ins hohe Alter erhalten und vervollkommnet werden können (Featherstone und Hepworth 1998, S. 330). Das mündet in einem auf Opportunismus und Konformismus abzielenden „einheitlichen Sich-Verhalten" (Arendt [1958] 1999, S. 53) und in informellen altersübergreifenden Verhaltensmustern auf der Grundlage des Lebensstils mittlerer Lebensjahre (Featherstone und Hepworth 1991, S. 372; Powell und Longino 2001, S. 203; Tartler 1955, S. 328, 331).

Wenn Alter und Gesundheit heute mehr denn je als kalkulierbare und potenziell minimierbare Risiken kommuniziert werden, denen es mit unternehmerischem Kalkül vorzubeugen gilt, dann werden die Einzelnen in die persönliche Pflicht und Verantwortung genommen. Körper und Gesundheit werden individualisiert und privatisiert, sie erscheinen als „Humankapitalien", als vom Einzelnen zu kontrollierende und regulierende Vermögenswerte (Gottweis et al. 2004, S. 76). Damit wirkt die moderne Körper- und Gesundheitsmacht nicht mehr (nur) über äußeren sozialen Druck, sondern vor allem durch die im Persönlichkeitssystem des Einzelnen habituell eingelagerten Selbstzwänge. Die Körper werden als *Instrumente* und die Arbeiten am Körper werden als *Techniken* der *Selbstdisziplinierung* und *Selbstsorge* den Erfordernissen der Gesellschaft angepasst. Sie werden zu Teilen einer ‚positiven Ökonomie', die alternde Menschen gleichsam als zu befähigende und aufzurichtende wie auch als prognostizierbare und kontrollierbare Subjekte formt. In diesem Sinne ist das Aufrichten zugleich auch immer ein Zurichten (Bröckling 2007, S. 214).

## 4  Die leiblich-affektive Verwirklichung des Alterns

### 4.1  Der ontologische Dualismus und die „Sorge um sich"

Nach cartesianischer Lehre ist der Mensch Geist und Materie zugleich, wobei der Körper in einer untergeordneten Position zum Geist steht (Descartes [1685] 1960, S. 6, Med. § 9). Das viel zitierte Credo *cogito, ergo sum* führte in eine sozialwissenschaftliche Glaubenswelt, in welcher der Geist den Körper usurpierte. Bis heute dominieren die kognitivistischen Ansätze und ordnen unsere Sinne geradezu hierarchisch, wenn etwa dem Sehen und Hören eine dem Fühlen, Schmecken und Riechen übergeordnete Stellung eingeräumt wird (vgl. Falk 1994).

Der Mensch wird vor allem als Vernunftwesen *gedacht*. Denken, Sprache und Erkenntnis gelten als die Kultur schaffenden Primate. Das leibhaftige Empfinden, Fühlen und Spüren lässt sich nun mal empirisch nur schwer operationalisieren. Wenn man unter einer leibhaftigen Empfindung mehr versteht als bloße mess- und quantifizierbare Spannungsstöße, so bleibt es (zumindest mit den Erhebungstechniken der quantitativen Sozialforschung) dem neutralen Beobachter verschlossen und verborgen. Es bleibt geheimnisvoll, sodass eine Auseinandersetzung damit oftmals der Gefahr unterliegt, als ein Abgleiten in den Bereich des Esoterischen gedeutet zu werden. Und so ist es auch wenig verwunderlich, dass sich die Sozialwissenschaften bei der Körperfrage im Wesentlichen der verobjektivierten Verkörperung (*embodiment*) und weniger dem leiblichen Empfinden und Spüren zugewandt haben. Das gilt auch für die Alternswissenschaft, in der – zumal in der Geriatrie – der alternde Körper als ein zu diagnostizierendes, trainierbares und anatomisch wohl definierbares ‚Ding' oder ‚Produkt' betrachtet wird. Wenn der Körper in der Sozialen Gerontologie thematisiert wurde, dann zumeist unter der ontologisch hierarchischen Perspektive, in der das Körperliche abgeschwächt und dem Geistigen untergeordnet werden sollte (Peck [1956] 1968).

Die dualistische Philosophie findet sich auch in Leders (1990) Vorstellung vom Verschwinden des Körpers, einer Vorstellung, dass der aktive Geist, der Sinn oder das Selbst nur dann des Körpers bewusst wird, wenn Teile des Körpers dysfunktional werden. In dieser Logik argumentieren auch Gillies et al. (2004), dass im Rahmen von Erinnerungsarbeit über die Erfahrungen von Frauen über Beschwerden und Schweißausbrüche gezeigt wurde, wie die Trennung von Geist und Körper viele Erinnerungen strukturieren. Demnach kann eine solche dualistische Konstruktion entweder funktional sein, um dem Einzelnen die Kontrolle über den Körper zu ermöglichen, oder aber restriktiv, wenn sie eben den individuellen Mangel an Körperkontrolle herausstellt.

An diese Überlegung knüpfen Paulson und Willig (2008) in ihrer Untersuchung über ältere Frauen und deren tägliche Gespräche über den alternden Körper an. Darin zeigen sie, wie diese dualistische Position in verschiedene kulturelle Diskurse – so u. a. in den biologischen Diskurs über die Vulnerabilität des alternden Körpers, in die sozialkonstruktivistischen Diskurse über Fitnesspraktiken und Anti-Aging-Strategien, in den Female-Beauty- und Mask-of-Ageing-Diskurs oder in den Personal-Agency-Diskurs – eingebettet ist.

Paulson und Willig sprechen zwar mehrfach vom Personal-Agency-Diskurs, scheinen aber – und das nicht nur, weil sie mit der Methode der Foucault'schen Diskursanalyse arbeiten – damit eher das Foucault'sche Konzept der „Sorge um sich" (Foucault 1989) zu meinen, welches sie dann auch als Referenz ausweisen. Nach Foucault kann das Subjekt sich nur durch die Selbstpraktiken als bewusstes und handelndes Selbst erkennen. Die „Kultur seiner selber" wird nach Foucault (1989, S. 60 f.) von dem Prinzip beherrscht, wonach man „für sich selbst sorgen" muss. Und dieses Prinzip ist zu einem „Imperativ" geworden, „der durch alle mögliche Lehren wandert" und eine Form einer „Haltung" und einer „Weise des Sichverhaltens" angenommen hat. Diese Beschäftigung mit sich selbst, so schreibt Foucault, sei an kein Alter gebunden:

> Sich um sich kümmern ist keine Sinekure. Da sind die Körperpflegen, die Gesundheitsregeln, die ausgewogenen körperlichen Übungen, die maßvolle Befriedigung der Bedürfnisse (…). (Foucault 1989, S. 71)
> Der Körper, um den der Erwachsene sich kümmern muß, wenn er sich um sich sorgt, ist nicht mehr der junge Körper, den es durch die Gymnastik zu bilden galt; es ist ein empfindender, bedrohter, von kleinen Gebrechen unterminierter Körper, der nun wiederum die Seele weniger durch seine zu stürmischen Forderungen als durch seine eigenen Schwächen bedroht. (…) Die Selbstpraktik impliziert, dass man sich in seinen eigenen Augen nicht schlicht und einfach als unvollkommenes, unwissendes Individuum darstellt, der Besserung, Formung und Erziehung bedürftig, sondern als Individuum, das an gewissen Übeln leidet und sie in Pflege nehmen muß, sei's von eigener Hand, sei's durch jemand, der im Stande der Bedürftigkeit ist, dass er Heilmittel und Hilfe nötig hat. (Foucault 1989, S. 79 f.)

Damit hat das Subjekt sich selbst gegenüber die Rolle eine Kontrolleurs und Prüfers seiner selbst (*speculator sui*) einzunehmen, der eine „Körperinspektion" durchführt und dabei den eigenen Erfolg bewertet. Paulson und Willig (2008) haben gezeigt, wie sich die von ihnen befragten älteren Frauen im Alltag durch die Übernahme einer „dualistischen Position" an ihren Körper gewöhnten und wie sie ihren Körper – bzw. Teile ihres Körpers – beobachteten und kontrollierten und wie sie durch Anwendung mentaler oder korporaler Strategien versuchten, ihrem Körper habhaft zu werden und dabei die verschiedenen kulturellen Alternsdiskurse angenommen bzw. ihnen widerstanden haben. Sie haben gezeigt, wie bei der dualistischen Betrachtung des Körpers alternde Körperteile (z. B. gebrochener Arm, unförmige Statur, nicht wiederzuerkennendes alterndes Gesicht im Spiegel, Gehirn) als beobachtbare und kontrollierbare, verobjektivierte Dinge wahrgenommen wurden. Eine solche Konstruktion erlaubte es, das reflektierende Selbst einzusetzen und den alternden Körperteil durch den Objektivierungsprozess zu überwinden – z. B. durch Trainingsarbeiten oder Fitnessübungen, durch Einnahme von Vitaminen und Präparaten, durch Anwendung von Kosmetika oder Diäten oder durch Anregung des ‚Geistes' –, um dem körperlichen bzw. geistigen ‚Abbau' entgegenzuwirken. Paulson und Willig zeigen, wie die von ihnen Befragten ihr reflektierendes Selbst (active mind) und/oder ihren geschäftigen Körper (busy body) als praktische Management- oder Steuerungsstrategien einsetzten, um a) sowohl den alternden Körper als auch gesellschaftliche Wertigkeiten (wie z. B. Fitness oder Flexibilität) in einer funktionalen Weise umzuinterpretieren und den alternden Körper – mit all seinen Alterungszeichen, wie z. B. Gewichtszunahme, faltige Haut, körperliche Funktionsverluste – zu akzeptieren, oder um b) den außer Kontrolle geratenen Körper bzw. Teile des Körpers durch entsprechende Praktiken (z. B. Kleidung, Ernährung, Sport) zu bearbeiten, um letztlich sowohl gut auszusehen als auch um sich gut fühlen zu können.

## 4.2 Körperhaben und Leibsein

Will man den verschiedenen Verwirklichungen des Alterns gerecht werden, darf ein Blick auf die in diesem Prozess sinnlich empfundenen Qualitäten nicht fehlen. Es reicht nicht, die Körper als materialisierte soziale Repräsentatoren, als passiv gefügige oder aktiv widerspenstige Projektionsflächen sozialer Strukturen und symbolischer Ordnungsgefüge zu betrachten. Vielmehr muss auch die „Binnenerfahrung des Körpers" (Lindemann 1992) in Augenschein genommen werden, um auch die jenseits kognitiver Wahrnehmung anzusiedelnden subjektiven Dimensionen des Empfindens, Fühlens, Spürens und Erlebens mit zu berücksichtigen. Eine

Inkorporierung des Sozialen schreibt sich eben nicht nur objektiv in die Körper der Akteure ein, sie wird auch subjektiv in je unterschiedlichem Maße gespürt. Das Auf- und Erspüren von objektiven und subjektiven Körperwirklichkeiten erfordert ein unterschiedliches Instrumentarium, um die Janusköpfigkeit von Körper und Leib zu verstehen. So hilfreich und notwendig diskursanalytische, interaktionistische und praxeologische Interpretationen auch sein mögen, sie bedürfen einer phänomenologischen Ergänzung. Andernfalls bleibt die leiblich-affektive Dimension der körper-/leiblichen Konstruktionsprozesse verschlossen.

Ein grundlegender Zugang dazu findet sich in der Philosophie von Helmuth Plessner, der sich anschickte, den cartesianischen Dualismus von *res extensa* und *res cogitans* zu überwinden und die Einheit von Körper und Geist wiederherzustellen. Dort thematisiert er den Doppelaspekt von Innen (Leibsein, Seele und Erleben) und Außen (Körperhaben, Leib und Körperding) und die exzentrische Positionalität des Menschen. Demnach kann sich der Mensch im Gegensatz zum Tier selbst zum Gegenstand machen. Er kann seine Positionalität, d. h. seine wechselseitige Beziehung mit seinem Umfeld, *reflektieren* und ein *Selbst* als Einheit von Innen und Außen, als Balance von Leibsein und Körperhaben, entwickeln. Der „Mensch *ist* immer zugleich Leib (…) und *hat* diesen Leib als diesen Körper" (Plessner [1941] 1982, S. 238). Das bedeutet zugleich, dass Leibsein und Körperhaben ein dem Menschen inhärenter Doppelaspekt seiner Existenz ist. Das Körperhaben ist zwar dem Leibsein ontogenetisch vorgängig (vgl. Gugutzer 2002, S. 74), doch der Mensch hat den Körper nicht per se, er ist ihm vielmehr als Aufgabe zugestellt, die erst bewältigt werden muss. Erst wenn der biologische Körper erlernt, kontrolliert und beherrscht ist, hat ihn der Mensch auch.

Der Leib ist das Medium, welches die Tür zur sozialen Welt öffnet und dem Ich diese Welt sinnlich-wahrnehmend vermittelt. Leib und menschliche Existenz sind nicht voneinander zu trennen, „da sie einander wechselseitig voraussetzen, der Leib geronnene oder verallgemeinerte Existenz, die Existenz unaufhörliche Verleiblichung ist" (Merleau-Ponty 1966, S. 174). Der Leib ist der „Nullpunkt des Koordinatensystems" (Schütz [1971] 1982, S. 215), mit dessen Hilfe sich der Mensch die Welt erschließt. Er erscheint als „ein besonders geeignetes Vermittlungsglied zwischen der Welt des Außen und des Innern" (Schütz 1981, S. 92), das ein dem Erkennen vorausgehendes „somatisches Lebensgefühl" (ebd., S. 157) vermittelt. In den späteren Schriften von Schütz bleibt der Leib zwar eine grundlegende Größe für das Handeln und die Sinnkonstruktion, doch der entscheidende Schlüssel zum Zugang zur Lebenswelt ist das Bewusstsein, wobei sich Ego und alter als geschlossene Einheiten gegenüberstehen (Schütz und Thomas [1979] 1988).

Hier ist Merleau-Ponty viel radikaler, bei ihm wird die intersubjektive Kommunikation zur „Zwischenleiblichkeit" (*intercorporéité*). Die Wahrnehmung des

Anderen wird nicht wie bei Schütz auf einen kognitiven Vorgang reduziert, sie ist ein leiblicher Akt, in dem kognitives Erkennen und leibliches Empfinden zusammentreffen. In einem ähnlichen Zusammenhang spricht Schmitz (1985, S. 84 ff.) von *Einleibung* und meint damit zunächst einmal den durch die Anwesenheit eines anderen Menschen, Gegenstandes, Bildes, Geräusches usw. hervorgerufenen Effekt auf das eigene leibliche Empfinden. Externe Einflüsse greifen auf den Leib über. „Man spürt den Anderen am eigenen Leibe, indem man sich eigentümlich berührt fühlt" (Schmitz 1985, S. 89). Der Leib wird somit zum Sensor für praktisches Handeln. Er ist „Teil der Sozialwelt" und trägt seinen Anteil am „praktischen Sinn" (Bourdieu 1987). Auf situative Anforderungen hin orientiert erscheint er als Körperschema wie eine „Bereitstellung für diese oder jene wirkliche oder mögliche Aufgabe" (Merleau-Ponty 1966, S. 125).

Das eigene Leibsein bleibt in der ungestörten Lebenswelt zumeist selbstverständlich und unhinterfragt. Das Spüren wirkt als latente Schicht unter der Oberfläche des Gewussten (Abraham 2002, S. 85). Es drängt erst dann ins Bewusstsein, wenn Störungen, Andersartigkeiten und Widerstände auftreten (Merleau-Ponty 1976, S. 219). Dann wird aus dem unmittelbar erfahrenen Leib der mittelbar erlebte Körper. Leib und Körper sind nicht empirisch, sondern nur analytisch trennbar, realiter bleiben sie stets ineinander verschränkt. Insofern ist es instruktiv, den Leib gleichermaßen als *Realität eigener Art* wie auch als *kulturell geformtes Produkt* zu begreifen, sodass wir „den Leib, der wir sind, als den Körper (erleben), den wir haben" (Lindemann 1995, S. 133). Entsprechend sind Leiblichkeit und Affektivität auch als „Phänomene sui generis" anzusehen, so dass nicht nur von einer „sozialen Konstruktion der Gefühle", sondern auch von einer „leiblich-affektiven Konstruktion sozialer Realität" zu sprechen ist (Lindemann 1992, S. 331). In dieser Logik ist sodann auch in Anlehnung an Plessner und Schmitz zwischen dem physikalisch zu messenden Dingkörper und dem nur qualitativ zu erfahrenden gefühlten Körper zu unterscheiden. Während der Körper als Ding nach quantifizierbaren Maßen gemessen und gewogen werden kann, sind die von Schmitz elaborierten Leibphänomene „nicht anschaulich im Sinne von Schauen/ Sehen fassbar, sondern nur noch einer Selbstbeobachtung, die das Spüren des eigenen Leibes in den Mittelpunkt stellt, zugänglich" (Lindemann 1996, S. 161). Durch die Verschränkung von Körper und Leib werden beide gleichermaßen zur Bedeutung wie auch zum Bedeutungsträger von Alter(n).

In diesem Kontext stellt sich sodann auch die Frage nach dem Zusammenhang von Leiblichkeit und Biografie (vgl. Abraham 2002; Alheit et al. 1999). Auch sie gehören untrennbar zusammen und „entstehen aneinander und durcheinander, sie entwickeln jeweils autonome Strukturen, aber stets in Verbindung, das eine stützt und irritiert das andere" (Fischer-Rosenthal 1999, S. 15 f.). Menschen strukturieren mit Biografie und Leib ihre Welt. Lebenszeit ist immer auch Körper-/Leibzeit. Die Lebensspanne ist an die Zeitlichkeit des Körpers gebunden, aber der bloße zeitliche Verlauf des Lebens konstituiert noch keine Biografie, die muss erst durch Strukturierungsarbeit hergestellt werden. Eine solche biografische Arbeit vollzieht sich immer in Kommunikation, sowohl in Kommunikation mit anderen als auch in der Kommunikation mit der Artikulation des eigenen Körpers „auf dem Bildschirm des Leibes" (Fischer-Rosenthal 1999, S. 33 ff.). Die biografische Strukturierung verwirklicht sich in erzählter und erlebter Lebensgeschichte, sowohl in Narrationen und biografischen Selbstpräsentationen als auch in erinnerten und kognizierten Lebensmustern sowie in „körperliche(n) Artikulationen im Ausdrucksfeld des Leibes" (ebd., S. 38).

Der unreflektierte Leib wird spätestens dann reflexiv, wenn Störungen auftauchen. Das gilt insbesondere für korporale Krisensituationen, die zumal im Alter oftmals mit Krankheiten verbunden sind. Der Leib ist der „ontologische Sockel" der Reflexion (Gugutzer 2002). Mit der „Krankheit als eine(r) Sprache des Leibes" (ebd., S. 39) verschafft der Körper sich Gehör. Das Kranksein führt uns vor Augen, dass „dieser Leib, der ich bin, mir nicht restlos zur Verfügung steht, ja, dass er in dem Maße, in dem er mein Leib ist, der ich wirklich und wahrhaftig bin, wesentlich unverfügbar ist" (Marcel 1978, S. 59).

## Literatur

Abraham, A. (2002). *Der Körper im biographischen Kontext. Ein wissenssoziologischer Beitrag.* Wiesbaden: Westdeutscher Verlag.

Alheit, P., Bettina, D., Fischer-Rosenthal, W., Hanses, A., & Keil, A. (Hrsg.). (1999). *Biographie und Leib.* Gießen: Psychosozial.

Amann, A. (1989). *Die vielen Gesichter des Alters. Tatsachen – Fragen – Kritiken.* Wien: Verlag der österreichischen Staatsdruckerei.

Arendt, H. ([1958] 1999). *Vita activa oder Vom tätigen Leben* (11. Aufl.). München: Piper.

Aristoteles. (1995). *Rhetorik. Übers., mit einer Bibliographie, Erläuterungen und einem Nachwort von Franz G. Sieveke* (5. Aufl.). München: Fink.

Atchley, R. C. (1976). *The sociology of retirement.* Cambridge: Schenkman.

Berger, P. L., & Luckmann, T. (1969). *Die gesellschaftliche Konstruktion der Wirklichkeit. Eine Theorie der Wissenssoziologie.* Frankfurt a. M.: Fischer.

Bernardi, B. (1985). *Age class systems.* Cambridge: Cambridge University Press.

Biggs, S. (1997). Choosing not to be old? Masks, bodies and identity management in later life. *Ageing and Society, 17*(5), 553–570.

Biggs, S. (2004). Age, gender, narratives, and masquerades. *Journal of Aging Studies, 18*(1), 45–58.

Boltanski, L. (1976). Die soziale Verwendung des Körpers. In D. Kamper & V. Rittner (Hrsg.), *Zur Geschichte des Körpers* (S. 138–177). München: Hanser.

Bourdieu, P. (1976). *Entwurf einer Theorie der Praxis auf der ethnologischen Grundlage der kabylischen Gesellschaft.* Frankfurt a. M.: Suhrkamp.

Bourdieu, P. (1987). *Sozialer Sinn. Kritik der theoretischen Vernunft.* Frankfurt a. M.: Suhrkamp.

Bourdieu, P. (2001). *Meditationen. Zur Kritik der scholastischen Vernunft.* Frankfurt a. M.: Suhrkamp.

Bremmer, J. N. (1987). The old women of ancient Greece. In J. H. Blok & P. Mason (Hrsg.), *Sexual asymmetry. Studies in ancient society* (S. 191–215). Amsterdam: Gieben.

Bröckling, U. (2007). *Das unternehmerische Selbst. Soziologie einer Subjektivierungsform.* Frankfurt a. M.: Suhrkamp.

Brunnett, R. (2009). *Die Hegemonie symbolischer Gesundheit. Eine Studie zum Mehrwert von Gesundheit im Postfordismus.* Bielefeld: transcript.

Bürger, M. (1960). *Altern und Krankheit als Problem der Biomorphose* (4. Aufl.). Leipzig: Edition.

Conrad, C. (1988). Die Entstehung des modernen Ruhestandes. Deutschland im internationalen Vergleich 1850–1960. *Geschichte und Gesellschaft, 14*(4), 417–447.

Degele, N. (2008). Schöner Altern. Altershandeln zwischen Verdrängung, Resonanzen und Solidaritäten. In S. Buchen & M. S. Maier (Hrsg.), *Älterwerden neu denken. Interdisziplinäre Perspektiven auf den demografischen Wandel* (S. 165–180). Wiesbaden: VS Verlag für Sozialwissenschaften.

Derrida, J. (2001). *Limited Inc. Hrsg. von Peter Engelmann.* Wien: Passagen.

Descartes, R. ([1685] 1960). *Meditationen über die Grundlagen der Philosophie.* (Neu Hrsg. v. Lüder Gäbe). Hamburg: Meiner.

Dilthey, W. ([1875] 1924). Über das Studium der Geschichte der Wissenschaften vom Menschen. Der Gesellschaft und dem Staat. In W. Dilthey (Hrsg.), *Gesammelte Schriften, VI. Band. Die geistige Welt. Einleitung in die Philosophie des Lebens. Erste Hälfte: Abhandlungen zur Grundlegung der Geisteswissenschaften* (S. 31–73). Leipzig: Teubner.

Duden (2001). *Das Herkunftswörterbuch. Die Etymologie der deutschen Sprache.* (3., völlig neu bearbeitete und erweiterte Auflage, Duden Bd. 7). Mannheim: Dudenverlag.

Durkheim, É. ([1893] 1988). *Über soziale Arbeitsteilung. Studien über die Organisation höherer Gesellschaften.* Frankfurt a. M.: Suhrkamp.

van Dyk, S. (2009). Das Alter: adressiert, aktiviert, diskriminiert. Theoretische Perspektiven auf die Neuverhandlung einer Lebensphase. *Berliner Journal für Soziologie, 19*(4), 601–625.

Eisenstadt, S. N. (1966). *Von Generation zu Generation. Altersgruppen und Sozialstruktur.* München: Juventa.

Elwert, G., Martin, K., & Müller, H. K. (Hrsg.). (1990). *Im Lauf der Zeit: Ethnographische Studien zur gesellschaftlichen Konstruktion von Lebensaltern.* Saarbrücken: Breitenbach.

Eyben, E. (1973). Die Einteilung des menschlichen Lebens im römischen Altertum. Rheinisches Museum für Philologie, NF 116, 150–190 .www.rhm.uni-koeln.de/116/Eyben.pdf. [Zugriff: 19.7.2014]

Fairhurst, E. (1998). „Growing old gracefully" as opposed to „mutton dressed as lamb". The social construction of recognising older women. In S. Nettleton & J. Watson (Hrsg.), *The body in everyday life* (S. 258–275). London: Routledge.

Falk, P. (1994). *The consuming body.* London: Sage.

Falkner, T. M. (1995). The politics and the poetics of time: Solon's „Ten Ages". In T. M. Falkner (Hrsg.), *The poetics of old age in Greek epic, lyric, and tragedy* (S. 153–168). Norman: University of Oklahoma Press.

Featherstone, M. (1982). The body in consumer culture. *Theory, Culture & Society, 1,* 18–33.

Featherstone, M., & Hepworth, M. (1991). The mask of ageing and the postmodern life course. In M. Featherstone, M. Hepworth, & B. Turner (Hrsg.), *The body: Social process and cultural theory* (S. 371–389). London: Sage.

Featherstone, M., & Hepworth, M. (1998). Images of ageing. In J. Bond, P. C. Coleman, & S. Peace (Hrsg.), *Ageing in society: An introduction to social gerontology.* (2. Aufl., S. 304–332). London: Sage.

Femers, S. (2007). *Die ergrauende Werbung. Altersbilder und werbesprachliche Inszenierungen von Alter und Altern.* Wiesbaden: VS Verlag für Sozialwissenschaften.

Fischer-Lichte, E. (2000). Theatralität und Inszenierung. In E. Fischer-Lichte & I. Pflug (Hrsg.), *Inszenierung von Authentizität* (S. 11–27). Tübingen: Francke.

Fischer-Rosenthal, W. (1999). Biographie und Leiblichkeit. Zur biographischen Arbeit und Artikulation des Körpers. In P. Alheit, B. Dausien, W. Fischer-Rosenthal, A. Hanses, & A. Keil (Hrsg.), *Biographie und Leib* (S. 15–43). Gießen: Psychosozial.

Fosbrooke, H. (1978). Die Altersgliederung als gesellschaftliches Grundprinzip – Eine Untersuchung am Beispiel des Hirtenvolkes der Maasai in Ostafrika. In L. Rosenmayr (Hrsg.), *Die menschlichen Lebensalter. Kontinuität und Krisen* (S. 80–104). München: Piper.

Foucault, M. ([1977] 2003). Das Spiel des Michel Foucault. In von D. Defert & F. Ewald (Hrsg.), *Schriften in vier Bänden. Dits et Ecrits. Bd. III: 1976–1979* (S. 391–429). Frankfurt a. M.: Suhrkamp.

Foucault, M. (1983). *Der Wille zum Wissen. Sexualität und Wahrheit 1.* Frankfurt a. M.: Suhrkamp.

Foucault, M. (1989). *Die Sorge um sich. Sexualität und Wahrheit 3.* Frankfurt a. M.: Suhrkamp.

Foucault, M. (1997). *Archäologie des Wissens* (8. Aufl.). Frankfurt a. M.: Suhrkamp.

Foucault, M. (2004). *Geschichte der Gouvernementalität II: Die Geburt der Biopolitik.* Frankfurt a. M.: Suhrkamp.

Franke, H. (1991). Langlebigkeit. In W. D. Oswald, W. M. Herrmann, S. Kanowski, U. M. Lehr, & H. Thomae (Hrsg.), *Gerontologie. Medizinische, psychologische und sozialwissenschaftliche Grundbegriffe. Zweite, überarbeitete und erweiterte Auflage* (S. 311–322). Stuttgart: Kohlhammer.

GDW (Deutsches Wörterbuch von Jacob Grimm und Wilhelm Grimm). (1854). *Erster Band.* Leipzig: Hirzel.

Gehlen, A. ([1940] 1986). *Der Mensch. Seine Natur und seine Stellung in der Welt.* Wiesbaden: Aula.

van Gennep, A. ([1909] 1986). *Übergangsriten.* Frankfurt a. M.: Campus.

Gergen, M. M., & Gergen, K. J. ([1993] 2000). Narratives of the gendered body in popular autobiography. In J. F. Gubrium & J. A. Hollstein (Hrsg.), *Aging and everyday life* (S. 288–305). Malden: Blackwell.

Gildemeister, R. (2008). Was wird aus der Geschlechterdifferenz im Alter? Über die Angleichung von Lebensformen und das Ringen um biografische Kontinuität. In S. Buchen & M. S. Maier (Hrsg.), *Älterwerden neu denken. Interdisziplinäre Perspektiven auf den demographischen Wandel* (S. 197–215). Wiesbaden: VS Verlag für Sozialwissenschaften.

Gillies, V., Harden, A., Johnson, K., Reavey, P., Strange, V., & Willig, C. (2004). Women's collective constructions of embodied practices through memory work: Cartesian dualism in memories of sweating and pain. *British Journal of Social Psychology, 43,* 99–112.

Glaser, B. G., & Strauss, A. L. (1971). *Status passage.* London: Routledge.

Göckenjan, G. (2000). *Das Alter würdigen. Altersbilder und Bedeutungswandel des Alters.* Frankfurt a. M.: Suhrkamp.

Göckenjan, G., & von Kondratowitz, H.-J. (1988). Altern – Kampf um Deutungen und um Lebensformen. In G. Göckenjan & H.-J. von Kondratowitz (Hrsg.), *Alter und Alltag* (S. 7–31). Frankfurt: a. M.: Suhrkamp.

Goffman, E. ([1959] 1996). *Wir alle spielen Theater. Die Selbstdarstellung im Alltag* (5. Aufl.). München: Piper.

Goffman, E. ([1969] 1981). *Strategische Interaktion.* München: Hanser.

Goffman, E. (2001). *Interaktion und Geschlecht* (2. Aufl.). Frankfurt a. M.: Campus.

Gottweis, H., Hable, W., Prainsack, B., & Wydra, D. (2004). *Verwaltete Körper. Strategien der Gesundheitspolitik im internationalen Vergleich.* Wien: Böhlau.

Grimm, J. ([1863] 1984). Rede über das Alter. In J. Grimm (Hrsg.), *Selbstbiographie. Ausgewählte Schriften, Reden und Abhandlungen* (S. 216–234). München: dtv.

Gugutzer, R. (2002). *Leib, Körper und Identität: Eine phänomenologisch-soziologische Untersuchung zur personalen Identität.* Wiesbaden: Westdeutscher Verlag.

Habermas, J. (1981). *Theorie des kommunikativen Handelns 2: Zur Kritik der funktionalistischen Vernunft.* Frankfurt a. M.: Suhrkamp.

Haller, M. (2010). Undoing Age. Die Performativität des alternden Körpers im autobiographischen Text. In S. Mehlmann & S. Ruby (Hrsg.), *Für Dein Alter siehst Du gut aus!* (S. 215–233). Bielefeld: transcript.

Henderson, J. (1987). Older women in attic comedy. *Transactions and Proceedings of the American Philological Association, 117,* 105–129.

Hepworth, M. (1991). Positive ageing and the mask of age. *Journal of Educational Gerontology, 6,* 93–101.

Hepworth, M., & Featherstone, M. (1982). *Surviving middle age.* Oxford: Blackwell.

Hippokrates I/III, H. (1933–1940a). Hippokrates: Die Lebensordnung. 1. Buch. In R. Kapferer & G. Sticker (Hrsg.), *Die Werke des Hippokrates. Die hippokratische Schriftensammlung in neuer deutscher Übersetzung* (Bd. I, Teile 1–7, S. III/5–III/58). Stuttgart: Hippokrates-Verlag.

Hippokrates IV/XX, H. (1933–1940b). Hippokrates: Die Siebenzahl. In R. Kapferer & G. Sticker (Hrsg.), *Die Werke des Hippokrates. Die hippokratische Schriftensammlung in neuer deutscher Übersetzung* (Bd. IV, Teile 19–22, S. XX/59–XX/126). Stuttgart: Hippokrates-Verlag.

Hirschauer, S. (1994). Die soziale Fortpflanzung der Zweigeschlechtlichkeit. *Zeitschrift für Soziologie und Sozialpsychologie, 46*(4), 668–692.

Hitzler, R. (1992). Der Goffmensch. Überlegungen zu einer dramatologischen Anthropologie. *Soziale Welt, 43*(3), 449–461.

Höpflinger, F. (2003). Hochaltrigkeit. Eine Herausforderung für Individuum und Gesellschaft. *Debatte, 1,* 4–12.

Höppner, G. (2011). *Alt und schön. Geschlecht und Körperbilder im Kontext neoliberaler Gesellschaften.* Wiesbaden: VS Verlag für Sozialwissenschaften.

Husserl, E. (1985). Die phänomenologische Fundamentalbetrachtung. In E. Husserl (Hrsg.), *Die phänomenologische Methode. Ausgewählte Texte I* (S. 131–195). Stuttgart: Reclam.

Katz, S. (2000). Busy bodies: Activity, aging, and the management of everyday life. *Journal of Aging Studies, 14,* 135–152.

Kirkwood, T. B. L., & Austad, S. N. (2000). Why do we age? *Nature, 408,* 233–238.

Kluge, F. (2002). *Kluge. Etymologisches Wörterbuch der deutschen Sprache* (Bearbeitet von Elmar Seebold. 24., durchgesehene und erweiterte Auflage). Berlin: de Gruyter.

Kohli, M. (1985). Die Institutionalisierung des Lebenslaufs. Historische Befunde und theoretische Argumente. *Kölner Zeitschrift für Soziologie und Sozialpsychologie, 37*(1), 1–29.

Kohli, M., & Künemund, H. (2000). Die Grenzen des Alters – Strukturen und Bedeutungen. In P. Perrig-Chiello & F. Höpflinger (Hrsg.), *Jenseits des Zenits. Frauen und Männer in der zweiten Lebenshälfte* (S. 37–60). Bern: Haupt.

Kohli, M., Rein, M., Guillemard, A.-M., & van Gunsteren, H. (Hrsg.). (1991). *Time for retirement: Comparative studies of early exit from the labor force.* Cambridge: Cambridge University Press.

von Kondratowitz, H.-J. (2002). Konjunkturen – Ambivalenzen – Kontingenzen: Diskursanalytische Erbschaften einer historisch-soziologischen Betrachtung des Alter(n)s. In U. Dallinger & K. R. Schroeter (Hrsg.), *Theoretische Beiträge zur Alternssoziologie* (S. 113–137). Opladen: Leske + Budrich.

Koppetsch, C. (2000). Die Verkörperung des schönen Selbst. Zur Statusrelevanz von Attraktivität. In C. Koppetsch (Hrsg.), *Körper und Status. Zur Soziologie der Attraktivität* (S. 99–124). Konstanz: UVK.

Künemund, H., & Schroeter, K. R. (2014). Alterssoziologie. In G. Endruweit, G. Trommsdorff, & N. Burzan (Hrsg.), *Wörterbuch der Soziologie* (3., völlig überarbeitete Aufl., S. 16–22). Konstanz: UVK.

Kunst, C. (2000). Eheallianzen und Ehealltag in Rom. In T. Späth & B. Wagner-Hasel (Hrsg.), *Frauenwelten in der Antike. Geschlechterordnung und weibliche Lebenspraxis* (S. 32–52). Stuttgart: Metzler.

Laclau, E., & Mouffe, C. (2012). *Hegemonie und radikale Demokratie. Zur Dekonstruktion des Marxismus.* (4. durchgesehene Auflage). Wien: Passagen.

Laslett, P. (1995). *Das Dritte Alter. Historische Soziologie des Alterns.* Weinheim: Juventa.

Laz, C. (1998). Act your age. *Sociological Forum, 13*(1), 85–114.

Levy, R. (1977). *Der Lebenslauf als Statusbiographie. Die weibliche Normalbiographie in makrosoziologischer Perspektive.* Stuttgart: Enke.

Lindemann, G. (1992). Die leiblich-affektive Konstruktion des Geschlechts. *Zeitschrift für Soziologie, 21*(5), 330–346.

Lindemann, G. (1995). Die Verschränkung von Körper und Leib als theoretische Grundlage einer Soziologie des Körpers und leiblicher Erfahrungen. In B. Westermann & J. Friedrich (Hrsg.), *Unter offenem Horizont. Anthropologie nach Helmuth Plessner* (S. 133–139). Frankfurt a. M.: Lang.

Lindemann, G. (1996). Zeichentheoretische Überlegungen zum Verhältnis von Körper und Leib. In A. Barkhaus, M. Mayer, N. Roughley, & D. Thürnau (Hrsg.), *Identität, Leiblichkeit, Normativität. Neue Horizonte anthropologischen Denkens* (S. 146–175). Frankfurt a. M.: Suhrkamp.

Mannheim, K. ([1928] 1964). Das Problem der Generationen. In K. Mannheim (Hrsg.), *Wissenssoziologie. Auswahl aus dem Werk, eingeleitet und herausgegeben von Kurt H. Wolff* (S. 509–565). Berlin: Luchterhand.

Marcel, G. (1978). Leibliche Begegnung. Notizen aus einem gemeinsamen Gedankengang. In A. Kraus (Hrsg.), *Leib, Geist, Geschichte. Brennpunkte anthropologischer Psychiatrie* (S. 47–73). Heidelberg: Hüthig.

Mehlmann, S., & Ruby, S. (Hrsg.). (2010). *„Für Dein Alter siehst Du gut aus!" Von der Un/ Sichtbarkeit des alternden Körpers im Horizont des demographischen Wandels*. Bielefeld: transcript.

Merleau-Ponty, M. (1966). *Phänomenologie der Wahrnehmung*. Berlin: de Gruyter.

Merleau-Ponty, M. (1976). *Die Struktur des Verhaltens*. Berlin: de Gruyter.

Neugarten, B. L. (1974). Age groups in American society and the rise of the young-old. *Annals of the American Academy of Political and Social Sciences, 415*, 187–198.

Neugarten, B. L., & Datan, N. (1978). Lebensablauf und Familienzyklus. Grundbegriffe und neue Forschungen. In L. Rosenmayr (Hrsg.), *Die menschlichen Lebensalter: Kontinuität und Krisen* (S. 165–188). München: Piper.

Öberg, P. (2003). Images versus experience of the aging body. In C. A. Faircloth (Hrsg.), *Ageing bodies. Images and everyday experiences* (S. 103–139). Walnut Creek: Alta Mira.

Otto, W.-G. (2011). Zwiespältige Altersbilder in Altersratgebern: Optimierung versus Akzeptanz. *Informationsdienst Altersfragen, 38*(1), 4–9.

Paulson, S., & Willig, C. (2008). Older women and everyday talk about the ageing body. *Journal of Health Psychology, 13*(1), 106–120.

Peck, R. C., ([1956] 1968). Psychologische Entwicklung in der zweiten Lebenshälfte. In H. Thomae & U. Lehr (Hrsg.), *Altern. Probleme und Tatsachen* (S. 530–544). Frankfurt a. M.: Akademische Verlagsgesellschaft.

Plessner, H. ([1925] 1982). Die Deutung des mimischen Ausdrucks. Ein Beitrag zur Lehre vom Bewußtsein des anderen Ichs. In H. Plessner (Hrsg.), *Gesammelte Schriften VII: Ausdruck der menschlichen Natur* (S. 67–129). Frankfurt a. M.: Suhrkamp.

Plessner, H. ([1928] 1975). *Die Stufen des Organischen und der Mensch*. Berlin: de Gruyter.

Plessner, H. ([1941] 1982). Lachen und Weinen. Eine Untersuchung der Grenzen menschlichen Verhaltens. In H. Plessner (Hrsg.), *Gesammelte Schriften VII: Ausdruck der menschlichen Natur* (S. 201–387). Frankfurt a. M.: Suhrkamp.

Plessner, H. ([1948] 1982). Zur Anthropologie des Schauspielers. In H. Plessner (Hrsg.), *Gesammelte Schriften VII: Ausdruck der menschlichen Natur* (S. 399–418) Frankfurt a. M.: Suhrkamp.

Powell, J. L., & Longino, C. F. Jr. (2001). Towards the postmodernization of aging: The body and social theory. *Journal of Aging and Identity, 6*(4), 199–207.

Prahl, H.-W., & Schroeter, K. R. (1996). *Soziologie des Alterns*. Paderborn: Schöningh.

Ptolomaios, C. (1980). *Tetrabiblos. Translated and edited by F.E. Robbins*. Cambridge: Harvard University Press.

Rosenmayr, L. (1996). *Altern im Lebenslauf. Soziale Position, Konflikt und Liebe in den späten Jahren*. Göttingen: Vandenhoeck & Ruprecht.

Schachtschabel, D. O. (2005). Zur Definition des Alterns: Humanbiologische Aspekte. In V. Schumpelick & B. Vogel (Hrsg.), *Alter als Last und Chance. Beiträge des Symposiums vom 30. September bis 3. Oktober 2004 in Cadenabbia* (S. 52–66). Freiburg: Herder.

Schatzki, T. R. (1996). *Social practices. A Wittgensteinian approach to human activity and the social*. Cambridge: Cambridge University Press.

Schelsky, H. ([1959] 1965). Die Paradoxien des Alters in der modernen Gesellschaft. In H. Schelsky (Hrsg.), *Auf der Suche nach der Wirklichkeit. Gesammelte Aufsätze* (S. 198–220). Düsseldorf: Diederichs.

Schmitz, H. (1985). Phänomenologie der Leiblichkeit. In H. Petzold (Hrsg.), *Leiblichkeit. Philosophische, gesellschaftliche und therapeutische Perspektiven* (S. 71–106). Paderborn: Junfermann.

Schroeter, K. R. (2004a). Zur Doxa des sozialgerontologischen Feldes: Erfolgreiches und produktives Altern – Orthodoxie, Heterodoxie oder Allodoxie? *Zeitschrift für Gerontologie und Geriatrie, 37*(1), 51–55.

Schroeter, K. R. (2004b). Ritualisierte Übergänge im Lebenslauf – Anmerkungen zur säkularisierten Initiationskultur moderner Gesellschaften. In K. R. Schroeter & M. Setzwein (Hrsg.), *Zwischenspiel. Festschrift für Hans-Werner Prahl zum sechzigsten Geburtstag* (S. 165–183). Kiel: Götzelmann.

Schroeter, K. R. (2005). „Doing Age", Korporales Kapital und Erfolgreiches Altern. *Siegener Periodicum zur Internationalen Empirischen Literaturwissenschaft, 24*(1), 147–162.

Schroeter, K. R. (2006). Fitness und Wellness als gesellschaftliche Imperative. *Zeitschrift für Frauenforschung & Geschlechterstudien, 24*(4), 69–89.

Schroeter, K. R. (2009). Normierung alternder Körper – gouvernementale Aspekte des *Doing Age*. In S. van Dyk & S. Lessenich (Hrsg.), *Die jungen Alten. Analysen einer neuen Sozialfigur* (S. 359–379). Frankfurt a. M.: Campus.

Schroeter, K. R. (2012). Altersbilder als Körperbilder: Doing Age by Bodyfication. In F. Berner, J. Rossow, & K. -L. Schwitzer (Hrsg.), *Individuelle und kulturelle Altersbilder. Expertisen zum Sechsten Altenbericht der Bundesregierung* (Bd. 1, S. 154–229). Wiesbaden: VS Verlag für Sozialwissenschaften.

Schroeter, K. R. (2013a). Aktives Altern: Die Produktion des zuverlässigen und flexiblen Menschen. *SuchtMagazin, 2,* 9–12.

Schroeter, K. R. (2013b). Zur Kritik der sozialpolitischen Formel der „Altersaktivierung". *Jahrbuch Sozialer Protestantismus, 6,* 247–270.

Schroeter, K. R., & Künemund, H. (2010). „Alter" als Soziale Konstruktion – eine soziologische Einführung. In K. Aner & U. Karl (Hrsg.), *Handbuch Soziale Arbeit und Alter* (S. 393–401). Wiesbaden: VS Verlag für Sozialwissenschaften.

Schroeter, K. R., & Zimmermann, H.-P. (2012). Doing Age on Local Stage. Ein Beitrag zur Gouvernementalität alternder Körper heute. In von H. Mitterbauer & K. Scherke (Hrsg.), *Moderne. Kulturwissenschaftliches Jahrbuch 6 (2011/12)* (S. 72–83). Innsbruck: Studien-Verlag.

Schurtz, H. (1902). *Altersklassen und Männerbünde. Eine Darstellung der Grundformen der Gesellschaft.* Berlin: Reimer.

Schütz, A. ([1932] 1981). *Der sinnhafte Aufbau der sozialen Welt. Eine Einleitung in die verstehende Soziologie* (2. Aufl.). Frankfurt a. M.: Suhrkamp.

Schütz, A. ([1971] 1982). *Das Problem der Relevanz. Hrsg. und erläutert von Richard M. Zaner.* Frankfurt a. M.: Suhrkamp.

Schütz, A. (1981). *Theorie der Lebensformen (Frühe Manuskripte aus der Bergson-Periode)* (Hrsg. von Ilja Srubar). Frankfurt a. M.: Suhrkamp.

Schütz, A., & Thomas, L. ([1979] 1988). *Strukturen der Lebenswelt* (Bd. 1.). Frankfurt a. M.: Suhrkamp.

Sennett, R. (2009). *Der flexible Mensch. Die Kultur des neuen Kapitalismus* (6. Aufl.). Berlin: BvT.

Setzwein, M. (2004). *Ernährung – Körper – Geschlecht. Zur sozialen Konstruktion von Geschlecht im kulinarischen Kontext.* Wiesbaden: VS Verlag für Sozialwissenschaften.

Shilling, C. (1997). *The body and social theory.* London: Sage.

Shock, N. W. (1979). Aging, Human. The New Encyclopædia Britannica in 30 Volumes. Bd. I. 15th Aufl. Chicago: Encyclopædia Britannica, S. 305–309.

Simpson, J. A., & Weiner, E. S. C. (1989). *The Oxford English Dictionary* (2. Aufl., Bd. I). Oxford: Clarendon.

Stoff, H. (2004). *Ewige Jugend. Konzepte der Verjüngung vom Späten 19. Jahrhundert bis ins Dritte Reich.* Köln: Böhlau.

Tartler, R. (1955). Die soziale Gestalt der heutigen Jugend und das Generationsverhältnis in der Gegenwart. In: H. Kluth, U. Lohmar, & R. Tartler (Hrsg.), *Arbeiterjugend gestern und heute. Hrsg. und eingeführt von Helmut Schelsky* (S. 263–338). Heidelberg: Quelle & Meyer.

Theunissen, M. (2008). Disput über das Alter. In M. Theunissen (Hrsg.), *Pindar. Menschenlos und Wende der Zeit* (3. Aufl., S. 138–151). München: Beck.

Turner, B. S. (1995). Aging and identity. Some reflections on the somatization of the self. In M. Featherstone & A. Wernick (Hrsg.), *Images of aging. Cultural representations of later life* (S. 245–260). London: Routledge.

Twigg, J. (2004). The body, gender, and age: Feminist insights in social gerontology. *Journal of Aging Studies, 18*(1), 59–73.

Voss, M. (2006). *Symbolische Formen. Grundlagen und Elemente einer Soziologie der Katastrophe.* Bielefeld: transcript.

Wagner-Hasel, B. (2012). *Alter in der Antike.* Köln: Böhlau.

Wahl, H. W., & Rott, C. (2002). Konzepte und Definitionen der Hochaltrigkeit. In Deutsches Zentrum für Altersfragen (Hrsg.), *Expertisen zum Vierten Altenbericht der Bundesregierung. Bd. I: Das hohe Alter – Konzepte, Forschungsfelder, Lebensqualität* (S. 5–95). Hannover: Vincentz.

Weber, M. ([1904] 1991). Die „Objektivität" sozialwissenschaftlicher und sozialpolitischer Erkenntnis. In M. Weber (Hrsg.), *Schriften zur Wissenschaftslehre* (S. 21–101) Stuttgart: Reclam.

West, C., & Zimmerman, D. H. (1987). Doing gender. *Gender & Society, 1*(2), 125–151.

Willems, H., & York K. (2002). Theatralität des Alters. Theoretische und empirisch-analytische Überlegungen zur sozialen Konstruktion des Alters in der Werbung. In U. Dallinger & K. R. Schroeter (Hrsg.), *Theoretische Beiträge zur Alternssoziologie* (S. 81–112) Opladen: Leske + Budrich.

Wolkenhauer, A. (2012). Dehnung der Akné, Eukrasie und Zeitlosigkeit. Entwürfe des guten Alterns im griechisch-römischen Zeitaltermythos. In T. Fitzon, S. Linden, K. Liess, & D. Elm (Hrsg.), *Alterszäsuren. Zeit und Lebensalter in Literatur, Theologie und Geschichte* (S. 221–235). Berlin: de Gruyter.

Woodward, K. (1988). Der alternde Körper: Argumente und Szenen. In H. U. Gumbrecht & K. Ludwig Pfeiffer (Hrsg.), *Materialität der Kommunikation* (S. 599–614). Frankfurt a. M.: Suhrkamp.

Wulf, C. (2005). *Zur Genese des Sozialen. Mimesis, Performativität, Ritual.* Bielefeld: transcript.

# Demographische Entwicklung als Herausforderung. Ein essayistischer Rück- und Vorausblick auf deren Bewältigung

Olaf Struck

In der heutigen öffentlichen und wissenschaftlichen Diskussion spielt die demographische Entwicklung eine sehr prominente Rolle. Dabei wird vor allem mit Blick auf den Arbeitsmarkt und die Gesundheits- und Rentensysteme immer wieder vor den Folgen einer „Überalterung" gewarnt. Die Sozialversicherungssysteme werden zerbersten und die Arbeitskräfte knapp – so die Prognosen –, wenn dieser zentralen Herausforderung der nächsten Jahrzehnte nicht schnell und wirksam begegnet wird. Der in vielen Ländern konstatierte Ausweg: Sozialausgaben senken. Nur auf deutlich niedrigerem Niveau sei der Sozialstaat zu erhalten, so die vielfach verwendete Bewältigungssemantik. Entgegen dieser weit verbreiteten Auffassung möchte ich zeigen, dass es durchaus Alternativen zu einem solchen Szenario gibt. Die Steigerung von Produktivität und eine Erhöhung der aktiv Erwerbstätigen wurden in der ersten Auflage dieses Bandes als tragende Säulen zur wohlfahrtsteigernden Gestaltung der demographischen Entwicklung vorgeschlagen. Heute sieht man, diese Säulen tragen, aber das Bauwerk gerät in Schieflage und ein paar weitere Säulen sind notwendig.

## 1 Ausgangssituation: Die Furcht vor „Überalterung" und „Altersquotienten"

Wissenschaftliche Aufklärung und Demokratie haben fortschrittliche Gesellschaften mit feinen Sensoren für Gefährdungen und Risiken ausgestattet. Allerdings ist die hierin wohnende Kraft pluralistischer und falsifizierbarer Forschungs- und Gestaltungsstrategien immer dann gefährdet, wenn große Herausforderungen nach

O. Struck (✉)
Bamberg, Deutschland
E-Mail: olaf.struck@uni-bamberg.de

A. Amann, F. Kolland (Hrsg.), *Das erzwungene Paradies des Alters?*,
Alter(n) und Gesellschaft, DOI 10.1007/978-3-658-02306-5_14,
© Springer Fachmedien Wiesbaden 2014

schnellen Lösungen durch die Akteure verlangen. In solchen Situationen werden nichtintendierte Folgewirkungen selbst zu großen Herausforderungen, die dann ebenfalls nur noch schwer zu bewältigen sind. Vor diesem Hintergrund ist es eine wichtige Aufgabe der Wissenschaft – wie letztlich aller Handlungssysteme – Herausforderungen zunächst in ihrer Wirkungskraft zu beurteilen und übereilte und pfaddeterminierende Bewältigungsstrategien zu vermeiden. Wie verhält es sich also mit der Herausforderung einer konstatierten „Überalterung"?

In den letzten Jahren wuchs die Befürchtung, dass wir uns auf eine globale Alterskrise zu bewegen. Und immer häufiger konnten wir lesen, dass diese Verschiebung der Alterspyramide mit enormen sozialen und ökonomischen Herausforderungen einhergehen wird. Befürchtet wird, dass die wachsende Zahl der Älteren einen stark wachsenden Anteil der öffentlichen Mittel verbrauchen wird, ohne einen eigenen Beitrag zur Wohlstandsentwicklung beizusteuern. Die größte Sorge gilt dem Rentensystem. Dies stehe – so die Auffassung – kurz vor dem Zusammenbruch. Als vergleichbar prekär gilt die Situation der Pflege- und Gesundheitsversicherung. Gepaart mit der zweiten Befürchtung einer zukünftig abnehmenden Zahl von Erwerbspersonen wird festgestellt, dass immer weniger jüngere Menschen für ein menschenwürdiges Leben der Älteren aufkommen können.

Schon im Juli 1989 titelte „Der Spiegel": „Krieg der Generationen".[1] Und tatsächlich warnen einige „Experten" – wie z. T. jene, die sich in der zehn Jahre forschenden Enquete-Kommission „Demographischer Wandel" des deutschen Bundestages zusammengefunden haben – vor der Vertiefung einer Gerechtigkeitslücke und einem sich bereits abzeichnenden Generationenkonflikt. Wenn nicht schnell etwas geschähe, dann sei es nur noch eine Frage der Zeit, bis jüngere Arbeitnehmer es ablehnten, für den Lebensabend der älteren „Nassauer" zu sorgen. Darüber hinaus rechnen einige „Experten" mit zunehmenden sozialen Integrationsproblemen zwischen einheimischen und ausländischen Lohnabhängigen, wenn Gesellschaften aufgrund stetig sinkender Verfügbarkeit jüngerer einheimischer Arbeitskräfte dazu übergehen, verstärkt Zuwanderung zu ermöglichen. Die Aufzählung von Mutmaßungen ließe sich noch zeilenlang fortsetzen und so kumuliert die Besorgnis in der Aussage des Vorsitzenden des Amerikanischen Rates für Auswärtige Beziehungen, Peter Peterson, dass die globale Altersentwicklung westlicher Gesellschaften erheblich bedrohlichere Folgen zeitigen könne als die häufig diskutierten Probleme einer Verbreitung von nuklearen, chemischen oder biologischen Waffen, der Klimaver-

---

[1] Siehe auch Bräuninger et al. (1998), die spezifischen Argumentationsmuster von drei auflagestarken deutschen Sachbüchern (Hans Mohl „Die Altersexplosion. Droht uns ein Krieg der Generationen?"; Reimer Gronemeyer „Die Entfernung vom Wolfsrudel. Über den drohenden Krieg der Jungen gegen die Alten"; Heidi Schüller „Die Alterslüge. Für einen neuen Generationenvertrag") vorstellen.

änderung, der Folgen der Globalisierung oder der Zunahme ethnischer Konflikte. „Das globale Altern", so Peterson, „könnte eine Weltwirtschaftskrise hervorrufen, die Demokratien unter sich begräbt" (Peterson 1999). Angesichts eines solchen Krisenszenarios klingt es beinahe sachlich, wenn Reiner Klingholz, der Direktor des „Berlin-Instituts für Bevölkerung und Entwicklung" in einem Beitrag in der „Welt" verkündet: „Die Deutschen müssen sich an Armut gewöhnen" (Die Welt 15.08.2013) oder Hans-Werner Sinn, der Direktor des IfO-Instituts vor Verteilungskonflikten warnt und zudem berechnet, dass die Rentenbeiträge um bis zu 50 % steigen müssten um die Versorgungslücken zu schließen (Die Welt 17.07.2013).

Doch wie groß ist die Herausforderung wirklich? Und welche Bewältigungsstrategien sind angemessen?

Antworten auf diese Frage benötigen eine nüchterne Interpretation der Ausgangssituation. Weitreichende Prognosen und linear fortgeschriebene Krisenszenarien entbehren jedoch jeder Klarsicht. Heute wissen wir, dass etwa Prognosen des Jahres 1950 die Wirkungen von Gastarbeiterzuwanderung, Antibabypille, Abtreibungspraxis, Bildungsoffensive, steigender Frauenerwerbstätigkeit, Kleinfamilien- und Singledasein, Ölpreisschock, Grenzöffnungen für Warentransfers und Migrationbewegungen oder die Ost-Integration etc. nicht hätten vorhersehen können. Spätestens seit Ende der 1970er Jahre wurden weit reichende politische Gestaltungseuphorien von pragmatisch-formalen Sachargumentationen abgelöst. Und doch sind einzelne Wissenschaftler und Politiker immer wieder bereit, neue Krisenszenarien für die Zukunft zu entwerfen. Sie nutzen diese zur eigenen Profilbildung, zur Erlangung medialer Aufmerksamkeit und zum Einflussgewinn auf Forschungsmittel oder Machtressourcen die benötigt werden, die vermeintlich riesigen Probleme der Zukunft zu bewältigen. Und nicht selten gibt ihnen ihr mittelfristiger Erfolg recht: Sie stoßen auf Resonanz. Doch kommt es zur Umsetzung schnell erwirkter Gesetze, dann bereiten sie der Allgemeinheit vermeidbaren Schaden. Und wenn am Ende die letztlich unhaltbare Argumentationsgrundlage verpufft, dann bleibt ein öffentlicher Vertrauensverlust, der, je nach Herkunft des Prophezeiers, entweder die Reputation der Wissenschaft oder die politische Gestaltungskompetenz trifft.

Es ist aus heutiger Sicht zweifelsohne angemessen, die Alterung von Gesellschaften oder das Altern in Organisationen als Herausforderungen zu begreifen. Doch welche Bewältigungsstrategien sind angemessen? Sparrunden und Einschnitte in soziale Sicherungssysteme lösen für sich genommen keine Probleme. Zukunft sichernd ist ein Umbau des Sozialstaates nur dann, wenn er Gestaltungsoptionen für die nachhaltige Verbesserung der Lebensqualität bietet. Doch bevor auf Fragen der Gestaltung eingegangen wird, soll zunächst das prognostizierte Krisenszenario näher betrachtet werden.

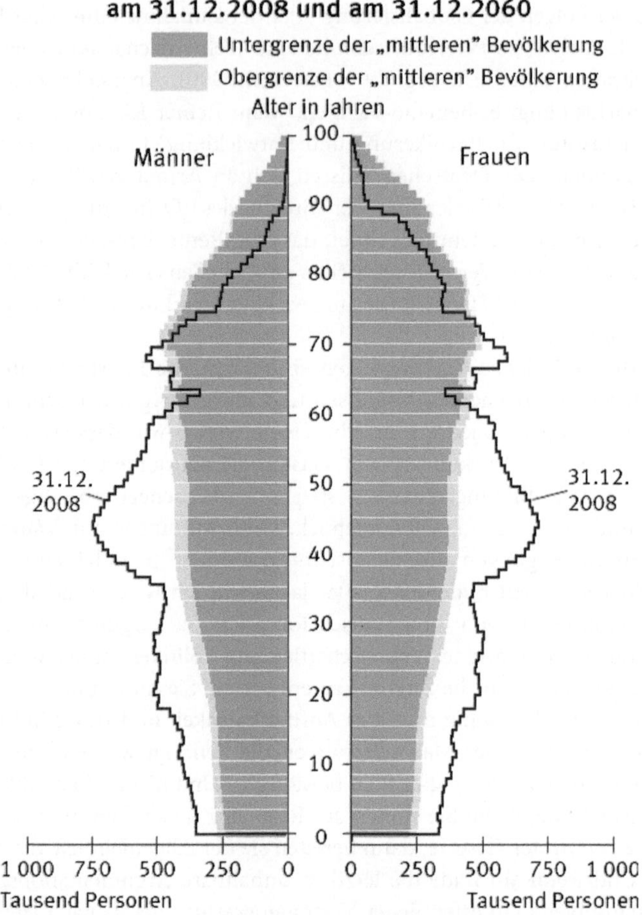


**Abb. 1** Demographische Entwicklung in Deutschland. (Quelle: Statistisches Bundesamt 2009, S. 15)

Mit dem Schlagwort „demographische Zeitbombe" (FAZ 2003) wird in den industrialisierten Ländern die Erwartung beschrieben, dass sich das Durchschnittsalter der Bevölkerung weiter erhöht und diese Alterung früher oder später prekäre Ausmaße annimmt (Abb. 1). Gemeinhin betrachtet man dabei den Altersquotienten als Anteil der älteren Menschen an der Gesamtbevölkerung. Ein solcher Quotient verdeutlicht dann, dass der Anteil der 65-Jährigen und Älteren an der Gesamtbevölkerung in fast allen Industrienationen deutlich ansteigen wird. In

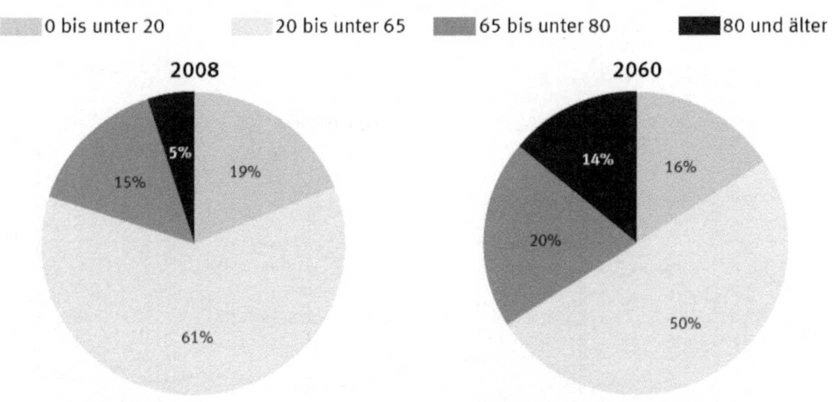


**Abb. 2**  Altersgruppen in Prozent der Gesamtbevölkerung. (Quelle: Statistisches Bundesamt 2009, S. 16)

Deutschland beispielsweise wird dieser Anteil, der derzeit noch 20 % beträgt, auf etwa 34 % im Jahre 2060 angewachsen sein (Abb. 2). Vergleichbar ist die Situation in Österreich.

Soweit so gut. Doch stutzig macht, warum das „Altersproblem" ausgerechnet in den letzten Jahren einen solchen Stellenwert gewonnen hat. Die Erhöhung des Durchschnittsalters ist in modernen Gesellschaften keinesfalls ein neues Phänomen. Seit 150 Jahren haben in allen modernen Gesellschaften die Menschen ihre Lebensverläufe auf lohnabhängige und hochproduktive Erwerbsarbeit ausgerichtet, wodurch es zu Rückgängen der Geburtenzahlen, aber auch zu erheblichen Wohlfahrtsgewinnen kam. So verlängerte sich im Zuge des Fortschritts in Gesundheit und Technik die allgemeine Lebenserwartung seit vielen Jahrzehnten. In den Industriestaaten stieg sie in dieser Zeit in jeder Dekade um zweieinhalb Jahre. Ein Grund zur Freude, so sollte man meinen, doch die Stimmung ist getrübt.

Fachleute, die vor demographisch bedingten wirtschaftlichen oder sozialen Krisen warnen, begründen ihre düsteren Prognosen stets mit der gleichen Bezugsgröße: dem Anteil der Älteren an der Gesamtbevölkerung. Sie betrachten gebannt diese Zahl und gehen offenbar davon aus, dass alles andere in der Gesellschaft statisch ist.

Um diese Annahme zu untermauern, wird meist auf die steigende Abhängigkeitsquote bzw. die fallende Versorgungsquote verwiesen. Mit der Versorgungsquote bemisst man das zahlenmäßige Verhältnis der Personen im berufstätigen Alter zwischen 20 und 64 Jahren zu jenen im gesetzlichen Rentenalter von 65 Jahren

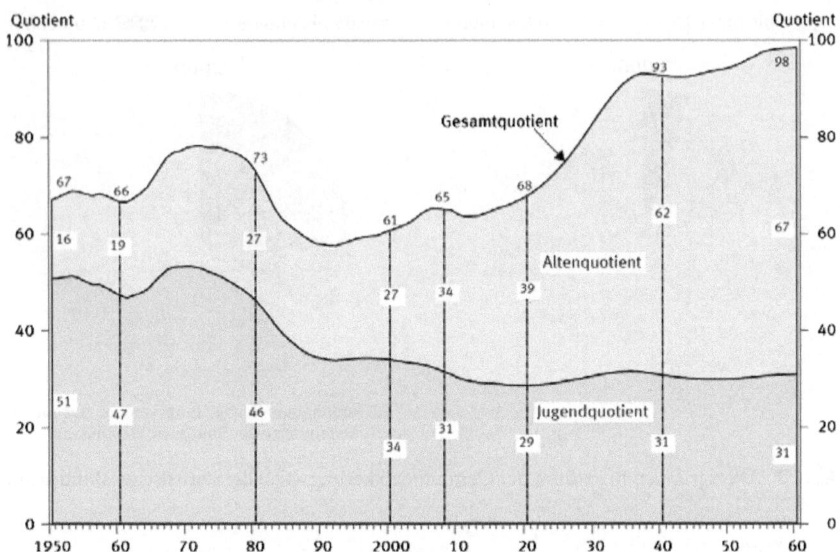


**Abb. 3** Jugend-, Alten- und Gesamtquotient mit den Altersgrenzen 20 und 65 Jahren. (Anmerkungen: Ab 2009 Ergebnisse der 12. koordinierten Bevölkerungsvorausberechnung. Variante: Untergrenze der „mittleren" Bevölkerung. Anteil der 20 bis 65-Jährigen zu Personen über 65 Jahre in Prozent. *Altenquotient*: 65-Jährige und Ältere je 100 Personen im Alter von 20 bis 64 Jahren. *Jugendquotient*: unter 20-Jährige je 100 Personen im Alter von 20 bis 64 Jahren. *Gesamtquotient*: unter 20-Jährige und ab 65-Jährige je 100 Personen im Alter von 20 bis 64 Jahren. Quelle: Statistisches Bundesamt 2009, S. 20.)

und älter. Zurzeit schätzt man, auf der Basis der „mittleren Variante" der 12. koordinierten Bevölkerungsvorausberechnung, dass diese Quote von knapp 3 in 2010 zum Jahr 2060 auf 1,5 fallen wird (Statistisches Bundesamt 2009). D. h. in etwa 50 Jahren müssen 100 Erwerbstätige die Mittel für ca. 67 Rentner erwirtschaften, die sich im Ruhestand befinden (Abb. 3). Auf den ersten Blick scheint diese Argumentation durchaus einleuchtend: Ein sinkender Anteil Menschen im arbeitsfähigen Alter scheint große Schwierigkeiten zu bekommen eine wachsende Zahl von Rentnern auf hohem Niveau „mitzuversorgen".

Demographische Prognosen sind, wie alle Prognosen, auf Schätzwerte angewiesen und werden regelmäßig modifiziert. Schätzwerte der Ergebnisse der „mittleren Variante, Untergrenze" der 12. koordinierten Bevölkerungsvorausberechnung sind:

> eine Konstanz der Geburtenhäufigkeit von 1,4 Kinder pro Frau,
> eine Steigerung der Lebenserwartung bei Geburt in 2060 um 8 Jahre für Jungen und 7 Jahre für Mädchen und
> ein Zu- und Abwanderungssaldo von plus 100.000 Personen ab 2014.

Unterstellt, die Ergebnisse seien realistisch und halten auch der 13. und 14. Vorausberechnung stand, dann ist gleichwohl die Grundargumentation, die auf einer Relation von Erwerbstätigen und Älteren basiert, irreführend.

Dies zeigt schon der einfache Aspekt, dass die Anzahl der Menschen im arbeitsfähigen Alter, die als erforderlich angesehen wird, um einen gesicherten Ruhestand eines Rentners zu finanzieren, auch schon in der Vergangenheit erheblich zurückgegangen ist, ohne dass zugleich Versorgungskrisen ausgelöst worden wären (Abb. 3).

Betrachten wir großzügig die Entwicklung der 20–64-Jährigen zu den Personen über 65 Jahre und lassen etwa die geringeren Lebensarbeitszeitphasen durch verlängerte Bildungszeiten und die Verringerung des Renteneintrittsalters unberücksichtigt, dann betrug 1900 die Versorgungsquote etwa 11 zu 1, 1950 immerhin noch gut 6 zu 1, heute etwa 3 zu 1, 2030 dann 2 zu 1 und ab 2040 für ein paar Jahrzehnte eben „nur" 1,5 zu 1. In dieser Zeit wurde der Sozialstaat ausgebaut und erhebliche Wohlfahrtsgewinne erzielt. Die viel zitierte Versorgungsquote oder der Altersquotient ist offenbar ein unzuverlässiger Gradmesser dafür, wie sich eine älter werdende Bevölkerung versorgen lässt.

## 2 Eine realistischere Ausgangssituation

Ein erster Schritt zu einer realistischeren Ausgangssituation besteht darin, nicht allein Ältere, sondern ebenso jüngere Nichterwerbstätige in die Berechnung einer Versorgungsquote einzubeziehen. Denn es sind ja nicht nur die Mittel für ältere Nichterwerbspersonen, sondern ebenso Mittel für Kinder und Jugendliche zu finanzieren. Essen, Kleidung, Wohnen, Kindergärten, Gesundheitsversorgung und vor allem schulische und hochschulische Bildung verursachen Kosten in erheblichem Maße. Werden diese Bedingungen in die Berechnung einer Versorgungsquote einbezogen, so zeigt sich bei der Betrachtung der Gesamtquote über die Jahre hinweg eine überraschend hohe Stabilität (Abb. 3). 1950 betrug die Quote 1,5. Danach sank sie auf 1,3 in 1970. Heute liegt die Quote wieder bei etwas über 1,5 und wird dann auf etwa 1,0 fallen.

In diesen Zahlen drückt sich aus, dass die Erwerbsbevölkerung im Schnitt fünf Jahre älter wird und tatsächlich etwas höhere Versorgungsanstrengungen übernehmen muss. Zu einem tief greifenden Zukunftspessimismus besteht allerdings kein Anlass, denn auch diese Berechnung lässt weitere Kontextfaktoren unberücksichtigt, die zu einer Entschärfung der Situation beitragen können. Wichtig ist dabei, dass diese im Folgenden näher charakterisierten Kontextbedingungen voraussetzungsloser und kurzfristiger durch gesellschafts- und organisationspolitische Stra-

tegien zu beeinflussen sind als die Entwicklung der Raten von Geburten und To-
desfällen oder eine gesellschaftliche Verjüngung durch Zuwanderung.

## 3 Bewältigungsstrategien

Im Folgenden möchte ich auf drei Punkte näher eingehen. An den Beispielen
Produktivität, Versorgungsrelationen und Frauenerwerbsquote sowie flexible Al-
tersbeschäftigung kann gezeigt werden, dass Handlungsspielräume bestehen, um
Wohlfahrt mindernde Folgen einer alternden Gesellschaft abzuwenden.

### 3.1 Produktivitätssteigerung

Die Produktivität steigt. Die industrialisierten Länder haben im Laufe dieses Jahrhunderts einen enormen Wohlstandszuwachs erlebt, während der Anteil an Älteren über 60 von 5 % um 1900 auf heute 26 % gestiegen ist. Dennoch wird niemand
ernsthaft behaupten, dass die Menschen in der „Wilhelminischen" oder „Franzisko-
josephinischen" Ära besser gelebt hätten. Warum sollen wir nun auf einmal davon
ausgehen, dass es zumindest eine gewisse Produktivitätsentwicklung in den nächsten Jahrzehnten nicht mehr geben wird? Die Produktivität eines Berufstätigen
wird sich bis zum Jahr 2050 um 60 % erhöhen, wenn wir einen vorsichtigen Pro-
duktivitätszuwachs von jährlich 1 % unterstellen. Auch wenn wir uns im Zuge der
Tertiarisierungsprozesse voraussichtlich auf geringere Produktivitätssteigerungen
einstellen müssen als in der Vergangenheit, so verbessern auch vergleichsweise geringe Zuwächse die zuvor gezeigte Versorgungsquote. Allein die Gesamtsteigerung
um 60 % reicht aus, um die vermeintliche Versorgungsbelastung des immer wieder
vorgetragenen Altersquotienten auf heutigem Wohlfahrtsniveau zu kompensieren.
Vor allem aber reicht sie aus, um eine Wohlfahrt steigernde Überkompensation des
realistischeren Alters- und Jugendquotienten zu erreichen.

Seit einigen Jahren bleiben Löhne und hieran gekoppelte Altersbezüge hinter
der Produktivitätsentwicklung zurück. Mit der Alterung der Gesellschaft wird diese Situation aller Voraussicht nach auf Dauer gestellt. Umso wichtiger wird es sein,
Produktivitätszuwächse zu sichern oder auszubauen. Produktivität ist das Ergebnis einer langen Kette von Voraussetzungen. Sie beginnt bei der Geburt einer ausreichenden Kinderzahl, sie setzt sich in der Erziehung lernfähiger Kinder fort, sie
führt über Schulen und Hochschulen zur fortwährenden Aus- und Weiterbildung
qualifizierter Arbeitskräfte und sie manifestiert sich in konkurrenzfähigen Produk-
ten und Arbeitsverfahren. Die derzeit hohe Exportquote der Bundesrepublik bietet

Anlass zur Hoffnung, dass auch zukünftig eine hohe Produktivität gepaart mit hohen Löhnen und sozialer Sicherheit die Konkurrenzfähigkeit auf weltweiten Märkten sicherstellen kann. Allerdings verdeutlichen die Ergebnisse der PISA-Studien einen erheblichen Handlungsbedarf für die Umverteilung von Finanzmitteln, um etwa die ca. 12 Prozentquote jener Gruppe zu senken, die keinen beruflichen Abschluss machen, oder um Herkunftsabhängigkeiten im Bildungssystem zu beseitigen etc., damit auch zukünftig die Leistungskraft der Arbeitskräfte sichergestellt ist.

Mit Blick auf die Produktivität gilt also: Schon eine moderate Steigerung kann die Folgen der demographischen Veränderungen ausgleichen. Wichtig ist allerdings, dass es gelingt, die Bedingungen für das Produktivitätswachstum zu verbessern. Eine Umlenkung zu diesem Zweck bedeutet aus dem Blickwinkel der Produktivität und Konkurrenzfähigkeit zunächst, dass die Spielräume für unmittelbar wirkende Wohlfahrtzuwächse zugunsten von mittelfristig wirkenden Bildungsinvestitionen geringer werden. Gleichwohl lassen sich durchaus auch Handlungsspielräume für den weiteren Ausbau sozialer und finanzieller Sicherungen nutzen. Dies verdeutlichen vor allem die folgenden zwei Abschnitte.

## 3.2 Versorgungsrelationen und Frauenerwerbsquoten

Die Versorgungsrelationen verschieben sich. Oben wurde bereits erwähnt, dass eine realistische Versorgungsquote sowohl die Zunahme der Gruppe der Älteren als auch den Rückgang der Zahl der zu versorgenden Jüngeren zu berücksichtigen hat. Einzubeziehen sind darüber hinaus aber alle Gruppen, die selbst kein Einkommen erwirtschaften, d. h. Frauen und Männer, die erwerbslos im erwerbsfähigen Alter sind. Schon jetzt versorgen die etwa 40 Mio. Erwerbstätigen, darunter allerdings auch viele Beschäftigte in Teilzeit und Minijobs in Deutschland die etwa 80-millionenköpfige Bevölkerung. Dabei ist die Gesamtquote derjenigen, die selbst kein Einkommen erwirtschaften, im Laufe der letzten Jahrzehnte erstaunlich konstant geblieben. Ausweitung von Bildungszeiten, die zum Teil auch das Resultat von schwierigen Arbeitsmarktübergängen nach der Ausbildung waren, knapp 3 Mio. registrierte Arbeitslose, gut weitere 2 Mio. Menschen, die in Maßnahmen oder Zuhause auf Arbeitsangebote warten und nicht zuletzt viele Minijobber und Teilzeitkräfte, bieten ein Potential von Personen, die vielfach gerne bereit wären, in zukünftige Versorgungslücken einzuspringen.

Wichtig ist also zu berücksichtigen: Die Beschäftigungsrate variiert aus wirtschaftlichen und gesellschaftlichen Gründen und sie variiert zeit-, regionen- und länderspezifisch. In Italien beispielsweise beträgt der Anteil der Berufstätigen an der Zahl der arbeitsfähigen 20- bis 64-Jährigen etwa 61 %, in Deutschland sind es

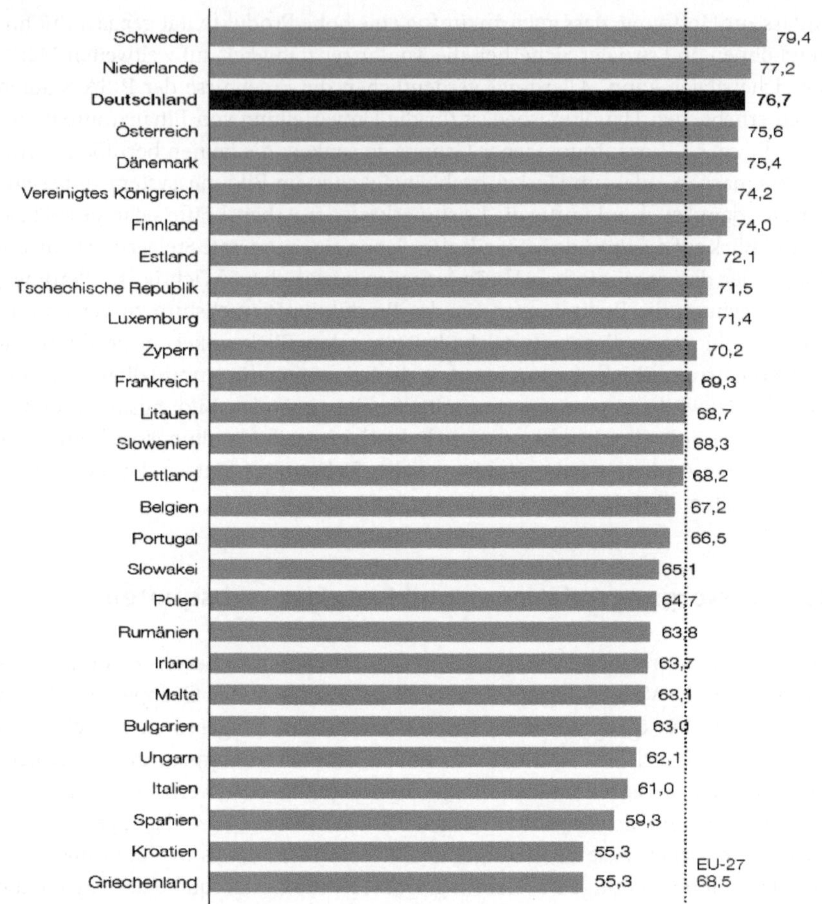


**Abb. 4** Aktiv Erwerbstätige 2012 in der Alterspopulation (20–64) in ausgewählten Nationen in Prozent. (Quelle: Datenreport 2013)

aufgrund der gut überstandenen Krise immerhin 76,7 %, in Österreich fast 76 % und in Schweden fast 80 % (Abb. 4).

Diese Unterschiede stehen in keinem unmittelbaren Zusammenhang mit der Altersstruktur der jeweiligen Bevölkerung. Bestimmt werden sie vor allem von der Struktur des jeweiligen Arbeitsmarktes, der Konjunktur sowie von sozio-kulturellen Faktoren, die beispielsweise einen großen Einfluss auf den Anteil berufstätiger Frauen haben. Daraus folgt, dass sich ein Absinken der Versorgungsquote durch die Alterung der Bevölkerung auch in Deutschland, das in den letzten Jahren einen

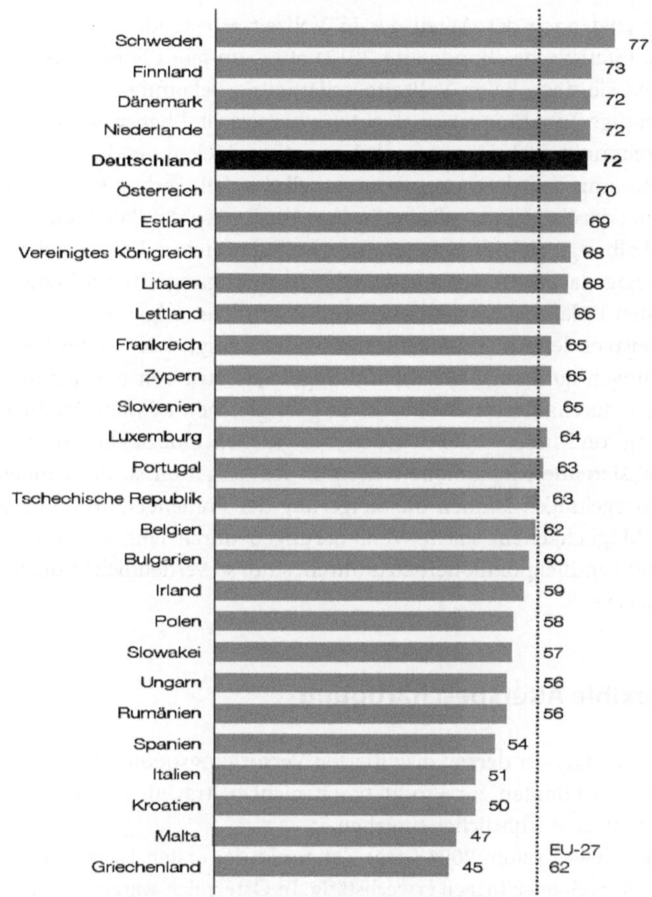


**Abb. 5** Aktiv erwerbstätige Frauen 2012 in der Alterspopulation (20–64) in ausgewählten Nationen in Prozent. (Quelle: Datenreport 2013)

großen Schritt in Richtung einer größeren Zahl von Erwerbstätigen gemacht hat, durch eine weitere Erhöhung der Zahl der tatsächlich Berufstätigen im Arbeitsalter ausgleichen lässt.

Eine Steigerung um fünf Prozent konnte in den letzten 6 Jahren allein dadurch erreicht werden, dass die Teile der Bevölkerung mit einer heute unterdurchschnittlichen Zahl von Berufstätigen aufholen. Heute sind in Deutschland 72 % der Frauen im Alter zwischen 20 und 64 berufstätig (Abb. 5). Dies sind fast 5 Prozentpunkte Zuwachs in den letzten 6 Jahren. Für Österreich gelten ähnliche Werte.

Würde jetzt noch der Anteil der in Vollzeit arbeitenden Frauen von derzeit etwa 54 % (Statistisches Bundesamt 2012) etwa um jenes Fünftel steigen, die angeben, dass sie noch keine Vollzeitbeschäftigung bekommen haben, dann wäre die notwendige Zunahme schon so gut wie hergestellt. Ebenso bestanden zum Befragungszeitpunkt auch immer noch Versorgungslücken bei der außerhäuslichen Kinderbetreuung etc., deren Angebote aktuell ebenfalls verbessert werden. Berücksichtigt man darüber hinaus allgemein, dass die Frauen der Babyboom-Generation als erste halbwegs gleichberechtigt am gesellschaftlichen Leben teilhaben, ist es nicht abwegig, davon auszugehen, dass die Beschäftigungsrate der Frauen im Laufe der nächsten 10 Jahre noch auf das Niveau Schwedens steigen wird.

Das Beispiel des Anteils berufstätiger Frauen zeigt, wie vergleichsweise rasch Veränderungen auf dem Arbeitsmarkt Sogeffekte auslösen und damit einen höheren Altersdurchschnitt der Bevölkerung ausgleichen können. Maßnahmen der Ausweitung von Kinder- und Pflegebetreuungszeiten, eine das berufliche Fortkommen stabilisierende Kleinkindbetreuung in Kindergärten sowie familiengerechte Arbeitszeitregelungen können die Steigerung der Frauenerwerbsquote unterstützen. Die Möglichkeiten, solche Veränderungen durch eine konkrete Beschäftigungs- und Familienpolitik herbeizuführen, sind, so verdeutlichen die letzten Jahre, durchaus groß.

## 3.3   Flexible Altersbeschäftigung

Ein dritter Mangel der derzeit diskutierten Versorgungsquote ist die Annahme, ältere Menschen könnten zur Produktivität nicht beitragen. Hierauf werde ich im Folgenden etwas ausführlicher eingehen.

In Deutschland waren 2006 (dem Zeitpunkt der ersten Fassung dieses Beitrages) 48 % aller 55–64-Jährigen erwerbstätig. In Österreich waren es lediglich 35,5 % (Eurostat 2013). Ebenso wie bei der allgemeinen Erwerbs- und Frauenerwerbsquote lagen die Bundesrepublik und noch stärker Österreich auch bei der Beschäftigung Älterer hinter anderen Industrienationen zurück.

Wird berücksichtigt, dass bis weit in die 1990er Jahre immer mehr Berufstätige frühzeitig in Rente gegangen sind, dann ergab sich ein weiteres Potential an Arbeitskräften.

Die damalige Zunahme der Frühverrentung hatte vor allem wirtschaftliche und keine biologischen, d. h. körperlichen oder kognitiven Gründe, dies ist seit langem Erkenntnis gerontologischer Forschungen (Baltes et al. 1994; Staudinger und Lindenberger 2003; Backes 2000). Frühverrentung wurde staatlicherseits erfolgreich eingesetzt, um die Arbeitslosenquote, insbesondere auch von Jugendlichen, zu senken.

Politisch war die Frühverrentung für Regierungen ein attraktives Mittel der Beschäftigungspolitik. Und auch für viele Firmen war sie vorteilhaft, da ihnen ein kostengünstiges Flexibilitätsinstrument in die Hand gelegt wurde. Dies mag in bestimmten Phasen der demographischen, sozialen und wirtschaftlichen Entwicklung gemeinsame Interessen großer Bevölkerungsteile widerspiegeln. Zukünftig jedoch gefährden frühe Eintritte ins Rentendasein die wirtschaftlichen und sozialen Interessen alternder Gesellschaften. Denn: Frühverrentung ist immer auch Vergeudung von Produktivkraft. Viele Menschen, die frühzeitig verrentet werden, wären gerne weiter berufstätig, wenn ihnen denn die Optionen dazu geboten würden. Zudem ist sie Ausdruck der Situation in Unternehmen, die Arbeitskräfte verschleißen lassen, indem der Erhalt und der Aufbau von Bildung im Alter und zum Teil auch die gesundheitlichen Belastungen vernachlässigt werden (siehe hierzu auch die Beiträge in George und Struck 2000).

In den vormals sogenannten Vorruhestandsländern (wie etwa Deutschland, Niederlande, Österreich, Frankreich, Belgien) sind es auch heute immer noch vor allem Gruppen mit geringer und mittlerer Qualifikation, die frühzeitig aus dem Erwerbsleben ausscheiden und hier wiederum vor allem Frauen. Bosch und Schief (2005) berechneten auf der Basis der Arbeitskräftestichprobe 2004, dass in Deutschland lediglich 23 % der gering qualifizierten und 50,7 % der höher qualifizierten Frauen im Alter zwischen 55–64 Jahren beschäftigt waren. Bei Männern dieser Altersgruppe beträgt der Anteil der gering Qualifizierten 35,7 % und der höher Qualifizierten 61,4 %. Und auch heute noch sind nach den Daten des Mikrozensus lediglich 46 % ohne beruflichen Abschluss im Alter zwischen 55–64 Jahren erwerbstätig. Bei Hochschulabsolventen lag der Anteil in diesem Datensatz bei 77 %. Darüber hinaus zeigt sich, dass besonders körperlich anstrengende, gering qualifizierte und stressbelastete Arbeitsplätze zumal dann, wenn sie geringe Aufstiegsmöglichkeiten bieten und durch höhere Arbeitsplatzunsicherheit gekennzeichnet sind, mit hohen Erwerbsunfähigkeitszahlen korrelieren (Morschhäuser 2002, S. 61 f., Rugulies 1999).

Im März 2001 legte der Europäische Rat in Stockholm fest, dass bis 2010 mindestens 50 % der 55–64-Jährigen in Beschäftigung sein sollen (Europäische Kommission 2004). Dabei wurden in der jüngsten Vergangenheit auch in Deutschland Maßnahmen ergriffen, die eine Erhöhung der Beschäftigungsquote älterer Personen zum Ziel haben. So werden die Altersgrenzen für Rentenbezüge schrittweise angehoben (Abschläge bei frühzeitigem Renteneintritt, Verkürzung des Arbeitslosengeldanspruchs), die Befristungsmöglichkeiten für ältere Arbeitnehmer erweitert und Programme zur alterns- und gesundheitsförderlichen Arbeitsgestaltung in Aussicht gestellt. Erste Erfolge stellten sich schnell ein. Lag das durchschnittliche Verrentungsalter im Jahre 2000 bei 61 Jahren, so beträgt es heute 63 Jahre.

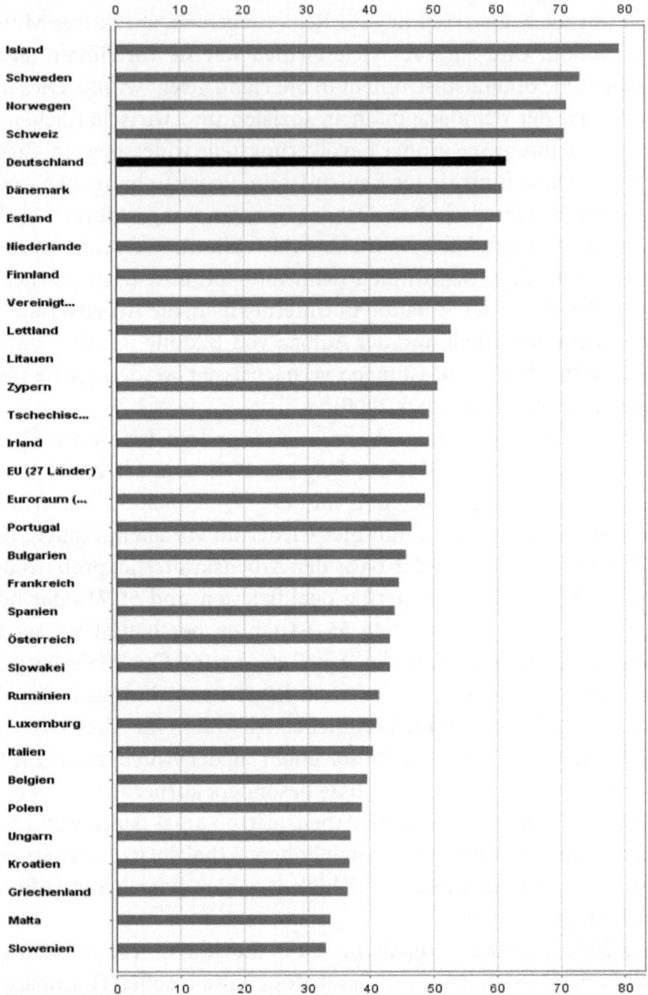



**Abb. 6** Aktiv Erwerbstätige in der Alterspopulation (55–64) in ausgewählten Nationen in %. (Quelle: Eurostat 2013)

Die Erwerbstätigenquote der Erwerbstätigen im Alter zwischen 55 und 64 stieg in Deutschland von 37,6 % in 2000 auf immerhin 61,5 % in 2012 (Abb. 6 und Eurostat 2013). Ein weiterer Hinweis darauf, wie schnell die Versorgungsrelation im gesellschaftlichen Bedarfsfalle verändert werden kann.

Die in Deutschland eingeleitete Umkehr der vormaligen Vorruhestandspolitik geht nunmehr den Weg einer pauschalen und stufenweisen Erhöhung der Rentenzeiten. Dies ist jedoch vor dem Hintergrund der derzeitig immer noch schwierigen Situation für viele Ältere in Unternehmen lediglich ein erster Schritt. Von zentraler Bedeutung wird es sein, das fortbestehende Qualifikationsproblem zu lösen. Es sind besonders die gering qualifizierten Älteren, die nicht nur von Beschäftigung im Alter überhaupt, sondern auch von Weiterbildung ausgeschlossen sind (Schröder et al. 2004). Es ist also nicht das Alter per se, sondern eine unzureichende Qualifizierung und Weiterqualifizierung bestimmter Arbeitnehmergruppen, die auf die im Durchschnitt geringere Beschäftigungsquote Älterer einwirkt. Neben der Veränderung von Anreizen zu Altersübergängen ist es somit von zentraler Bedeutung, dass lebenslanges Lernen früh gefördert wird und Lernangebote sowie die Finanzierung von Lernphasen sichergestellt werden (Erwachsenen-Bafög; Anspar-, Rentenauszahlungsmodelle).

In den letzten 20 Jahren wurde eine Vielzahl von arbeitsorganisatorischen, arbeitsmedizinischen und entwicklungspsychologischen Studien vorgelegt, die auf ein „differentielles Altern" und eine „interindividuelle Streuung" aufmerksam machten (Baltes 1997, Maintz 2002, 2003). Sie dokumentieren altersabhängig sich wandelnde oder erst entwickelnde Kompetenzen und Eigenschaften. Darüber hinaus zeigen sie: Eine große Rolle bei der jeweiligen Ausprägung dieser Eigenschaften spielen, neben anlagebedingten Faktoren und persönlichem Lebensstil, arbeitsbedingte Einflüsse wie Abwechslung, Gesundheitsschutz, Partizipation und Weiterbildung während des bisherigen Berufslebens (Ilmarinen und Tempel 2002).

Auch wenn diese Erkenntnisse pauschale Aussagen verbieten, so ist im Mittel davon auszugehen, dass die körperliche Kraft und Belastbarkeit ab dem dritten Lebensjahrzehnt abnimmt. An der überwiegenden Mehrzahl der heutigen Arbeitsplätze ist die Körperkraft jedoch nicht entscheidend oder durch Arbeitsgestaltungsmaßnahmen zu kompensieren. Vergleichbares gilt für die Abnahme von Informationsverarbeitungskapazitäten und Reaktionsgeschwindigkeit. Die Abnahme kann in Lernprozessen deutlich verzögert werden, ist also durch geeignete Arbeitsstrukturen aufrechtzuerhalten und kann zudem durch Erfahrungswissen kompensiert werden.

Dem gegenüber stehen Fähigkeiten und Kompetenzen, die mit dem Alter zunehmen bzw. sich überhaupt erst entwickeln. Vielfach handelt es sich dabei um Erfahrungen, die Beschäftigte in ihrem beruflichen und privaten Leben gemacht haben. Beispiele sind etwa Fähigkeiten wie komplexe Aufgaben zu lösen, offen für alternative Lösungen zu sein oder auch realistisch Chancen und Risiken von Prozessen sowie Möglichkeiten und Grenzen des eigenen und des Handelns von Kollegen und Arbeitsgruppen einschätzen zu können. Zudem verfügen Ältere häufig

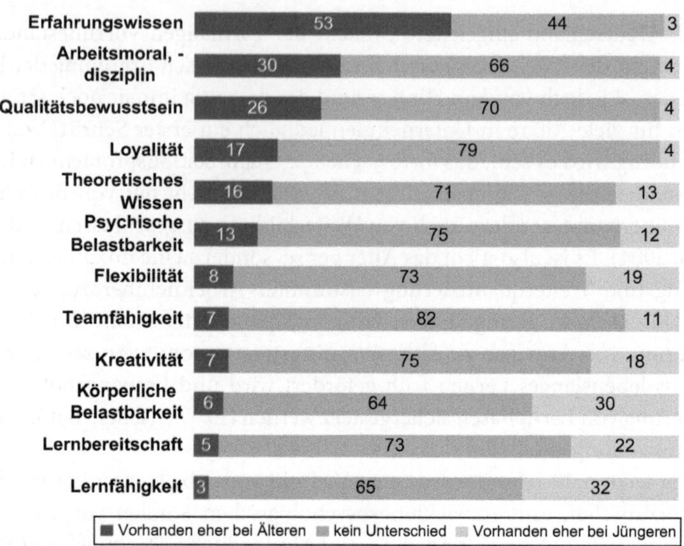


**Abb. 7** Vergleich von Eigenschaften jüngerer und älterer Arbeitnehmer in Prozent. (Quelle: IAB-Betriebspanel 2002)

– zumindest in Bezug auf ihren Arbeitsbereich – über gute Ausdrucksfähigkeit und damit kommunikative Kompetenz.

Und schließlich gibt es eine ganze Reihe von Arbeitsfähigkeiten, die über die Jahre konstant bleiben – sofern keine extreme Überforderung und damit verbundener frühzeitiger Verschleiß vorliegen. Im Wesentlichen gehören dazu alle Fähigkeiten, die benötigt werden, um sich den alltäglichen physischen und psychischen Arbeitsanforderungen anzupassen. Hierunter ist die Konzentrationsfähigkeit ebenso zu subsumieren wie die Anwendung erworbenen Wissens.

Interessant ist, dass die genannten Befunde mit Befragungsergebnissen betrieblicher Personalverantwortlicher korrespondieren. So hat das „Institut für Arbeitsmarkt- und Berufsforschung" im Rahmen des IAB-Betriebspanels Personalverantwortliche gefragt, welche Kompetenzen eher älteren oder eher jüngeren Beschäftigten zugesprochen werden (IAB-Betriebspanel 2002). Die Ergebnisse der Befragung bestätigen teilweise die Erwartungen, wonach etwa Jüngere körperlich belastbarer und lernfähiger seien als ihre älteren Kolleginnen und Kollegen (Abb. 7). Darüber hinaus zeigen die Ergebnisse der Untersuchung, dass insbesondere diejenigen Eigenschaften, die von der Arbeitgeberseite eher den älteren Beschäftigten zugesprochen wurden, an anderer Stelle als besonders wichtig eingeschätzt werden: Gefragt nach betriebsrelevanten Qualitäten, nannten die Personalverantwortlichen

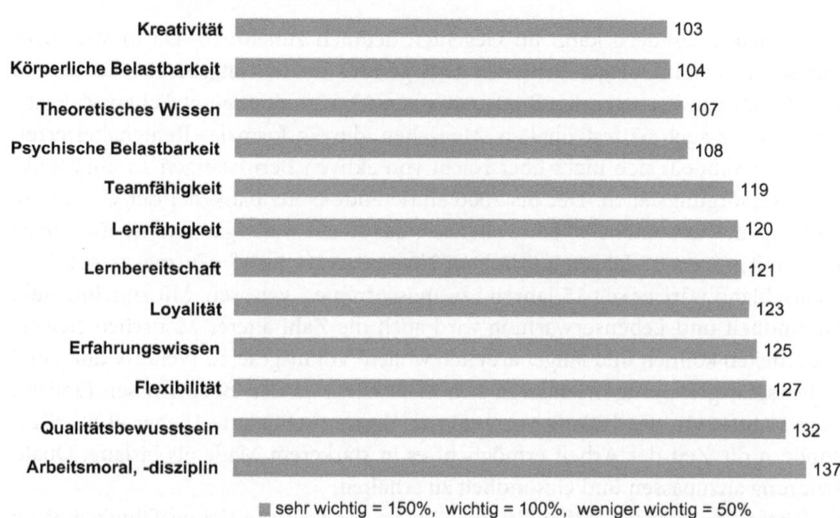


**Abb. 8** Wichtigkeit einzelner Eigenschaften/Leistungsparameter für die Arbeitsplätze in Betrieben. (Quelle: IAB-Betriebspanel 2002)

mehrheitlich eher klassische Arbeitstugenden wie Arbeitsmoral und -disziplin, Qualitätsbewusstsein oder Erfahrungswissen (Abb. 8). Damit wertschätzten sie Eigenschaften, die eher den Älteren zugeschrieben werden und gruppieren sie vor den »modernen« Tugenden wie Flexibilität, Teamfähigkeit und Kreativität, Eigenschaften, die vermeintlich eher Jüngere kennzeichnen.

Diese Ergebnisse decken sich wiederum mit Erkenntnissen anderer Studien zu altersabhängigen Kompetenzen, die zeigen konnten, dass in der modernen Arbeitswelt vor allem solche Anforderungen bestehen, die von Älteren vielfach besser, doch zumindest gleichwertig im Vergleich zu Jüngeren erfüllt werden können (Ilmarinen 1999; Lehr und Thomae 1987; Pack et al. 2000; Funk et al. 2003). Auch wenn die Ergebnisse einer lohnkostenbedingten Ein- und Ausstellungspraxis entgegenstehen, die in der Mehrzahl der Unternehmen Jüngere fördert und Ältere ausgrenzt, so bieten sie dennoch Anlass für die Hoffnung, dass ältere Arbeitnehmer zukünftig vermehrt ihren Platz in altersgemischten Unternehmen und Teams finden werden.

Wie falsch es ist, davon auszugehen, dass Überalterung und eine fallende Versorgungsquote unvermeidlich zusammentreffen, zeigt die hohe Zahl leistungsfähiger alter Menschen. Genauso wenig kann man davon ausgehen, dass Menschen dieses Alters in 30 Jahren so sein werden, wie die von heute. Die Größe der potentiell arbeitsfähigen Bevölkerung geht mit einem steigenden Altersdurchschnitt nicht zurück, sondern kann im Gegenteil deutlich zunehmen. Da immer mehr Menschen auch im fortgeschrittenen Alter gesund und leistungsbereit sind, besteht kein Grund, an einem realen Rentenalter von 63 oder einer gesetzlichen Maßgabe von 65 oder auch 67 festzuhalten. Menschen, die ein formales Rentenalter erreichen, verwandeln sich nicht über Nacht von aktiven Berufstätigen zu unproduktiven Versorgungsfällen. Der bis 2006 amtierende Notenbankchef der USA, Alan Greenspan, war beinahe 80 Jahre alt, als er das Steuer weitergab und ist auch heute noch mit seinen 87 Jahren auf hohem Niveau „crazy busy" (Format.at 2013). In Deutschland wäre er seit 15 Jahren „zwangsverrentet" gewesen. Mit zunehmender Gesundheit und Lebenserwartung wird auch die Zahl älterer Menschen steigen, die arbeiten können und länger arbeiten wollen. Vorausgesetzt: Weiterbildung und Arbeitsplatzgestaltung orientieren sich nicht allein an den Bedürfnissen Jüngerer oder richtet sich wie bislang vorrangig an Besserqualifizierte (Leber et al. 2013) sondern die Zeit der Arbeit ermöglicht es in stärkerem Maße als bislang, Qualifizierung anzupassen und Gesundheit zu erhalten.

Wichtig zu berücksichtigen ist, die Arbeits- und Beschäftigungsfähigkeit hängt weniger vom kalendarischen Alter als von den vergangenen und aktuellen Lernmöglichkeiten und Arbeitsbelastungen ab (Maintz 2002; Ilmarinen 2006).

Dies vorausgesetzt sollte dann auch das Rentenalter oder der Zugang zu Bildung keine unverrückbare Größe sein, sondern auf persönlicher Entscheidung beruhen. Korridorregelungen, wie beispielsweise in Finnland, liefern hierfür Beispiele. Die Zwangsverrentung, im öffentlichen Dienst und in vielen Tarifverträgen fixiert, könnte abgeschafft und durch flexiblere Regelungen ersetzt werden wenn dies durch Arbeits- und Beschäftigungsfähigkeit erhaltende Arbeitsplätze in geeigneter Weise vorbereitet ist.

Insgesamt bietet den Politik den Arbeitnehmerinnen und Arbeitnehmern selbst sowie den Unternehmen zu wenig Unterstützung. Beschäftigte sollen selbst dafür sorgen, ihre Aktivität und Leistung im Alter zu erhalten und die Unternehmer bekommen nicht mehr als guten Rat im Rahmen einer, von der Wissenschaft seit Jahrzehnten vorbereiteten und nunmehr politisch verkündeten „Demografiestrategie" (Bundesregierung 2012).

Viele Arbeitnehmer sehen sich – neben zum Teil fortbestehenden gesundheitlichen Belastungen im produktiven Gewerbe – auch in Dienstleistungstätigkeiten einer zunehmenden Arbeitsverdichtung und steigendem Arbeitsdruck ausgesetzt. Gut 50 % der Beschäftigten berichten von häufigem Zeit- und Termindruck während der Arbeit (Lohmann-Haislah 2012). Hält etwa diese Belastung längerfristig an und erhalten diese Beschäftigten zugleich keine oder zu geringe Unterstützung oder Hilfeleistungen von Vorgesetzen oder Kolleginnen und Kollegen – letzteres betrifft immerhin 10 % der Beschäftigten (ebd.) – dann führen derartige Konstellationen von Dauerstress zu Erschöpfung, Bluthochdruck, koronarer Herzkrankheit (Kivimäki et al. 2012) bis hin zu depressiven Störungen (Rau et al. 2010). In großen, sorgfältig durchgeführten Untersuchungen wird gewissenhaft zwischen arbeitsbezogenen und privaten Ursachen unterschieden (vgl. zu folgendem auch Hien 2010). Dabei zeigt sich, dass bei Personen, die bei der Erstbefragung hohen Anforderungen ausgesetzt waren und einen geringen Handlungsspielraum hatten, ein etwa 60 % erhöhtes Risiko auftrat, während der nächsten 7 Jahre eine schwere Depression zu erleiden. Bei anhaltenden Belastungen steigt das Risiko auf das 3,2-fache. Kommt ein fortgesetzter Mangel an sozialer Unterstützung hinzu, dann erhöht sich das Risiko auf das 5,8-fache (Clays et al. 2007). Zu vergleichbaren Ergebnissen kommen Wang et al. (2012).

Für den Erhalt von Gesundheit sind konkrete und verpflichtende Regelungen notwendig. Ein angemessener Umgang mit physisch und psychisch erlebten Überforderungen und damit die Notwendigkeit von Grenzziehungen gegenüber Belastungen kann nicht dem einzelnen abhängig Beschäftigten überlassen werden. Es erfordert vorrangig organisatorisch verankerte Strukturen, die Überlastungssituationen vermeiden. Offenbar bestehen diese vielfach nicht und auch die Rechtsdurchsetzung hat strukturell Schwächen, bestehende Schutzvorschriften des Arbeitsrechtes effektiv Geltung zu verleihen. Politik muss auch hier handeln, um ihrer Rentenpolitik einer Lebensarbeitszeitverlängerung mit Rentenbezugskürzung einen sozialverträglichen Rahmen zu geben.

## 4 Fazit

Fasst man die Ergebnisse zusammen, dann zeigt sich, dass zur Beurteilung der demographischen Herausforderung das Verhältnis zwischen allen Nicht-Erwerbstätigen und den aktiv Erwerbstätigen (bzw. Vollzeitäquivalente) zu berücksichtigen ist. Eine solche Quote sieht dann anders aus, als wenn man nur Rentner gegen Erwerbsfähige stellt. Unberücksichtigt ist dabei noch, dass sich – wie zuvor gezeigt – die Zahl der Menschen im arbeitsfähigen Alter, die arbeiten wollen, sowie der Prozentsatz derjenigen, die tatsächlich Arbeit haben, verändern wird und sich verändern lässt. Hierdurch ergeben sich erhebliche Entlastungspotentiale. Diese Zahl der real Erwerbstätigen lässt sich viel rascher und merklicher verändern als die Altersstruktur einer Bevölkerung. Die Erwerbsquote spiegelt über die Arbeitslosigkeit vor allem die wirtschaftliche Lage wider, doch sie dokumentiert auch gesellschaftliche Veränderungen, wie sich z. B. an der steigenden Zahl berufstätiger Frauen, der (Früh-)Verrentungspraxis oder der gezielten Beeinflussbarkeit von Qualifizierungsmöglichkeiten zeigen lässt. Damit lässt sich dann auch die Sorge, der steigende Altersdurchschnitt der Bevölkerung führe beinahe zwangsläufig zu einem Mangel an produktiven Arbeitskräften, durch Fakten nicht begründen.

Anstatt es zu begrüßen, dass ältere Menschen heute länger wertvolle Arbeit leisten und ein unabhängiges Leben führen können, wird vielen von ihnen aktiv oder durch Unterlassung nach wie vor der (Vor-)Ruhestand aufgezwungen. Die Brachlegung des Leistungsvermögens Älterer geschieht aus sozialen Gründen, weil es den Gesellschaften und ihren Teilsystemen bislang nicht gelungen ist, gestaltend mit der gestiegenen Lebenserwartung umzugehen. Das Problem der Überalterung schaffen die Akteure selbst, indem

> ältere Menschen zu unproduktiven Rentnern gemacht werden,
> Verbindungen zwischen beruflichen, qualifikatorischen und privaten Lebensinteressen unzureichend ausgestaltet sind,
> die Qualifikationsentwicklung gering Qualifizierter oder arbeitslos gewordener Menschen vernachlässigt wird, und nicht zuletzt
> der Nutzen alternsgerechter Arbeitsstrukturen unterschätzt wird.

Auch wenn die rentenrechtlichen Rahmenbedingungen Wirkungen zeigen, erweist sich das Handeln in Politik und Wirtschaft immer noch als wenig zukunftsfähig. Wohlfahrt heute basiert auf Erwerbsarbeit. Und auch wenn sich vormals unmittelbare individuelle Kopplungen zwischen Lohnarbeit und (Über-)Leben deutlich gelockert haben, ist der betrieblich organisierten Erwerbsarbeit auch weiterhin ein hoher Stellenwert für die Gestaltungsmöglichkeiten von Menschen beizumessen. Hieraus ergeben sich konkrete Anknüpfungspunkte für eine soziale und Wohlfahrt steigernde Neugestaltung von Alterung:

> Möglichst vielen Kindern und Jugendlichen ist die bestmögliche Ausbildung beizumessen. Negativauslese und Herkunftsabhängigkeit, die gerade auch das deutsche Bildungswesen charakterisieren, sind nicht nur unter Gerechtigkeitsaspekten, sondern auch unter funktional-meritokratischen und damit auch wirtschaftlichen Bewertungsmaßstäben nicht zu akzeptieren. Die schulische, hochschulische und berufsfachliche Ausbildung ist zu verbessern, um das Wissenspotential der Zukunft zu fördern.
> Weiterbildung, arbeitsplatznahes lebenslanges Lernen und Förderung von Kooperation und Partizipation in altersgemischten Teams sind auszubauen, um Wissens- und Innovationspotentiale im beruflichen Verlauf zu erhalten und fortzuentwickeln und um Erfahrungswissen nicht in beharrende Routinen münden zu lassen.
> Insbesondere Leiharbeit und Teilzeitarbeit sowie Minijobs und vielfach auch kurzfristig ausgeführte Tätigkeiten vermindern vielfach die Beschäftigungsfähigkeit, indem sie häufig nicht zu einem Qualifikationszuwachs beitragen oder einmal vorhandene berufsfachliche Qualifikationen erodieren lassen (Dütsch und Struck 2014). Die Vermeidung solcher Beschäftigungsverhältnisse und der Ausbau von Qualifizierungsmöglichkeiten in diesen Vertragsformen können diesem Problem begegnen.

Gesundheitsprävention und veränderte Ergonomie sind zu fördern, um auch körperlichen Verschleiß zu vermeiden.

Übergangsmöglichkeiten zwischen Arbeits-, Qualifikations-, Familien- und Ruhestandsphasen sind sozialpolitisch neu zu gestalten, um die notwendige und steigende Flexibilität der Arbeitswelt nicht durch Furcht vor sozialen Notlagen zu behindern.

Schon vergleichsweise kleine Korrekturen in den genannten Bereichen der Bildungs-, Sozial- und Familienpolitik sowie in der Weiterbildung und der Gesundheitsprävention, insbesondere auch am Arbeitsplatz würden ausreichen, um die erwarteten Veränderungen der Versorgungsquote zukünftig auszugleichen. Und so sind die derzeitigen Kürzungen der Ausgaben der sozialen Sicherung durch Verweise auf demographische Herausforderungen nur dann zu begründen, wenn die freiwerdenden Mittel unmittelbar für alternsgerechte Gestaltungsmaßnahmen und Qualifizierung aller Altersgruppen Verwendung finden.

Das Problem von Gesellschaften und Organisationen ist nicht der steigende Altersdurchschnitt. Das Problem ist die richtige Verteilung von Mitteln sowie die Vorstellung, die heute bestehenden Defizite seien unweigerlich auch die Defizite von morgen. Solange in Gesellschaften und Organisationen Alter und nicht Altern als Herausforderung begriffen wird und solange also sich die politische Gestaltung nicht auf Ursachen für Wohlfahrtsproduktion und mangelnde Teilhabe richtet, solange wird nach falschen Antworten auf demographische Veränderungen gesucht.

## Literatur

Backes, G. M. (Hrsg.). (2000). *Soziologie und Alter(n). Neue Konzepte für Forschung und Theorieentwicklung.* Opladen: Leske und Budrich.

Baltes, P. B. (1997). Die unvollendete Architektur der menschlichen Ontogenese: Implikation für die Zukunft des vierten Lebensalters. *Psychologische Rundschau, 48,* 191–210.

Baltes, P. B., Mittelstraß, J., & Staudinger, U. M. (Hrsg.). (1994). *Alter und Altern: Ein interdisziplinärer Studientext zur Gerontologie.* Berlin: de Gruyter.

Bosch, G., & Schief, S. (2005). *Politik für ältere Beschäftigte oder Politik für alle? Zur Teilnahme älterer Personen am Erwerbsleben in Europa.* Internet-Dokument. IAT-Report, Nr. 2005–04, Institut Arbeit und Technik, Gelsenkirchen.

Bräuninger, B., Lange, A., & Lüscher, K. (1998). „Alterslast" und „Krieg zwischen den Generationen"? Generationsbeziehungen in aktuellen Sachbuchtexten. *Zeitschrift für Bevölkerungswissenschaft, 23*(1), 3–17.

Bundesregierung. (2012). Jedes Alter zählt – Demografiestrategie der Bundesregierung, Berlin.

Clays, E., De Bacquer, D., Leynen, F., Kornitzer, M., Kittel, F., & De Backer, G. (2007). Job stress and depression symptoms in middleaged workers – prospective results from the Bel-stress study. *Scandinavian Journal of Work, Environment and Health, 33,* 252–259.

Datenreport. (2013). Berlin.

Der Spiegel. (1989). Krieg der Generationen. Titel der Juli-Ausgabe 1989. *31*.

Die Welt. (17. Juli. 2013). Ifo-Chef Sinn sagt unabwendbare demografische Krise voraus.

Die Welt. (15. Aug. 2013). Die Deutschen müssen sich an Armut gewöhnen.

Dütsch, M., & Struck, S. (2014). Atypische Beschäftigungen und berufliche Qualifikationsrisiken im Erwerbsverlauf. *Industrielle Beziehungen, 21*(1), 58–77.

Europäische Kommission. (2004). *Mehr und bessere Arbeitsplätze für alle. Die Europäische Beschäftigungsstrategie.* Luxemburg: Amt für Amtliche Veröff. der Europ. Gemeinschaften.

Eurostat. (2013). Erwerbstätigenquote älterer Erwerbstätiger von 55 bis 64 Jahren. http:// epp.eurostat.ec.europa.eu/tgm/table.do?tab=table&plugin=0&language=de&pcode=tsdde100. Zugegriffen: 03. jan. 2014.

FAZ. (2003). Die demographische Zeitbombe. 7. Aug. 2003.

Format.at (16. Nov. 2013). Interview: Alan Greenspan: „Es ist unmöglich Blasen zu verhindern". Wien. http://www.format.at/articles/1346/525/369456/exklusiv-interview-alan-greenspan-es-blasen. Zugegriffen: 03. Jan. 2014.

Funk, L., Klös, H.-P., Seyda, S., Birk, R., & Waas, B. (2003). *Beschäftigungschancen für ältere Arbeitnehmer – Internationaler Vergleich und Handlungsempfehlungen.* (Hrsg. v. Bertelsmann Stiftung/Bundesvereinigung der Deutschen Arbeitgeberverbände). Gütersloh: Bertelsmann Stiftung.

George, R., & Struck, O. (Hrsg.). (2000). *Generationenaustausch im Unternehmen.* München: Rainer Hampp.

Hien, W. (2010). Sich verbiegen lassen oder aufrecht gehen? Zur Psychopathologie arbeitsbedingter psychischer Erkrankungen. *Psychologie & Gesellschaftskritik, 34*, 85–103.

Ilmarinen, J. (1999). *Ageing workers in the European Union – Status and promotion of work ability, employability and employment.* Helsinki: Finnish Institute of Occupational Health, Ministry of Social Affairs and Health, Ministry of Labour.

Ilmarinen, J. (2006). *Towards a longer worklife. Ageing and the quality of worklife in the European Union.* Helsinki: Finnish Institute of Occupational Health, Ministry of Social Affairs and Health, Ministry of Labour.

Ilmarinen, J., & Tempel, J. (2002). Erhaltung, Förderung und Entwicklung der Arbeitsfähigkeit – Konzepte und Forschungsergebnisse aus Finnland. In B. Badura, H. Schellschmidt, & C. Vetter (Hrsg.), *Demographischer Wandel: Herausforderung für die betriebliche Personal- und Gesundheitspolitik* (S. 84–99). Berlin: Springer.

Kivimäki, M., et al. (2012). Job strain as a risk factor for coronary heart disease: A collaborative meta-analysis of individual participant data. *Lancet, 380*, 1491–1497.

Leber, U., Stegmaier, J., & Tisch, A. (2013). Altersspezifische Personalpolitik: Wie Betriebe auf die Alterung ihrer Belegschaften reagieren. (IAB-Kurzbericht, 13/2013), Nürnberg.

Lehr, U., & Thomae, H. (Hrsg.). (1987). *Formen seelischen Alterns. Ergebnisse der Bonner Gerontologischen Längsschnittstudie (BOLSA).* Stuttgart: Enke.

Lohmann-Haislah, A. (2012). Stressreport Deutschland 2012. Psychische Anforderungen, Ressourcen und Befinden. Dortmund u. a.

Maintz, G. (2002). Leistungsfähigkeit älterer Arbeitnehmer – Abschied vom Defizitmodell. In B. Badura, H. Schellschmidt, & C. Vetter (Hrsg.), *Demographischer Wandel: Herausforderung für die betriebliche Personal- und Gesundheitspolitik* (S. 43–55). Berlin: Springer.

Maintz, G. (2003). Arbeit bis 67? Abschied vom Defizitmodell – Überlegungen aus arbeitsmedizinischer Sicht. *Amtliche Mitteilungen der Bundesanstalt für Arbeitsschutz und Arbeitsmedizin, 3*(2), 6–7.

Morschhäuser, M. (2002). Gesund bis zur Rente? Ansatzpunkte einer alternsgerechten Arbeits- und Personalpolitik. In B. Badura, H. Schellschmidt, & C. Vetter (Hrsg.), *Demographischer Wandel: Herausforderung für die betriebliche Personal- und Gesundheitspolitik* (S. 59–71). Berlin: Springer.

Pack, J., et al. (2000). Zukunftsreport demographischer Wandel. Innovationsfähigkeit einer alternden Gesellschaft. Bonn.

Peterson, P. (1999). Gray drawn: The global ageing crisis. *Foreign Affairs,* Januar/Februar 1999.

Rau, R., Morling, K., & Rösler, U. (2010). Is there a relationship between major depression and both objective assessed and perceived job demand and job control? *Work and Stress (Amsterdam, Netherlands), 24,* 1–18.

Rugulies, R. (1999). *Die psychosoziale Dimension der koronaren Herzkrankheit und die Chancen multiprofessioneller Intervention.* Lengerich: Pabst Science.

Schröder, H., Schiel, S., & Aust, F. (2004). *Nichtteilnahme an beruflicher Weiterbildung: Motive, Beweggründe, Hindernisse.* (Bertelsmann; Schriftenreihe der Expertenkommission Finanzierung Lebenslangen Lernens, Bd. 5). Bielefeld: Bertelsmann.

Statistisches Bundesamt (2009). Bevölkerung Deutschlands bis 2060: 12. koordinierte Bevölkerungsvorausberechnung, Wiesbaden.

Statistisches Bundesamt (2012). *Teilzeitquote von Frauen in Deutschland deutlich über EU-Durchschnitt.* Pressemitteilung vom 7. März 2012–78/12. Wiesbaden.

Staudinger, U. M., & Lindenberger, U. (Hrsg.). (2003). *Understanding human development: Lifespan psychology in exchange with other disciplines.* Dordrecht: Kluwer.

Wang, J., Smailes, E., Sareen, J., Schmitz, N., Fick, G., & Patten, S. (2012). Three job-related stress models and depression: A population-based study. *Social Psychiatry and Psychiatric Epidemiology, 47,* 185–193.